全国高等医药院校"十三五"规划教材

供护理学等专业使用

妇产科护理学

主 编 柳韦华 刘晓英 王爱华

副主编 熊振芳 程 红 孙雪芹
　　　　李晋琼 陈 娟 董丽媛

秘 书 宋 欢

编 委 (以姓氏笔画为序)

王爱华　潍坊医学院

史 娟　延安大学医学院

刘 勇　长沙医学院护理学院

刘晓英　山西医科大学护理学院

孙雪芹　蚌埠医学院

李 琳　湖北中医药大学

李晋琼　长治医学院附属和济医院

张 静　长治医学院护理学院

陈 娟　荆楚理工学院附属医院

周小利　重庆医科大学附属第一医院

柳韦华　泰山医学院

贾 慧　河北工程大学医学院

郭 静　河北工程大学医学院

郭晓琴　山西医科大学护理学院

董丽媛　山西医科大学护理学院

程 红　武汉科技大学医学院

雷 蕴　江汉大学护理与医学技术学院

廖碧珍　重庆医科大学

熊振芳　湖北中医药大学护理学院

U0362705

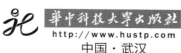

华中科技大学出版社
http://www.hustp.com
中国·武汉

内 容 简 介

本教材为全国高等医药院校"十三五"规划教材。

本教材共二十二章,包括了绪论,女性生殖系统解剖与生理,病史采集与体格检查,妊娠期妇女的护理,分娩期妇女的护理,产褥期妇女的护理,高危妊娠的护理,妊娠期并发症妇女的护理,妊娠期合并症妇女的护理,异常分娩产妇的护理,分娩期并发症妇女的护理,异常产褥妇女的护理,女性生殖系统炎症病人的护理,月经失调病人的护理,妊娠滋养细胞疾病病人的护理,腹部手术病人的护理,外阴、阴道手术病人的护理,妇女保健,不孕症妇女的护理,计划生育妇女的护理,妇产科常用护理技术,妇产科常用诊疗手术病人的护理。

本教材适用于护理学等专业。

图书在版编目(CIP)数据

妇产科护理学/柳韦华,刘晓英,王爱华主编.—武汉:华中科技大学出版社,2017.3(2023.4 重印)
全国高等医药院校"十三五"规划教材
ISBN 978-7-5680-1696-4

Ⅰ.①妇⋯　Ⅱ.①柳⋯　②刘⋯　③王⋯　Ⅲ.①妇产科学-护理学-医学院校-教材　Ⅳ.①R473.71

中国版本图书馆 CIP 数据核字(2016)第 080679 号

妇产科护理学　　　　　　　　　　　　　　　柳韦华　　刘晓英　　王爱华　　主编
Fuchanke Hulixue

策划编辑:荣　静
责任编辑:余　琼　荣　静
封面设计:原色设计
责任校对:张　琳
责任监印:周治超
出版发行:华中科技大学出版社(中国·武汉)　　电话:(027)81321913
　　　　　武汉市东湖新技术开发区华工科技园　　邮编:430223
录　　排:华中科技大学惠友文印中心
印　　刷:武汉开心印印刷有限公司
开　　本:787mm×1092mm　1/16
印　　张:23.5
字　　数:614 千字
版　　次:2023 年 4 月第 1 版第 2 次印刷
定　　价:54.00 元

全国高等医药院校"十三五"规划教材编委会

主任委员

文历阳

副主任委员

郭　宏　　沈阳医学院

赵红佳　　福建中医药大学护理学院

李春卉　　吉林医药学院护理学院

委员（按姓氏笔画排序）

王冬华　　长沙医学院护理学院

左慧敏　　河北工程大学医学院

刘晓英　　山西医科大学护理学院

何秀堂　　荆楚理工学院医学院

余桂林　　武汉科技大学医学院

张　静　　蚌埠医学院

周乐山　　中南大学湘雅护理学院

柳韦华　　泰山医学院

徐月清　　河北大学护理学院

程　甦　　武汉科技大学医学院

谢　虹　　蚌埠医学院

熊振芳　　湖北中医药大学护理学院

潘　杰　　佛山科学技术学院医学院

前言
QIANYAN

为适应医学教育的改革与发展,体现以学生为主体,注重学生综合素质和创新能力的培养,2010 年 2 月,卫生部在全国推行"优质护理服务示范工程"活动,并于 2011 年和 2012 年出台《中国护理事业发展规划纲要(2011—2015 年)》和《关于实施医院护士岗位管理的指导意见》,提出教材编写应体现职业性、实用性,以护理岗位需求为导向促进以学生为中心的自主学习。

因此,华中科技大学出版社在认真、广泛调研的基础上,在全国高等医学教育学会、护理教育分会专家的指导和支持下,由山西医科大学、泰山医学院、潍坊医学院等 13 所院校护理学院的 19 名从事护理教育的专职教师和临床教师,根据多年在妇产科护理学临床教学和教学改革的经验,结合当前国内外护理学教育进展,以及国内本专业临床护理实践情况组织编写了全国高等医药院校"十三五"护理专业规划教材《妇产科护理学》,全书共 22 章,主要包括孕产妇的护理、妇科疾病病人的护理、计划生育指导、妇女保健、常用妇产科护理技术及诊疗配合等内容,本教材主要供本、专科教育护理学专业学生使用,也可作为临床护理工作者和护理学专业教师的参考书。

本教材在编写体系和内容选编上的指导思想和主要特色:①以基本理论、基本知识和基本技能为根本,结合临床岗位需求优化学习目标,知识理论与临床实践紧密结合以夯实专业基础、促进临床情境教学,培养学生的评判性思维和临床护理决策能力。②注重教材先进性、科学性和实用性,吸取国内外同类教材的新知识,反映国内外临床医疗和护理新进展,适当引入循证护理内容,体现教材先进性。③编写内容和学习目标依据护士执业、护师资格和研究生考试大纲,保证教材的科学性和实用性。④突出护理学专业教材的特色,以护理程序为主线,体现"整体护理"和以"人"为中心的理念,体现人文关怀,将临床工作思路融入教材中。每章设定学习目标,帮助学生从识记、理解和运用三个层面学习整章的重点知识;正文增设案例导入,层层递进,逐步深入;建立知识链接,介绍相关领域的最新研究成果和发展趋势,旨在拓宽学生的知识面;章末列出小结和目标检测,帮助学生复习和巩固已学知识。

因我们的编写水平有限,书中难免有不当之处,恳请广大师生和读者在护理教学和临床护理实践使用中批评指正!

柳韦华

目录

MULU

第一章 绪 论

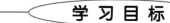

学 习 目 标

识记:描述"以家庭为中心的产科护理"的概念。

理解:

1. 简述妇产科护理学的发展简史。

2. 分析实施"以家庭为中心的产科护理"的必要性和可行性。

应用:结合妇产科护理学的特点与自身情况谈谈如何学好妇产科护理学。

妇产科护理学是现代护理学的重要组成部分。回顾医学发展史,临床医学和护理学都是医学领域的组成部分。随着社会和医学科学的发展,妇产科和护理学分别逐渐发展为一门独立的学科,妇产科护理学作为护理学的一个亚学科,也逐渐形成独立的专业,其理论或模式反映了当代护理学的发展趋势。妇产科护理学是与内科护理学、外科护理学及儿科护理学并驾齐驱的护理学专业的主干课程,是一门独立性较强、涉及面较广的学科。

【妇产科护理学发展简史】 妇产科护理起源于产科护理。自从有人类以来,就有人专门参与照顾妇女的生育过程,这就是早期的产科及产科护理的雏形。公元前 1500 年,古埃及Ebers 古书中就有关于妇产科学的专论,追述了公元前 2200 年古埃及民间缓解产后阵痛的处理方法、胎儿性别和妊娠的诊断方法,分娩、流产、月经及一些妇科疾病的处理方法。因此,Ebers 古书被认为是西方医学史中最早记录医学(包括妇产科及妇产科护理)发展的史书。至公元前 460 年,希波克拉底在他的医学巨著中描述了古希腊妇产科学及其反对堕胎的誓言,并记录了关于阴道检查和妇科检查的治疗经验。公元前 200 年,印度医师 Charack 在其巨著中专论公元前 1500—公元前 1000 年古印度妇产科学。公元前 50—公元前 25 年,古罗马 Celsus描述了子宫的结构,并记载了用烙术治疗子宫颈糜烂。据古君士坦丁妇产科学记载,Rubbonla 主教于公元 400 年在 Edssa 创立了第一家妇人医院。100 年后印度外科学家Susruta 首次报告了产褥感染,分析原因后指出接生人员接生前需修剪指甲并洗净双手。此后经过相当长的一段时间,伴随着社会进步和医学的发展,医疗和护理逐渐摆脱了宗教和神学的色彩,患病妇女开始求助于医疗机构。1576 年,P. Franco 创立了三叶产钳助产。1625 年,H. Van Roonhyze 著有《现代妇科与产科家》,记载了为子宫破裂和宫外孕者实行剖宫产术和膀胱阴道瘘修补术。此后剖宫产术开始兴起。妇科学和外科学的结合是从 W. Hunter(1718—1783)医师开始的,C. White(1728—1813)首先提出产科无菌手术的概念和产褥感染的理论。19 世纪,J. Simpson(1811—1870)通过自身实践创立了麻醉学,使外科和妇产科发展达到新的阶段。在 1600—1900 年的 300 年间妇产科学及护理学的发展与医学总体发展密不可分。

祖国医学的发展历史悠久,浩瀚的历代古医学著作中,记载了诸多中医理论、护理方法和经验。公元前 1300—公元前 1200 年间,甲骨文中有王妃分娩染疾的记载,这是我国最早的妇产科疾病记录。2000 多年前诞生的中医古典巨著《黄帝内经》中的《素问》篇就有女子生长发育、衰老、月经疾病、妊娠的诊断和疾病治疗的许多解释,这些妇产科学知识给了后人很多启示。晋朝太医令王叔和(公元 210—285 年)的著作《脉经》有很多关于妇科疾病病因和诊断的描述。隋朝巢元方(公元 610 年)的《诸病源候论》是当时中医病因病理学巨著,其中有关妇人杂病、妊娠病、产病、难产及产后病等妇科病病因、病理方面的许多解释。唐代孙思邈(公元 581—682 年)的两本巨著《千金要方》和《千金翼方》记载了许多妇产科的知识,对后来妇产科及妇产科护理学的发展起了很大的作用。《千金要方》中三卷专论《妇人方》:上卷论妊娠和胎产,中卷论杂病,下卷论调经。孙思邈对种子、恶阻、养胎、妊娠等疾病的治疗,以及临产注意事项、产后护理、崩漏诸症等有比较详尽的分析和论述,其中记载的葱管导尿法是当时护理技术的一大突破。公元八世纪中叶昝殷《经效产宝》对妊娠、难产、产后各种疾病等做出了评论,列出了药方,是最早的一部中医妇产科专著。产科和内科从此分开。宋代嘉祐 5 年始规定产科为九科之一,产科从那时起成为独立的一科。从宋朝到清朝的 1000 年间妇产科发展到了一定规模,也出现了很多妇产科专著,其中宋代陈自明著《妇人大全良方》和清代乾隆御纂的《医宗金鉴·妇科心法要诀》内容详尽、系统,反映了我国当时中医妇产科的飞速发展。

最初,妇女在家中分娩,具有生育经历的女性参与照顾生育的过程,接生技术通过学徒方式获得。至近代,分娩场所由家庭转为医院,参与产科护理的人员结构和性质发生了变化,受过专门训练、具有特殊技能的人员参与产科护理工作。第二次世界大战以前,护士角色有很大的局限性,妇产科照顾的重点仅限于急症、重症及预防妇产科传染病等方面。为了适应人们对生育及医疗照顾的需求,妇产科护理模式也从"以疾病为中心"转变为"以病人为中心"。世界卫生组织 1978 年提出"2000 年人人享有卫生保健"的战略目标使护士的角色进一步扩充。开展"以整体人的健康为中心的护理模式"已经成为当代护理学的发展趋势。

【妇产科护理发展趋势】 为了适应医学模式的转变和社会发展过程中人们对生育、健康及医疗保健需求的变化,妇产科护理随现代护理学的发展趋势做出了相应的调整。妇产科护理的概念、场所及工作内容发生了很大变化。妇产科护理已经从单纯的疾病护理发展为保障人类健康,护理工作的场所逐渐从医院扩大到家庭、社区和社会,工作内容从被动地执行医嘱、完成常规的护理技术操作和对病人的躯体护理转化为为病人提供整体护理。因此,可以认为开展"以家庭为中心的产科护理"是当代护理学中最具典型意义的整体化护理,代表了妇产科护理的发展趋势。"以家庭为中心的产科护理"(family centered maternity care)是指确定并针对个案、家庭、新生儿在生理、心理、社会等方面的需求及调适,向其提供具有安全性和高质量的健康照顾,尤其强调提供促进家庭成员间的凝聚力和维护身体安全的母婴照顾。

开展"以家庭为中心的产科护理"不论对家庭还是对医护人员都是非常必要的。第一对家庭:有利于建立养育和亲密的家庭关系;易于扮演和完成称职父母的角色;有助于产生积极的生育经验和满足感;有利于父母和新生儿之间建立积极的相互依附关系(亲子关系);有助于父母建立自信心。第二对医护人员:能为护理对象提供连续性的健康照顾,获得个案及家庭的反馈信息,真正落实"以病人为中心"的护理宗旨;促进在职人员的继续教育活动,有效发挥护理工作人员的在职教育作用;便于促进护理工作人员间建立良好的协调关系;减少并发症;充分发挥护理独立性角色功能,提高护理人员的工作成就感。

大量研究资料证实开展"以家庭为中心的产科护理"具有可行性。在开展以"病人为中心"

的护理中,人们逐渐认识到以"安全"为前提,孕妇有能力选择自己所希望的生育照顾方式。一些欧美国家体现"以家庭为中心的产科护理"的具体方式:①积极参与:鼓励家庭成员(配偶、公婆、父母)积极参与妇女的生育过程。②设立新颖的分娩环境:建立类似家庭环境的待产、分娩单位,设立单房间产科系统(single-room maternity system)、非固定式的分娩中心(free-standing birth center)等,不仅有利于家庭成员参与生育过程,还能够减轻产妇和家庭成员间的焦虑和恐惧,避免"分离性焦虑"的产生。③改变分娩医疗技术:根据具体情况鼓励产妇活动、采取舒适的分娩体位、陪伴分娩等也体现了以家庭为中心的产科护理。④提倡早期出院计划:在产妇和新生儿无异常的情况下,鼓励产妇尽早出院,可以减轻"分离性焦虑"。早出院者在出院前要做好出院前健康指导,且要具备以下条件:父母及护士之间有良好的相互信赖关系;产妇无异常情况;父母对护理新生儿有信心;家庭成员之间有良好的互信关系。

随着国际交流的迅速发展,国内产科护理逐渐与世界产科护理接轨,根据我国国情进行了多种形式的改革与尝试,如"爱婴医院""温馨待产"及"母婴同室",均体现了"以家庭为中心的产科护理"。

【妇产科护理学的范畴】 妇产科护理学(obstetric and gynecological nursing)是一门诊断并处理女性对现存或潜在健康问题的反应,为妇女健康提供服务的科学,其内容包括妇产科护理学基础、孕产妇的护理、妇科疾病病人的护理、计划生育指导、妇女保健等。妇产科护理学的研究对象包括生命各阶段不同健康状况的女性,以及相关的家庭成员及社会成员。

孕产妇的护理是研究女性在妊娠期、分娩期、产褥期全过程,并为孕产妇及胎儿、新生儿提供护理的学科,包括生理产科(妊娠期妇女的护理、分娩期妇女的护理、产褥期管理)、病理产科(妊娠并发症妇女的护理、妊娠合并症妇女的护理、异常分娩妇女的护理、分娩期并发症妇女的护理、产褥期疾病妇女的护理)及高危妊娠的监护。

妇科疾病病人的护理是研究女性在非孕期病理改变,并为其提供护理的学科,包括女性生殖系统炎症病人的护理(外阴部炎症、阴道炎症、子宫颈炎症、盆腔炎性疾病和性传播疾病)、月经失调病人的护理(功能失调性子宫出血、闭经、痛经、经前综合征及围绝经期综合征)、妊娠滋养细胞疾病(葡萄胎、妊娠滋养细胞肿瘤)、腹部手术病人的护理(子宫颈癌、子宫肌瘤、子宫内膜癌、卵巢肿瘤)、会阴部手术病人的护理(外阴阴道创伤、外阴癌、处女膜闭锁、先天性无阴道、尿瘘及子宫脱垂)及不孕症等。

妇产科护理学还包括了计划生育和妇幼保健。计划生育的主要任务是研究女性生育的调控,并为接受计划生育措施者提供护理和健康指导,包括避孕、绝育、优生优育等。计划生育是我国的一项基本国策,其主要目标是帮助每一对夫妇实现其生育目标,对生育数量、生育间隔、生育时机及非意愿妊娠处理能够自由地、知情地、负责地做出选择。妇幼保健是以保障妇女生殖健康为核心,促进基本公共卫生均等化的重要措施,其内容涉及妇女各期保健、计划生育指导、妇科病及恶性肿瘤的普查普治及妇女劳动保护等。

【妇产科护理学的特点】 妇产科护理虽然可以分为孕产妇的护理、妇科疾病病人的护理、计划生育及妇幼保健,但各部分之间有共同的基础。产科问题可以引起妇科疾病(如分娩可以引起生殖器官的损伤、炎症等),同时妇科疾病也可以影响产科的正常过程(如子宫颈肌瘤可以引起难产),因此,既要掌握各部分的特点,又要将妇产科护理作为整体考虑。同时妇产科疾病可引起或合并内科、外科疾病,因此无论学生将来是否从事妇产科护理,都需要具备一定的妇产科护理学知识。

妇产科护理学的研究对象是女性,护理过程中可能涉及女性最隐私的部位及个人隐私问题,因此应尊重护理对象。女性病人容易出现害羞、情绪不稳定、焦虑、抑郁等心理问题,并且可能影响到疾病的进展及预后,因此应加强心理护理。女性生殖系统解剖和生理在不同阶段表现出不同的生理特点,如青春期的月经初潮、绝经期的性激素波动等,在护理过程中要加以关注。

【妇产科护理学的学习方法】 妇产科护理学的学习分为理论学习和临床实习两个阶段。理论学习阶段按照教学大纲的要求系统地学习妇产科护理学,并配以临床见习加深感性认识。毕业前实习要求在带教老师的指导下,认真参加妇产科护理学临床实践,培养临床护理实践能力。要学好妇产科护理学,理论学习和临床实习都非常重要,两者缺一不可。

学习妇产科护理学必须具备前期课的基础,如医学基础课、社会人文课及护理相关课程(内科护理学、外科护理学、护理学基础等)等;应认识到妇产科护理学是一门实践性很强的学科,在学习中强调理论联系实际;熟悉、精通妇产科护理活动的指导理论,如家庭理论、Orem自我护理理论、Roy 的适应模式、Maslow 的人类基本需要层次论等,注意在实践中应用并发展这些理论。

(王爱华)

第二章 女性生殖系统解剖及生理

学习目标

识记：

1. 描述女性内、外生殖器官的组成，形态及功能。

2. 列举骨盆的组成、分界及平面，盆腔内的邻近器官。

3. 描述卵巢的周期性变化及性激素功能、子宫内膜的周期性变化及月经期保健。

理解：

1. 解释骨盆、骨盆底与分娩的关系；骨盆标志在临床分娩中的意义。

2. 说明女性一生各时期的生理特点及月经周期的调节。

应用：运用女性生殖系统解剖及生理知识，对妇女进行月经期卫生保健及健康教育指导。

女性生殖系统包括内生殖器、外生殖器及其相关组织和邻近器官。生殖器官位于骨盆内，且骨盆与分娩关系密切，故一并叙述。

第一节 女性生殖系统解剖

【外生殖器】 女性外生殖器又称外阴，指生殖器官的外露部分，包括耻骨联合上缘到会阴之间及两股内侧的软组织(图 2-1)。

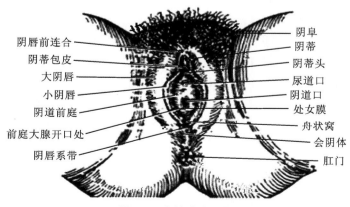

阴唇前连合　　　　　　　　阴阜
阴蒂包皮　　　　　　　　　阴蒂
大阴唇　　　　　　　　　　阴蒂头
小阴唇　　　　　　　　　　尿道口
阴道前庭　　　　　　　　　阴道口
前庭大腺开口处　　　　　　处女膜
阴唇系带　　　　　　　　　舟状窝
　　　　　　　　　　　　　会阴体
　　　　　　　　　　　　　肛门

图 2-1　女性外生殖器

（一）阴阜（mons pubis）

为耻骨联合前方隆起的脂肪垫。青春期该部皮肤开始生长呈尖端向下的三角形分布的阴毛，阴毛为女性第二性征之一，其疏密、色泽存在种族和个体差异。

（二）大阴唇（labium majus）

为靠近两股内侧的一对隆起的皮肤皱襞，起于阴阜，止于会阴。大阴唇外侧面为皮肤，从青春期开始有色素沉着和阴毛，内有皮脂腺和汗腺；大阴唇内侧面皮肤湿润似黏膜。皮下为脂肪层和疏松结缔组织，内有丰富血管、淋巴管和神经，外伤后易形成血肿。未婚妇女两侧大阴唇自然合拢，产后常向两侧分开，绝经后大阴唇呈萎缩状，阴毛稀少。

（三）小阴唇（labium minus）

为位于大阴唇内侧的一对薄皮肤皱褶。表面湿润、褐色、无毛，酷似黏膜，内富含神经末梢，极为敏感。两侧小阴唇前端相互融合，并分为两叶包绕阴蒂，前叶形成阴蒂包皮，后叶形成阴蒂系带。大、小阴唇的后端在正中线会合形成阴唇系带。

（四）阴蒂（clitoris）

位于两侧小阴唇之间的顶端下方，与男性阴茎海绵体同源，在性兴奋时可有勃起。阴蒂分为阴蒂头、阴蒂体、阴蒂脚3部分，阴蒂头在前裸露于外阴，含有丰富神经末梢，为性反应器官；阴蒂脚在后，附着于两侧的耻骨支上。

（五）阴道前庭（vaginal vestibule）

为两侧小阴唇环绕的菱形区。前为阴蒂，后为阴唇系带，在此区域内有下列结构。

1. 前庭球　也称球海绵体，位于前庭两侧，由具有勃起性的静脉丛构成。其前端与阴蒂相连，后端膨大，与同侧前庭大腺相邻，表面被球海绵体肌覆盖。

2. 前庭大腺　又称巴氏腺（Bartholin glands），位于大阴唇后部，左右各一，如黄豆大，被球海绵体肌覆盖。腺管细长（1～2 cm），向内侧开口于前庭后方小阴唇与处女膜之间的沟内。性兴奋时分泌黏液起润滑作用。正常情况下不能触及此腺体，若腺体感染，腺管口堵塞，可形成巴氏腺脓肿或囊肿。

3. 尿道口　位于阴蒂头的后下方，圆形，其后壁有一对尿道旁腺，其分泌物有润滑尿道口的作用，但此腺体常为细菌潜伏之处。

4. 阴道口及处女膜　阴道口位于尿道口后方的前庭后部，其周缘覆有一层较薄的黏膜，称为处女膜。处女膜中央有一孔，呈圆形或新月形，少数为筛状，孔的形状、大小存在个体差异。处女膜可因性交或剧烈运动时破裂，分娩后仅留有数个小隆起称处女膜痕。

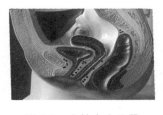

图 2-2　女性内生殖器

【内生殖器】　女性内生殖器位于真骨盆内，包括阴道、子宫、输卵管及卵巢，输卵管和卵巢合称为子宫附件（图 2-2）。

（一）阴道（vagina）

阴道是性交器官，也是月经血排出及胎儿娩出的通道。

1. 位置和形态　位于真骨盆下部中央，呈上宽下窄的管道，上端包绕子宫颈阴道部，下端开口于阴道前庭后部。前壁长 7～9 cm，与膀胱及尿道相邻；后壁长 10～12 cm，与直肠贴近，平时阴道前后壁相互贴合。子宫颈与阴道间的圆周状隐窝称为阴道穹隆，按其位置可分为前、后、左、右 4 部分，其中后穹隆最深，其顶与腹腔最低端的直肠子宫陷凹贴接，临床上可经此穿刺或引流，是诊断某些疾病或实施手术的途径。

2.组织结构 阴道壁自内向外由黏膜层、肌层和纤维层构成。黏膜层由复层鳞状上皮覆盖,无腺体,淡红色,有许多横行皱襞,伸展性较大,受性激素影响有周期性变化。幼女及绝经后妇女因卵巢功能低下致阴道黏膜上皮变薄,皱襞减少,伸展性小,容易受创伤及感染。肌层由内环、外纵 2 层平滑肌构成,纤维层与肌层紧密粘贴。阴道壁富有静脉丛,一旦受损伤,极易出血或形成血肿。

(二)子宫(uterus)

子宫是孕育胚胎、胎儿和产生月经的器官。

1.位置 子宫位于盆腔中央,前为膀胱,后为直肠,下端接阴道,两侧有输卵管和卵巢。子宫底位于骨盆入口平面以下,子宫颈下端位于坐骨棘水平稍上方。成人子宫正常位置呈轻度前倾前屈位,膀胱的空虚与充盈影响子宫的位置改变。子宫的正常位置主要依靠子宫韧带、盆底肌及筋膜的支托作用,任何破坏盆底组织结构或影响盆底功能的因素均可导致子宫脱垂。

2.形态 子宫是空腔肌性器官,呈前扁后凸的倒置梨形,成人非孕时子宫长 7~8 cm,宽 4~5 cm,厚 2~3 cm。子宫腔容积约为 5 mL,重量 50~70 g。子宫上部较宽称为子宫体,宫体顶部隆突部分称为子宫底,宫底两侧与输卵管相连处称为子宫角(cornua uteri)。子宫下部较窄呈圆柱形称子宫颈,子宫体与子宫颈的比例因年龄与卵巢功能而异,婴儿期为 1∶2,育龄期为 2∶1,绝经期后为 1∶1。

子宫腔(uterine cavity)为上宽下窄的三角形,两侧连通输卵管,向下连通子宫颈管。在子宫体与子宫颈之间的最狭窄部分,称子宫峡部(isthmus uteri),在非孕期长约 1 cm,其上端为关闭状态的解剖学内口,其下端因黏膜组织在此处由子宫内膜转变为子宫颈黏膜,称为组织学内口;妊娠期子宫峡部逐渐伸展变长,妊娠末期可达 7~10 cm,形成子宫下段,成为软产道的一部分。子宫颈管腔呈梭形,其长度育龄期妇女约 3 cm,其下端通向阴道称为子宫颈外口。未产妇的子宫颈外口为圆形;经产妇的子宫颈外口受分娩影响形成横裂状,使子宫颈分为前、后唇。子宫颈以阴道为界,分为上、下两部。上部称为子宫颈阴道上部,约占子宫颈的 2/3,两侧与子宫主韧带相连;下部被环抱于阴道内称为子宫颈阴道部,约占子宫颈的 1/3。

3.组织结构 子宫体与子宫颈的组织结构不同。

1)子宫体:子宫体壁由 3 层组织构成,由内向外依次为子宫内膜层、子宫肌层和浆膜层。

(1)子宫内膜层:位于子宫腔内表面,可分 3 层:致密层、海绵层、基底层。子宫内膜表面 2/3 的致密层和海绵层合称为功能层,受卵巢性激素的影响发生周期性变化而脱落。基底层占子宫内膜的 1/3,与子宫肌层紧贴,不受卵巢性激素的影响,不发生周期性脱落,但如果基底层受损将影响功能层的生长。

(2)子宫肌层:较厚,非孕时约为 0.8 cm,由平滑肌、弹力纤维和胶原纤维组成,分为 3 层:①内层肌纤维环行排列,强直痉挛性收缩可产生子宫收缩环;②中层肌纤维交叉排列,围绕在血管周围成"8"字形,收缩时可结扎血管,能有效制止子宫出血;③外层肌纤维极薄,由两侧子宫角发出呈纵行排列,是子宫收缩(简称宫缩)的发起点。

(3)浆膜层:即脏腹膜,覆盖在子宫底及子宫的前后面。在子宫前面,近子宫峡部处的腹膜向前反折覆盖膀胱,形成膀胱子宫陷凹;在子宫后面,腹膜沿子宫壁向下,至子宫颈后方及阴道后穹隆处向后折向直肠,形成直肠子宫陷凹,也称道格拉斯陷凹(Douglas pouch)。

2)子宫颈:主要由结缔组织构成,并含少量平滑肌纤维、血管及弹力纤维。子宫颈管内的黏膜为单层高柱状上皮,也受卵巢性激素的影响发生周期性变化,使黏膜内的腺体分泌的碱性黏液有稀或稠的周期变化,形成黏液栓堵塞于子宫颈管。子宫颈的外口柱状上皮与鳞状上皮

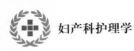

交界处是子宫颈癌的好发部位。

4. 子宫韧带　有 4 对韧带共同参与维持子宫的正常位置。

（1）圆韧带（round ligament）：呈圆索状，起自子宫角前面稍下方，在阔韧带前叶内向前外侧行走，到达两侧骨盆壁后，再穿过腹股沟管终止于大阴唇前端，其作用是维持子宫呈前倾位置。

（2）阔韧带（broad ligament）：位于子宫两侧的一对翼形双层腹膜皱襞，为覆盖子宫前后壁的腹膜向两侧延伸达骨盆侧壁而成，维持子宫在盆腔的正中位置。在子宫体两侧的阔韧带中有丰富的血管、神经、淋巴管及大量的疏松结缔组织，称为子宫旁组织。子宫动、静脉和输尿管均从阔韧带基底部穿过。

（3）主韧带（cardinal ligament）：又称子宫颈横韧带。为一对坚韧的平滑肌与结缔组织纤维束，在阔韧带的下方横行于子宫颈两侧和骨盆侧壁之间，是固定子宫颈位置，防止子宫脱垂的主要韧带。

（4）子宫骶韧带（uterosacral ligament）：起自子宫颈后上方两侧，向两侧绕过直肠，止于第 2、3 骶椎前面的筋膜。子宫骶韧带将子宫颈向后上牵引，维持子宫前倾位置。该韧带外覆腹膜，内含平滑肌和结缔组织及支配膀胱的神经，行广泛子宫切除术时，可因切断韧带而损伤神经引起尿潴留。

（三）输卵管（fallopian tube）

为一对细长弯曲的肌性管道，内侧与子宫角相连，外端游离，与卵巢邻近，全长 8～14 cm，是精子与卵子相遇结合成为受精卵的场所，也是运送受精卵的管道。输卵管由内向外依次分为 4 部：①间质部：为穿过子宫肌壁内的部分，子宫腔最窄，长约 1 cm。②峡部：在间质部外侧，细而直，子宫腔较窄，长 2～3 cm。③壶腹部：在峡部外侧，子宫腔较宽大且弯曲，长 5～8 cm，内含丰富皱襞，是卵子受精的部位。④伞部：为输卵管的最外末端，长 1～1.5 cm，开口于腹腔，管口有许多指状突起，形似漏斗，有"拾卵"作用。

输卵管壁分 3 层：外层为浆膜层，即脏腹膜；中层为平滑肌层，该肌肉收缩有助于拾卵、运送受精卵，使宫腔炎症向腹膜腔扩散；内层为黏膜层，由单层高柱状上皮覆盖，上皮细胞含纤毛细胞、无纤毛细胞、楔状细胞和未分化细胞 4 种。纤毛细胞的纤毛摆动，能协助受精卵的运送；无纤毛细胞具有分泌功能，又称为分泌细胞；楔状细胞可能是无纤毛细胞的前身；未分化细胞又称为游走细胞，是上皮的储备细胞。输卵管平滑肌收缩、黏膜上皮细胞分化及分泌、纤毛的摆动，均受卵巢性激素的影响，发生周期性变化。

（四）卵巢（ovary）

为一对扁椭圆形的性腺，具有产生卵子和分泌性激素功能。卵巢位于输卵管后下方，其外侧以骨盆漏斗韧带连于盆壁，内侧以卵巢固有韧带与子宫相连，借卵巢系膜与阔韧带后叶相连。卵巢大小、形态随年龄大小有差异，育龄期妇女卵巢大小约 4 cm×3 cm×1 cm，重 5～6 g，呈灰白色。青春期前卵巢表面光滑，青春期开始排卵后，表面逐渐凹凸不平，绝经后卵巢逐渐萎缩变小变硬。

卵巢表面无腹膜，由单层立方上皮覆盖，也称为生发上皮。上皮的深面有一层致密纤维组织，称为卵巢白膜。其内为卵巢实质，又分为皮质与髓质两部分，皮质在外层，内有数以万计的始基卵泡和发育程度不同的各级卵泡及间质组织；髓质在卵巢的中央，无卵泡，与卵巢门相连，由疏松结缔组织及丰富的血管、神经、淋巴管及少量的平滑肌纤维构成。

【血管、淋巴及神经】　女性生殖器的血管与淋巴管伴行，各器官的静脉及淋巴管于盆腔形成丰富的丛集网络。

（一）血管

女性生殖器的血液供应，主要来自卵巢动脉、子宫动脉、阴道动脉及阴部内动脉。①卵巢动脉：起自腹主动脉（左侧起自左肾动脉），行走于腹膜后，沿腰大肌前行，经骨盆漏斗韧带向内横行，经卵巢系膜进入卵巢门，并在卵巢系膜内发出若干小分支至输卵管与子宫角并与子宫动脉的分支吻合。②子宫动脉：自髂内动脉前干发出，经骨盆侧壁向下向前行，经阔韧带基底部、子宫旁组织，在子宫颈外侧（相当于子宫颈内口水平）约 2 cm 处从输尿管末段前上方越过并分上、下 2 支，上行支分别分布于子宫体、子宫底、卵巢、输卵管，并分别与卵巢动脉的分支吻合。③阴道动脉：为髂内动脉前干发出，有许多小分支分布于阴道中下段前后壁、膀胱顶及膀胱颈，并分别与子宫动脉、阴部内动脉的分支吻合。④阴部内动脉：为髂内动脉前干终支，经坐骨大孔的梨状肌下孔穿出骨盆腔，并发出分支分布于直肠下段及肛门、会阴、大小阴唇、阴蒂及前庭球。

盆腔静脉与同名动脉伴行，其数量较动脉多，并在相应器官及其周围形成静脉丛，且互相吻合，所以盆腔感染易于蔓延。

（二）淋巴

女性生殖器官和盆腔的淋巴系统丰富。淋巴结常伴随相应的血管排列，成群或成串分布，其数目与位置存在个体差异。分为外生殖器淋巴与盆腔淋巴 2 组。

1. 外生殖器淋巴 又分为腹股沟浅、深淋巴结 2 群。①腹股沟浅淋巴结：收纳外生殖器、阴道下段、会阴、肛门及下肢的淋巴，大部分汇入腹股沟深淋巴结，少部分汇入髂外淋巴结。②腹股沟深淋巴结：收纳阴蒂及腹股沟浅淋巴，汇入髂外淋巴结及闭孔淋巴结。

2. 盆腔淋巴 又分为 3 群，①髂淋巴：由闭孔、髂内、髂外、髂总淋巴结群组成。②骶前淋巴：位于骶骨前方。③腰淋巴：位于腹主动脉旁。

阴道上段、子宫颈的淋巴大部分汇入髂内及闭孔淋巴结，经髂总汇入骶前和腰淋巴结，小部分汇入髂外淋巴结；子宫底、输卵管、卵巢的淋巴大部分汇入腰淋巴结，小部分汇入髂内外淋巴结；子宫体前后壁的淋巴分别汇入膀胱淋巴结及直肠淋巴结；子宫体两侧的淋巴沿圆韧带汇入腹股沟浅淋巴结。当内、外生殖器发生感染或癌变时，可沿各部回流的淋巴管扩散或转移，因此，子宫或卵巢恶性肿瘤切除手术时应广泛清除盆腔有关淋巴结。

（三）神经

女性内、外生殖器官由躯体神经与自主神经共同支配。

1. 外生殖器官的神经支配 外生殖器官由阴部神经支配。阴部神经由第Ⅱ、Ⅲ、Ⅳ骶神经分支所组成，含感觉和运动神经纤维，与阴部内动脉同行。在坐骨结节内侧下方分成 3 支：会阴神经、阴蒂背神经、肛门神经（又称痔下神经），分布于会阴、阴唇及肛门周围。分娩时如需进行会阴切开或巴氏腺造口等手术前需进行阴部神经阻滞或局部浸润麻醉。

2. 内生殖器官的神经支配 由交感和副交感神经支配。交感神经纤维由腹主动脉前神经丛分出，进入盆腔后分两部分：①卵巢神经丛，分布于卵巢、输卵管；②骶前神经丛，大部分在子宫颈旁形成骨盆神经丛，分布于子宫体、子宫颈、膀胱上部等。骨盆神经丛含有来自第Ⅱ、Ⅲ、Ⅳ骶神经的副交感神经纤维及向心传导的感觉纤维。子宫平滑肌有自主节律活动，完全切除其神经后仍有节律性收缩，仍能完成分娩活动。临床上可见低位截瘫产妇完成自然无痛分娩。

【骨盆】 女性骨盆（pelvis）是躯干和下肢之间的骨性连接，是支持躯干、保护盆腔脏器的重要器官，也是胎儿自阴道娩出的必经通道。骨盆的大小、形状与分娩有着重要的关系。

（一）骨盆的结构

1. **骨盆的组成** 骨盆由一块骶骨、一块尾骨及左右两块髋骨组成。每块髋骨又是由髂骨、坐骨及耻骨 3 块骨头融合而成。骶骨由 5～6 块骶椎融合而成，尾骨由 4～5 块尾椎组成（图 2-3）。

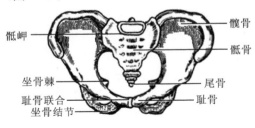

图 2-3 正常女性骨盆

（图中标注）髂骨、骶骨、尾骨、耻骨、骶岬、坐骨棘、耻骨联合、坐骨结节

2. **骨盆的关节** 包括耻骨联合（pubic symphysis）、骶髂关节（sacroiliac joint）和骶尾关节（sacrococcygeal joint）。两耻骨之间的纤维软骨形成耻骨联合，位于骨盆前方；骶骨和髂骨之间形成骶髂关节，位于骨盆后方；骶骨与尾骨之间为骶尾关节，有一定活动度。

3. **骨盆的韧带** 骨盆的关节和耻骨联合周围均有韧带附着。骶骨、尾骨与坐骨棘之间为骶棘韧带（sacrospinous ligament），骶骨、尾骨与坐骨结节之间为骶结节韧带（sacrotuberal ligament）。

在妊娠晚期受激素的影响，各关节及韧带变得松弛，关节的活动度增加，分娩时尾骨后翘，骨盆腔变得宽大，有利于胎儿的娩出。

（二）骨盆的分界

以耻骨联合上缘、髂耻缘及骶岬上缘的连线为骨盆分界线，将骨盆分为上、下两部分。位于分界线之上，是假骨盆又称大骨盆；位于分界线之下是真骨盆又称骨产道，是胎儿娩出的通道。在临床上通常采用测量假骨盆的径线，间接了解真骨盆的大小。

（三）骨盆的平面

为帮助认识分娩过程，将真骨盆腔划分了 3 个假象平面：①骨盆入口平面（pelvic inlet plane），即真假骨盆分界面，呈横椭圆形，其前方为耻骨联合上缘，两侧为髂耻缘，后方为骶岬上缘。②中骨盆平面（pelvic midplane），为骨盆腔最小平面，呈纵椭圆形，其前方为耻骨联合下缘，两侧为坐骨棘，后方为骶骨下端。③骨盆出口平面（pelvic outlet plane），由不在同一平面的两个三角形组成，其前方为耻骨联合下缘，两侧为坐骨结节，后方为骶尾关节。坐骨结节间径为两个三角形共同的底，两侧分别为耻骨降支和骶结节韧带。

（四）骨盆的类型

骨盆的形状、大小存在个体差异。根据 Callwell 与 Moloy 分类，可分为 4 种类型：①女性型，最常见，占 52%～58.9%；②扁平型，较常见，占 23.2%～29%；③类人猿型，较少见，占 14.2%～18%；④男性型，少见，占 1%～3.7%。这 4 种基本类型只是理论上的归类，临床上多见为混合型骨盆。

【骨盆底】 骨盆底（pelvic floor）由内、中、外三层肌肉和筋膜组成，封闭骨盆出口，承托并保持盆腔脏器于正常位置。

骨盆底的前方是耻骨联合下缘，后方是尾骨尖，两侧是耻骨降支、坐骨升支及坐骨结节。两侧坐骨结节前端的连线将骨盆底分为前后两部分，前半部是尿生殖三角，有尿道和阴道通过。后半部是肛门三角，有肛管通过。骨盆底由外向内分为以下三层。

（一）外层

外层位于外生殖器及会阴皮肤和皮下组织的内面，由会阴浅筋膜及 3 对肌肉（球海绵体肌、坐骨海绵体肌、会阴浅横肌）和 1 块肛门外括约肌组成。此层肌肉的所有肌腱汇合于阴道外口与肛门之间的中心腱（central tendon）（图2-4）。

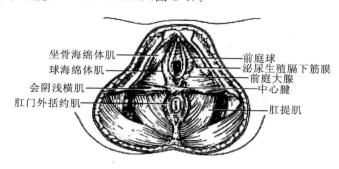

图 2-4　骨盆底肌肉

（左侧标注，从上到下）坐骨海绵体肌、球海绵体肌、会阴浅横肌、肛门外括约肌

（右侧标注，从上到下）前庭球、泌尿生殖膈下筋膜、前庭大腺、中心腱、肛提肌

（二）中层

中层为泌尿生殖膈（urogenital diaphragm），位于前半部三角形，又称为三角韧带，即由上下两层坚韧的筋膜及 1 对会阴深横肌和尿道括约肌构成。

（三）内层

内层又称盆膈（pelvic diaphragm），是骨盆底最内、最坚韧的一层，由肛提肌及其上下筋膜组成，由前向后有尿道、阴道及直肠穿过。肛提肌（levator ani muscle）是位于骨盆底的成对扁肌，向下向内合成漏斗形，肛提肌自前内向后外由耻尾肌、髂尾肌、坐尾肌 3 部分组成，有加强盆底支托作用及加强肛门和阴道括约肌的作用。

会阴（perineum）：广义的会阴是指封闭骨盆出口的所有软组织。狭义的会阴是指阴道口与肛门之间的楔形软组织，长 2～3 cm，厚 3～4 cm，又称会阴体（perineal body），由外向内逐渐变窄，依次为皮肤、皮下脂肪及中心腱。分娩时会阴伸展性大，但应注意保护，以防发生严重撕裂。

【邻近器官】　女性生殖器官与尿道、膀胱、输尿管、直肠及阑尾相邻。当生殖器官出现病变或感染时，常会累及邻近器官；反之，邻近器官的病变或感染也会累及生殖器官。

（一）尿道

尿道（urethra）位于阴道前、耻骨联合后，始于膀胱三角尖端，穿过泌尿生殖膈，终于阴道前庭部的尿道外口，长 4～5 cm。肛提肌及盆筋膜对尿道有支持作用，如发生盆底肌损伤，可出现张力性尿失禁。女性尿道短而直，与阴道邻近，易发生泌尿系统感染。

（二）膀胱

膀胱（urinary bladder）是囊状肌性器官，排空的膀胱位于子宫与耻骨联合之间，充盈时可凸向盆腔甚至腹腔，故妇科检查及手术之前必须排空膀胱。膀胱底部与子宫颈及阴道前壁相连，其间组织疏松，盆底肌及筋膜受损伤时，膀胱与尿道可向阴道前壁膨出。

（三）输尿管

输尿管（ureter）系一对肌性索状管道，长约 30 cm，粗细不均，最细处内径 3～4 mm，最粗处可达 7～8 mm。起自肾盂，在腹膜后沿腰大肌前偏中线侧下降，在骶髂关节处跨髂外动脉前方进入盆腔，继续下行，至阔韧带底部时向前内方行，在子宫颈外旁约 2 cm 处，相当于子宫峡部解剖学内口水平与子宫动脉的下方交叉，然后斜向前内方穿越输尿管隧道进入膀胱。妇科手术在结扎子宫动脉时，应注意避免损伤输尿管；术后护理应注意引流管是否畅通。

（四）直肠

直肠（rectum）位于盆腔后部，上接乙状结肠，下连肛管，全长 15～20 cm，前为子宫及阴道,后为骶骨。直肠前壁与阴道后壁相连,盆底肌与筋膜受损,直肠前壁常向阴道后壁膨出。肛管长2～3 cm,在其周围有肛门内、外括约肌及肛提肌,借会阴体将肛管与阴道下段隔开,因此,阴道分娩时应注意保护会阴以避免损伤肛管及肛门外括约肌。

(五) 阑尾

阑尾(vermiform appendix)为连接于盲肠内侧壁的盲端细小管,状似蚯蚓,通常位于右髂窝内。其位置、长短、粗细变异较大,其下端有时可达右侧输卵管及卵巢的位置,因此,妇女患阑尾炎时有可能累及右侧附件;妊娠期阑尾的位置可随子宫增大而向外上方移位,而延误病情。

第二节　女性生殖系统生理

【女性一生各阶段的生理特点】　女性从胎儿形成到出生至衰老发生了一系列生理变化,也是伴随下丘脑-垂体-卵巢轴功能发育、成熟到衰退的过程。女性一生依其生理特点可分为7个阶段,但并无截然界限,可因遗传、环境、营养等因素的影响存在个体差异。

(一) 胎儿期

胎儿期(fetal period)是指从受精卵形成至胎儿出生的时期,共266天。卵子受精后成为受精卵,受精卵带有来自父方和母方的23对(46条)染色体组合的新个体,其中一对性染色体(X与Y)决定着胎儿的性别,带有XX合子发育为女性,带有XY合子发育为男性。女性胚胎性腺分化缓慢,前6周原始性腺尚未分化,至胚胎8～10周性腺组织出现卵巢结构。2条中肾管退化,2条副中肾管发育成为女性生殖道。自胚胎11～12周原始生殖细胞开始进入第一次减数分裂,称为初级卵母细胞,性索皮质的单层梭形前颗粒细胞围绕初级卵母细胞,构成始基卵泡,直至出生时约200万个保存于卵巢的皮质部。始基卵泡是女性的基本生殖单位,是卵细胞储存的唯一形式。

(二) 新生儿期

出生后4周内称为新生儿期(neonatal period)。胎儿在母体内受胎盘及母体卵巢激素影响,生殖器官及乳房有一定程度的发育。出生时女婴外阴较丰满,乳房略隆起或少许泌乳。出生后新生儿因脱离母体环境,血中女性激素水平迅速下降,可出现少量阴道流血(假月经)。这些现象短期内能自然消退。

(三) 儿童期

从出生4周到12岁左右为儿童期(childhood)。①儿童早期:8岁以前,主要是身体发育,下丘脑-垂体-卵巢轴的功能处于抑制状态,生殖器官幼稚型,阴道狭长,上皮薄,无皱襞,细胞内缺乏糖原,阴道内酸度低,抵抗力弱,易发生炎症;子宫颈较长而子宫体小,子宫颈占全长的2/3,子宫肌层薄;输卵管弯曲而细长;卵巢长而窄,卵泡虽能大量自主生长,但仅低度发育即萎缩、退化。子宫、输卵管、卵巢均位于腹腔内。②儿童后期:8岁以后,下丘脑促性腺激素释放激素(gonadotropin-releasing hormone,GnRH)抑制状态解除,卵巢内卵泡受垂体促性腺激素的影响有一定的发育并分泌雌激素,但达不到成熟阶段,也不排卵。在雌激素作用下,乳房和内、外生殖器官开始发育。子宫、输卵管、卵巢逐渐降入盆腔,开始出现女性特征。

（四）青春期

女性从第一次月经来潮至生殖器官发育成熟的时期称为青春期（adolescence or puberty），世界卫生组织（WHO）规定青春期为 10～19 岁。这一时期是儿童向成年转变的重要时期，也是生殖器官、内分泌、体格逐渐发育成熟的阶段。

青春期按发育顺序可分为 4 个阶段，各阶段有重叠，需 4～5 年的时间。

（1）乳房萌发：女性第二性征初现，一般女性接近 10 岁时乳房开始发育，经过 3～4 年时间发育成熟。

（2）阴毛和腋毛生长：青春期肾上腺雄激素分泌增加，阴毛、腋毛开始生长。阴阜隆起，阴毛逐渐长出，约 2 年腋毛开始生长。

（3）体格发育加速：11～12 岁青春期少女体格发育呈直线加速，平均每年增长 6～9 cm，月经初潮后身高增长减慢。

（4）月经初潮：女性第一次月经来潮称月经初潮（menarche），是进入青春期的重要标志。月经初潮一般晚于乳房发育 2～3 年时间，月经来潮说明卵巢产生的雌激素达到一定水平，且有明显波动，能引起子宫内膜脱落出现月经，但卵巢不能周期性排卵，月经周期也常不规律，一般经 5～7 年卵巢功能发育成熟，月经规律性来潮。

（5）生殖器官发育：子宫增大，由幼稚型变为成人型，子宫体与子宫颈比例为 2∶1；阴道变长增宽，黏膜出现皱襞；输卵管增粗；卵巢增大，其皮质内有发育不同阶段的卵泡，已初步具有生育能力，但功能尚不完善。

（6）心理变化：青春期女性心理状态往往不稳定，出现性意识，情绪易激动，想象力和判断力明显增强，应给予相应的心理疏导。

（五）性成熟期

性成熟期（sexual maturity）又称生育期，是卵巢功能最旺盛的时期。一般自 18 岁左右开始，历时约 30 年，此期妇女性功能旺盛，卵巢规律地周期性排卵，在性激素的作用下，生殖器官和乳房发育成熟并发生周期性变化，月经规律来潮。

（六）绝经过渡期

卵巢功能开始衰退出现绝经趋势直至最后一次月经的时期，称为绝经过渡期（menopausal transition period），一般始于 40 岁，历时 1～20 年不等，有个体差异。由于卵巢功能逐渐衰退，卵泡发育不全，因而出现月经紊乱，常为无排卵性月经。1994 年 WHO 将卵巢功能开始衰退至绝经后 1 年内的时期称围绝经期（perimenopausal period）。在围绝经期由于雌激素水平降低，可出现血管舒缩障碍和神经精神症状，表现为潮热、出汗、情绪不稳定、易激动、抑郁或烦躁、失眠等，称为围绝经期综合征。女性一生中的最后一次月经称绝经（menopause）。我国妇女平均绝经年龄为 49.5 岁，一般发生在 44～54 岁，绝经年龄与遗传有关。

（七）绝经后期

绝经后期（postmenopausal period）指绝经后的生命时期。妇女 60 岁以后，机体逐渐老化进入老年期。此期卵巢功能已完全衰退，雌激素水平低落，不足以维持第二性征，生殖器官进一步萎缩，局部抵抗力降低，易患萎缩性阴道炎；骨代谢失常引起骨质疏松，易发生骨折；血胆固醇水平升高，易患心血管疾病。

【月经及月经期的临床表现】

1. 月经 月经是指在卵巢周期性排卵及内分泌调节下，子宫内膜周期性脱落及出血。规律月经的出现是生殖器官功能成熟的标志之一。

2. 月经初潮 第一次月经来潮称为月经初潮,年龄为 11～15 岁之间,多在 13～14 岁。初潮年龄受遗传、气候、营养、环境等因素的影响而提前或推迟,在临床若 15 岁月经尚未来潮应引起重视。

3. 月经周期 正常月经具有规律性,出血的第 1 日为月经周期的开始,相邻两次月经第 1 日所间隔的时间,称为一个月经周期(menstrual cycle),一般为 21～35 日,平均 28 日。周期的长短具有个体规律性,提前或推迟 3～5 日均属正常。

4. 经期 每次月经持续的时间称为经期,一般为 2～8 日,多为 4～6 日。

5. 经量 一次月经的总量为经量,一般为 20～60 mL,超过 80 mL 称为月经过多。

6. 经血特征 月经血含子宫内膜碎片、子宫颈黏液及脱落的阴道上皮细胞,呈暗红色、碱性黏稠不凝固。在含有大量纤维蛋白溶酶的子宫内膜碎片作用下,月经血中的纤维蛋白溶解,故月经血不凝固,在出血多时可出现血凝块。

7. 月经期的临床表现 多数妇女一般无特殊症状,有些妇女可因盆腔充血及前列腺素的作用出现下腹及腰骶部痛或子宫收缩痛,有时还可出现头痛、易激动、恶心、腹泻或便秘等症状,但一般不影响日常生活和工作。

8. 月经期保健 经期机体抵抗力下降应注意保健:①避免精神紧张,保持心情愉快。②勤换会阴垫及内裤,保持清洁,避免感染。③注意观察月经来潮是否按时,发现异常及时就医。④月经期应五禁止:禁止阴道灌洗和上药、禁止坐浴、禁止游泳、禁止性生活、禁止不必要的妇科检查。⑤月经期应注意:保暖、营养、充足睡眠、避免受凉、避免剧烈活动。

【卵巢功能及周期性变化】

(一) 卵巢周期性变化

卵巢是女性的性腺,其主要功能:①产生卵子;②分泌女性激素。

从青春期开始至绝经前,卵巢在形态和功能上发生周而复始的变化,称为卵巢周期(ovarian cycle)。有 3 种表现:卵泡的发育和成熟、排卵、黄体形成与黄体退化。

(1)卵泡的发育和成熟(卵泡期):新生儿出生时始基卵泡总数约 200 万个,始基卵泡由初级卵母细胞及周围单层梭形前颗粒细胞组成,经历儿童期直至青春期,卵泡数下降为 30 万个;性成熟期每个卵巢周期卵泡分批发育,一批 3～11 个卵泡,一般只有一个优势卵泡可以完全发育成熟,并排出卵子。其余的卵泡发育至一定程度均自行退化,称为卵泡闭锁。妇女一生中一般只有 400～500 个卵泡发育成熟并排卵。

卵泡的发育从始基卵泡到成熟卵泡的转化,需要经历 4 个阶段:①始基卵泡:在卵巢内休眠数十年。②窦前卵泡:从始基卵泡发育到窦前卵泡需 9 个月以上的时间。③窦卵泡:从窦前卵泡发育到窦卵泡约需 85 天的时间。④成熟卵泡:一般卵泡生长的最后阶段约需 15 天,即月经周期的卵泡期。成熟卵泡的直径可达 18～23 mm,卵泡向卵巢表面突出,其结构从外向内依次为(图 2-5):卵泡外膜、卵泡内膜、颗粒细胞、卵泡腔、卵丘、放射冠、透明带、次级卵母细胞。

卵泡发育的各阶段所经历的时间与遗传、地理环境、营养、心理等因素有关,且存在个体

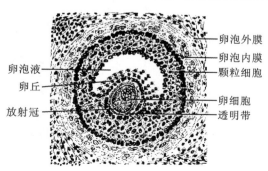

卵泡液
卵丘
放射冠

卵泡外膜
卵泡内膜
颗粒细胞
卵细胞
透明带

图 2-5 发育成熟的卵泡

差异。

(2)排卵:卵细胞和它周围的透明带、放射冠一起被排出的过程称为排卵(ovulation)。卵泡在发育成熟的过程中,逐渐向卵巢表面移动并向外突出,在卵泡腔内的压力与激素(GnRH、LH)和蛋白溶酶的共同作用下,卵泡膜及卵巢包膜溶解、破裂,卵细胞与周围的透明带、放射冠、颗粒细胞随卵泡液一起排出,发生排卵。在排卵的过程中初级卵母细胞完成第一次减数分裂,并排出第一个极体,成为次级卵母细胞(带23条染色体)。排卵时间一般在下次月经来潮前14天左右,两侧卵巢交替排卵或一侧卵巢持续排卵。卵子排出后被输卵管伞部抓拾进入输卵管,如24 h未受精,即开始退化。

排卵时,一般无感觉,少数妇女可有下腹部一侧酸胀或刺痛,亦有少数妇女出现少量阴道出血(称排卵期出血),2~3天后出血自行停止,可能与卵泡膜破裂雌激素水平短暂下降有关。

(3)黄体形成与黄体退化(黄体期):排卵后,卵泡壁塌陷,卵泡膜血管破裂,血液聚积于空泡腔内,称血体。破口随即被纤维蛋白封闭,残留的颗粒细胞、卵泡内膜细胞在垂体分泌的黄体生成素(luteinizing hormone,LH)排卵峰的作用下黄素化,分别变成颗粒黄体细胞和卵泡膜黄体细胞,由血体逐渐发育成黄体。至排卵后7~8天(相当于月经周期第22天左右)黄体体积和功能达到高峰,直径1~2 cm,外观黄色,称成熟黄体。黄体能分泌雌激素和孕激素。若卵子未受精,于排卵后9~10天黄体开始退化,寿命一般为14天。黄体萎缩退化时,外周的结缔组织及成纤维细胞侵入,黄体逐渐被结缔组织替代,外观白色,称白体。黄体衰退后月经来潮,卵巢中又有新的一批卵泡发育,开始新的周期;若排出的卵子受精,黄体则在胚胎滋养层细胞分泌的人绒毛膜促性腺激素(human chorionic gonadotropin,HCG)作用下,转变为妊娠黄体,至妊娠3个月末才退化。

(二)性激素的分泌与生理作用

卵巢分泌的性激素主要有雌激素(estrogen)、孕激素(progesterone)和少量雄激素(androgen)。

1. 雌激素 排卵前由卵泡的颗粒细胞与卵泡内膜细胞分泌;排卵后由黄体细胞分泌。卵泡开始发育时,雌激素分泌量很少。在卵泡逐渐发育成熟的过程中,雌激素的分泌逐渐增加,在月经周期第7天卵泡分泌雌激素量迅速增加,于排卵前形成第一个高峰;排卵后由于卵泡液中雌激素释放至腹腔使血液中雌激素暂时下降,1~2日后,由黄体产生的雌激素又逐渐增加,在排卵后7~8天黄体成熟时,血液中雌激素出现第二个高峰,但峰值低于第一高峰。之后,黄体退化,雌激素水平急剧下降,月经来潮,在月经期雌激素达最低水平。卵巢合成的雌激素主要有雌二醇(E_2)、雌酮(E_1)、雌三醇(E_3),E_2是女性体内生物活性最强的雌激素,E_1次之,E_3活性最弱,是E_1、E_2的代谢产物。临床上通过检测血或尿中的E_3含量了解卵巢功能或胎盘功能。雌激素生理作用如下。

(1)生殖系统:①子宫:促进子宫肌细胞增生和肥大,使肌层增厚,增加子宫平滑肌对缩宫素的敏感性;使子宫内膜功能层修复、增厚;子宫颈口松弛、扩张,子宫颈黏液分泌增加,性状变稀薄,易拉成丝状,涂片检查呈现典型羊齿植物状结晶。②输卵管:促进输卵管肌层发育和上皮分泌,加强输卵管节律性蠕动的振幅,促进纤毛摆动,利于受精卵运行。③阴道上皮:使阴道上皮细胞增生和角化,黏膜变厚并使细胞内糖原含量增加,使阴道维持酸性环境,抑制病原微生物的繁殖。④外阴:使阴唇发育、肥厚,色素沉着。⑤卵巢:协同垂体分泌的卵泡刺激素(follicle-stimulating hormone,FSH)促进卵泡发育。

(2)下丘脑及垂体:通过对下丘脑和垂体的正负反馈调节,控制促性腺激素的分泌。

（3）乳房：促使乳腺管增生，乳头、乳晕色素沉着。

（4）代谢作用：促进水钠潴留，促进肝脏高密度脂蛋白合成，抑制低密度脂蛋白合成，降低血液中胆固醇水平；维持和促进骨基质代谢。

2. 孕激素　由排卵后黄体的颗粒黄体细胞和卵泡膜黄体细胞分泌，随黄体发育成熟且分泌孕酮（又称黄体酮）的量逐渐增加，在排卵后 7～8 天黄体成熟达高峰，以后逐渐下降，至月经来潮时为最低水平。在卵巢周期中孕激素只出现一个高峰，孕激素主要有孕酮、17-α 羟孕酮。孕二醇是其主要代谢产物，经肾脏排出体外。

孕激素通常是在雌激素作用的基础上发挥效应的，既有与雌激素协同的效应，也有与雌激素相拮抗的作用，其生理作用如下。

（1）生殖系统：①子宫：降低子宫平滑肌兴奋性，抑制子宫收缩，有利于胚胎及胎儿在子宫内的发育，维持妊娠；使子宫内膜由增生期转化为分泌期，利于受精卵着床；使子宫颈口闭合，黏液分泌减少，性状变黏稠，不能拉成丝状，涂片检查呈现椭圆体。②输卵管：抑制输卵管平滑肌节律性收缩。③阴道上皮：加快阴道上皮细胞脱落。

（2）下丘脑及垂体：在月经中期排卵前低水平的孕激素可以增强雌激素对垂体 LH 排卵峰脉冲释放的正反馈作用；在黄体期高水平的孕激素对下丘脑有负反馈作用，抑制促性腺激素分泌。

（3）乳房：协同雌激素使乳腺管增生后，促进乳腺腺泡发育。

（4）体温：对下丘脑体温调节中枢有兴奋作用，可使基础体温在排卵后升高 0.3～0.5 ℃，表现为基础体温双相型，临床上可依此判断排卵日期。

（5）代谢作用：促进水钠排泄。

3. 雄激素　女性的雄激素来自肾上腺、卵巢内泡膜层、卵巢间质细胞和门细胞。雄激素主要有睾酮和雄烯二酮，是合成雌激素的前体。雄激素的生理作用如下。

（1）对女性生殖系统的影响：雄激素在女性体内不可缺少，维持女性正常生殖系统功能，可促进阴蒂、阴唇和阴阜的发育，促进阴毛和腋毛的生长。排卵前雄激素增高，一方面可促进非优势卵泡闭锁，另一方面可提高性欲。但雄激素过多会对雌激素产生拮抗作用，如减缓子宫发育及其内膜的增生，抑制阴道上皮的增生和角化。长期使用雄激素，可出现男性化的表现。

（2）对机体代谢功能的影响：促进蛋白合成，促进肌肉生长，刺激骨髓中红细胞增生。在性成熟前，促进长骨基质生长和钙的保留；在性成熟后可导致骨骺闭合，使身高增长停止。可促进肾远曲小管对水、钠的重吸收并保留钙。

【子宫内膜及其他生殖器官的周期性变化】

（一）子宫内膜的周期性变化

子宫内膜从形态上可分为功能层和基底层，其功能层是受精卵着床的部位，受卵巢激素变化的影响，发生增生、分泌和脱落周期性变化；基底层在月经后再生修复创面，重新生长功能层。根据组织学变化将子宫内膜周期性变化分为增生期、分泌期、月经期 3 个阶段（一般以 28 天为例）。

1. 增生期　月经周期第 5～14 天，与卵巢周期中卵泡发育成熟阶段（卵泡期）相对应。月经来潮后，基底层仅 0.5 mm，在雌激素的作用下增生长出新的功能层，内膜逐渐增厚至 3～5 mm，腺体、间质、小血管均增多。此期末卵巢排卵。

2. 分泌期　月经周期的第 15～28 天，与卵巢周期中黄体形成与萎缩阶段（黄体期）相对应。卵巢排卵后黄体形成（相当于月经周期的第 15～23 天），雌激素和孕激素使子宫内膜继续增厚,腺体扩张,小血管弯曲呈螺旋状,间质高度水肿、疏松,此时内膜血供丰富,肥厚而松软,呈海绵状,有利于受精卵着床。若卵巢排出的卵子未受精,黄体萎缩(相当于月经周期第 24～28 天),雌、孕激素减少,子宫内膜螺旋小血管痉挛出现退行性变化。

3. 月经期 月经周期第 1～4 天,与黄体退化阶段相对应。雌、孕激素分泌降至最低,子宫内膜螺旋小血管闭塞,发生组织缺血坏死,内膜组织脱落混着血液排出即为月经。

(二)其他生殖器官的周期性变化

1. 子宫颈黏液的周期性变化 子宫颈内膜腺细胞分泌的黏液性状和量均受雌、孕激素的影响,发生周期性变化:①月经干净时,雌激素水平低,子宫颈管分泌的黏液量少,随着卵泡的发育,雌激素水平不断提高,黏液分泌量逐渐增多,并稀薄透明,有利于精子通行;②排卵前黏液拉丝可长达 10 cm 以上,取黏液涂片检查可见羊齿状结晶,这种结晶于月经周期的 6～7 天即可出现,至排卵期最典型;③排卵后,受孕激素影响,黏液分泌量逐渐减少,变得黏稠而浑浊,不能拉成丝状,取黏液涂片检查可见椭圆体。临床上通过检查子宫颈黏液变化,可了解卵巢的功能。

2. 输卵管的周期性变化 在雌、孕激素的影响下,输卵管黏膜也发生周期性变化,但不及子宫内膜的周期性变化明显。

3. 阴道黏膜的周期性变化 在月经周期中,阴道黏膜也受雌、孕激素的影响,发生周期性变化:①排卵前,阴道黏膜上皮在雌激素的影响下,底层细胞增生,逐渐演变为中层和表层细胞,使阴道上皮增厚,表层细胞角化,以排卵期最为明显。此时细胞内富含糖原,糖原被阴道杆菌分解为乳酸,使阴道保持酸性环境,可抑制致病菌的繁殖,因此,阴道具有自净作用;②排卵后,在孕激素的作用下,阴道上皮细胞脱落加快,脱落细胞多为中层细胞。临床上可依据阴道脱落细胞的变化了解卵巢的功能。

【月经周期的调节】 月经周期的调节是通过下丘脑、垂体、卵巢来实现的一个非常复杂的过程。下丘脑分泌的促性腺激素释放激素(GnRH),通过调节垂体促性腺激素的分泌,调控卵巢的周期性变化。卵巢分泌的雌、孕激素对下丘脑和垂体又有反馈调节作用。下丘脑、垂体、卵巢之间相互调节和影响,形成完整而协调的神经内分泌系统,称为下丘脑-垂体-卵巢轴(hypothalamic-pituitary-ovarian axis,HPOA),此轴的内分泌活动又受大脑皮质中枢神经系统和其他内分泌腺的控制。

(一)下丘脑-垂体-卵巢的相互关系

1. 下丘脑促性腺激素释放激素的分泌 青春期开始,下丘脑基底区弓状核神经分泌细胞分泌的 GnRH 是一种十肽类激素,它包含卵泡刺激素释放激素(FSH-RH)和黄体生成素释放激素(LH-RH)两种激素。通过垂体门脉系统送达腺垂体,控制垂体合成和分泌卵泡刺激素(FSH)和黄体生成素(LH),从而调节卵巢的周期性变化。GnRH 的分泌呈脉冲式释放,脉冲频率为 60～120 min,可调节 LH/FSH 的比值。

GnRH 的分泌又受垂体促性腺激素和卵巢性激素的反馈调节,包括起促进作用的正反馈调节、起抑制作用的负反馈调节及长反馈、短反馈、超短反馈等调节作用。长反馈是指卵巢性激素对下丘脑的反馈作用;短反馈是指垂体产生的促性腺激素对下丘脑 GnRH 分泌的负反馈作用;超短反馈是指 GnRH 对自身下丘脑合成功能的负反馈作用。这些激素的反馈信号是通过多种神经递质(如去甲肾上腺素、多巴胺、内啡肽、5-羟色胺、褪黑素等)来调节的。去甲肾上腺素促进 GnRH 的释放,内啡肽抑制 GnRH 的释放,多巴胺对 GnRH 的释放具有促进和抑制双重作用。

2. 腺垂体生殖激素的分泌　腺垂体前叶在 GnRH 控制下分泌的促性腺激素是糖蛋白激素,包括卵泡刺激素(FSH)和黄体生成素(LH),对 GnRH 的脉冲刺激有反应,也呈脉冲式分泌,并受卵巢性激素的调节。

(1) 卵泡刺激素(FSH):在整个月经周期中均有分泌,于排卵前 1～2 日形成脉冲高峰,其生理作用有:①促使窦卵泡群的募集;②促进窦前卵泡及窦卵泡内的颗粒细胞增殖与分化,分泌卵泡液,促进卵泡生长发育;③激活颗粒细胞芳香化酶,合成与分泌雌二醇;④促使颗粒细胞合成分泌抑制素、激活素,参与调节优势卵泡成熟、非优势卵泡闭锁;⑤在雌激素的协同作用下,诱导颗粒细胞生成 LH 受体,为排卵及颗粒细胞黄素化做准备。

(2) 黄体生成素(LH):在整个月经周期中也均有分泌,于排卵前 1～2 日形成更大的脉冲高峰,其生理作用有:①在 FSH 高峰值的共同作用下,促使成熟卵泡排卵及黄体形成;②维持黄体发育,促进雌二醇、孕激素和抑制素 A 的分泌。

(3) 催乳素(prolactin,PRL):由腺垂体的催乳细胞分泌的 198 个氨基酸组成的多肽激素,能促进乳汁合成。其分泌受多种因素的影响:①多巴胺抑制其调节,多巴胺又称为 PRL 抑制因子。由于多巴胺对 GnRH 的分泌具有促进和抑制的双重作用,当 GnRH 的分泌受到抑制时,可表现为 GnRH 下降,则 PRL 升高,故临床上出现高泌乳综合征;②促甲状腺素释放激素(TRH)也能刺激 PRL 的分泌,故甲状腺功能减退的妇女,当 TRH 增高时,也可有泌乳的症状。

3. 卵巢性激素的反馈调节　卵巢分泌的雌激素和孕激素对下丘脑和垂体的分泌功能亦具有反馈调节作用。

(1) 雌激素:对下丘脑有正、负两种反馈作用。在新一轮月经周期开始时,一定水平的雌激素对下丘脑是负反馈作用,抑制 GnRH 的分泌,同时也抑制垂体的促性腺激素脉冲式分泌。在优势卵泡发育成熟时,当雌激素分泌达阈值(≥200 pg/mL)且维持 48 h 以上时,雌激素对下丘脑和垂体的作用是正反馈,刺激 LH 脉冲高峰的形成。在黄体期时,协同孕激素对下丘脑又表现为负反馈作用。

(2) 孕激素:对下丘脑只有负反馈作用。在黄体期时,高水平的孕激素对下丘脑的 GnRH 起负反馈作用,从而抑制垂体的促性腺激素脉冲峰的分泌。

(二) 月经周期的调节机制

1. 卵泡期　在上一个月经周期末,黄体萎缩后,雌激素、孕激素和抑制素 A 水平降至最低,解除了对下丘脑和垂体的抑制作用,下丘脑又开始了新一轮月经周期的调节,重新分泌 GnRH,促使垂体增加分泌 FSH,作用于卵巢,促进卵泡发育,并使颗粒细胞产生雌激素,作用于子宫内膜,使子宫内膜发生增生期变化。随着雌激素水平的不断升高,增强了对下丘脑的负反馈作用,抑制下丘脑分泌 GnRH,在抑制素 B 的协同作用下,使垂体分泌 FSH 减少。当优势卵泡发育成熟时,雌激素达到高峰值(≥200 pg/mL)且维持 48 h 以上,则对下丘脑和垂体产生正反馈作用,形成 LH 和 FSH 脉冲峰,且两者峰值比(LH/FSH 值)恰到好处,二者共同作用促使成熟卵泡排卵。如果不能形成 LH 脉冲峰,或 LH/FSH 值不正常,则卵巢表现为不能排卵。

2. 黄体期　排卵后 LH 和 FSH 水平急速下降,在少量的 LH 和 FSH 作用下,黄体形成并逐渐发育成熟。黄体主要分泌孕激素和雌激素,使子宫内膜在增生期的基础上发生分泌期改变。排卵后 7～8 天黄体发育成熟,孕激素水平达到高峰值,雌激素也又一次达到高峰值。在大量孕激素、雌激素和抑制素 A 的共同负反馈作用下,抑制下丘脑分泌 GnRH,使垂体分泌

LH 和 FSH 相应减少,则黄体开始萎缩,孕激素、雌激素水平也下降。

3. 月经期 黄体萎缩后,雌、孕激素降至最低水平,子宫内膜失去激素支持,发生坏死、脱落、出血,形成月经来潮。同时,低水平的雌、孕激素解除了对下丘脑和垂体的负反馈作用,在大脑皮质的控制下,下丘脑又开始分泌 GnRH,垂体分泌 FSH 增加,继而新一组卵泡开始发育,新一轮月经周期又开始了,如此周而复始地进行(图 2-6)。

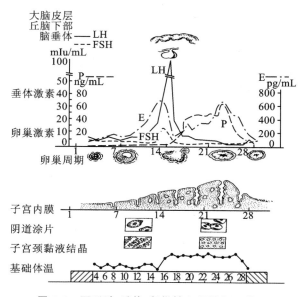

图 2-6 下丘脑-垂体-卵巢轴之间的相互关系

总之,正常月经周期的调节主要受下丘脑-垂体-卵巢轴(HPOA)的内分泌激素的调控,也受抑制素-激活素-卵泡抑制素系统的影响,还受其他腺体内分泌激素变化的影响。同时大脑皮质神经中枢对月经周期的生理活动也有影响,比如,环境、情绪等因素均可影响月经周期。因此,大脑皮质、下丘脑、垂体和卵巢之间,任何一个环节发生异常,都会引起卵巢功能紊乱,导致月经失调。

小结

本章主要介绍了女性生殖系统的解剖及生理。重点内容包括女性内、外生殖器官的组成、形态及功能;骨盆的组成、分界及平面;卵巢的功能及周期性变化、子宫内膜的周期性变化及月经期保健。难点是与分娩相关的骨盆三个假想平面及其临床意义;卵巢周期性变化及月经周期调节。通过本章学习,加深对女性生殖系统解剖及生理的认识,为妇产科护理学后续内容的学习打下坚实的基础。

目标检测

一、选择题

1. 关于骨盆的组成,下列说法正确的是(　　)。

A. 两块耻骨,一块尾骨,一块骶骨　　　　B. 两块坐骨,一块尾骨,一块骶骨

C. 两块髋骨,一块尾骨,一块骶骨   D. 两块髂骨,一块尾骨,一块骶骨

E. 两块耻骨,两块坐骨,一块尾骨

2. 关于非孕期成人正常子宫,下列说法错误的是(　　)。

A. 子宫长 7～8 cm

B. 子宫体位于骨盆腔中央,坐骨棘水平以下

C. 子宫容积约 5 mL

D. 子宫颈子宫体相连处称为峡部

E. 峡部长约 1 cm

3. 王女士,26 岁,15 岁月经初潮,月经周期规律,每隔 35 天来月经一次,持续 5 天,预测排卵日期应在月经周期的(　　)。

A. 第 14 天   B. 第 16 天   C. 第 21 天   D. 第 23 天   E. 第 27 天

4. 江女士,46 岁,近半年来月经紊乱,现停经 45 天,测基础体温为单相型,子宫颈黏液呈羊齿植物叶状结晶,此时子宫内膜的变化应是(　　)。

A. 增生期图像   B. 分泌期早期图像

C. 分泌期中期图像   D. 分泌期晚期图像

E. 萎缩型图像

5. 若卵巢排出的卵子未受精,黄体开始萎缩的时间在排卵后的(　　)。

A. 5～6 天   B. 7～8 天   C. 9～10 天   D. 11～12 天   E. 13～14 天

二、案例题

1. 某一女中学生,16 岁。骑一男式自行车时与三轮车相撞,自觉外阴肿胀,疼痛难忍。请问:

(1) 该学生最可能是哪个部位受伤?

(2) 最可能的损伤是什么?

2. 某女 15 岁,初潮 12 岁,月经周期 20～40 天,经期 3～7 天,量多。测基础体温呈单相型。请问:

(1) 此女孩月经周期中,卵巢有排卵吗?

(2) 如何指导该学生的月经期保健?

(雷　蕴)

参考答案:一、1. C   2. B   3. C   4. A   5. C

第三章　病史采集与体格检查

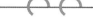
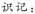

学习目标

识记：
1. 列举妇产科护理对象病史的采集方法和主要内容。
2. 描述检查的方法及护理配合。
理解：说明妇产科病人的心理特点与人文关怀的重要性。
应用：
1. 运用护理评估方法和沟通技巧收集完善的健康史。
2. 运用护理程序对妇产科病人进行整体护理。

病史采集和体格检查是诊断疾病的主要依据，也是临床护理实践的基本技能，如果护士不知道如何通过系统询问获取病人的病史资料及相关的心理、社会资料，就不能熟练地运用自己的感官或借助一些辅助的检查工具了解和评估病人的身体健康状况，缺乏对健康资料进行综合、分析、解释和评判的能力，就不能在制定护理计划之前确认病人的护理问题和护理诊断，其护理干预也失去了科学的基础。通过本章内容的学习，在书写妇产科病历时，不仅要熟悉相关妇产科病史的采集方法，还要掌握相关专科的检查技术，学会以整体评估的思维模式确认病人的健康问题与护理需求，同时要注重自身素质的培养，掌握沟通技巧，体现对病人的尊重和关爱。根据不同服务对象的需要，制定相应的护理计划并实施。

【护理评估】

（一）健康史采集方法

护理评估是护理程序的基础，病史采集是疾病诊治的重要步骤，为了做到准确与完整，护理人员在采集病史时应态度和蔼、语言亲切、耐心细致地询问病情、聆听其主诉。询问病史应有目的性，切勿遗漏一些关键性病史内容，以免造成漏诊或误诊。要考虑病人的隐私，所以在护理评估的过程中，要有良好的职业道德，给病人以责任感、安全感及信任感，在可能的情况下要避免第三者在场，这样才能收集到护理对象真实的健康史、生理心理和社会资料。

（二）健康史采集内容

主要包括一般项目、主诉、现病史、月经史、婚育史、既往史、过敏史、个人史及家族史等 9 个方面。

1. 一般项目　包括姓名、年龄、婚姻状况、医疗费支付形式、籍贯、职业、民族、教育程度、宗教信仰、家庭住址等。记录入院日期、入院诊断、入院类型、病人的入院方式。若非本人陈述内容，应注明陈述者与病人的关系。

2. 主诉　指促使病人就诊的主要症状、体征及出现的时间和病人的应对方式。产科常见的症状有停经、停经后阴道流血和（或）下腹疼痛不适、见红、产后发热伴下腹痛等。妇科常见的症状有外阴瘙痒、阴道流血、分泌物异常、月经紊乱、闭经、下腹痛、腹部包块、不孕等。也有病人无任何自觉不适，在妇科普查时发现问题。记录力求简明扼要，主诉通常不超过 20 字。如病人有停经、阴道流血及腹痛 3 种主要症状，应按其发生的时间顺序，将主诉书写为：停经×日后，阴道流血×日，腹痛×小时。若病人无任何自觉症状，仅检查时发现子宫肌瘤，主诉应写为：检查时发现"子宫肌瘤"×日。

3. 现病史　病史的主要部分，应以主诉症状为核心，了解发病的时间、发病的特点及可能的诱因、伴随症状、病情发展经过、发病后诊疗情况及结果。可按照时间顺序进行询问。此外应详细询问病人相应的心理反应、食欲、大小便、体重变化、活动能力、睡眠、自我感觉、角色关系、应激能力的变化，以及与鉴别诊断有关的阳性体征或阴性资料等。

4. 月经史　询问初潮年龄、月经周期、经量、经期持续时间及经期伴随症状，一般可简写为：初潮年龄 $\dfrac{经期}{月经周期}$ 天。如 11 岁初潮，月经周期 28～30 天，持续 5～6 天，可简写为 $11\dfrac{5～6}{28～30}$ 天。有无痛经和疼痛部位、性质、程度、起始时间、消失时间，常规询问末次月经日期（last menstrual period，LMP）及经量和持续时间。若其流血情况不同于以往正常月经时，还应问清前次月经（PMP）日期。绝经后的病人应询问绝经年龄、绝经后有无不适、有无阴道出血、分泌物增多或其他不适。

5. 婚育史　包括初婚年龄、婚次、男方健康情况、是否近亲结婚（直系血亲及 3 代旁系）、同居情况、双方性功能。若有多个性伴侣，会增加性传播疾病和罹患子宫颈癌的风险。生育情况包括足月、早产、流产次数及现存子女数，以 4 个阿拉伯数字顺序表示，可简写为：足-早-流-存，如足月产 1 次，无早产，流产 1 次，现存子女 1 人，可记录为 1-0-1-1。也可以用孕×产×方式表示，可记录为孕 2 产 1（G_2P_1）。记录分娩方式、有无难产史、新生儿出生情况、有无产后出血或产褥感染史。末次分娩或流产的时间，以及采用的避孕措施及效果。

6. 既往史　指病人以往的健康状况，曾患过何种疾病，特别是妇科疾病及与妇产科疾病密切相关的病史，如生殖系统炎症、肿瘤、损伤、畸形等，是否肥胖，有无肺结核、肠结核、结核性腹膜炎、肝炎、心血管疾病、腹部手术及外伤史等。若病人曾经患有某种疾病，应记录疾病名称、患病时间及诊疗转归。

7. 过敏史　包括药物、食物、环境接触等过敏史，并详细说明对何种药物过敏。

8. 个人史　询问病人的生活和居住情况、出生地和曾居住地区、个人特殊嗜好、自理程度、生活方式、睡眠、饮食、营养、卫生习惯，与疾病有关的职业、工种及劳动条件等。有无烟酒嗜好，有无毒麻药物或毒品使用史。

9. 家族史　询问病人的丈夫、父母、兄弟、姊妹及子女的健康状况，询问家族成员有无遗传性疾病（如血友病、白化病等）、可能与遗传有关的疾病（如糖尿病、高血压、癌肿等）及传染病（如结核、梅毒、艾滋病等）病史。

（三）身体评估内容及方法

身体评估应在采集健康史后进行，检查范围包括全身检查、腹部检查和盆腔检查。盆腔检查是女性生殖器官疾病诊疗的重要方法，若是孕妇的体格检查还应包括阴道检查和肛门指诊检查。除病情危急外，应按先后顺序进行。不仅要记录与疾病有关的主要特征，还要记录有鉴别意义的阴性特征。检查完成后及时告诉病人及家属检查结果。

1. 全身检查 测量体温、脉搏、呼吸、血压，必要时测量身高、体重；观察病人的神志、面容、精神状况、全身发育、毛发分布、皮肤、淋巴结（特别是左锁骨上淋巴结和腹股沟淋巴结）、头部器官、颈、乳房（检查其发育情况、有无包块、皮肤凹陷或分泌物）、心、肺、脊柱及四肢。

2. 腹部检查 妇产科体征检查的重要组成部分，应在盆腔检查前进行。视诊内容包括观察腹部形状和大小，有无隆起或成蛙腹状，腹壁有无瘢痕、静脉曲张、妊娠纹、腹壁疝、腹直肌分离等。扪诊腹壁厚度，肝、脾、肾有无增大及压痛，腹部其他部位有无压痛、反跳痛及肌紧张，腹部能否扪到肿块，如扪及包块，应描述包块的部位、大小（以 cm 为单位表示或相当于妊娠月份表示，如包块相当于妊娠 3 个月大）、形状、质地、活动度、表面是否光滑或高低不平隆起及有无压痛。叩诊时注意鼓音和浊音分布区，有无移动性浊音存在。必要时听诊了解肠鸣音情况。如为孕妇，运用四步触诊法了解胎方位、胎先露及胎产式，检查腹围、子宫底高度、胎心及胎儿大小。

3. 盆腔检查 又称妇科检查，包括外阴、阴道、子宫颈、子宫体及双侧附件。检查器械的物品包括无菌手套、阴道窥器、鼠齿钳、长镊、子宫探针、子宫颈刮板、载玻片、棉拭子、消毒液、液体石蜡或肥皂水、生理盐水等。

1）基本要求：

（1）检查者应体现人文关怀，做到态度严谨，语言亲切，注意保护病人隐私，检查前告知病人盆腔检查会引起不适感，不必紧张并尽量放松腹肌，向病人做好解释工作，检查时仔细认真，动作轻柔。

（2）除尿失禁病人外，检查前嘱咐病人排空膀胱，必要时先导尿。大便充盈者应在排便或灌肠后进行。

（3）为避免污染或交叉感染，置于臀部下面的医用垫单、无菌手套和检查器械，要求一人一换，一次性使用。

（4）除尿瘘病人有时需取膝胸位外，一般妇科检查均取膀胱截石位，病人臀部置于检查床台缘，头部略抬高，两手平放于身旁，使腹肌松弛。检查者一般面向病人，立在病人两腿间，若不宜搬动的危重病人不能上检查台，可在病床上检查。

（5）月经期、阴道出血时一般不做阴道检查，如为阴道异常出血则必须检查。检查前应先消毒外阴，并使用无菌手套和器械，以防发生感染。

（6）无性生活病人禁做阴道窥器检查和双合诊检查。一般仅限于直肠-腹部诊。如确有检查必要时，应先征得病人及其家属同意后，方可用食指放入阴道扪诊，或行阴道窥器检查或双合诊检查。

（7）怀疑有盆腔内病变而腹壁肥厚、高度紧张不合作或无性生活史病人，如妇科检查不满意时，可行 B 型超声（B 超）检查，必要时可在麻醉下进行盆腔检查，以做出正确的判断。

（8）男性护理人员对病人进行妇科检查时，应有一名女性医护人员在场，以减轻病人紧张心理，并可避免发生不必要的误会。

2）检查方法及步骤：

（1）外阴部检查：观察外阴发育、阴毛多少及分布情况（男性型或女性型），有无畸形、水肿、炎症、溃疡、赘生物或肿物，注意皮肤和黏膜色泽或色素减退及质地变化，有无增生、变薄或萎缩。然后分开小阴唇，暴露阴道前庭及尿道口和阴道口，查看尿道口周围黏膜色泽及有无赘生物。无性生活的病人处女膜一般完整未破，其阴道口勉强可容一食指；有性生活史的病人阴道口能容两指通过；经产妇的处女膜仅余残痕或可见会阴及侧切瘢痕、子宫脱垂或尿失禁等情况。

（2）阴道窥器检查：临床常见的阴道窥器为鸭嘴形，可以固定，便于阴道操作。其型号有大小之分，根据病人阴道大小和阴道壁松弛情况，选用适当的阴道窥器。无性生活者未经本人同意，禁用阴道窥器检查。

①放置和取出：当放置阴道窥器时，应先将其前后两叶前端合并，表面涂润滑剂以利于插入，避免损伤阴道。冬天气温较低时，可将阴道窥器前端置于40～45℃肥皂液中预先加温，防止因阴道窥器的温度过低影响对病人的检查效果。如拟做子宫颈细胞学检查或取阴道分泌物作涂片时，则不宜用润滑剂，以免影响涂片质量和检查结果，可改用生理盐水润滑。放置阴道窥器时，检查者左手拇指、食指将两侧小阴唇分开，暴露阴道口，右手持阴道窥器避开敏感的尿道周围区，斜行沿阴道侧后壁缓慢插入阴道内，边推进边旋转，将阴道窥器两叶转正并逐渐张开两叶，直至完全暴露子宫颈、阴道壁及穹隆部（图3-1），然后旋转阴道窥器，充分暴露阴道各壁。取出阴道窥器时应将两叶合拢后缓慢退出，以免小阴唇和阴道壁黏膜被夹入两叶侧壁间而引起病人剧痛或不适。

②阴道窥器检查内容：包括子宫颈、阴道的视诊。首先观察阴道前后壁和侧壁及穹隆黏膜的颜色、皱襞多少、是否有阴道横隔、纵隔或双阴道等先天畸形，有无溃疡、赘生物或囊肿等。并注意阴道分泌物的量、性状、色泽、有无臭味。阴道分泌物异常者应进行滴虫、假丝酵母菌、淋菌及线索细胞等检查。暴露子宫颈，观察子宫颈大小、颜色、外口形状，有无出血、柱状上皮异位、撕裂、外翻、腺囊肿、损伤、息肉、赘生物、畸形，子宫颈管内有无出血或分泌物。并可采集子宫颈外口鳞柱状上皮交接部或子宫颈分泌物标本做子宫颈细胞学检查。

（3）双合诊：盆腔检查最重要的项目。检查者戴无菌手套一手食指和中指涂擦润滑剂后伸入阴道内，另一手放在腹部配合检查，称为双合诊检查。目的在于检查阴道、子宫颈、子宫体、输卵管、卵巢及子宫旁结缔组织和韧带，以及盆腔内壁情况。

检查方法：检查者戴无菌手套，右手（或左手）食指和中指涂擦润滑剂，顺阴道后壁轻轻插入，检查阴道通畅度、深度、弹性，有无先天畸形、瘢痕、结节、肿块及阴道穹隆情况。触诊子宫颈的大小、形状、硬块及子宫颈外口情况，有无接触性出血和子宫颈举痛。当扪及子宫颈外口方向朝后时，子宫体为前倾；子宫颈外口方向朝前时，子宫体为后倾。子宫颈外口朝前且阴道内手指伸达后穹隆顶部可触及子宫体时，子宫为后屈。随后将阴道内两指放在子宫颈后方，另手掌心朝下手指平放在病人腹部平脐处，当阴道内手指向上、向前方抬举子宫颈时，腹部手指往下往后按压腹壁，并逐渐向耻骨联合部位移动，通过内外手指同时抬举和按压，相互协调，扪诊子宫体位置、大小、形状、软硬度、活动度及有无压痛（图3-2）。正常子宫位置一般是前倾略

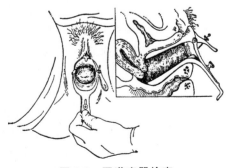

图3-1　阴道窥器检查

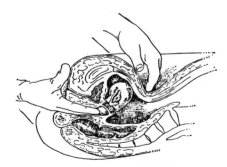

图3-2　双合诊（检查子宫）

前屈,位于盆腔中央。扪清子宫后,将阴道内两指由子宫颈后方移至一侧穹隆部,尽可能往上向盆腔深部扪触;与此同时,另一手从同侧下腹壁髂嵴水平开始,由上往下按压腹壁,与阴道内手指相互对合,以触摸该侧子宫附件区有无肿块、增厚和压痛(图3-3)。若扪及肿块,应查清其位置、大小、形状、软硬度、活动度、与子宫的关系及有无压痛等。正常卵巢偶可扪及,触后稍有酸胀感。正常输卵管不能扪及。

(4)三合诊:经直肠、阴道、腹部联合检查,称为三合诊。方法:一手食指放入阴道,中指插入直肠以代替双合诊时的两指,其余检查步骤与双合诊时相同(图3-4)。它是对双合诊检查不足的重要补充。通过三合诊能扪清后倾或后屈子宫的大小及位置,发现子宫后壁、子宫颈旁、直肠子宫凹陷、子宫骶韧带及双侧盆腔后壁的病变,估计盆腔内病变的范围,及其与子宫或直肠的关系,特别是癌肿与盆壁间的关系,以及扪诊阴道直肠隔、骶骨前方或直肠内有无病变。所以三合诊在生殖器官肿瘤、结核、内膜异位症、炎症的检查时尤为重要。

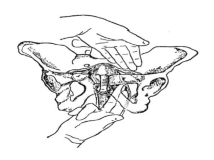 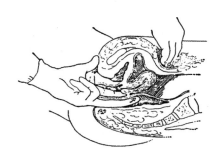

图 3-3 双合诊(检查附件)　　　　　　　　图 3-4 三合诊

(5)直肠-腹部诊:检查者一手食指伸入直肠,另一手在腹部配合检查,称为直肠-腹部诊。一般适用于无性生活史、阴道闭锁、经期不宜做双合诊检查者或有其他原因不宜行双合诊检查者的病人。

行双合诊、三合诊或直肠-腹部诊时,除应按常规操作外,掌握下述各点有利于检查的顺利进行:①当两手指放入阴道后,病人感疼痛不适时,可单用食指替代双指进行检查;②三合诊时,在将中指伸入肛门时,嘱病人像解大便一样同时用力向下屏气,使肛门括约肌自动放松,可减轻病人疼痛和不适感;③若病人腹肌紧张,可边检查边与病人交谈,使其张口呼吸而使腹肌放松;④当检查者无法查明盆腔内解剖关系时,继续强行扪诊,不但病人难以耐受,且往往徒劳无益,此时应停止检查。待下次检查时,多能获得满意结果。

3)记录:产科记录通常以表格形式完成,妇科记录需通过盆腔检查,按照解剖部位的先后顺序记录检查结果。

外阴:发育情况、阴毛分布形态、婚产类型,如发现异常时,应详细描述。

阴道:是否通畅,黏膜情况,分泌物量、色、形状及有无臭味。

子宫颈位置:大小、硬度、有无柱状上皮异位、撕裂、息肉、腺囊肿,有无接触性出血、子宫颈举痛及摇摆痛等。

子宫:位置、大小、硬度、活动度、有无压痛等。

附件:有无块物、增厚、压痛。如扪及包块,记录其位置、大小、硬度、表面光滑与否、活动度、有无压痛,与子宫及盆壁的关系。左右两侧情况分别记录。

4.骨盆测量　骨盆大小及其形状对分娩有直接影响,是决定胎儿能否顺利经阴道分娩的重要因素。产前检查时必须做骨盆测量。骨盆测量可分内测量和外测量两种。

5. 肛门指诊检查　可以了解胎先露部、骶骨前面弯曲度、坐骨棘间径、坐骨切迹宽度及骶尾关节活动度,并测量后矢状径。

6. 相关检查　包括血、尿、大便三大常规检查,相关的实验室检查项目及相应的物理学诊断,如超声检查、X线检查、MRI检查、CT检查、内镜检查等。

(四) 心理-社会状况

妇科病人由于疾病或手术牵涉性生活、生育等家庭方面的问题,常常影响家庭和夫妻生活,所以妇科病人思想顾虑多、压力大。心理-社会问题尤其不可忽视。

1. 病人对健康问题及医院的感知　了解病人对健康问题的感受,对自己所患疾病的认识和态度,对住院、治疗和护理的期望和感受,对病人角色的接受。如有的病人担心通过住院检查发现更严重的疾病如癌症,不知道如何面对未来的压力,所以不愿就医。也可能因为经济问题、工作忙碌或知识缺乏等延误就医。

2. 病人对疾病的反应　应用量化评估表评估病人患病前及患病后的应激方法,面对压力时的解决方式,处理问题过程中遭遇到的困难,可以明确导致病人疾病的社会-心理原因,以采取心理护理措施,帮助病人预防、减轻或消除心理方面对健康的影响。常用的量化评估表为拉斯如斯(Lazarus)与费克曼(Folkman)于1984年编制的应对量表。

3. 病人的精神心理状态　发病后病人的定向力、意识水平、注意力、仪表、举止、情绪、沟通交流能力、思维、记忆和判断能力有无改变。患病后病人有无焦虑、恐惧、否认、绝望、自责、沮丧、愤怒、悲伤等情绪变化。如妇科检查中的暴露常常使病人感到羞涩、困扰,或将检查与性联想起来产生罪恶感。也可能因为以往不愉快的经历使病人对体格检查产生畏惧,拖延或抵触接受妇科检查。

【护理诊断/问题】　护理诊断是对病人生命历程中所遇到的生理、心理、精神、社会和文化等方面问题的阐述,这些问题可以通过护理措施解决。当妇产科护士全面收集了有关护理对象的资料,并加以综合整理、分析后,应根据护理对象的问题确定护理诊断。并按照其重要性和紧迫性排列先后顺序,使护士能够根据病情轻重缓急采取护理措施。护理诊断应包括护理对象潜在性与现存性问题、自我护理的能力及妇女群体健康改变的趋势。护理诊断可以按照马斯洛(Maslow)的基本需求层次分类,也可以按照戈登(Gordon)的11个功能性健康型态分类。我国目前多使用北美护理诊断协会(NANDA)认可的护理诊断。

【护理目标】　护理目标是指护士期望通过护理干预,使病人达到的健康状态或在行为上的改变,也是护理效果的标准。包括长期目标和短期目标。护理目标的确定有利于护理措施的制定和实施。目标的陈述包括主语、谓语、行为标准及状语。目标应是具体的,可被测量或观察到的,应避免不明确或含糊之词。目标应在病人能力范围之内,应鼓励病人及家属参与讨论,共同制定护理目标。选择的护理目标是护理人员和病人双方合作的效果,可以明确护理工作的方向,指导护士为达到目标中期望的结果去制定护理措施,并在护理程序的最后一步对护理工作进行效果评价。

1. 长期目标　在较长时间内(数周或数月)能够达到的目标。长期目标有利于护理人员针对病人长期存在的问题采取连续护理行动,常常用于妇科出院病人、慢性炎症病人和手术后康复者。

2. 短期目标　在较短时间内(1周或1天甚至更短的时间)能够达到的目标。常用于病情变化较快或短期住院病人的护理计划。

【护理措施】　护理措施是指护士为帮助病人达到预定目标所采取的具体护理活动,为协助病人达到预定目标所制定的具体工作内容。包括执行医嘱、缓解症状、促进舒适的护理措施；预防、减轻和消除病变反应的措施；用药指导和健康教育等。护理措施的内容可分为三类。

1. 依赖性护理措施 护士执行医师、营养师或药剂师等人的医嘱。受过专业训练的注册护士，既执行医嘱完成护理活动，又对病人的治疗和护理负有责任。

2. 协作性护理措施 护士与其他医务人员协同完成的护理活动。

3. 独立性护理措施 护士运用自己的专业知识和能力，自行或授权其他护理人员进行的护理活动，包括生活护理、住院评估、病人教育、对病人住院环境的管理及对病人病情和心理-社会反应的监测等，都属于护士独立提出和采取的措施。

制定护理措施时注意措施必须具有科学性、能实现护理目标、针对病人的具体情况、有充足的资源、保证病人的安全和保证健康服务活动的协调。要让病人理解护理措施，主动参与护理措施的实施。

【结果评价】 结果评价是对病人所经历的某些变化的评估，可以判断执行护理措施后病人的反应，是评价预期目标是否达到的过程，是对整个护理效果的评定。将病人目前的健康状况与护理计划中的护理目标进行比较，判断目标是否达到，现实与目标之间可能会存在目标完全实现、目标部分实现和目标未实现等结果，若目标未能完全实现，应寻找原因，并重新收集资料，调整护理诊断和护理计划。

1. 停止 对于已解决的护理问题，目标已全部实现，其相应的护理措施可以同时停止。

2. 修订 对护理目标部分实现和未实现的情形进行分析，然后对护理诊断、护理目标、护理措施中不恰当的地方进行修改。

3. 排除 经过分析和实践，排除已经不存在的护理问题。

4. 增加 评价也是一个再评估的过程，根据对所获得的资料的判断，可发现新的护理诊断，应将这些诊断及其目标和措施加入护理计划中。

在评价过程中应注意总结经验教训，不断改进和提高护理质量，以争取病人早日康复。

【附1】妇科门诊病例（门诊记录、体检记录）

主诉：发现外阴赘生物50天。

现病史：50天前发现阴道口散在小而柔软的疣状物，偶有瘙痒，无疼痛，未予重视。之后疣状物逐渐增大增多，瘙痒感加重。

孕产史：2-0-3-2。

妇科检查：

外阴：发育正常，阴唇后联合、小阴唇内侧可见粉红色米粒至黄豆大小毛刺状赘生物。

阴道：通畅，阴道口可见粉红色黄豆大小毛刺状赘生物，有的融合呈菜花状。

子宫颈：已产型，子宫颈口充血，光滑。

子宫：居中，正常大小，质地中，活动度可，无压痛。

附件：未见异常。

临床诊断：尖锐湿疣。

处理：①阴道分泌物检查。②醋酸白病变处取活体组织检查。

签名：×××

【附2】护理记录（妇科病历摘要；护理病历记录）

妇科病历摘要（一）

50岁女性，因"发现子宫肌瘤7年余，月经不正常2年余"于2015年4月13日入院。既往月经规律,月经周期 30 天左右,经期 7 天,经量中等,颜色正常,无血块,无痛经。2008 年行常规体检时妇科 B 超提示"子宫肌瘤",未予以重视。2 年前无明显诱因出现月经周期缩短为 15 天,经期延长为 10～15 天,经量增多,为既往经量的 2～3 倍,无阴道分泌物增多,大小便正常,未诊治。1 个月前月经来潮后不能如期停止,出血量时多时少,伴头晕、乏力。既往有高血压病史 10 余年,血压最高达 180/100 mmHg,现规律服用降压药,血压控制在 120/80 mmHg。病人 G_4P_1,末次妊娠为 20 年前,行人工流产。入院查体:皮肤无淤血和淤斑,巩膜、甲床苍白,无黄染。BP 116/79 mmHg,P 74 次/分,心律齐,心音正常,各瓣膜听诊区未闻及杂音,肺部无异常,腹软,肝脾肋下未触及,无移动性浊音。

妇科检查:

外阴:婚产式,大、小阴唇无红肿,前庭大腺未触及。

阴道:通畅,无异常分泌物。

子宫颈:肥大,光,无息肉等赘生物。

子宫体:呈前屈,增大子宫如妊娠 3 个月大小,子宫形态不规则,质地硬,可触及大小不等的多个结节,活动好,无压痛。

附件:双侧附件区对合好,无压痛。

初步诊断:子宫肌瘤(肌壁间)。

签名:×××

护理病程记录:

2015 年 4 月 14 日

病人入院第 2 天,精神可,睡眠好,无不适主诉,BP 126/71 mmHg。医疗诊断明确,手术指征明确,积极进行术前准备。于上午 8:30 对病人进行入院宣教,介绍病区的相关规章制度、病室环境及主管医生、护士,病人表示理解,并签字。协助病人完善相关检查,清洁阴道,进行术前准备,择期手术。

签名:×××

2015 年 4 月 17 日

病人于今日上午 9 时在腰硬联合麻醉下行全子宫＋双侧输卵管切除术。手术过程顺利,术中出血约 500 mL,未输血,留置尿管通畅,尿色清,尿量约 600 mL。术毕患者在清醒状态下安返病房,测量 T 36.9 ℃,P 99 次/分,R 20 次/分,BP 138/87 mmHg。协助病人去枕平卧 6 h,每两小时帮助翻身一次,密切观察病情变化。

签名:×××

2015 年 4 月 18 日

术后第 1 天,T 36.5 ℃,P 90 次/分,R 20 次/分,BP 142/85 mmHg。病人精神可,睡眠好,无不适主诉。腹部切口敷料干洁,无渗出,阴道无流血、流液,无异常分泌物。心肺未闻及明显异常。未排气、未排便。留置导尿管通畅,尿色清、尿量正常。嘱其适当床上翻身活动,密切观察病情变化。

签名:×××

2015 年 4 月 21 日

病人一般情况好,生命体征平稳。预计明日出院,对其进行出院健康教育,内容包括:①注意休息;②1 个月后门诊复查;③保持外阴清洁。病人表示理解信息并接受。

签名:×××

妇科病历摘要(二)

32 岁女性,因"自觉下腹部包块 1 年余,发现左侧附件区包块 12 天"于 2015 年 4 月 13 日入院。既往月经规律,月经周期 28 天左右,经期 3~4 天,经量中等,颜色正常,无血块,无痛经史。一年前无意间触及下腹部包块,约鸡蛋大小,月经无改变,无异常阴道分泌物,未诊治。12 天前因"月经来潮后 7 天不能自行停止"就诊于当地医院,经治疗后阴道流血停止,无腹痛、发热,大小便正常,就诊于我院。自发病以来,大小便正常,体重无明显减轻。既往体健,G_3P_2,末次妊娠为 3 年前,自然分娩,过程顺利。入院查体:皮肤无淤血和淤斑,巩膜无黄染,BP 118/62 mmHg,P 70 次/分,心律齐,心音正常,各瓣膜听诊区未闻及杂音,肺部无异常,腹软,肝脾肋下未触及,无移动性浊音,妇科 B 超提示:左侧卵巢畸胎瘤。

妇科检查:

外阴:婚产式,大、小阴唇无红肿,前庭大腺未触及。

阴道:通畅,可见少量黄色糊状分泌物,无异味。

子宫颈:肥大,后唇可见轻度柱状上皮外移,约占 1/4 面积,颈管触血(+)。

子宫体:呈前屈位,约 7 cm×6 cm 大小,质韧,活动好,无压痛。

附件:左侧附件区子宫左前方可触及一包块,约 10 cm×9 cm,边界清,活动好,无压痛,右侧附件区对合好,无压痛。

初步诊断:卵巢畸胎瘤(左侧)。

签名:×××

小结

1. 病史采集和体格检查是诊断疾病的主要依据,也是临床护理实践的基本技能。健康史采集内容包括一般项目、主诉、现病史、月经史、婚育史、既往史、过敏史、个人史及家族史等 9 个方面。

2. 生育情况包括足月、早产、流产次数及现存子女数,以 4 个阿拉伯数字顺序表示,可简写为:足-早-流-存,如足月产 1 次,无早产,流产 1 次,现存子女 1 人,可记录为 1-0-1-1。也可以用孕×产×方式表示,可记录为孕 2 产 1(G_2P_1)。

3. 身体评估内容包括全身检查、腹部检查、盆腔检查、骨盆测量、肛门指诊检查及相关检查。盆腔检查又称妇科检查,包括外阴、阴道、子宫颈、子宫体及双侧附件,主要检查方法包括外阴部检查、阴道窥器检查、双合诊、三合诊、直肠-腹部诊。心理-社会状况评估包括病人对健康问题及医院的感知、病人对疾病的反应、病人的精神心理状态。

4. 护理措施是指护士为帮助病人达到预定目标所采取的具体护理活动,为协助病人达到预定目标所制定的具体工作内容。护理措施的内容可分为三类:依赖性护理措施、协作性护理措施、独立性护理措施。

目标检测

一、选择题

1. 妇科检查时,下列哪项是不对的?(　　　)

A. 盆腔检查前应首先排空膀胱

B. 检查前应消毒外阴

C. 月经期也可行盆腔检查　　　　　　　　　D. 每检查一个病人应更换臀垫

E. 检查时要注意保护病人隐私

2. 拟行子宫颈细胞学检查或取阴道分泌物作涂片时,可用的润滑剂是(　　)。

A. 肥皂水　　　　　　　　B. 液体石蜡　　　　　　　C. 新洁尔灭溶液

D. 不用任何润滑剂　　　　E. 碘伏

3. 对于未婚女性,应采取的检查方法是(　　)。

A. 直肠-腹部诊　B. 双合诊　　C. 三合诊　　　D. 阴道检查　　E. 以上都不对

4. 关于盆腔检查的描述,以下哪项是错误的?(　　)

A. 正常情况下输卵管不能扪及　　　　　　B. 正常卵巢偶可扪及

C. 阴道窥器检查是盆腔检查中最重要的项目　　D. 三合诊可弥补双合诊的不足

E. 检查者要关心、体贴病人,语言亲切

5. 一般盆腔检查时应采取的体位是(　　)。

A. 平卧位　　　B. 侧卧位　　　C. 膝胸卧位　　　D. 俯卧位　　　E. 膀胱截石位

6. 下述盆腔检查不妥的是(　　)。

A. 防止交叉感染

B. 检查前应常规导尿

C. 男医生进行盆腔检查时必须有女医务人员在场

D. 对未婚女性只做外阴部检查和直肠-腹部诊

E. 月经期应避免做盆腔检查

7. 该病人足月分娩1次,流产2次,无早产,现有子女1人,可记录为(　　)。

A. 1-0-2-1　B. 1-1-0-2　　C. 1-2-0-1　　D. 1-2-1-0　　E. 1-0-1-2

二、简答题

1. 简述盆腔检查的基本要求。

2. 行双合诊、三合诊或直肠-腹部诊时,除按常规操作外,还应采取哪些措施以利于检查的顺利进行?

(刘晓英)

参考答案:一、1. C　2. D　3. A　4. C　5. E　6. B　7. A

第四章 妊娠期妇女的护理

学习目标

识记：
1. 描述仰卧位低血压综合征、胎产式、胎方位、胎先露的定义。
2. 列举胎儿附属物的形成及功能。
3. 描述妊娠期母体的变化,产前检查的时间及内容,妊娠期常见症状及护理措施。
理解：
1. 早期妊娠的诊断依据。
2. 产前护理评估的主要内容。
应用:应用护理程序对妊娠期妇女进行整体护理。

第一节 妊娠生理

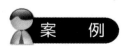 案例

陈女士,28 岁,已婚,G₁P₀,平素月经规律,月经周期 4～6 日/28～32 日,末次月经 2014 年 5 月 18 日,现停经 49 日。身高 162 cm,体重 60 kg。无家族性遗传病史,无传染病及其接触史。近 4 日来常出现明显嗜睡、恶心、晨起呕吐等症状,自己疑为怀孕,遂来医院检查。请问:

1. 该女士最可能的诊断,如何帮助该女士确诊?
2. 如确诊为怀孕,向该女士解释胎儿是如何在体内生长发育的。

妊娠(pregnancy)是指胚胎(embryo)和胎儿(fetus)在母体内生长发育的过程,全程约 40 周。从精子与卵细胞结合成受精卵开始,至胎儿及其附属物发育成熟、排出子宫之前的这一段时间称为妊娠期。

【受精与着床】

（一）受精

当精液射入阴道后,此时的精子具有定向运动和使卵子受精的潜力,但是没有释放顶体酶、穿过卵子放射冠与透明带的能力。精子进入子宫颈管穿过子宫腔、输卵管,到达输卵管壶腹部时,覆盖于顶体表面的糖蛋白被生殖道分泌的 α 与 β 淀粉酶降解,从而使精子获得了可使

卵子受精的能力,此现象称为精子的获能,需要 7 h 左右。受精能力在女性生殖道内约持续 1 天。

成熟的卵子从卵巢排出后,经输卵管"拾卵"作用进入输卵管,停在输卵管壶腹部与峡部连接处等待精子的到来。

精子与卵子结合形成受精卵的过程称为受精(fertilization)。通常发生在排卵后的 12 h 内,整个受精完成需要约 24 h。已受精的卵子称为受精卵或合子。

(二)受精卵的输送与发育

受精卵借助输卵管的蠕动和纤毛推动,向子宫腔方向移动,同时进行有丝分裂(又称卵裂)。受精后 50 h 为 8 细胞阶段,约在受精后 72 h,分裂为由 16 个细胞组成的实心细胞团,称桑葚胚。约在受精后第 4 天,进入子宫腔并继续分裂发育成胚泡。

(三)着床

胚泡进入到子宫内膜的过程,称植入,也称着床(implantation)(图 4-1)。约在受精后第 6~7 天开始,11~12 天结束。着床需经过定位(指着床前透明带消失,胚泡黏附在内膜表面)、黏着(指胚泡黏附在内膜上皮时)和穿透(指胚泡完全埋入子宫内膜中且被内膜覆盖)三个阶段。着床必须具备的条件:①透明带消失;②囊胚滋养层分出合体滋养层细胞;③囊胚和子宫内膜同步发育并相互配合;④孕妇体内有足够的孕酮。

(四)蜕膜的形成

受精卵着床后,子宫内膜迅速发生蜕膜样改变,依其与孕卵的关系分为:底蜕膜、包蜕膜和真蜕膜(图 4-2)。

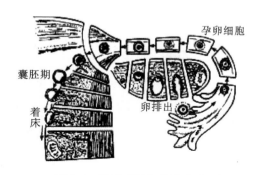
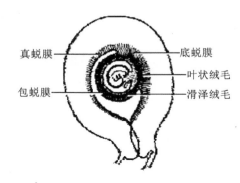

图 4-1 卵子受精与孕卵着床　　图 4-2 早期妊娠的子宫蜕膜与绒毛的关系

1. 底蜕膜　与囊胚及滋养层接触的蜕膜,逐渐发育成胎盘的母体部分。

2. 包蜕膜　覆盖在胚泡上面的蜕膜,随囊胚发育逐渐凸向子宫腔,在妊娠 12 周左右与真蜕膜贴近并融合,子宫腔消失,分娩时包蜕膜与真蜕膜已无法分开。

3. 真蜕膜　除底蜕膜、包蜕膜以外的覆盖在子宫腔表面的蜕膜,又称壁蜕膜。

【胎儿附属物的形成与功能】　胎儿附属物是指胎儿以外的组织,包括胎盘、胎膜、脐带和羊水。

(一)胎盘

1. 胎盘的形成　胎盘(placenta)是母体与胎儿进行物质交换的器官,由羊膜、叶状绒毛膜和底蜕膜构成(图 4-3)。

(1)羊膜:在胎盘的最内层,构成胎盘的胎儿部分。在绒毛膜板表面,为光滑、无血管、神经及淋巴管的半透明薄膜,具有一定的弹性。

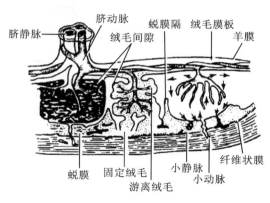

图 4-3 胎盘模式图

（2）叶状绒毛膜:构成胎盘的胎儿部分。在受精卵着床后,滋养层细胞迅速增殖,其表面生出许多不规则突起称绒毛,继续发育,称为绒毛膜。在胚胎早期,整个绒毛膜表面的绒毛发育均匀,其后与底蜕膜接触的绒毛因营养丰富而高度发育,称叶状绒毛膜。其余部分绒毛因缺乏血液供应而萎缩退化,称平滑绒毛膜,与羊膜共同组成胎膜。叶状绒毛膜分两种:大部分的绒毛末端悬浮于充满母血的绒毛间隙中,称游离绒毛;少数绒毛似树根样深扎入蜕膜中起固定的作用,称固定绒毛。绒毛与绒毛之间的空隙为绒毛间隙,这些间隙与底蜕膜的血管相通,充满母血,绒毛浸在绒毛间隙的母血中。

（3）底蜕膜:构成胎盘的母体部分。底蜕膜表面覆盖来自固定绒毛的滋养层细胞与底蜕膜共同形成绒毛间隙的底,称为蜕膜隔。蜕膜隔将胎盘分成胎盘小叶,但其仅达绒毛间隙的2/3高度,因此,绒毛间隙的胎儿面是相通的。

2. 胎盘的结构　足月胎儿的胎盘呈圆形或椭圆形,重 450～650 g,约为新生儿体重的1/6,直径 16～20 cm,厚约 2.5 cm,中间厚、边缘薄。胎盘分为母体面和胎儿面。胎儿面光滑,呈灰白色,表面被羊膜覆盖,中央或稍偏处有脐带附着;母体面粗糙,呈暗红色,由 18～20 个胎盘小叶组成。

3. 胎盘的功能

（1）气体交换:O_2 是维持胎儿生命最重要的物质。在母体与胎儿之间 O_2 和 CO_2 以简单扩散的方式进行交换,以替代胎儿呼吸系统的功能。

（2）营养物质供应:葡萄糖是胎儿能量的主要来源,以易化扩散方式通过胎盘,胎儿体内的葡萄糖均来源于母体。胎血内氨基酸浓度高于母血,因此以主动转运方式通过胎盘。母体中的自由脂肪酸以简单扩散方式通过胎盘。电解质及维生素则多数以主动转运方式通过胎盘。主要代替胎儿的消化系统功能。

（3）排出胎儿代谢产物:胎儿的代谢产物如尿素、尿酸、肌酐、肌酸等,经由胎盘进入母血,由母体排出体外,用以替代胎儿泌尿系统的功能。

（4）防御功能:胎盘的屏障功能很有限。风疹、疱疹、巨细胞病毒等各种病毒可通过胎盘侵入胎儿血液,可导致先天性心脏病、小头畸形、脑积水、眼及耳等发育畸形;流感病毒可引起胎死宫内的可能性较未感染者高。很多相对分子质量小、对胎儿有害的药物（如巴比妥类、氯丙嗪等）可通过胎盘进入胚胎体内,引起胎儿的畸形甚至死亡。故在妊娠期用药前必须慎重考虑是否影响胚胎发育。母血中的 IgG 可以通过胎盘使胎儿得到抗体,起到保护胎儿的作用。

（5）合成功能:胎盘可合成数种激素和酶,激素主要有蛋白激素（如人绒毛膜促性腺激素和人胎盘生乳素等）和甾体激素（如雌激素和孕激素）,酶主要有缩宫素酶和耐热性碱性磷酸酶等。

①人绒毛膜促性腺激素（HCG）:胚泡一旦着床,合体滋养细胞就开始分泌 HCG,在受精后 10 天左右即可用放射免疫法自母体血清中测出,是现代诊断早孕的敏感方法之一。至妊娠第 8～10 周时分泌达高峰,持续 1～2 周后可迅速下降,妊娠中晚期血清浓度为峰值的 10%,

持续到分娩。正常情况下,产后 2 周内消失。其主要作用于月经黄体,使其增大发育成为妊娠黄体,增加甾体激素的分泌用以维持妊娠。

②人胎盘生乳素(HPL):由合体滋养细胞分泌。妊娠 5～6 周开始分泌,妊娠 34～36 周达高峰,并维持至分娩。产后迅速下降,约在产后 7 h 即测不出。HPL 的主要作用为促进母体乳腺腺泡发育、蛋白质合成,为产后泌乳做准备,也可抑制母体对胎儿的排斥。

③雌激素和孕激素:妊娠早期由卵巢妊娠黄体产生,自妊娠第 8～10 周起,由胎盘合成。雌、孕激素的主要生理作用是共同参与妊娠期母体各系统的生理变化。

(二) 胎膜

胎膜由绒毛膜和羊膜组成。胎膜内层为羊膜,为半透明的薄膜,与覆盖胎盘、脐带的羊膜层相连接。胎膜外层为绒毛膜,至妊娠晚期与羊膜紧贴,但二者能完全分开。

(三) 脐带

脐带是连接胎儿与胎盘的条索状组织,由胚胎发育过程中的体蒂发展而来,一端连于胎儿腹壁脐轮,另一端附着于胎盘的胎儿面。足月胎儿的脐带长 30～100 cm,平均约 55 cm,直径 0.8～2.0 cm。表面被羊膜覆盖呈灰白色,内有一条管腔大而管壁薄的脐静脉和两条管腔小而管壁厚的脐动脉,血管周围有保护脐血管的胚胎结缔组织,称为华通胶。脐带常呈弯曲状,胎儿通过脐带血与母体进行营养和代谢物质的交换。当脐带受压致血流受阻时,可危及胎儿生命。

(四) 羊水

羊水为充满于羊膜腔内的液体。妊娠早期,羊水是母体血清经胎膜进入羊膜腔的透析液,妊娠中期以后,胎儿尿液为羊水的重要来源;母体与羊水的交换由胎膜完成,也可通过胎儿吞咽羊水进入消化道,保持羊水量的动态平衡,因此羊水是不断更新的。随着胚胎的发育,羊水的量逐渐增加,正常足月妊娠时,羊水的量为 1000～1500 mL,略混浊,不透明,呈弱碱性或中性,内含大量的上皮细胞及胎儿的一些代谢产物。穿刺抽取羊水,进行细胞染色体检查或测定羊水中某些物质的含量,可早期诊断有无先天畸形。羊膜和羊水在胚胎发育中起重要的保护作用,能使胚胎在羊水中自由活动,防止胎体粘连;防止胎儿受到直接损伤;有利于胎儿体液平衡,可减少胎动给母体带来的不适;临产时,能使宫缩压力分布均匀,避免胎儿局部受压;羊水有扩张子宫颈的作用,可以冲洗和润滑阴道减少感染。

【胎儿的发育及其特点】 胎儿的发育以 4 周为一个孕龄单位。妊娠前 8 周称胚胎,为主要器官分化的时期;从第 9 周起称胎儿,各器官进一步发育成熟。胎儿发育的特征如下。

8 周末:胚胎初具人形,头的大小占整个胎体的一半左右。能分辨出眼、耳、口、鼻,四肢已初具雏形,超声显像可见早期心脏已形成且有搏动。

12 周末:胎儿身长 9 cm,体重约 20 g。外生殖器已发育,部分可辨出男、女。胎儿四肢可活动,大多数骨骼中已出现骨化中心。

16 周末:胎儿身长约 16 cm,体重约 110 g。从外生殖器可确定性别,头皮已长毛发,胎儿已开始有呼吸运动。皮肤菲薄呈深红色,开始形成成人血红蛋白,皮下无脂肪。部分孕妇能自觉胎动,X 线检查可见到脊柱阴影。

20 周末:胎儿身长约 25 cm,体重约 320 g。出现胎脂,全身有毳毛,出生后已有心跳与呼吸,排尿及吞咽运动。临床可听到胎心音。从 20 周至满 28 周前娩出的胎儿,称为有生机儿。

24 周末:胎儿身长约 30 cm,体重约 630 g。各脏器均已发育,皮下脂肪开始沉积,皮肤仍呈皱缩状,出现眉毛。

28周末：胎儿身长约35 cm,体重约1000 g。皮下脂肪不多,皮肤粉红色,有时有胎脂。眼睛可半张开,出现眼睫毛。有呼吸运动,但肺泡Ⅱ型细胞中表面活性物质含量不多,此期出生者易患特发性呼吸窘迫综合征,如果加强护理可以存活。

32周末：胎儿身长约40 cm,体重约1700 g。面部毳毛已脱落,睾丸下降,生活力尚可。此期出生者如注意护理,可以存活。

36周末：胎儿身长约45 cm,体重约2500 g。皮下脂肪较多,毳毛明显减少,面部皱褶消失。睾丸位于阴囊。指（趾）甲已超过指（趾）端,出生后能啼哭及有吸吮能力,生活力良好,此期出生者基本可存活。

40周末：身长约50 cm,体重约3400 g。胎儿已成熟,体形外观丰满,皮肤粉红色,足底皮肤有纹理。男性睾丸已降至阴囊内,女性大小阴唇发育良好。出生后哭声响亮,吸吮能力强,能很好存活。

第二节　妊娠期母体变化

为适应胚胎、胎儿生长发育的需要,在激素参与和神经内分泌的影响下,孕妇全身各系统发生了一系列适应性的变化。同时,胎儿的生长发育和母体的生理变化会引起妊娠期妇女的心理变化,这些心理变化又会影响胎儿及母体的生理状态。

【生理变化】　了解妊娠期母体的各项生理变化,有助于护理人员更好地帮助孕妇了解其妊娠期的解剖及生理的变化。

（一）生殖系统

1. 子宫　妊娠期生殖系统的变化最大,其中子宫的变化最为明显。

（1）子宫体：渐进性增大变软。妊娠早期子宫呈球形且不对称;妊娠12周后增大的子宫逐渐变均匀对称并超出盆腔;妊娠晚期子宫多呈不同程度的右旋,与盆腔左侧有乙状结肠占据有关。子宫腔容量由非孕时约5 mL变为妊娠足月时约5000 mL,子宫肌壁厚度非孕时约1 cm,妊娠中期逐渐增厚,妊娠末期又渐薄,妊娠足月时为0.5～1.0 cm。子宫动脉至妊娠足月时变直且增粗,以适应胎盘内绒毛间隙血流量增加的需要。妊娠足月时子宫血流量为500～700 mL/min,比非孕时增加4～6倍,其中5%供应肌层,10%～15%供应子宫蜕膜层,80%～85%供应胎盘。宫缩时,肌壁间血管受压,子宫血流量明显减少。

自妊娠12～14周起,子宫出现不规则无痛性收缩,可由腹部检查时触知。特点为稀发、不对称,尽管其强度及频率随妊娠进展而逐渐增加,但宫缩时子宫腔内压力不超过1.3～2.0 kPa(10～15 mmHg),故无疼痛感觉,称Braxton Hicks收缩。

（2）子宫峡部：位于子宫体与子宫颈之间的最狭窄部分。非孕时长约1 cm,随着妊娠的进展,子宫峡部逐渐拉伸变薄,扩展为子宫腔的一部分,临产后伸展至7～10 cm,成为产道的一部分,此时称为子宫下段。

（3）子宫颈：妊娠早期子宫颈黏膜充血、组织水肿,致使子宫颈肥大、着色、质地变软。子宫颈管内腺体肥大,子宫颈黏液分泌增多,形成黏稠黏液栓,保护子宫腔免受外来感染侵袭。接近临产时,子宫颈管变短并出现轻度扩张,子宫颈鳞柱状上皮交接部外移,子宫颈表面出现糜烂,称假性糜烂。

2. 卵巢　略增大,停止排卵。一侧卵巢可见妊娠黄体,其分泌雌、孕激素以维持妊娠。妊娠 10 周后,黄体功能由胎盘取代,妊娠 3～4 个月时黄体开始萎缩。

3. 输卵管　妊娠期输卵管可伸长,但肌层无明显增厚,黏膜上皮细胞稍扁平,在基质中可见蜕膜细胞。有时黏膜可见到蜕膜样改变。

4. 阴道　黏膜变软,水肿充血呈紫蓝色。皱襞增多,伸展性增加。阴道脱落细胞及分泌物增多呈糊状。阴道上皮细胞含糖原增多,乳酸含量增多,可使阴道的 pH 值降低,利于防止感染。

5. 外阴　局部充血,皮肤增厚,大小阴唇有色素沉着。大阴唇内血管增多及结缔组织变松软,伸展性能增加。小阴唇皮脂腺分泌增多。

(二) 乳房

乳房于妊娠早期开始增大,充血明显,孕妇常自觉乳房发胀。乳头增大、着色,易勃起。乳晕颜色变深,其外周的皮脂腺肥大形成散在的结节状隆起,称为蒙氏结节。妊娠期间大量的多种激素参与乳腺的发育,为泌乳做准备,但妊娠期间并无乳汁分泌,可能与大量雌、孕激素抑制乳汁生成有关。在近分娩期挤压乳房时,有数滴淡黄色稀薄液体溢出称为初乳(colostrum)。正式乳汁分泌需在分娩后新生儿吸吮乳头时。

(三) 血液及循环系统

1. 心脏　妊娠后期膈肌升高,心脏可向左上方移位更贴近胸壁,心尖搏动左移 1～2 cm,心浊音界稍扩大。心脏容量至妊娠末期约增加 10%,心率休息时每分钟增加 10～15 次。由于血流量增加、流速加快及心脏移位使大血管轻度扭曲,在多数孕妇心尖区可闻及 I～II 级柔和吹风样收缩期杂音,产后逐渐消失。

2. 心排血量和血容量　心排血量增加对维持胎儿生长发育极为重要。心排血量约自妊娠 10 周逐渐增加,至妊娠 32～34 周时达高峰,维持此水平直至分娩。临产后,尤其是第二产程期间,心排血量显著增加。

循环血容量于妊娠 6～8 周开始增加,至妊娠 32～34 周时达高峰,增加 35%,平均约增加 1500 mL,维持此水平至分娩。其血浆的增加多于红细胞的增加,血浆平均增加 1000 mL,红细胞平均增加 500 mL,使血液稀释,出现生理性贫血。

合并心脏病的孕妇,在妊娠 32～34 周、分娩期(第二产程)及产褥期最初 3 天,特别要密切观察,防止心力衰竭。

3. 血压　在妊娠早中期血压偏低,妊娠晚期血压轻度升高。一般收缩压无变化,舒张压因外周血管扩张、血液稀释及胎盘形成动静脉短路而轻度降低,使脉压稍微增大。孕妇的体位影响血压,坐位稍高于仰卧位。孕妇长时间处于仰卧位姿势,可引起回心血量减少,心排血量随之减少,使血压下降,称仰卧位低血压综合征(supine hypotensive syndrome)。妊娠期间因盆腔血液回流至下腔静脉的血量增加,右旋增大的子宫又压迫下腔静脉使血液回流受阻,可使孕妇下肢、外阴及直肠的静脉压增高,加之妊娠期静脉壁扩张,孕妇易发生外阴、下肢静脉曲张和痔。

4. 血液成分　妊娠期骨髓不断产生红细胞,网织红细胞轻度增多。红细胞增加约为 3.6×10^{12}/L,血红蛋白值为 110 g/L,血细胞比容降为 0.31～0.34。为适应胎儿生长及孕妇各器官生理变化的需要,应在妊娠中、晚期开始补充铁剂,以防缺铁性贫血。妊娠期白细胞稍增加,约为 10×10^9/L,有时可达 15×10^9/L,主要为中性粒细胞增多。孕期凝血因子 II、V、VII、VIII、IX、X 均增加,仅凝血因子 XI、XII 降低,使血液处于高凝状态,有利于预防产后出血。妊娠期血沉加快,可达 100 mm/h。

（四）泌尿系统

孕期肾脏负担是加重的。肾血浆流量及肾小球滤过率于妊娠早期均增加,并在整个妊娠期维持高水平。由于肾小球滤过率增加,肾小管对葡萄糖再吸收能力不能相应增加,约15%的孕妇饭后可出现糖尿,应注意与真性糖尿病相鉴别。

（五）呼吸系统

妊娠早期孕妇的胸廓横径加宽,周径加大,横膈上升,呼吸时膈肌活动幅度增加。妊娠中期肺通气量增加大于耗氧量,孕妇可出现过度通气现象,这有利于孕妇和胎儿所需氧气的供给。妊娠后期因子宫增大,腹肌活动幅度减小,使孕妇以胸式呼吸为主,气体交换保持不变;由于横膈上升,平卧后有呼吸困难感,睡眠时稍垫高头部可缓解症状。呼吸次数在妊娠期变化不大,每分钟不超过20次,但呼吸较深。呼吸道黏膜增厚,充血水肿,使局部抵抗力降低,容易发生上呼吸道感染。

（六）消化系统

妊娠早期(停经6周左右),约有接近半数的孕妇出现不同程度的恶心或呕吐,尤其以晨起空腹时更为明显。食欲与饮食习惯也有所改变,如食欲不振、喜食酸物、厌油腻,甚至偏食等,称早孕反应,一般于妊娠12周左右自行消失。由于受孕激素的影响,胃肠平滑肌张力下降,贲门括约肌松弛,胃内酸性内容物可反流至食管下部,产生"灼热"感。胃排空时间延长,可出现上腹部饱胀感,孕妇应防止饱餐。肠蠕动减弱及腹肌张力低下,粪便在大肠停留时间过长易出现便秘,常引起痔疮或使原有痔疮加重。由于妊娠期大量雌激素的影响,孕妇牙龈充血、水肿、增生,晨间刷牙时可有牙龈出血。

（七）内分泌系统

妊娠期腺垂体增大1～2倍,嗜酸性细胞肥大增多,形成"妊娠细胞"。约于产后10天恢复。产后有出血性休克者,可使增生肥大的垂体缺血、坏死,导致希恩综合征。

由于妊娠黄体和胎盘分泌大量雌、孕激素,对下丘脑及垂体起负反馈作用,使促性腺激素分泌减少,故孕期无卵泡发育成熟,也无排卵。垂体分泌的催乳素随妊娠进展逐渐增量,至分娩前达高峰,约为非妊娠期的20倍,有促进乳腺发育的作用,为产后泌乳做准备。

（八）皮肤

妊娠期垂体分泌促黑素细胞激素增加,黑色素分泌增加,加之雌激素明显增多,使孕妇面颊、乳头、乳晕、腹白线、外阴等处出现色素沉着。面颊出现呈蝶形分布的褐色斑,俗称妊娠斑,可于产后逐渐消退。

随着妊娠子宫增大,孕妇腹壁皮肤弹力纤维过度伸展而发生断裂,使腹壁皮肤出现紫色或淡红色不规则平行的裂纹,称为妊娠纹。产后变为银白色,持久不退。

（九）骨骼、关节及韧带

孕期骨质通常无变化。部分孕妇可自觉腰骶部及肢体疼痛不适,可能与松弛素致使骨盆韧带及椎骨间的关节、韧带松弛有关。妊娠后期,孕妇中心前移,为了保持身体平衡,孕妇腰部前挺,头、肩后仰,形成孕妇所特有的姿势。

（十）其他

1. **基础代谢率** 在妊娠早期略下降,中期增高,晚期可高出15%～20%。

2. **体重** 妊娠12周前可无明显变化,妊娠13周起体重平均每周约增加350 g,正常不应超过500 g,至妊娠足月时体重约增加12.5 kg,包括胎儿、胎盘、羊水、子宫、乳房、血液、组织间液、脂肪沉积等。

3. 矿物质 胎儿生长发育需要大量的钙、磷、铁。胎儿骨骼及胎盘的形成,需要较多的钙,妊娠末期的胎儿体内约含钙 25 g、磷 24 g,绝大部分是妊娠后期两个月内积累的,应于妊娠后 3 个月补充维生素 D 及钙,以提高血钙含量。胎儿造血及酶合成需较多的铁,孕妇储存铁量不足,需要补充铁剂,否则会发生缺铁性贫血。

【心理-社会调适】 妊娠虽是一种自然的生理现象,但对女性而言,仍是一生中一件重要的事情,不仅是自身的一种挑战,而且是家庭生活的转折点,因此孕妇及家庭成员会出现不同程度的压力和焦虑。随着新生命的来临,家庭中角色要发生重新定位和认同,准父母的心理及社会方面需要重新适应和调整。妊娠期良好的心理调适有助于产后亲子关系的建立及母亲角色的完善。

(一) 孕妇常见的心理反应

1. 惊讶和震惊 怀孕初期,无论妊娠是否是计划中的事,多数妇女都会产生惊讶和震惊的反应。

2. 矛盾 在惊讶和震惊的同时,孕妇可能会出现喜忧参半的矛盾心理,尤其是原先未计划怀孕的妇女。孕妇在兴奋之余,又觉得怀孕不是时候,可能是由于工作、学习等外在原因暂时不想要孩子或因计划生育原因不能生孩子所致;也可能因经济负担过重、家庭条件不成熟、缺乏可以支持的社会系统,或对恶心、呕吐等生理变化无所适从等原因所致。

3. 接受 妊娠早期,孕妇对妊娠的感受仅仅是停经后的各种不适反应,并未真正感受到"胎儿"的存在。随着妊娠的进展,尤其是胎动的出现,腹部逐渐膨隆,使孕妇感受到"孩子"的真实存在,计划为孩子购买衣物、睡床等生活用品,幻想孩子的外貌、性别,注重胎教如欣赏音乐、图片等,同时,也会寻求他人对胎儿的认同。妊娠晚期,由于腹部增大,给孕妇在身体上加重负担,导致行动不便,甚至出现了睡眠障碍、腰背痛等症状,大多数孕妇盼望早日结束分娩。随着预产期的临近,孕妇常因婴儿将要出生感到愉快,同时害怕由于分娩带来的疼痛,会担心能否顺利分娩、分娩时母儿的安危、胎儿有无畸形,也有的孕妇担心婴儿的性别能否为家人接受等。

4. 内省 妊娠期孕妇表现出以自我为中心,变得专注于自己,注重穿着、体重和饮食,同时也较关心自己的休息,喜欢独处和独立思考,这种专注使孕妇能更好地计划和准备,以应对妊娠和分娩,迎接新生命的到来,但这种内省行为可能会使其配偶和其他家庭成员感到受冷落而影响相互之间的关系。

5. 情绪波动 大多数孕妇的情绪都很不稳定,可能是由于体内激素的作用所致。往往表现为易激动,很敏感,可以因一些极小的事情而生气、哭泣,这种情况常使配偶觉得茫然不知所措,严重者会影响夫妻间感情。

(二) 孕妇的心理调节

美国妇产科护理学家鲁宾(Rubin,1984 年)认为,妊娠期妇女为迎接家庭新成员的到来,维持自身及家庭的功能完整,必须完成以下几项任务。

1. 确保自己和胎儿安全顺利地度过妊娠期、分娩期。孕妇的注意力集中于胎儿和自己的健康,通过各种渠道寻求有关妊娠、分娩的知识。如通过资料查找或听从医生的建议和指示,做到均衡饮食,补充维生素,保证充足的休息和睡眠,避免意外伤害等。

2. 促使家庭重要成员接受新生儿,怀孕初期,孕妇往往不愿接受"妊娠"这一事实,随着妊娠的发展,尤其是胎动的出现,孕妇便逐渐接受了孩子的存在,并努力寻求家庭重要成员对孩子的接受和认可。在此过程中,丈夫是关键人物,他对孩子的接受程度对孕妇的影响重大。

3. 情绪上与胎儿连成一体,孕妇对孩子渐进性的接受,使她开始想象自己孩子的模样,常借着抚摸腹部、对着腹部讲话等行为表现她对胎儿的情感,并学习如何承担母亲的角色,表现为主动学习照顾新生儿的知识和技能等。

4. 无论是生产或养育新生儿,都包含了许多给予的行为。孕妇必须学会忽略或延迟自己的需求来满足另一个人的需要。此时,孕妇要学会将孩子的需要放在首位。在妊娠过程中,孕妇必须开始调整自己,以适应胎儿的成长,从而顺利担负起产后照顾孩子的重要任务。

第三节 妊 娠 诊 断

根据妊娠不同时期的特点,临床上将妊娠分为 3 个时期:妊娠 12 周末以前称早期妊娠;第 13 周始～27 周末称为中期妊娠;第 28 周始及以后称为晚期妊娠。

【早期妊娠诊断】

(一)临床表现

1. 妇科检查　子宫增大变软,妊娠 6～8 周行阴道窥器检查,可见阴道黏膜及子宫颈充血、呈紫蓝色,检查子宫峡部极软,感觉子宫体与子宫颈之间似不相连,称黑加征(Hegar sign),是妊娠早期所特有的变化。妊娠 8 周时,子宫约为非孕时的 2 倍,妊娠 12 周时约为非孕时的 3 倍,可在耻骨联合上方触及。

2. 乳房　乳房逐渐增大,孕妇自觉乳房有胀痛感。乳头刺痛及周围皮肤(乳晕)着色加深,乳晕周围出现深褐色蒙氏结节。

(二)辅助检查

1. 妊娠试验　由于受精卵着床后滋养细胞分泌 HCG。临床上多用免疫学方法诊断与检测孕妇血液或尿液中 HCG 含量,若为阳性,可协助诊断早期妊娠。

2. 超声检查

(1) B 超检查:诊断早期妊娠快速、准确的方法。最早在妊娠 4～5 周时,可在增大的子宫轮廓中见到圆形或卵圆形妊娠囊。停经 5 周时,在妊娠囊内见到有节律的胎心搏动和胎动,可确诊为早期妊娠、活胎。

(2) 超声多普勒法:最早在妊娠 7 周时,能听到有节律的、单一高调的胎心音,胎心率多为 120～160 次/分,可确诊为早期妊娠、活胎。

3. 黄体酮试验　对怀疑为早孕的妇女,每日肌内注射黄体酮 20 mg,连用 3～5 日。如停药后 7 日内未出现阴道流血,则早孕的可能性大;如停药后 3～7 日内出现了阴道流血,则排除早孕的可能。

4. 子宫颈黏液检查　子宫颈黏液量少、黏稠、拉丝度差,涂片干燥后光镜下仅见排列成行的椭圆体,无羊齿状结晶,则早期妊娠的可能性较大。

5. 基础体温测定　每天清晨醒来后(夜班工作者于休息后 6～8 h 后),在尚未起床、进食、谈话等活动之前,量体温 5 min(多测口腔体温),并记录于基础体温单上,按日连成曲线。如有感冒、发热或用药治疗等情况,在体温单上标注。具有双相型体温的妇女,停经后高温相持续 18 天不见下降者,早孕可能性大;如高温相持续 3 周以上,早期妊娠的可能性更大。

（三）与疾病相关的健康史

1. 停经 月经周期规律、有正常性生活的生育期妇女，一旦月经过期 10 天或以上应怀疑妊娠。如停经已达两个月，妊娠的可能性更大。妊娠最早、最重要的症状是停经，但停经不一定就是妊娠，妇女的精神状况、环境因素也可引起闭经，应予鉴别。哺乳期妇女的月经虽未恢复，但可能再次妊娠。

2. 早孕反应 大约有半数的妇女在停经 6 周左右出现恶心、晨起呕吐、食欲不振、喜食酸物或厌食油腻等，称早孕反应（morning sickness），一般于妊娠 12 周左右自行消失。

3. 尿频 妊娠早期的尿频是因增大的子宫在盆腔内压迫膀胱所致，约在 12 周以后，增大的子宫体进入腹腔，尿频症状可自行缓解。

【中、晚期妊娠诊断】

（一）临床表现

1. 子宫增大 腹部检查时可见隆起的子宫，手测子宫底高度或尺测耻上子宫底高度，可以初步判断胎儿大小与孕周是否相符。子宫底高度因孕妇的脐耻间距离、胎儿发育情况、羊水量、胎儿个数等因素而有差异，故仅供参考（图 4-4，表 4-1）。

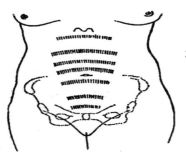

图 4-4 妊娠周数与子宫底高度

（图中标注）
36周末
32，40周末
28周末
24周末
20周末
16周末
12周末

表 4-1 不同妊娠周数的子宫底高度及子宫长度

妊娠周数	妊娠月份	手测子宫底高度	尺测耻上子宫底高度
满 12 周	3 个月末	耻骨联合上 2～3 横指	
满 16 周	4 个月末	脐耻之间	
满 20 周	5 个月末	脐下 1 横指	18(15.3～21.4) cm
满 24 周	6 个月末	脐上 1 横指	24(22.0～25.1) cm
满 28 周	7 个月末	脐上 3 横指	26(22.4～29.0) cm
满 32 周	8 个月末	脐与剑突之间	29(25.3～32.0) cm
满 36 周	9 个月末	剑突下 2 横指	32(29.8～34.5) cm
满 40 周	10 个月末	脐与剑突之间或略高	33(30.0～35.3) cm

2. 胎动 胎儿在子宫内冲击子宫壁的活动称胎动（fetal movement，FM）。孕妇在妊娠 18～20 周时开始自觉有胎动，胎动每小时 3～5 次。有时在腹部检查时可以看见胎动或触到胎动。

3. 胎体 妊娠 20 周以后经腹壁可触到子宫内的胎体。妊娠 24 周以后，使用四步触诊法可以区分胎头、胎背、胎臀和胎儿肢体，从而判断胎产式、胎先露和胎方位。

4. 胎心音 妊娠 12 周，用多普勒胎心听诊仪经腹壁可探测到胎心音。妊娠 18～20 周，用一般听诊器经孕妇腹壁可听到胎心音，呈双音，第一心音与第二心音相近，似钟表的"滴答"声，速度较快，每分钟 120～160 次。妊娠 24 周前，胎心音多在脐下正中或稍偏左或右侧听到。妊娠 24 周以后，胎心音多在胎背所在侧听得最清楚。

（二）辅助检查

1. 超声检查 B超不仅能显示胎儿数目、胎产式、胎先露、胎方位、胎心搏动及胎盘位置及分级、羊水量、胎儿有无体表畸形，还能测量胎头双顶径、股骨长等多条径线，了解胎儿生长发育情况。

2. 胎儿心电图 目前国内常用间接法检测胎儿心电图，通常于妊娠12周后显示较规律的图形，于妊娠20周后的成功率更高。

（三）与疾病相关的健康史

有早期妊娠的经过，子宫明显增大，孕妇自觉胎动，触及胎体，听诊有胎心音，容易确诊。

【胎产式、胎先露、胎方位】 妊娠28周以前，由于羊水相对较多，胎体小，胎儿在子宫内活动范围较大，因此胎儿在子宫内的位置和姿势不固定。妊娠32周后，胎儿生长迅速、羊水相对减少，胎儿与子宫壁贴近，胎儿在子宫内的姿势和位置相对固定。胎儿在子宫内的姿势称胎姿势，简称胎势（fetal attitude）。正常为：胎头俯屈，颏部贴近胸壁，脊柱略前弯，四肢屈曲交叉弯曲于胸腹前，整个胎体体积和体表面积均明显缩小，成为头端小、臀端大的椭圆形，以此适应妊娠晚期椭圆形子宫腔的形状。

（一）胎产式

胎体纵轴与母体纵轴的关系称胎产式（fetal lie）（图4-5）。两纵轴平行者称纵产式（longitudinal lie），占妊娠足月分娩总数的99.75%。两纵轴垂直者称横产式（transverse lie），仅占妊娠足月分娩总数的0.25%。两纵轴交叉者称斜产式，属暂时性的，在分娩过程中大多转为纵产式，偶尔转为横产式。

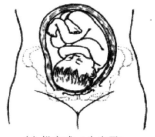 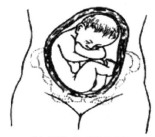 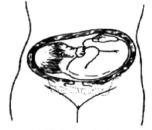

(a) 纵产式（头先露）　　　　(b) 纵产式（臀先露）　　　　(c) 横产式（肩先露）

图 4-5　胎产式及胎体

（二）胎先露

最先进入骨盆入口的胎儿部分称为胎先露（fetal presentation）。纵产式有头先露和臀先露，头先露根据胎头屈伸程度分为枕先露、前囟先露、额先露及面先露（图4-6）。臀先露可因入盆先露部不同分为混合臀先露、单臀先露、单足先露及双足先露（图4-7）。横产式最先进入骨盆的是胎儿肩膀部，为肩先露。

（三）胎方位

胎儿先露部指示点与母体骨盆的关系称为胎方位，简称胎位（fetal position）。枕先露以枕骨、面先露以颏骨、臀先露以骶骨、肩先露以肩胛骨为指示点。每个指示点与母体骨盆入口左、右、前、后、横有不同胎位。如枕先露时，胎头枕骨位于母体骨盆的左前方，应为枕左前，其余类推（图4-8）。

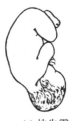 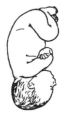 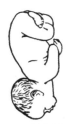 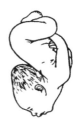   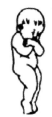

(a) 枕先露　　(b) 前囟先露　　(c) 额先露　　(d) 面先露　　　混合完全　单臀先露　单足先露　双足先露
　　　　　　　　　　　　　　　　　　　　　　　　　　　　　　　臀先露

图 4-6　头先露的种类图　　　　　　　　　　　　　　图 4-7　臀先露的种类

$$
\text{纵产式（99.75\%）}\begin{cases}\text{头先露}\\(95.55\%\sim\\97.55\%)\end{cases}\begin{cases}\text{枕先露}\\(95.55\%\sim\\97.55\%)\begin{cases}\text{枕左前（LOA）、枕左横（LOT）、枕左后（LOP）}\\\text{枕右前（ROA）、枕右横（ROT）、枕右后（ROP）}\end{cases}\\\text{面先露（0.2\%）}\begin{cases}\text{颏左前（LMA）、颏左横（LMT）、颏左后（LMP）}\\\text{颏右前（RMA）、颏右横（RMT）、颏右后（RMP）}\end{cases}\end{cases}
$$

纵产式（99.75%）
　头先露（95.55%～97.55%）
　　枕先露（95.55%～97.55%）　枕左前（LOA）、枕左横（LOT）、枕左后（LOP）／枕右前（ROA）、枕右横（ROT）、枕右后（ROP）
　　面先露（0.2%）　颏左前（LMA）、颏左横（LMT）、颏左后（LMP）／颏右前（RMA）、颏右横（RMT）、颏右后（RMP）
　臀先露（2%～4%）　臀左前（LSA）、臀左横（LST）、臀左后（LSP）／臀右前（RSA）、臀右横（RST）、臀右后（RSP）
横产式　肩先露（0.25%）　肩左前（LScA）、肩左后（LScP）／肩右前（RScA）、肩右后（RScP）

图 4-8　胎产式、胎先露及胎方位的关系和种类

第四节　妊娠期管理

　　定期产前检查的目的是明确孕妇和胎儿的健康状况，及早发现妊娠合并症和并发症，及时纠正胎位异常，及早发现胎儿发育异常。

　　产前检查从确诊早孕开始，妊娠 28 周前每 4 周检查一次，妊娠 28 周后每 2 周检查一次，妊娠 36 周后每周检查 1 次，高危妊娠者应酌情增加产前检查次数。

　　围生医学又称围产医学（perinatology），主要研究在围生期内加强对围生儿及孕产妇的卫生保健，也研究胚胎的发育、胎儿的生理病理及新生儿和孕产妇疾病的诊断与防治的科学。围生期指产前、产时和产后的一段时期。围生期的规定有 4 种，根据世界卫生组织 WHO 的推荐，我国现阶段采用其中一种（即围生期 Ⅰ：从妊娠满 28 周（即胎儿体重≥1000 g 或身长≥35 cm）至产后 1 周）来计算围生期死亡率。

【护理评估】

（一）辅助检查

　　1. 全身检查　观察孕妇的发育、营养、身高、步态及精神状况，通常身材矮小者（145 cm 以下）可伴有骨盆狭窄；检查心肺有无异常，乳房发育、乳头大小及有无乳头凹陷，脊柱及下肢有无畸形；测量血压，孕妇正常血压不超过 140/90 mmHg，或与基础血压相比不超过 30/15 mmHg，超过者属病理状态；妊娠晚期体重每周增加不超过 500 g，超过者应注意有无水肿或隐性水肿。

　　2. 相关检查

　　（1）常规检查：血常规、尿常规、血型、肝肾功能、空腹血糖、梅毒螺旋体、HbsAg、HIV 筛查等。

（2）超声检查：妊娠18～24周进行胎儿系统筛查，看胎儿有无严重畸形。也可观察胎儿生长发育情况、羊水量、胎位、胎盘位置与成熟度等。

（3）妊娠期糖尿病筛查：在妊娠24～28周及以后，行75 g OGTT，空腹及服糖后1、2 h的血糖值分别为5.1 mmol/L、10.0 mmol/L、8.5 mmol/L。任何一点血糖值达到或超过上述标准即可诊断为GDM。

3.产科检查 包括腹部检查、骨盆测量、阴道检查、肛门指诊和绘制妊娠图。检查者事先告知孕妇检查的目的、方法取得其配合。如为男医生则应有护士陪同，注意保护检查者的隐私。

1）腹部检查：孕妇排尿后，仰卧于检查床上，头部稍高，露出腹部，双腿略屈曲稍分开使腹肌放松，检查者于孕妇右侧进行检查。

（1）视诊：注意腹形及大小，有无妊娠纹、手术瘢痕及水肿等情况。对于腹部过大、子宫底过高者，应考虑双胎、羊水过多、巨大儿的可能；对于腹部过小、子宫底过低者，应考虑胎儿生长受限、孕周推算错误等；如孕妇腹部向前突出（尖腹，多见于初产妇）或向下悬垂（悬垂腹，多见于经产妇），可能为骨盆狭窄。

（2）触诊：检查腹部肌肉紧张度，有无腹直肌的分离，注意羊水量及子宫肌的敏感度。用手测子宫底高度，软尺测耻骨联合上子宫底高度（用软尺由耻骨联合上缘，经脐至子宫底测得的弧线长度即为子宫底长度）及腹围值（用软尺经脐中央，绕腹部一周测得的周径，即为腹围）。用四步触诊法（four maneuvers of Leopold）检查子宫大小、胎产式、胎先露、胎方位及先露是否衔接（图4-9）。在前3步手法时，检查者面向孕妇，第4步手法时，检查者应面向孕妇足端。

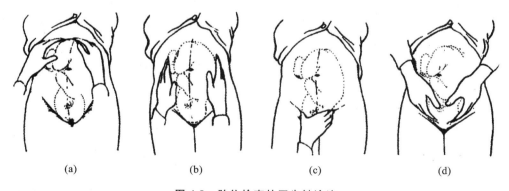

(a)   (b)   (c)   (d)

图4-9　胎位检查的四步触诊法

第一步手法：检查者两手置于子宫底部，摸清子宫底高度了解外形，估计胎儿大小与妊娠周数是否相符。然后以两手指腹相对轻推，判断在子宫底部的胎儿部分。若硬而圆，且有浮球感则为胎头；若软而宽且形状略不规则则为胎臀。

第二步手法：检查者两手分别置于腹部左右两侧，一手固定，另一手轻轻深按检查，两手交替，以此分辨胎背及胎儿四肢的位置。平坦饱满者为胎背，再确定胎背是向前、向侧方或向后；可变形的高低不平部分为胎儿的肢体，有时可感到胎儿肢体在活动。

第三步手法：检查者的右手拇指与其余四指分开，放在耻骨联合上方握住胎先露部，进一步查清是胎头或胎臀，并左右推动以确定先露是否衔接。如胎先露部仍可左右移动、高浮，表示尚未衔接入盆；如已衔接，则胎先露部不能被推动。

第四步手法：检查者两手分别置于胎先露部的两侧，沿骨盆入口方向向下深压，再次核对胎先露部的诊断是否正确,并确定先露部入盆的程度。当胎先露难以确定是头还是臀时,可做肛诊,以协助诊断。

(3)听诊:胎心音在靠近胎背上方处的孕妇腹壁听得最清楚。枕先露时,胎心音在脐左或右下方;臀先露时,胎心音在脐左或右上方;肩先露时,胎心音在靠近脐部下方听得最清楚。当腹壁紧张、子宫敏感时,确定胎背方向有困难,可以借助胎心音和胎先露综合分析判断胎方位。

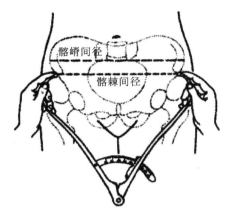

图 4-10 测量髂棘间径和髂嵴间径

2)骨盆测量:骨盆是决定胎儿能否经阴道分娩的重要因素,骨盆测量分为外测量和内测量两种。

(1)骨盆外测量:间接判断骨盆大小及其形状,常用骨盆测量器测量下列径线。

①髂棘间径(interspinal diameter,IS):孕妇取伸腿仰卧位,测量两侧髂前上棘外缘的距离(图 4-10),正常值为 23~26 cm。

②髂嵴间径(intercristal diameter,IC):孕妇取伸腿仰卧位,测量两侧髂嵴外缘最宽的距离(图 4-10),正常值为 25~28 cm。

以上两径线可间接推测骨盆入口横径的长度。

③骶耻外径(external conjugate,EC):孕妇取左侧卧位,右腿伸直,左腿屈曲,测量第 5 腰椎棘突下(相当于米氏菱形窝的上角或相当于髂嵴后连线中点下 1.5~2 cm)至耻骨联合上缘中点的距离(图 4-11),正常值为 18~20 cm。此径线可间接推测骨盆入口前后径的长度,是骨盆外测量中最重要的径线。

④坐骨结节间径(transverse outlet,TO):又称出口横径,孕妇取仰卧位,两腿向腹部弯曲,双手抱双膝于胸前。测量两坐骨结节内侧缘的距离(图 4-12),正常值为 8.5~9.5 cm,平均为 9 cm。此径线直接测出骨盆出口横径的长度。如此值小于 8 cm 应加测出口后矢状径(坐骨结节间径中点至骶骨尖端的距离),正常值为 9 cm。出口横径与出口后矢状径之和大于 15 cm 的,一般足月胎儿可以经阴道娩出。

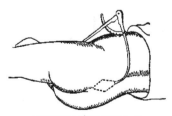
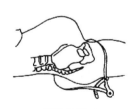
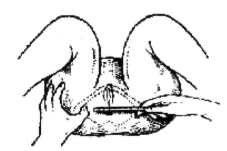

腰骶部米氏菱形窝上角　　　骶耻外径

图 4-11 测量骶耻外径　　　　　图 4-12 测量坐骨结节间径

⑤耻骨弓角度(angle of pubic arch):两拇指尖斜着对拢,置于耻骨联合下缘,左右两拇指放于耻骨降支上,测量两拇指间角度,即为耻骨弓角度(图 4-13),正常值为 90°,小于 80°则视为异常。此角度可以反映骨盆出口横径的宽度。

《孕前和孕期保健指南(第 1 版)》指出,有证据表明骨盆外测量并不能预测临产时的头盆不称,因此,骨盆外测量不作为孕期的常规测量。

(2)骨盆内测量:适用于骨盆外测量狭窄者,能较准确地测得骨盆大小。测量时,取膀胱

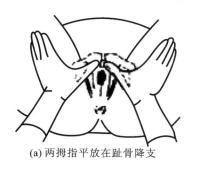
(a) 两拇指平放在耻骨降支

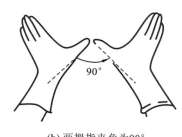
(b) 两拇指夹角为90°

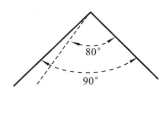
(c) 小于80°为不正常

图 4-13　测量耻骨弓角度

截石位,外阴消毒,检查者须戴消毒手套并涂以润滑剂。主要测量的径线如下。

①对角径(diagonal conjugate,DC):也称骶耻内径,指耻骨联合下缘至骶岬上缘中点的距离。正常值为 12.5～13 cm,此值减去 1.5～2 cm 即为真结合径值,正常值为 11 cm。方法为:检查者一手食、中指伸入阴道,用中指尖触到骶岬上缘中点,食指上缘紧贴耻骨联合下缘,并标记食指与耻骨联合下缘的接触点,中指尖至此接触点的距离,即为对角径(图 4-14)。如中指尖触不到骶岬上缘,说明对角径值>12.5 cm。在妊娠 24～36 周、阴道松软时测量为宜。

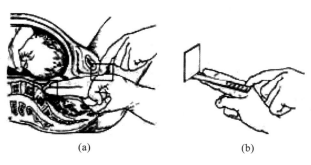
(a)　　　　　(b)

图 4-14　测量对角径

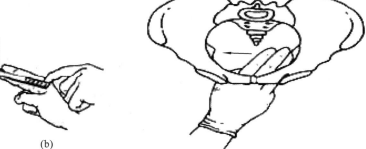

图 4-15　测量坐骨棘间径

②坐骨棘间径:测量两侧坐骨棘间的距离,正常值约为 10 cm。方法为检查者一手的食指伸入阴道内,分别触及两侧坐骨棘,估计其间的距离(图 4-15)。

③坐骨切迹宽度:为坐骨棘与骶骨下部间的距离,即骶棘韧带宽度,代表中骨盆后矢状径。检查者将伸入阴道内的食置于韧带上,如能容纳 3 横指(5～5.5 cm)为正常,否则属于中骨盆狭窄(图 4-16)。

3) 阴道检查:确诊早孕时即应行阴道检查如前所述。妊娠最后一个月以及临产后,应避免阴道不必要的检查。如确有需要,则需外阴消毒及戴消毒手套,以防感染。

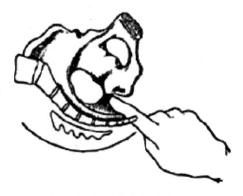

图 4-16　测量坐骨切迹宽度

4) 肛门指诊:用于了解胎先露、骶骨前面弯曲度、坐骨棘间径、坐骨切迹宽度及骶尾关节的活动度等。

5) 绘制妊娠图(pregnogram):将各项检查结果,包括血压、体重、子宫底高度、腹围、胎位、胎心率等标注于妊娠图中,绘成曲线图,观察动态变化,便于及早发现孕妇和胎儿的异常情况。

(二)与疾病相关的健康史

1. 健康史

(1)个人资料:①年龄:年龄过小易发生难产;年龄过大,尤其是 35 岁以上的高龄初产妇,容易并发妊娠期高血压疾病、产力、产道异常等,应予以重视。②职业:放射线能诱发基因突变而造成染色体异常。因此,妊娠早期接触放射线的孕妇,可能造成流产、胎儿畸形。如有铅、汞、苯、一氧化碳或有机磷农药等中毒者,也可引起胎儿畸形。③其他:孕妇的家庭结构、宗教信仰、婚姻状况、经济状况、受教育程度等。

(2)过去史:了解有无高血压、心脏病、糖尿病、血液病、传染病(如结核病等)、肝肾疾病等,注意其发病时间和治疗情况,有无手术史及手术名称。

(3)月经史:询问月经初潮的年龄,月经周期和月经持续时间。月经周期的长短因人而异,了解月经周期有助于准确推算预产期。

(4)家族史:询问家族中有无高血压、糖尿病、双胎妊娠、其他遗传性疾病及家族聚集性疾病等。

(5)丈夫健康状况:重点了解有无烟酒嗜好及遗传性疾病等。

(6)营养状况:询问孕妇未孕时的饮食习惯,包括饮食型态、内容及摄入量,近期的食物摄入量。有无食物过敏史。怀孕后饮食习惯有无变化,怀孕对孕妇饮食的影响程度。孕妇的日常生活方式、饮食类型、活动与休息情况、工作状况及个人卫生习惯。

2. 月经史及孕产史

(1)经产妇应了解有无流产、早产、难产、死胎、死产史,分娩方式及有无产后出血史,了解新生儿出生时的情况。

(2)妊娠经过:了解本次早孕反应出现的时间、严重程度,有无病毒感染史及药物服用情况,自觉胎动的时间,妊娠过程中有无阴道流血、头痛、心悸、气短、下肢水肿等症状。

3. 预产期的推算 问清末次月经日期(last menstrual period,LMP),推算预产期(expected date of confinement,EDC)。方法:阳历,从末次月经第一日算起,月份减 3 或加 9,日数加 7。阴历,月份仍减 3 或加 9,日数加 15 或将其换算成阳历再推算。实际分娩日期和推算的预产期可以相差 1~2 周。如记不清末次月经的日期或于哺乳期尚无月经来潮而受孕者,可根据早孕反应开始时间、胎动开始时间及子宫底高度等推算。

(三)心理-社会状况

评估孕妇对妊娠的态度是积极的还是消极的,有哪些影响因素。可从以下几个方面来评估:能否谈论怀孕的不适、感受和困惑,怀孕过程中与家人和丈夫的关系等;评估孕妇对即将为人母有无角色转变的不适应,对分娩有无恐惧和焦虑心理;评估社会及家庭支持系统,尤其是丈夫对此次妊娠的态度。怀孕对准爸爸而言,也是一项心理压力,因为初为人父,准父亲会经历与准妈妈同样的情感适应与冲突。他会因妻子在怀孕过程中的身心变化而感到惊讶与迷惑,对妻子怀孕时多变的情绪而不知所措,也会为即将来临的责任和生活型态的改变而感到焦虑、担忧。因此,细致评估准爸爸对怀孕的感受和态度,才能有针对性地协助他进入父亲角色,继而成为孕妇强有力的支持者;此外,评估孕妇的家庭经济情况、居住环境、宗教信仰及孕妇在家庭中的角色等也可帮助其顺利度过孕期。

(四)高危因素评估

重点评估孕妇是否存在以下高危因素:年龄<18 岁或>35 岁;残疾;遗传性疾病史;既往

有无流产、异位妊娠、早产、死产、死胎、难产、畸胎史;有无妊娠合并症,如心脏病、肾病、肝病、高血压、糖尿病等;有无妊娠并发症,如妊娠期高血压疾病、前置胎盘、胎盘早剥、羊水异常、胎儿生长受限、过期妊娠、母儿血型不合等。

【护理诊断/问题】

1. 便秘 与妊娠引起肠蠕动减弱有关。

2. 知识缺乏:缺乏妊娠期保健知识。

3. 有胎儿受伤的危险 与遗传、感染、中毒、胎盘功能障碍有关。

【预期目标】

1. 孕妇获得了孕期的保健知识,能维持母婴处于健康状态。

2. 孕妇掌握到有关育儿保健的知识,适应母亲的角色。

【护理措施】

(一)一般护理

告知孕妇产前检查的意义和重要性,预约下次产前检查的时间和检查内容。

(二)心理护理

了解孕妇对本次妊娠的心理适应程度,可在每一次产检时与孕妇接触的过程中进行。鼓励孕妇主动说出内心感受和想法,有针对性地解决其现存的或潜在的心理问题。告知孕妇要保持愉快的心情,孕妇的生理和心理活动都会波及胎儿。孕妇的情绪变化可以通过血液和内分泌调节的改变对胎儿产生影响,大量研究资料证明,有情绪困扰的孕妇易发生妊娠期、分娩期并发症。如严重焦虑的孕妇往往伴有恶心、呕吐,易导致早产、流产、产程延长或难产。给孕妇提供心理支持,帮助孕妇清除由体型改变而产生的不良情绪。妊娠后随着胎儿的生长发育,腹部逐渐膨隆,孕妇体型也随之发生改变,这是正常的生理现象,产后体型将逐渐恢复。

(三)症状护理

1. 恶心、呕吐 约半数以上的妇女在妊娠6周左右有不同程度的恶心现象,少数发生呕吐,约12周消失。可建议孕妇晨起吃些馍片,少量多餐,多吃蔬菜、水果,避免空腹情况,两餐之间进食液体;饮食清淡,避免油炸、难以消化或引起不适的食物。若妊娠12周以后继续呕吐,甚至影响孕妇营养吸收,应考虑妊娠剧吐的可能,要及时就诊,进一步诊断并处理。

2. 尿频、尿急 常发生在妊娠初期及末期。因妊娠子宫压迫所致,且无任何感染征象,不必处理。

3. 白带增多 于妊娠初3个月及末3个月明显,是妊娠期的正常生理变化。但应排除滴虫、真菌、淋菌、衣原体等感染。嘱孕妇每日清洗外阴或经常洗澡,以避免分泌物刺激外阴部,保持其清洁,但严禁阴道灌洗。指导孕妇穿透气性好的棉质内裤,要经常换洗。

4. 便秘 妊娠期的常见症状之一,尤其是妊娠前已有便秘者。嘱孕妇养成每天清晨饮开水一杯,养成每日按时排便的习惯,尽量多吃富含纤维素的新鲜蔬菜和水果,注意适量的活动。未经医生允许不可随便使用大便软化剂或轻泻剂。

5. 下肢水肿 孕妇在妊娠后期常有踝部及小腿下半部轻度水肿,经休息后可消退,属正常。如下肢水肿明显,经休息后不消退,应警惕妊娠期高血压疾病、妊娠合并肾脏疾病或其他疾病。嘱孕妇左侧卧位,解除右旋增大的子宫对下腔静脉的压迫,下肢稍垫高。避免长时间地站或坐,水肿多可缓解。

6. 下肢及外阴静脉曲张 妊娠后期,孕妇应避免两腿交叉或长时间站立、行走,并注意时常抬高下肢;指导孕妇穿弹力裤或支持性裤袜,下肢绑弹性绷带,避免穿妨碍血液回流的紧身衣裤,以促使血液回流;会阴部有静脉曲张者,可于臀下垫枕,抬高髋部休息。

7. 痔 孕妇多吃新鲜蔬菜,少吃辛辣食物。已脱出的用手法还纳。

8. 下肢肌肉痉挛 指导孕妇饮食中增加含钙食物的摄入,避免腿部受凉,伸腿时避免脚趾尖伸向前,走路时尽量脚跟先着地。发生下肢肌肉痉挛时,嘱孕妇背屈肢体或站直前倾以伸展痉挛的肌肉,或局部热敷按摩,至痉挛消失。必要时遵医嘱口服钙剂。

9. 腰背痛 指导孕妇穿低跟鞋,并保持正确的体位。如工作要求长时间弯腰,妊娠期间应适当给予调整。疼痛严重者,必须卧床休息,使用硬床垫,局部热敷。

随着妊娠的进展,孕妇的腹部逐渐膨大,孕妇本身会努力适应这一变化,良好的体位可以帮助孕妇减轻不适感,正确的体位如下。

(1) 站立时,将身体重心放到脚跟,两脚分开约 30 cm,以保持身体的平衡。

(2) 坐位时,背部保持平直,臀部深坐在椅垫上,脚下可放小凳以抬高小腿。

(3) 蹲或拾物时,应弯曲膝部以替代腰部的弯曲,将重心落于双脚上。

10. 失眠 每日坚持户外活动,如散步、走路等。睡前用梳子梳头、温水洗脚或喝热牛奶等均有助于入睡。

11. 仰卧位低血压综合征 嘱孕妇左侧卧位后症状可自然消失。

12. 贫血 孕妇应适当增加含铁食物的摄入,如动物肝脏、瘦肉、蛋黄、豆类等。如病情需要补充铁剂时,用温水或果汁送服,以促进铁的吸收,且应在餐后 20 min 服用,以减轻对胃肠道的刺激。向孕妇解释服用铁剂后大便可能会变黑,或可能导致便秘或轻度腹泻。

(四) 健康教育

1. 营养指导 根据中国营养学会制定的《中国居民膳食营养素参考摄入量》,建议孕妇可以参考以下摄入标准。

(1) 热量:妊娠中、晚期的热量摄入量在非孕期基础上每日增加 836.8 kJ(200 kcal)。安排食谱时,应考虑三大营养素所占比例,一般碳水化合物摄入量占总热量的 60%~65%,脂肪占 20%~25%,蛋白质占 15% 为宜。

(2) 蛋白质:在孕 4~6 个月期间,孕妇每日应增加进食蛋白质 15 g,孕 7~9 个月期间,孕妇每日应增加进食蛋白质 25 g,且最好是优质蛋白,即为豆类蛋白最好。

(3) 碳水化合物:主食中的碳水化合物主要是淀粉。孕妇自孕中期以后,每日进主食 0.4~0.5 kg 可以满足需要。

(4) 脂肪:可以提供能量和促进脂溶性维生素的吸收,并且可以提供胎儿发育所必需的胆固醇。

(5) 维生素:主要由食物提供,孕期应增加维生素的摄入。维生素分为水溶性维生素(B 族维生素、维生素 C)和脂溶性维生素(维生素 A、维生素 D、维生素 E、维生素 K)两大类。

① 维生素 A:又称视黄醇,有助于胎儿正常生长发育,预防孕妇阴道上皮角化,皮肤过分干燥和乳头皲裂。维生素 A 主要存在于动物性食物,如肝脏、蛋黄、肾脏、牛奶等中。

② 维生素 D:我国建议孕妇维生素 D 供给量为 10 μg/d。除多晒太阳外,应补充一些富含维生素 D 的食品或制剂,如鱼肝油、牛奶、蛋黄、肝脏等。

③ B 族维生素:包括维生素 B_1、维生素 B_2、烟酸、维生素 B_6、维生素 B_{12} 等,主要存在于谷类、动物肝脏、干果、牛奶、鱼、黄豆中等。富含叶酸的食物有绿色蔬菜、动物肝脏、坚果等。

④ 维生素 C:孕妇每天膳食中维生素 C 的供给量为 100 mg。多吃新鲜蔬菜和水果。

(6) 微量元素:

①铁：每日铁的摄入量为 25 mg，耐受最高摄入量为 60 mg。动物肝脏、血、瘦肉、蛋黄、豆类、贝类及各种绿叶蔬菜均为含铁多的食物。

②钙：可在医生指导下自孕 16 周起每日摄入钙 1000 mg，于孕晚期增至 1200 mg，以服用枸橼酸钙为佳。牛奶及奶制品中含钙较多，其他含钙较多的有肉类、豆类、海产品等。

③锌：富含锌的食物有奶类、谷物、动物肝脏等。

④碘：推荐孕妇每日膳食中碘的摄入量为 200 μg/d，提倡在整个孕期必须食含碘食盐。

2. 清洁和舒适　孕期养成良好的刷牙习惯，进食后漱口，注意用软毛牙刷；孕妇衣服应宽松、柔软、舒适，冷暖适宜。孕期不宜穿高跟鞋，以低跟、宽头、软底鞋为宜。

3. 活动与休息　健康孕妇，仍可参加工作，但应避免重体力劳动，需要充足的休息和睡眠。宜取左侧卧位，以保证子宫胎盘的血流灌注。运动量以不感到疲倦为度。

4. 孕期自我监护　胎心音计数和胎动计数是孕妇自我监护胎儿宫内情况的一种重要手段。嘱孕妇每日早、中、晚各数 1 h 胎动，每小时胎动数应不少于 3 次，12 h 内胎动累计数不得小于 10 次。凡 12 h 内胎动累计数小于 10 次，或逐日下降大于 50% 而不能恢复者，均应视为子宫胎盘功能不足，胎儿有宫内缺氧，应及时就诊，进一步诊断并处理。

5. 胎教　良好适宜的胎教可以促进胎儿宫内的智力发育，并增进母儿感情。

6. 性生活指导　妊娠初期和晚期，均应避免性生活。

7. 药物的使用　许多药物可通过胎盘影响胚胎及胎儿发育，对胚胎或胎儿产生毒害。孕期必须用药时，应在医生指导下选择对胚胎、胎儿无害的药物。

8. 异常症状的判断　孕妇出现下列症状应立即就诊：阴道流血，妊娠 3 个月后仍持续呕吐，寒战、发热，腹部疼痛，头晕、眼花，液体突然自阴道流出，胎动计数突然减少等。

【结果评价】

1. 孕妇掌握了孕期的保健知识，能使母婴处于健康状态。

2. 孕妇掌握了有关育儿保健的知识，能适应母亲的角色。

第五节　分娩的准备

案　例

陈女士，孕 39^{+2} 周，清晨起床感觉腹部阵阵地发紧，40～50 min 发生一次，每次持续 4～5 s。早饭后，发现阴道少量血性分泌物流出，遂乘车前往医院就诊。在途中，突然感觉有大量液体流出。请问：

1. 该产妇护理评估的内容有哪些？是否已进入临产阶段？

2. 该产妇主要的护理诊断/问题，如何对其实施护理？

多数孕妇，尤其是初次怀孕的女性，会主动进行分娩的准备。但因缺乏分娩相关知识，会错误理解分娩时的疼痛与不适，会担心分娩过程中自身和胎儿的安危等，引发焦虑和恐惧心理，这些心理问题又会影响产程的进展和婴儿的安全，并加重分娩时产妇的身心不适。因此，帮助孕妇做好分娩的准备是非常必要的。分娩的准备包括：识别先兆临产、分娩所需物品的准备、分娩不适的应对技巧等。

【先兆临产的识别】 在分娩发动前,出现预示孕妇不久即将临产的症状,称为先兆临产(threatened labor)。出现阴道血性分泌物或规律宫缩(间歇5~6 min,持续30 s)则为临产,应尽快到医院就诊。

(一)假临产

预产期邻近的孕妇,有时会也会出现假临产,其特点为:宫缩时间短且不恒定,间歇时间长且不规则;宫缩强度不加强;子宫颈管不随宫缩消失和扩张;常于夜间出现,白天消失;镇静剂可以抑制假临产。

(二)胎儿下降感

伴随胎先露下降入骨盆,多数孕妇感觉子宫底下降,腹部较之前舒适些。但由于胎先露入盆压迫了膀胱,尿频的症状又会出现。

(三)见红

分娩发动前24~48 h,子宫颈内口附近的胎膜与该处的子宫壁分离使毛细血管破裂,有少量血液与子宫颈管内的黏液相混排出,称为见红,是比较可靠的预示分娩即将开始的征象。但如果出血量超过经量,则可能为妊娠晚期出血性疾病。

【分娩的物品准备】 产前应指导缺乏抚养孩子知识和技能、又缺乏社会支持系统的年轻准父母准备好分娩所需的物品。

(一)母亲的物品准备

足够的消毒卫生巾、卫生纸、内裤,大小合适的胸罩,数套替换的睡衣,吸汗的毛巾及吸奶器(以备吸空乳汁用)等。

(二)新生儿的物品准备

新生儿衣物宜柔软、舒适、宽大、便于穿脱,衣缝宜在正面不摩擦新生儿皮肤,尿布宜选用质地柔软、吸水、透气、便于洗涤和消毒的纯棉制品。衣物宜用柔和、无刺激性的肥皂和清洁剂洗涤。此外,还需准备婴儿包被、毛巾、围嘴、爽身粉、温度计等。对未进行母乳喂养者,还要准备奶瓶、奶粉、奶嘴等。

【产前运动】 妊娠期间适量的运动是为了减轻身体的不适,增强会阴部肌肉的力量,有助于分娩的顺利进行。同时,有利于产后身体快速、有效的恢复。

(一)妊娠早期运动

1. 腿部运动 手扶椅背,左腿固定,右腿做360°的转动,做完后还原,换腿继续做。早晚各做5~6次。目的是增进骨盆肌肉的强韧度,会阴部肌肉的伸展性。

2. 腰部运动 手扶椅背,慢慢吸气,同时手背用力,使身体重心置于椅背上,脚尖立起使身体抬高,腰部挺直,使下腹部紧靠椅背然后慢慢呼气,同时手臂放松,脚还原。早晚各做5~6次,每次5~10 min。目的是减轻腰背酸痛,分娩时加强腹部及会阴部肌肉的伸展性。

3. 双腿抬高运动 平躺仰卧,双腿垂直抬高,足部抵住墙,每次持续3~5 min,每天可反复数次。目的是促进下肢血液循环,伸展脊椎骨,锻炼臀部肌肉张力。此方法在孕期可一直持续锻炼。

(二)妊娠3个月后运动

1. 盘腿坐式 平坐于床上,两小腿平行交接,一前一后,两膝远远分开,注意两小腿不可重叠。可在看电视或聊天时采用此姿势。目的是强化腹股沟肌肉及关节处韧带的张力,预防妊娠末期膨大子宫的压力所产生的痉挛或抽筋,伸展会阴部肌肉。

2. 盘坐运动 平坐于床上,两膝分开,两手轻放于两膝上,然后用手臂力量,把膝盖慢慢压下,配合深呼吸运动,再把手放开,持续 2～3 min。目的是加强小腿肌肉张力,避免腓肠肌痉挛。

(三)妊娠 6 个月后运动

1. 骨盆与背摇摆运动 平躺仰卧,双腿屈曲,两腿分开与肩同宽,用足部和肩部的力量,将背部与臀部轻轻抬起,然后并拢双膝,收缩臀部肌肉,再分开双膝,将背部与臀部慢慢放下。注意事项:①运动前先排空膀胱;②衣着以宽松为原则;③运动以不疲倦为原则;④必须在硬的床上或地板上做运动,才能达到效果;⑤环境以保持温暖舒适为原则;⑥如有早产、流产现象应停止锻炼,并执行相应的医嘱。目的是锻炼骨盆底及腰背部肌肉,增加其韧性和张力。

2. 脊柱伸展运动 平躺仰卧,双手抱住双膝关节下缘使双膝弯曲,头部与上肢向前伸展,使脊柱、背部至臀部肌肉弯曲成弓字形,将头与下巴贴近胸部,然后放松,恢复平躺姿势。目的是减轻腰背酸痛。

3. 骨盆倾斜运动 双手、双膝支撑于床上,两手臂垂直伸直,大腿延臀部下垂,利用背部与腹部做缩摆运动。也可以用仰卧位或站立位进行。

【减轻分娩不适的方法】 有多种方式可以帮助孕妇正确看待分娩过程和应对分娩时的不适,并在分娩过程中加强自我了解和自我控制。这些方法都依据 3 个重要前提:第一,孕妇在分娩前已获得分娩的相关知识,并已经会使用腹式呼吸来减轻分娩过程中的不适;第二,临产子宫阵缩时,能向上自由地顶到腹部且使腹部放松,则阵痛的不适感会减轻;第三,分散注意力也可以使疼痛得到缓解。常用的方法有拉梅兹分娩法、瑞德法和布莱德法等。

【护理程序在分娩准备中的应用】 用护理程序可以帮助护理人员了解孕妇对分娩的准备情况,及时发现需要指导的地方。

(一)护理评估

重点评估影响孕妇接受分娩准备的影响因素,如受教育程度、既往孕产史、对自身健康的要求、文化及宗教信仰等;同时评估孕妇缺乏哪些分娩方面的知识及其对分娩的实际准备情况;评估影响孕妇学习的因素,如学习动机、丈夫和主要家庭成员的支持等。

(二)护理诊断/问题

1. 知识缺乏:缺乏有关分娩方面的知识。
2. 焦虑 与担心分娩不适有关。

(三)预期目标

1. 孕妇能叙述与分娩有关的知识。
2. 孕妇能正确应对分娩期疼痛。

(四)护理措施

1. 为孕妇提供较为系统的分娩准备的相关知识,可利用图书、上课、看录像等方法,根据孕妇需求向孕妇讲解分娩的过程、分娩前母婴物品准备、如何识别先兆临产等方面的知识。

2. 向孕妇介绍产前运动,可利用示教、反示教、角色扮演等形式。告知孕妇产前运动的好处,并鼓励孕妇在妊娠期进行适量的运动以助于其顺利的分娩。

3. 提供支持,鼓励孕妇说出对分娩疼痛的看法和感受,并对错误概念加以澄清。使孕妇取得家庭成员的支持,尤其是丈夫的支持。缓解孕妇的焦虑,增强其对分娩的信心,以便有效地应对分娩。

（五）结果评价

1. 孕妇能叙述分娩准备的具体内容。

2. 孕妇能正确描述分娩期缓解疼痛的技巧。

小结

妊娠是个复杂的生理过程。从受精卵发育,胚胎形成,进一步发育,逐步形成胎儿及其附属物(胎盘、胎膜、脐带、羊水)。胎儿依靠其附属物的功能,从早期胚胎发育到成熟胎儿。伴随胎儿的生长发育,孕妇也发生了一系列身体和心理方面的适应性变化。

有正常性生活的育龄期妇女,出现停经、早孕反应、尿频,乳房增大、着色变软、蒙氏结节的出现及阴道黏膜呈紫蓝色、黑加征等体征,结合妊娠试验、超声检查等辅助检查,做出早期妊娠的诊断。妊娠 18～20 周开始自觉有胎动,能在腹壁上听到胎心音,妊娠 24 周以后,运用四步触诊法,判断胎产式、胎先露及胎方位。母体是胎儿生长的环境,妊娠期间必须增加营养的摄入以满足母婴需求。

产前检查是孕期保健的重要内容。在首次产前检查中,应进行全面的护理评估,并给予相应的护理措施和健康教育。通过产前检查,对孕妇进行孕期监护,及时发现病理情况,并指导孕妇做好分娩准备,帮助其顺利度过妊娠期,以提高产科的工作质量。

目标检测

一、选择题

1. 下列有关妊娠期间子宫变化的叙述正确的是（　　）。

A. 足月的子宫腔容量增加 20 倍,为 1000 mL

B. 足月的子宫腔重量增加 10 倍,为 500 g

C. 子宫下段于妊娠后期增长速度最快

D. 细胞于早期增生、数目增加

E. 子宫下段于临产时可伸展至 7～10 cm

2. 正常妊娠的生理变化,下列哪项是正确的？（　　）

A. 血容量增加,至近足月时到高峰

B. 血液稀释,血细胞比容降至 0.35～0.38

C. 血小板数增加 2 倍

D. 血浆纤维蛋白原由于血液稀释而略降低

E. 白细胞增加,孕晚期为 10×10^9～15×10^9/L

3. 确诊早孕最可靠的方法是（　　）。

A. 妇科内诊　　　　　　　　B. 尿妊娠试验　　　　　　　　C. B 超检查

D. 生殖道脱落细胞学检查　　　E. 测定尿中雌三醇值

4. 属于正常胎位的是（　　）。

A. 肩左前　　　B. 骶右前　　　C. 骶左前　　　D. 枕左前　　　E. 枕右后

5. 骨盆内测量适宜的时间是（　　）。

A. 孕 24～36 周　　　　　　　B. 孕 20～28 周　　　　　　　C. 孕 28～32 周

D. 孕 32～34 周 　　　　　　E. 孕 26～28 周

6. 以下骨盆测量径线不正确的是（　　）。

A. 髂棘间径 21～24 cm 　　　　　　B. 髂嵴间径 25～28 cm

C. 骶耻外径 18～20 cm 　　　　　　D. 坐骨结节间径 8.5～9.5 cm

E. 尺骨弓角度正常为 90°

二、案例题

张女士，25 岁，停经 49 天，末次月经时间为 2015 年 1 月 5 日。近日来自觉乏力、嗜睡、食欲差、晨起自觉恶心，双侧乳房胀痛，尿频，但无尿急、尿痛，去当地卫生所就诊。妇科检查："子宫颈呈紫蓝色，子宫体增大、质软、无压痛，因无相应条件，给予黄体酮肌内注射 3 天，停药后 7 天月经未来潮"。请问：

（1）请写出诊断、诊断依据及进一步检查方法。

（2）该病人主要护理措施有哪些？

（史　娟）

参考答案：一、1. E　2. E　3. C　4. D　5. A　6. A

第五章　分娩期妇女的护理

学习目标

识记：
1. 描述分娩、产力的定义。
2. 列举临产的诊断及产程分期。
理解：
1. 解释临产后正常子宫收缩的特点。
2. 说明枕先露的分娩机制。
3. 识别胎盘剥离的征象。
应用：
1. 运用护理程序对分娩期妇女的三产程提供整体护理。
2. 正确做好新生儿护理。

妊娠满 28 周(196 日)及以上,胎儿及其附属物从临产开始到全部从母体娩出的过程,称为分娩。妊娠满 28 周至不满 37 足周(196～258 日)期间分娩,称为早产;妊娠满 37 周至不满 42 足周(259～293 日)期间分娩,称为足月产;妊娠满 42 周(294 日)及以后分娩,称为过期产(postterm delivery)。

第一节　影响分娩的因素

影响分娩的四个因素包括产力、产道、胎儿及待产妇的精神心理因素。当这些因素均正常并能相互适应时,胎儿能顺利经阴道自然娩出,反之将会导致分娩困难。近年来精神生理因素在分娩过程中的作用越来越受到人们的重视和关爱。

【产力】　将胎儿及其附属物从子宫腔内逼出的力量称为产力。产力包括子宫收缩力、腹壁肌及膈肌收缩力(统称腹压)和肛提肌收缩力。

(一) 子宫收缩力

子宫收缩力是临产后的主要产力,贯穿于整个分娩过程。临产后的宫缩能使子宫颈管缩短直至消失、子宫颈口扩张、胎先露部下降、胎儿和胎盘娩出。临产后的正常宫缩特点如下。

1. 节律性　宫缩的节律性是临产的重要标志(图 5-1)。临产后正常宫缩是子宫体不随意、有节律的阵发性收缩并伴有疼痛(阵痛),每次宫缩由弱渐强(进行期),维持一定时间(极

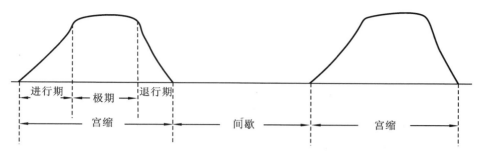

图 5-1 正常宫缩节律性

期),随后由强减弱(退行期),直至消失进入间歇期,间歇期子宫肌肉松弛。宫缩如此反复出现,直至分娩结束。

临产开始时,宫缩持续时间约 30 s,间歇期 5～6 min。随着产程进展,宫缩持续时间逐渐延长,间歇期逐渐缩短。当子宫颈口开全(10 cm)后,宫缩持续时间长达 60 s,间歇期短至 1～2 min。宫缩强度也随产程进展逐渐增加,间歇期的子宫腔内压力仅为 6～12 mmHg,临产初期升至25～30 mmHg,于第一产程末可增至 40～60 mmHg,第二产程末可高达 100～150 mmHg。宫缩时子宫肌壁血管及胎盘受压,致使子宫血流量减少及胎盘绒毛间隙的血流量减少,但宫缩间歇期又可恢复原来水平。胎盘绒毛间隙的血液重新充盈,因此,宫缩节律性对胎儿血流灌注有利。

2. 对称性　正常宫缩起自两侧子宫角部(受起搏点控制),以微波形式迅速向子宫底中线集中,左右对称,再以 2 cm/s 的速度向子宫下段扩散,约在 15 s 内均匀协调地扩展至整个子宫,此为宫缩的对称性(图 5-2)。

3. 极性　宫缩以子宫底部最强、最持久,向下逐渐减弱,子宫底部收缩力的强度几乎是子宫下段的 2 倍,此为子宫收缩力的极性。

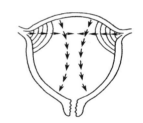

图 5-2 正常宫缩的对称性

4. 缩复作用　子宫体部平滑肌为收缩段。每当宫缩时,子宫体部肌纤维短缩变宽,间歇期肌纤维虽然松弛,但不能恢复到原来的长度,经反复收缩,肌纤维越来越短,这种现象称为缩复作用。

(二)腹壁肌及膈肌收缩力

腹壁肌及膈肌收缩力是第二产程时娩出胎儿的重要辅助力量。子宫颈口开全后,每当宫缩时,前羊水囊或胎先露部压迫盆底组织和直肠,反射性地引起排便动作,产妇主动屏气,喉头紧闭向下用力,腹壁肌及膈肌收缩使腹内压增高,促使胎儿娩出。腹压在第二产程末期配合宫缩时运用最有效。过早使用腹压易使产妇疲劳和造成子宫颈水肿,导致产程延长。第三产程使用腹压还可迫使胎盘娩出,减少产后出血的发生。

(三)肛提肌收缩力

肛提肌收缩力有协助胎先露部在骨盆腔进行内旋转的作用。当胎头枕部位于耻骨弓下时,能协助胎头仰伸及娩出,当胎盘降至阴道时,能协助胎盘娩出。

【产道】　产道是胎儿娩出的通道,分骨产道与软产道两部分。

(一)骨产道

骨产道又称真骨盆,在分娩过程中因产力和重力的作用各骨之间有轻度的移位会使骨盆腔容积增大,其大小、形态与分娩有密切关系。为便于了解分娩时胎先露通过骨产道的过程,将骨盆腔分为三个平面,每个平面又由多条径线组成。

1. 骨盆入口平面(pelvic inlet plane) 呈横椭圆形,其前方为耻骨联合上缘,两侧为髂耻线,后方为骶岬上缘。骨盆入口平面共有 4 条径线(图 5-3)。

(1)入口前后径:又称真结合径。从耻骨联合上缘中点至骶岬上缘正中间的距离,正常值平均为 11 cm,其长短与胎先露衔接关系密切。

(2)入口横径:左右髂耻缘间的最大距离,正常值平均为 13 cm。

(3)入口斜径:左右各一。左骶髂关节至右髂耻隆突间的距离为左斜径;右骶髂关节至左髂耻隆突间的距离为右斜径,正常值平均为 12.75 cm。

2. 中骨盆平面(pelvic midplane) 为骨盆最小平面,呈前后径长的纵椭圆形,其前方为耻骨联合下缘,两侧为坐骨棘,后方为骶骨下端。该平面在产科临床有重要意义,有 2 条径线(图5-4)。

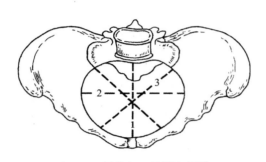

图 5-3 骨盆入口平面各径线
1—前后径;2—横径;3—斜径

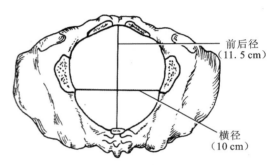

图 5-4 中骨盆平面各径线

(1)中骨盆前后径:耻骨联合下缘中点通过两侧坐骨棘连线中点至骶骨下端间的距离,正常值平均为 11.5 cm。

(2)中骨盆横径:也称坐骨棘间径,指两侧坐骨棘间的距离,正常值平均为 10 cm,其长短与胎先露内旋转有重要关系。

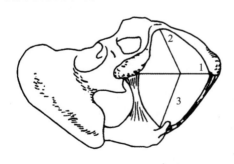

图 5-5 骨盆出口平面各径线(斜面观)
1—出口横径;2—出口前矢状径;
3—出口后矢状径

3. 骨盆出口平面(pelvic outlet plane) 为骨盆腔下口,由两个不在同一平面的三角形组成。前三角平面顶端为耻骨联合下缘,两侧为耻骨降支;后三角平面顶端为骶尾关节,两侧为左右骶结节韧带。骨盆出口平面有 4 条径线。

(1)出口横径:也称坐骨结节间径,指两坐骨结节内侧缘的距离,正常值平均为 9 cm,其径线与分娩关系密切(图 5-5)。

(2)出口前矢状径:耻骨联合下缘中点至坐骨结节间径中点间的距离,正常值平均为 6 cm(图 5-5)。

(3)出口后矢状径:骶尾关节至坐骨结节间径中点间的距离,正常值平均为 8.5 cm。若出口横径稍短,而出口后矢状径较长,两径之和>15 cm 时,正常大小胎头可以通过后三角区经阴道娩出(图 5-5)。

(4)出口前后径:耻骨联合下缘至骶尾关节间的距离,正常值平均为 11.5 cm。

4. 骨盆轴及骨盆倾斜度

（1）骨盆轴（pelvic axis）：连接骨盆各平面中点的假想曲线，称为骨盆轴。此轴上段向下向后，中段向下，下段向下向前。分娩时，胎儿沿此轴完成一系列分娩机制，助产时也按骨盆轴方向协助胎儿娩出（图 5-6）。

（2）骨盆倾斜度：指妇女站立时，骨盆入口平面与地平面所形成的角度，一般为 60°。若骨盆倾斜度过大，常影响胎头衔接和娩出（图 5-7）。

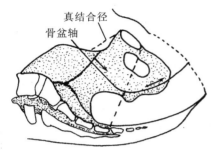

图 5-6 骨盆轴

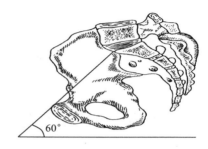

图 5-7 骨盆倾斜度

（二）软产道

软产道是由子宫下段、子宫颈、阴道、会阴及骨盆底组织构成的弯曲管道。

1. 子宫下段形成　由非孕时长约 1 cm 的子宫峡部伸展形成。子宫峡部于妊娠 12 周后逐渐扩展成子宫腔的一部分，至妊娠末期被拉长形成子宫下段。临产后的规律宫缩进一步拉长子宫下段达 7～10 cm，肌壁变薄成为软产道的一部分。由于子宫肌纤维的缩复作用，子宫上段肌壁越来越厚，而子宫下段肌壁被牵拉得越来越薄（图 5-8），导致子宫上下段的肌壁厚薄不同，在两者间的子宫内面形成一环状隆起，称生理缩复环（physiologic retraction ring）。正常情况下，此环不易自腹部见到（图 5-9）。

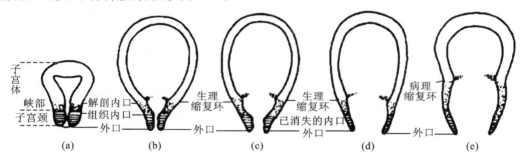

图 5-8 子宫下段形成及子宫颈口扩张

（a）非妊娠子宫；（b）足月妊娠子宫；（c）分娩第一产程妊娠子宫；（d）分娩第二产程子宫；（e）异常分娩第二产程子宫

2. 子宫颈的变化

（1）子宫颈管消失（effacement of cervix）：临产前的子宫颈管长 2～3 cm，初产妇较经产妇稍长。临产后的规律宫缩牵拉子宫颈内口的子宫肌纤维及周围韧带，加之子宫内压升高、胎先露部支撑使前羊水囊呈楔状，致使子宫颈内口水平的肌纤维向上扩展，使子宫颈管成漏斗状，随后子宫颈管逐渐变短、

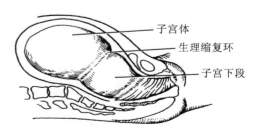

图 5-9 软产道在临产后的变化

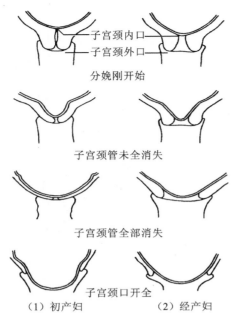

图 5-10　子宫颈管消失与子宫颈口扩张步骤

展平直至消失。初产妇多是子宫颈管先消失,而后子宫颈口扩张;经产妇则多是子宫颈管缩短消失与子宫颈口扩张同时进行(图 5-10)。

（2）子宫颈口扩张（dilatation of cervix）:临产前,初产妇的子宫颈外口仅容一指尖,经产妇能容一指。临产后,子宫收缩及缩复向上牵拉使得子宫颈口扩张。由于子宫下段的蜕膜发育不良,胎膜容易与该处蜕膜分离而向子宫颈管突出形成前羊水囊,加之胎先露衔接使前羊水滞留于前羊膜囊并协助扩张子宫颈口。胎膜多在子宫颈口近开全时自然破裂,破膜后,胎先露部直接压迫子宫颈,扩张子宫颈口的作用更明显。随着产程不断进展,当子宫颈口开全(10 cm)时,妊娠足月胎头方能通过。

3. 骨盆底组织、阴道及会阴的变化　前羊水囊及下降的胎先露部先扩张阴道上部,破膜后胎先露部下降直接压迫骨盆底,使软产道下段形成一个向前弯的长筒,前壁短后壁长,阴道外口朝向前上方、阴道黏膜皱襞展平使腔道进一步加宽。肛提肌向下及向两侧扩展,肌纤维拉长,使约 5 mm 厚的会阴体变成 2～4 mm,以利于胎儿通过。阴道及骨盆底的结缔组织的肌纤维于妊娠期增生肥大、血管变粗、血运丰富、组织变软,具有更好的伸展性。分娩时,如保护会阴不当,易造成会阴裂伤。

【胎儿】　胎儿能否顺利通过产道,除了产力和产道因素外,还取决于胎儿大小、胎位及有无造成分娩困难的胎儿畸形。

（一）胎儿大小

胎儿大小是决定分娩难易的重要因素之一。胎儿过大致胎头径线过大时,尽管骨盆大小正常,也可因相对性骨盆狭窄造成难产。

1. 胎头颅骨　由两块顶骨、额骨、颞骨及一块枕骨构成。颅骨间缝隙称为颅缝,两顶骨之间为矢状缝,顶骨与额骨之间为冠状缝,枕骨与顶骨之间为人字缝,颞骨与顶骨之间为颞缝,两额骨之间为额缝。两颅缝交界空隙较大处称为囟门,位于胎头前方呈菱形的称前囟(大囟门),位于胎头后方呈三角形的为后囟(小囟门)(图 5-11)。颅缝与囟门均有软组织覆盖,使骨板有一定的活动余地,胎头具有一定可塑性。在分娩过程中,头颅通过产道时经颅骨轻度移位重叠使其变形,缩小头颅体积,有利于胎头娩出。胎儿过熟致颅骨较硬,胎头不易变形,也可导致难产。

2. 胎头径线　主要有:①双顶径:为两侧顶骨隆突间的距离,是胎头的最大横径,临床常用 B 型超声测量此值判断胎儿大小,妊娠足月平均约为 9.3 cm。②枕额径:鼻根上方至枕骨隆突间的距离,胎头以此径线衔接,妊娠足月时平均约为 11.3 cm。③枕下前囟径:又称小斜径,为前囟中央至枕骨隆突下方的距离,妊娠足月时平均约为 9.5 cm,胎头俯屈后以此径通过产道。④枕颏径:又称大斜径,为颏骨下方中央至后囟门顶部间的距离,妊娠足月时平均约为 13.3 cm。

（二）胎位

产道为一纵形管道。纵产式时(头先露和臀先露),胎体纵轴与骨盆轴相一致,容易通过产

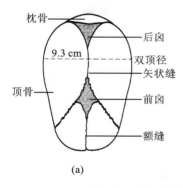
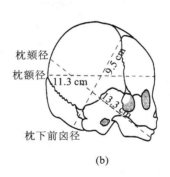

图 5-11 胎头颅骨、颅缝、囟门及胎头径线

道。头先露时胎头先通过产道,经颅骨重叠,使胎头变形、周径变小,有利于胎头娩出,但需确定胎位,其中胎头的矢状缝及囟门是确定胎位的重要标志。臀先露时,胎臀先娩出,较胎头周径小且软,软产道扩张不充分,胎头娩出时又无变形机会,致使胎头娩出困难。肩先露时,胎体纵轴与骨盆轴垂直,妊娠足月活胎不能通过产道,对母儿威胁极大。

(三)胎儿畸形

若有些胎儿畸形造成某一部分发育异常,如脑积水、联体儿等,由于胎头或胎体过大,故很难通过产道。

【精神心理因素】 虽然分娩是正常的生理过程,但对于产妇来说是持久而强烈的应激过程。分娩应激既可以产生生理上的应激,亦可以产生精神心理上的应激。很多初产妇从各种渠道了解有关分娩时的负面信息,害怕和恐惧分娩过程,怕疼、怕出血、怕发生难产、怕自己受二茬罪、怕胎儿畸形、怕母婴生命安全受到影响等,常常使她们处于焦虑、紧张、恐惧的精神心理状态中。这些不良情绪可影响产妇机体内环境的平衡、社会适应力及健康等。因此护士要认识到影响分娩的因素除了产力、产道和胎儿之外,精神心理也是重要的因素。

产妇的这种情绪改变会使机体产生一系列的变化,如心率加快、呼吸急促、肺内气体交换不足,致使子宫缺氧收缩乏力、子宫颈口扩张缓慢、胎先露部下降受阻、产程延长、产妇体力消耗过多,同时也促使产妇神经内分泌发生变化,交感神经兴奋,释放儿茶酚胺,血压升高,导致胎儿缺血缺氧,出现胎儿窘迫。有研究显示,产妇的性格特征、个人经历、知识水平、文化背景、生活条件等都是分娩时产妇心理状态的影响因素。加之待产室陌生、孤独嘈杂的环境及逐渐变频变强的阵痛,均能加剧产妇自身的紧张与恐惧,因此,在分娩过程中,医护人员要耐心安慰产妇,讲解相关知识,尽可能消除其紧张、恐惧心理,保持良好的精神状态,树立信心,保持体力,教会产妇掌握分娩时必要的呼吸方法和躯体放松技术,开展家庭式产房、导乐陪伴分娩、非药物镇痛、水中分娩等方式,使产妇顺利度过分娩全过程。有研究表明,陪伴分娩能缩短产程,减少产科干预,降低剖宫产率,减少围产期母儿病率等。

第二节 枕先露的分娩机制

分娩机制(mechanism of labor)是指胎儿先露部在通过产道时,为适应骨盆各平面的不同形态,被动地进行一系列适应性转动,以其最小径线通过产道的过程。临床上枕先露占

95.55％～97.55％,其中以枕左前位为最多见,故以枕左前位的分娩机制为例说明(图 5-12)。

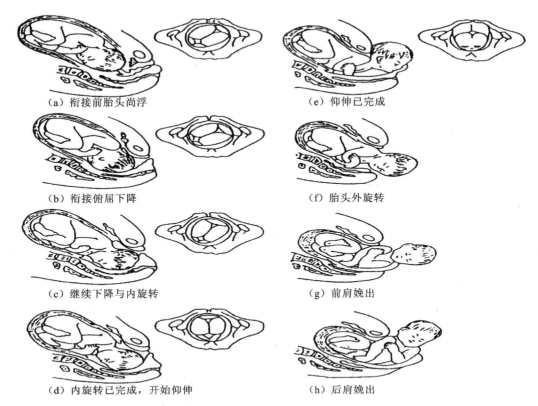

(a) 衔接前胎头尚浮　　　　　(e) 仰伸已完成

(b) 衔接俯屈下降　　　　　(f) 胎头外旋转

(c) 继续下降与内旋转　　　　　(g) 前肩娩出

(d) 内旋转已完成,开始仰伸　　　　　(h) 后肩娩出

图 5-12 枕左前位的分娩机制

1. 衔接(engagement)　胎头双顶径进入骨盆入口平面,颅骨最低点接近或达到坐骨棘水平,称为衔接。胎头取半俯屈状态以枕额径进入骨盆入口,由于枕额径大于骨盆入口前后径,胎头矢状缝坐落在骨盆入口右斜径上,胎头枕骨位于骨盆左前方。部分初产妇可在预产期前1～2周内胎头衔接,经产妇多在分娩开始后衔接。若初产妇已临产而胎头仍未衔接,应警惕是否存在头盆不称。

2. 下降(descent)　胎头沿骨盆轴前进的动作称为下降,是胎儿娩出的首要条件,下降动作贯穿于分娩全过程,与其他动作相伴随。下降动作呈间歇性,宫缩时胎头下降,间歇时胎头又稍回缩。促使胎头下降的因素:①宫缩时通过羊水传导,压力经胎轴传至胎头;②宫缩时子宫底直接压迫胎臀;③宫缩时胎体伸直伸长;④腹肌收缩使腹压增加,压力经子宫传至胎儿。初产妇胎头下降速度因子宫颈口扩张缓慢和软组织阻力大,较经产妇慢。临床上注意观察胎头下降程度,作为判断产程进展的重要标志。

3. 俯屈(flexion)　当胎头以枕额径进入骨盆腔降至骨盆底时,原来处于半俯屈状态的胎头枕部遇肛提肌阻力,借杠杆作用进一步俯屈,使下颏接近胸部,将胎头衔接时的枕额径(11.3 cm)变为枕下前囟径(9.5 cm),以适应产道形态,有利于胎头继续下降。

4. 内旋转(internal rotation)　胎头围绕骨盆纵轴向前旋转,使其矢状缝与中骨盆及骨盆出口前后径相一致的动作称为内旋转。内旋转从中骨盆平面开始至骨盆出口平面完成,以适应中骨盆及骨盆出口前后径大于横径的特点,有利于胎头下降。枕先露时,胎头枕部到达骨盆底最低位置,肛提肌收缩力将胎头枕部推向阻力小、部位宽的前方,枕左前位的胎头枕部向前旋转45°。后囟门转至耻骨弓下。胎头于第一产程末完成内旋转动作。

5. 仰伸(extention)　完成内旋转后,当完全俯屈的胎头下降达阴道外口时,宫缩和腹压继续迫使胎头下降,而肛提肌收缩力又将胎头向前推进,两者的合力作用使胎头沿骨盆轴下段向下向前的方向转向前,胎头枕骨下部达耻骨联合下缘时,以耻骨弓为支点,使胎头逐渐仰伸,胎头的顶、额、鼻、口、颏依次相继娩出。当胎头仰伸时,胎儿双肩径沿左斜径进入骨盆入口。

6. 复位(restitution)及外旋转(external rotation)　胎头娩出时,胎儿双肩径沿骨盆入口左斜径下降。胎儿娩出后,为使胎头与胎肩恢复正常关系,胎头枕部再向左旋转45°,称复位。胎肩在盆腔内继续下降,前(右)肩向前向中线旋转45°时,胎儿双肩径转成与骨盆出口前后径相一致的方向,胎头枕部则需在外继续向左旋转45°,以保持胎头与胎肩的垂直关系,称外旋转。

7. 胎肩及胎儿娩出　胎头完成外旋转后,胎儿前(右)肩在耻骨弓下先娩出,随即后(左)肩从会阴前缘娩出。胎儿双肩娩出后,胎体及下肢随之娩出完成分娩全过程。

必须指出,以上分娩机制各动作虽分别介绍,却是连续进行的。

第三节　临产及产程分期

【临产的诊断】　临产(in labor)开始的标志为有规律且逐渐增强的子宫收缩,持续30 s或以上,间隔5～6 min,同时伴有进行性子宫颈管消失、子宫颈口扩张和胎先露下降。用强镇静剂不能抑制宫缩。

【总产程及产程分期】　总产程(total stage of labor)即分娩全过程,是指从开始出现规律宫缩至胎儿胎盘完全娩出的全过程。临床上分为三个产程。

第一产程(first stage of labor)又称子宫颈扩张期。从出现间歇5～6 min的规律宫缩开始至子宫颈口开全(10 cm)为止。初产妇子宫颈较紧,子宫颈口扩张较慢,需11～12 h,经产妇子宫颈口扩张较快,需6～8 h。

第二产程(second stage of labor)又称胎儿娩出期,从子宫颈口开全至胎儿娩出。初产妇需1～2 h,不应超过2 h;经产妇一般数分钟即可完成,也有长达1 h者,但不应超过1 h。

第三产程(third stage of labor)又称胎盘娩出期。从胎儿娩出后至胎盘胎膜娩出,需5～15 min,不应超过30 min。

第四节　正常分娩妇女的护理

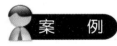

案　例

产妇黄某,28岁。孕1产0,宫内妊娠40⁺周。主因停经10月余,阵发性腹痛3 h,于2015年3月5日6时入院。平素月经规律,妊娠50⁺天出现恶心、呕吐等早孕反应,妊娠4⁺月自觉胎动。孕中晚期无阴道流液、流血史,无头晕眼花等症状。孕期顺利,饮食及二便正常,精神正常。于3 h前开始出现阵发性腹痛,遂来医院就诊。查体:T 36.2 ℃,P 92次/分,R 20次/分,

BP 124/80 mmHg,产科检查:胎心率 140 次/分,宫缩 30 s/(4～5) min,子宫底高 32 cm,腹围 102 cm,胎先露头。阴道检查:子宫颈管消失,子宫颈口可容 1 指,先露部头位于坐骨棘平面上 3 cm。请问:

1. 该产妇目前处于第几产程,其护理评估的内容有哪些?

2. 该产妇主要的护理诊断/问题是什么?

一、第一产程妇女的护理

【护理评估】

(一)临床表现

1. 规律宫缩(regular uterine contraction) 产程开始时,出现伴有疼痛的子宫收缩,开始宫缩持续时间较短(约 30 s)且弱,间歇期较长(5～6 min)。随着产程进展,宫缩的持续时间渐长(50～60 s)且强度不断增加,间歇期渐短(2～3 min)。当子宫颈口近开全时,宫缩持续时间可长达 1 min 或以上,间歇期仅 1～2 min。

2. 子宫颈口扩张(dilatation of cervix) 子宫颈口扩张是临产后规律宫缩的结果。当宫缩渐频且不断增强时,由于子宫肌纤维的缩复作用,子宫颈管逐渐变软、变短、消失,子宫颈展平和逐渐扩张。子宫颈口于潜伏期扩张速度较慢,进入活跃期后加快,当子宫颈口开全(10 cm)时,子宫颈边缘消失,子宫下段及阴道形成宽阔的管腔,有利于胎儿通过。

3. 胎先露下降(descent of presentation) 随着宫缩和子宫颈口扩张,胎儿先露部逐渐下降。胎头下降程度,是决定能否经阴道分娩的重要观察指标。

4. 胎膜破裂(rupture of membranes) 简称破膜。胎先露部下降衔接后,将羊水阻断为前后两部,在胎先露部前面的羊水,称为前羊水,约 100 mL,宫缩时前羊水囊楔入子宫颈管内,有助于扩张子宫颈口。当羊膜腔内压力增加到一定程度时胎膜自然破裂。破膜多发生在子宫颈口近开全时。

(二)辅助检查

常用 B 超、多普勒仪、胎儿监护仪、胎儿头皮血等检查进一步了解胎儿在子宫内的安危情况。

(三)与疾病相关的健康史

1. 病史 根据产前检查记录了解产妇的个人资料如姓名、年龄、身高、体重、文化程度、一般营养状况、既往史、过敏史、月经史、婚育史等;了解本次妊娠的经过,包括末次月经、预产期、孕早期有无感冒、是否接触有害物质等;有无心慌、心悸、头痛、头晕等病史;有无腹痛、阴道流液、流血等情况。对既往有不良孕产史者要了解原因。着重询问末次产前检查及临产后规律宫缩开始的时间、强度及频率。

2. 一般情况 观察生命体征,血压应在宫缩间歇时测量,评估皮肤张力情况,有无水肿。

3. 胎儿宫内情况 可用胎心听诊器、多普勒仪或胎儿监护仪监测。选择胎心最响亮的部位,在宫缩间歇时听胎心音,每次测 1 min,正常胎心率为 110～160 次/分。

4. 子宫收缩 通过触诊法或胎儿监护仪监测。最简单的方法是由助产人员将手掌放于产妇腹壁上,宫缩时子宫体部隆起变硬,间歇期松弛变软。也可用胎儿监护仪描记宫缩曲线,可以看出每次宫缩持续时间、强度和频率,是较全面反映宫缩的客观指标。

5. 子宫颈口扩张和胎先露下降 可通过阴道检查判断子宫颈口扩张及胎先露下降情况,

还可了解胎先露、胎方位、胎膜是否破裂及羊水的性状、产道的大小与形状,以判断有无头盆不称。

(四) 心理-社会状况

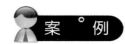

2 h 后该产妇胎心 152 次/分,宫缩 40 s/(3~4) min,阴道检查子宫颈口开大 3 cm,先露部头位于坐骨棘平面上 2 cm,此时,产妇表现为阵痛加剧,痛苦面容、紧张、焦虑,缺乏对分娩的信心。请问:

1. 该产妇心理-社会状况的护理评估内容有哪些?

2. 结合该产妇的护理诊断/问题,制定哪些整体护理措施?

1. 心理状况 初产妇第一产程时间较长,面对陌生的医疗环境、知识的缺乏及宫缩所致的疼痛,会产生紧张、焦虑、恐惧等不良情绪,有些产妇可出现恶心、呕吐等消化系统症状,影响到正常的饮食和休息,体力和精力消耗较大,可影响宫缩及产程的进展。

2. 疼痛耐受性 产妇对疼痛的耐受性因人而异,这与产妇的精神状态、文化背景、对分娩的认识、适应能力等因素有关。要注意观察产妇的面部表情,询问目前疼痛的持续时间、间歇时间及强度。

3. 产妇的支持系统 评估产妇的年龄、产次、婚姻状况、社会经济地位、文化层次等资料。了解产妇对于家庭支持系统的期望值。评估家庭支持系统对产妇的影响程度。

【护理诊断/问题】

1. 疼痛 与逐渐加强的宫缩有关。

2. 舒适改变 与子宫收缩、陌生环境等因素有关。

3. 尿潴留 与胎先露下降压迫有关。

【预期目标】

1. 产妇情绪稳定,能回答有关正常分娩的相关知识,并有信心完成分娩过程。

2. 产妇能在支持系统的帮助下,表现出较为放松、主动参与和配合的行为。

【护理措施】

(一) 一般护理

1. 判断产妇临产后,协助办理住院手续,向产妇及家属做自我介绍,介绍待产室及产房的环境。结合产前检查记录,采集病史并完成病历书写。对初产妇或有难产史的经产妇,应再次行骨盆外测量。有异常情况者,应及时与医师联系,给予相应治疗。外阴部可用温肥皂水和温开水清洗。

2. 检查 除生命体征外,重点在于产科检查。综合了解宫缩的强度及频率、胎方位、胎心、子宫颈口扩张、胎先露下降、胎膜是否破裂和骨盆情况。

3. 提供良好的环境 产房保持安静无噪声,避免让产妇听见其他人的哭喊声,以及目睹抢救的场面,以免给产妇造成不良刺激。

4. 活动与休息 临产后,若宫缩不强且未破膜,鼓励产妇于宫缩间歇期在室内走动,提倡自由体位,这样有助于加速产程进展。

5. 补充液体和热量 鼓励产妇在宫缩间歇期少量多次进食高热量、易消化的流质或半流质食物,以保证产程中保持足够精力和体力。对产程较长、进食少、出汗多及呕吐者,遵医嘱给予静脉补液,防止发生脱水和衰竭。

6. 清洁与舒适　因频繁宫缩使产妇出汗较多,加之阴道分泌物、羊水外溢等,会污染产妇的衣服及床单,应协助产妇擦汗、更衣、更换床单等,大小便后及时会阴冲洗,保持清洁卫生,增进舒适感,预防感染。

7. 排尿及排便　临产后,为避免膀胱充盈影响宫缩及胎先露下降,应鼓励产妇每 2～4 h 排尿 1 次。排尿困难者,必要时给予导尿。初产妇子宫颈口扩张小于 4 cm、经产妇小于 2 cm 时可行温肥皂水灌肠,既能清除粪便,避免分娩时排便污染消毒区,又能通过反射作用刺激宫缩,加速产程进展。常用的灌肠溶液:0.2％肥皂水 500～1000 mL,温度 39～42 ℃。灌肠禁忌证:胎膜早破、阴道流血、胎头未衔接、胎位异常、有剖宫产史、严重心脏病、胎儿窘迫、宫缩强估计 1 h 内即将分娩者。目前也有学者不主张肥皂水灌肠,外阴部阴毛也不必常规剃除。

(二)心理护理

1. 建立良好的护患关系　尊重产妇并给予同情,态度和蔼可亲,鼓励产妇提问,耐心回答产妇的问题,对其不良情绪和表现进行安慰和鼓励。

2. 发挥支持系统作用　如条件许可,可开展导乐陪伴分娩,提供家庭分娩室,允许丈夫或家人在分娩过程中陪伴,增加产妇的安全感,产前可鼓励丈夫及家人通过孕妇学校获取有关分娩的知识和信息。

(三)症状护理

1. 观察生命体征　宫缩时血压会升高 5～10 mmHg,间歇期复原。产程中应每 4～6 h 测量一次体温、脉搏、呼吸、血压。若发现发热、血压升高及其他异常情况,应酌情增加测量次数,并给予相应处理。

2. 观察产程进展

(1)胎心监测:潜伏期于宫缩间歇时每隔 1～2 h 听胎心 1 次。进入活跃期后,宫缩频时应每 15～30 min 听胎心 1 次。如胎心率超过 160 次/分或低于 110 次/分或不规律,提示胎儿窘迫,立即给予产妇吸氧、变换体位并通知医师,做好记录。

(2)观察宫缩:用手在腹壁子宫底部触诊或用胎儿监护仪观察宫缩。潜伏期应每隔 1～2 h 观察 1 次,活跃期应每 15～30 min 观察 1 次,一般需连续观察至少 3 次收缩。如子宫收缩不规则,间歇时间、持续时间和强度异常应立即通知医师,给予处理。

(3)子宫颈扩张和胎头下降程度:目前多采用产程图来连续描记和反映子宫颈口扩张及胎先露下降情况,它最能说明产程进展情况,并指导产程的处理。

产程图的横坐标为临产时间(h),纵坐标左侧为子宫颈口扩张程度(cm),右侧为先露下降程度(cm),画出子宫颈口扩张曲线和胎头下降曲线,对产程进展可一目了然(图 5-13)。

①子宫颈口扩张曲线:潜伏期(latent phase)是指从出现规律宫缩开始到子宫颈口扩张 3 cm。此期子宫颈口扩张速度缓慢,平均每 2～3 h 扩张 1 cm,约需 8 h,最长时限为 16 h,超过 16 h 称潜伏期延长。活跃期(active phase)是指子宫颈口扩张 3～10 cm。此期扩张速度加快,约需 4 h,最长时限为 8 h,超过 8 h 称活跃期延长。活跃期又分 3 个时期:加速期指子宫颈口扩张 3～4 cm,约需1.5 h;最大加速期,指子宫颈口扩张 4～9 cm,约需 2 h;减速期,指子宫颈口扩张 9～10 cm,约需30 min。若观察发现子宫颈口不能如期扩张,可能存在宫缩乏力、胎位异常、头盆不称等原因。

②胎头下降曲线:坐骨棘平面是判断胎头高低的标志。胎头颅骨最低点平坐骨棘平面时,以"0"表示;在坐骨棘平面上 1 cm 时,以"－1"表示,在坐骨棘平面下 1 cm 时,以"＋1"表示,依

此类推(图 5-14)。胎头于潜伏期下降不明显,活跃期下降加速,平均每小时下降 0.86 cm,可作为估计分娩难易的有效指标。正常情况下,初产妇在临产后胎头多已衔接,子宫颈口近开全时先露部应达坐骨棘平面以下。经产妇多在破膜后胎头才迅速下降。

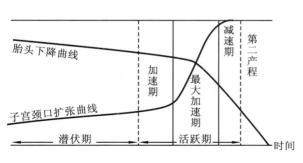

图 5-13 产程图

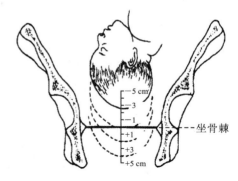

图 5-14 胎头高低的判断

(4) 胎膜破裂及羊水观察:胎膜多在子宫颈口近开全时自然破裂,前羊水流出。一旦胎膜破裂,应立即听胎心,观察羊水颜色、性状和流出量,有无宫缩,同时记录破膜时间。如羊水呈黄绿色,混有胎粪,应立即行阴道检查,注意有无脐带脱垂。破膜超过 12 h 者应遵医嘱给予抗生素预防感染。

(5) 肛门检查方法:肛门检查可以了解子宫颈厚薄、软硬程度及子宫颈口扩张程度,是否破膜,骨盆腔大小,确定胎位并判断胎头下降程度。当子宫颈口近全开时,仅能摸到一窄边。当子宫颈口全开时,则摸不到子宫颈口边缘。未破膜者在胎头前方可触到有弹性的羊膜囊,已破膜者则能直接触到胎头。若胎头无水肿,则能扪清颅缝及囟门的位置,有助于确定胎位。若触及有血管搏动的索状物,应考虑为脐带先露或脐带脱垂,需及时处理。

(6) 阴道检查方法:应在严密消毒后进行。阴道检查能直接触清胎头的矢状缝及囟门,确定胎位及子宫颈口扩张程度,决定分娩方式。适用于肛查先露部不明、子宫颈口扩张及胎头下降程度不清、疑有脐带先露或脐带脱垂、轻度头盆不称经试产 4~6 h 产程进展缓慢者等情况。

3. 减轻疼痛

(1) 导乐陪伴分娩:在国外,导乐可以提供全程支持,包括在怀孕后期就与孕妇及家人进行接触与沟通,共同制定分娩及产后的导乐计划。而目前国内的"导乐师"大多选拔那些富有爱心、责任心、耐心并乐于帮助人的优秀人员,经过"导乐师培训"合格后上岗,"一对一"地陪伴产妇分娩,充当分娩教练的角色,为产妇进行心理疏导,不断地指导、鼓励和帮助产妇克服恐惧感,同时还给予穴位按摩,协助完成生活照顾,和产妇一起度过分娩的时光,使其顺利地完成分娩过程。

(2) 分娩镇痛:①非药物镇痛:目前应用非常广泛,包括导乐镇痛仪的使用、拉美兹分娩镇痛法、穴位镇痛、自由体位管理及水中分娩等。也可通过音乐、谈话等方法转移产妇的注意力,减轻其疼痛的感觉。②药物镇痛:包括椎管内注药镇痛法,是目前国内外麻醉界公认的镇痛效果最可靠、使用最广泛、最可行的镇痛方法。另外,还有通过静脉、口服、吸入等途径使起镇痛作用的药物进入体内。

(四) 健康教育

做好分娩宣教:助产人员应安慰产妇,耐心讲解分娩是正常的生理过程,让产妇理解和掌握分娩的经过、可能的变化和出现的问题,提供分娩相关信息,指导产妇采取良好的应对措施,增强产妇对自然分娩的信心,建立一个良好的护患关系。

▍知识链接▍

新产程标准及处理的专家共识(2014)

第一产程:①潜伏期:潜伏期延长(初产妇>20 h,经产妇>14 h)不作为剖宫产指征。破膜后且至少给予缩宫素静脉滴注12~18 h,方可诊断引产失败。在排除头盆不称及可疑胎儿窘迫的前提下,缓慢但仍然有进展(包括子宫颈口扩张及先露下降的评估)的第一产程不作为剖宫产指征。②活跃期:以子宫颈口扩张6 cm作为活跃期的标志。活跃期停滞的诊断标准:当破膜且子宫颈口扩张≥6 cm后,如宫缩正常,而子宫颈口停止扩张≥4 h可诊断活跃期停滞;如宫缩欠佳,子宫颈口停止扩张≥6 h可诊断活跃期停滞。活跃期停滞可作为剖宫产的指征。

第二产程:第二产程延长的诊断标准:①对于初产妇,如行硬脊膜外阻滞,第二产程>4 h,产程无进展(包括胎头下降、旋转)可诊断第二产程延长;如无硬脊膜外阻滞,第二产程>3 h,产程无进展可诊断。②对于经产妇,如行硬脊膜外阻滞,第二产程>3 h,产程无进展(包括胎头下降、旋转)可诊断第二产程延长;如无硬脊膜外阻滞,第二产程>2 h,产程无进展则可以诊断。由经验丰富的医师和助产士进行的阴道助产是安全的,鼓励对阴道助产技术进行培训。当胎头下降异常时,在考虑阴道助产或剖宫产之前,应对胎方位进行评估,必要时进行手转胎头到合适的胎方位。

临床医师在产程管理时应该及时应用上述新的产程处理理念,在母儿安全的前提下,密切观察产程的进展,以促进阴道分娩,降低剖宫产率,为孕产妇的安全提供保障。

【结果评价】

1. 产妇不适程度减轻,保持适当的摄入与排泄,没有痛苦面容。
2. 产妇能积极参与和配合,适当休息和活动、饮食与排泄。
3. 产妇能描述正常分娩过程相关知识。

二、第二产程妇女的护理

案　　例

4 h后,该产妇胎心140次/分,宫缩(50~60) s/(2~3) min,阴道检查子宫颈口开大10 cm,先露部头位于坐骨棘平面下3 cm,此时,产妇阵痛更加明显,并主诉有口渴及排便感。请问:

1. 为该产妇确定2个主要的护理诊断/问题,如何对该孕妇实施护理?
2. 新生儿如何处理?

【护理评估】

(一)临床表现

1. 子宫颈口开全后,多已自然破膜,若此时未破膜,常影响胎头下降,应行人工破膜。破膜后,宫缩暂时停止,产妇略感舒适,继而宫缩重现且较前增强,每次持续达1 min,间歇期1~2 min。

2. 胎儿下降及娩出　当胎头降至骨盆出口压迫骨盆底组织时,产妇有排便感,不自主地向下屏气。随着产程进展,会阴渐膨隆和变薄,肛门括约肌松弛。胎头于宫缩时露出于阴道口,露出部分不断增大,在宫缩间歇期,胎头又缩回阴道内,称胎头拨露。当胎头双顶径越过骨盆出口,宫缩间歇时胎头也不再回缩,称胎头着冠。此时会阴极度扩张,产程继续进展,胎头枕骨于耻骨弓下露出,出现仰伸动作,胎头娩出后,接着出现复位及外旋转,前肩和后肩相继娩出,胎体很快娩出,后羊水随之涌出(图 5-15、图 5-16)。

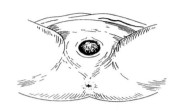

图 5-15 胎头拨露

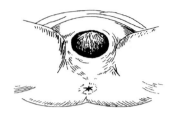

图 5-16 胎头着冠

(二)辅助检查

多普勒仪或胎儿监护仪监测胎心率及其基线变化,及时发现异常情况并及时处理。

(三)与疾病相关的健康史

1. 健康史　了解第一产程经过及处理情况,评估胎儿宫内安危。
2. 身心状况　了解子宫收缩的持续时间、间歇时间、强度和胎心情况,询问产妇有无便意感,观察胎头拨露和着冠情况,评估会阴局部情况,结合胎儿体重,判断是否需要行会阴切开术。

(四)心理-社会状况

进入第二产程,产妇的体力消耗更大,宫缩持续时间更长,腰骶部酸痛和会阴部胀痛加剧,大多表现焦躁不安、精疲力竭;产妇家属也因产妇疼痛喊叫而焦虑不安;护士应给予安慰和鼓励,并密切关注生命体征的变化。

【护理诊断/问题】

1. 焦虑　与缺乏顺利分娩的信心和担心胎儿的健康有关。
2. 疼痛　与宫缩及会阴部伤口有关。
3. 有受伤的危险　与会阴裂伤及婴儿产伤等有关。

【预期目标】

1. 产妇情绪稳定,积极配合分娩过程。
2. 产妇能正确使用腹压,不适减轻。
3. 产妇生命体征平稳,新生儿没有产伤。

【护理措施】

(一)一般护理

此期宫缩频而强,需密切监测胎心及胎头下降情况,应勤听胎心,通常每 5~10 min 听 1 次,必要时可用胎儿监护仪监测胎心率及其基线变异。若发现第二产程延长或胎心减慢,应立即给予氧气吸入,报告医生,尽快结束分娩。

(二)心理护理

第二产程时间虽短,但产妇的恐惧、急躁情绪比第一产程加剧,助产士应陪伴在旁,及时提供产程进展信息,给予安慰、支持和鼓励,缓解其紧张和恐惧,同时协助其饮水、擦汗等生活护理。

（三）症状护理

1. 缩短第二产程　指导产妇屏气,正确运用腹压是缩短第二产程的关键。方法:产妇双足蹬在产床上,两手握住产床的把手,一旦出现宫缩,先深吸一口气屏住,然后如解大便样向下用力屏气以增加腹压。宫缩间歇时,嘱产妇全身肌肉放松休息。宫缩再现时,重复做同样的屏气动作,以加速产程。

2. 接产准备　初产妇子宫颈口开全、经产妇子宫颈口扩张 4 cm 且宫缩规律有力时,应做好接产准备工作。

分娩的姿势:可有膀胱截石位、辛式左侧卧位、半坐卧位、坐式卧位、坐式及蹲式数种体位,每种姿势均有其优缺点。选择何种姿势取决于医院的现有设备及医生或助产士的决定。目前我国各医院仍以传统的膀胱截石位最为普遍。以膀胱截石位为例,让产妇仰卧于产床,同时两腿屈曲分开,露出外阴部,在臀下放便盆或塑料布,用消毒纱布蘸肥皂水擦洗外阴部,顺序是大阴唇、小阴唇、阴阜、大腿内上 1/3、会阴及肛门周围。然后用温开水冲掉肥皂水,为防止冲洗液流入阴道,冲洗前宜用消毒干纱布球盖住阴道口。最后涂以聚维酮碘(碘伏)溶液消毒,取下阴道口的纱布球和臀下的便盆或塑料布,铺消毒巾于臀下。接产者按无菌技术操作常规洗手、戴手套及穿手术衣,打开产包,铺好消毒巾,准备接产。

3. 接产

(1) 认真评估会阴部发育情况:识别会阴撕裂的诱因,如会阴水肿、会阴过紧缺乏弹性、耻骨弓过低、胎儿过大、胎儿娩出过快等,均易造成会阴撕裂,接产者在接产前应做出正确的判断,必要时进行会阴切开术。

(2) 接产要领:保护会阴并协助胎头俯屈,让胎头以最小径线(枕下前囟径)在宫缩间歇时缓慢地通过阴道口,是预防会阴撕裂的关键,产妇与接产者密切合作才能做到。胎肩娩出时也要注意保护好会阴(图 5-17)。

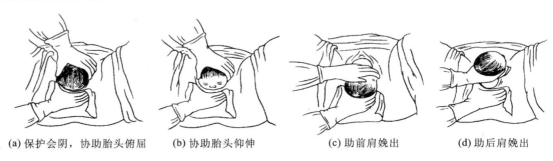

(a) 保护会阴,协助胎头俯屈　　(b) 协助胎头仰伸　　(c) 助前肩娩出　　(d) 助后肩娩出

图 5-17　接产步骤

(3) 接产步骤:接产者站在产妇右侧或正方,当胎头拨露使阴唇后联合紧张时开始适度保护会阴。方法:在会阴部铺盖消毒巾,接产者利用手掌大鱼际肌托住会阴部。每当宫缩时应向上内方托压,同时左手应轻轻下压胎头枕部,协助胎头俯屈和使胎头缓慢下降。宫缩间歇时,保护会阴的右手放松,以免压迫过久引起会阴组织水肿。当胎头枕部在耻骨弓下方露出时,左手应按分娩机制协助胎头仰伸。此时若宫缩强,应嘱产妇张口哈气以解除腹压,让产妇在宫缩间歇时稍向下屏气,使胎头缓慢娩出,以免过强的产力造成会阴撕裂。若胎头娩出见有脐带绕颈一周且较松时,可用手将脐带顺胎肩推上或从胎头滑下。若脐带绕颈过紧或绕颈 2 周或以上,立刻用两把血管钳夹住一段脐带并从中间剪断,注意勿伤及胎儿颈部(图 5-18)。

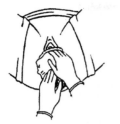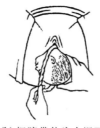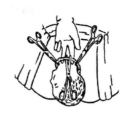

(a) 将脐带顺胎肩推上　　(b) 把脐带从头上退下　　(c) 用两把血管钳夹住，
　　　　　　　　　　　　　　　　　　　　　　　　　从中间剪断

图 5-18　脐带绕颈的处理

胎头娩出后，右手仍应注意保护会阴，不要急于娩出胎肩，而应先以左手自鼻根向下颏挤压，挤出口鼻内的黏液和羊水。然后协助胎头复位及外旋转，使胎儿双肩径与骨盆出口前后径相一致。接产者左手向下轻压胎儿颈部，协助前肩从耻骨弓下先娩出，再托胎颈向上，使后肩从会阴前缘缓慢娩出。双肩娩出后，保护会阴的右手方可放松，然后双手协助胎体及下肢相继以侧位娩出，记录胎儿娩出时间。胎儿娩出后，在产妇臀下放置聚血器或计量型产妇垫，以准确测量出血量。

（四）健康教育

做好产前宣教工作，指导产妇正确运用腹压，配合完成分娩过程。

【结果评价】

1. 产妇能正确使用腹压，积极参与、配合分娩过程。

2. 产妇没有严重的会阴撕裂，新生儿没有产伤。

三、第三产程妇女的护理

【护理评估】

（一）临床表现

1. 子宫收缩　胎儿娩出后，产妇感到轻松，心情比较平静而愉悦。子宫底降至平脐，宫缩暂停数分钟后再次恢复。

2. 胎盘娩出　胎儿娩出后，由于子宫腔容积突然明显缩小，胎盘不能相应缩小，胎盘附着面与子宫壁发生错位而剥离。剥离面出血形成胎盘后血肿；子宫继续收缩，增大剥离的面积，直至胎盘完全剥离而排出。

3. 阴道流血　由于胎盘剥离引起阴道流血，正常分娩的出血量一般不超过 300 mL。

4. 胎盘剥离　观察有无出现胎盘剥离的征象，胎盘剥离征象：①子宫体变硬呈球形，胎盘剥离后降至子宫下段，下段被扩张，子宫体呈狭长形被推向上，子宫底升高达脐上（图 5-19）；②剥离的胎盘降至子宫下段，阴道口外露的一段脐带自行延长；③阴道少量流血；④用手掌尺侧在产妇耻骨联合上方轻压子宫下段时，子宫体上升而外露的脐带不再回缩。

胎盘剥离及排出方式有两种：①胎儿面娩出式（Schultze mechanism）：胎盘从中央开始剥离，而后向周围剥离，其特点是胎盘先排出，随后见少量阴道流血，该方式多见。②母体面娩出式（Duncan mechanism）：少见，胎盘从边缘开始剥离，血液沿剥离面流出，其特点是胎盘母体面先排出，胎盘排出前有较大量阴道出血（图 5-20）。胎盘娩出后评估胎盘胎膜是否完整，有无胎盘小叶或胎膜残留，胎盘周围有无断裂的血管残端，判断是否有副胎盘（图 5-21）。

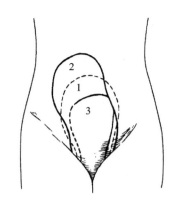 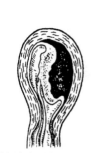 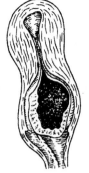 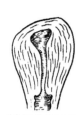

(a) 胎盘剥离开始　　(b) 胎盘降至子宫下段　　(c) 胎盘娩出后

图 5-19　胎盘剥离时子宫的形状

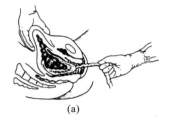 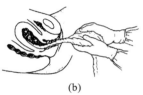 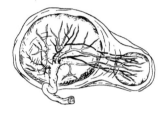

(a)　　　　　　　　　　　(b)

图 5-20　协助胎盘胎膜娩出　　　　　　　　　　**图 5-21　副胎盘**

（二）辅助检查

根据产妇情况选择必要的检查。

（三）与疾病相关的健康史

1. 健康史　了解第一、第二产程的经过及其处理,新生儿的情况。

2. 身心状况

（1）新生儿:①Apgar 评分(表 5-1):用于判断新生儿窒息及窒息的严重程度。以出生后每分钟心率、呼吸、肌张力、喉反射及皮肤颜色 5 项体征为依据,每项为 0～2 分,满分为 10 分。若评分为 8～10 分,属正常新生儿;4～7 分属轻度窒息,又称青紫窒息;0～3 分属重度窒息,又称苍白窒息。②一般状况:评估新生儿身高、体重,体表有无畸形。

表 5-1　新生儿 Apgar 评分法

体　　征	0 分	1 分	2 分
每分钟心率	0	<100 次	≥100 次
呼吸	0	浅、慢、不规则	佳
肌张力	松　弛	四肢稍屈曲	四肢屈曲活动好
喉反射	无反射	有些动作	咳嗽、恶心
皮肤颜色	全身苍白	躯干红,四肢青紫	全身粉红

（2）母亲:胎盘娩出前,观察阴道出血的颜色和量,胎盘娩出后,子宫迅速收缩,子宫底下降平脐,经短暂间歇后,子宫再次收缩成球形,子宫底上升。注意评估阴道流血的时间、颜色和量,常用的评估方法有称重法、容积法和面积法。

（3）会阴伤口:仔细检查软产道,注意有无子宫颈裂伤、阴道壁裂伤及会阴裂伤,有无阴道壁或外阴血肿。

（四）心理-社会状况

评估产妇的情绪状态，对新生儿性别、健康及外形等是否满意，能否接受新生儿，有无进入母亲角色等。

【护理诊断/问题】

1. 有母子依恋关系改变的危险　与疲乏、会阴切口疼痛或新生儿性别不理想有关。

2. 潜在并发症：新生儿窒息、产后出血。

【预期目标】

1. 产妇接受新生儿并开始亲子互动。

2. 母婴安全，未发生产后出血及新生儿窒息情况。

【护理措施】

（一）一般护理

产后应观察产妇的体温、脉搏、呼吸、血压及一般情况；检查子宫收缩情况及子宫底高度，按摩子宫，检查子宫腔内是否有积血；注意阴道出血量，外阴、阴道壁有无血肿。膀胱是否充盈等。为产妇擦汗更衣，及时更换床单及会阴垫，提供清淡、易消化流质食物，帮助产妇恢复体力。

（二）心理护理

评估产妇的情绪状态，对新生儿性别、健康及外形等是否满意，能否接受新生儿，有无进入母亲角色等。对于有不良结局或情绪反应者给予心理安慰。

（三）症状护理

1. 新生儿护理

（1）清理呼吸道：用新生儿吸痰管或洗耳球轻轻吸出新生儿口、咽部及鼻腔黏液和羊水，以免发生吸入性肺炎。当确认呼吸道黏膜和羊水已吸净而未啼哭时，可用手轻拍新生儿足底。新生儿大声啼哭表示呼吸道已通畅，即可处理脐带。

（2）新生儿 Apgar 评分：新生儿 Apgar 评分 4～7 分，需清理呼吸道、人工呼吸、吸氧、用药等；0～3 分缺氧严重，需紧急抢救，行喉镜在直视下气管内插管并给氧。缺氧较严重的新生儿，应在出生后 5 min、10 min 时分别评分，直至连续两次均≥8 分为止。1 min 评分反映在子宫内的情况，是出生当时的情况；而 5 min 及以后评分则反映复苏效果，与预后关系密切。Apgar 评分以呼吸为基础，皮肤颜色最灵敏，心率是最终消失的指标。临床恶化顺序依次为皮肤颜色→呼吸→肌张力→反射→心率。复苏有效顺序依次为心率→反射→皮肤颜色→呼吸肌张力。肌张力恢复越快，则预后越好。

（3）处理脐带：新生儿娩出后，先清理呼吸道，不需要窒息复苏时主张晚断脐，在距离脐带根部 15～20 cm 处用两把血管钳夹脐带，两钳相隔 2～3 cm，从中间剪断。用 75％乙醇消毒脐带根部及其周围，在距脐根 0.5 cm 处用无菌粗丝线结扎第一道，再在结扎线外 0.5 cm 处结扎第二道，丝线结扎时要注意扎紧，同时避免用力过猛造成脐带断裂。在第二道结扎线外 0.5 cm 处剪断脐带，挤出残余血液，用 20％高锰酸钾液或 5％聚维酮碘溶液消毒脐带断面，注意药液不可接触新生儿皮肤，以免发生皮肤灼伤，处理脐带时注意新生儿要保暖。

还可以用气门芯、脐带夹、血管钳等方法取代棉线双重结扎法。目前常用气门芯套扎法。将栓有丝线的气门芯消毒后，套入止血钳，用止血钳夹住距脐根部 0.5 cm 处的脐带，在其上端

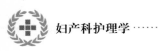

的 0.5 cm 处将脐带剪断,套拉丝线将气门芯拉长套住脐带,取下止血钳,挤出脐带残端血后消毒脐带断面。

(4)一般护理:在新生儿断脐后,立即用无菌巾擦干皮肤注意保暖,并放置在新生儿辐射台上,以防体热迅速散失。将新生儿抱给产妇,让母亲辨别性别,擦净新生儿足底胎脂,打足印及拇指印于新生儿病历上,经仔细体格检查后,系以标明母亲姓名、床号、住院号及新生儿性别、体重、出生时间的手腕带。将新生儿抱给母亲进行新生儿喂养,让母亲将新生儿抱在怀中进行早吸吮、皮肤早接触、早开奶。

2. 协助胎盘娩出　正确处理胎盘娩出,可减少产后出血的发生。接产者切忌在胎盘尚未完全剥离时用手按揉、下压子宫底或牵拉脐带,以免引起胎盘部分剥离而出血或拉断脐带,甚至造成子宫内翻。当确认胎盘已完全剥离时,于宫缩时以左手握住子宫底(拇指置于子宫前壁,其余四肢放于子宫后壁)并按压,同时右手轻拉脐带,协助胎盘娩出。当胎盘娩出至阴道口时,接产者用双手接住胎盘,向一个方向旋转并缓慢向外牵拉,协助胎盘胎膜完全娩出。若在胎膜娩出过程中,发现胎膜有部分断裂,可用血管钳夹住断裂上端的胎膜,再继续向原方向旋转,直至胎膜完全娩出。胎盘、胎膜娩出后,按摩子宫以刺激子宫收缩、减少出血,同时注意观察并测量出血量。

3. 检查胎盘、胎膜　将胎盘铺平,先检查胎盘母体面胎盘小叶有无缺损。然后将胎盘提起,检查胎膜是否完整,再检查胎盘胎儿面边缘血管有无破裂,及时发现副胎盘。副胎盘为一小胎盘,与正常胎盘分离,但两者间有血管相连。若有副胎盘、部分胎盘残留或大部分胎盘残留时,应在无菌操作下伸手入子宫腔取出残留组织。若确认仅有少量胎膜残留,可给予子宫收缩剂待其自然排出。

4. 检查软产道　胎盘娩出后,应仔细检查会阴、小阴唇内侧、尿道口周围、阴道及子宫颈有无裂伤。若有裂伤,立即缝合。

5. 预防产后出血　正常分娩出血量多数不超过 300 mL。遇有产后出血史或易发生宫缩乏力的产妇,可在胎儿前肩娩出时静注缩宫素 10 U 加于 0.9％氯化钠注射液 20 mL 静脉快速注入,也可在胎儿娩出后立即经脐静脉快速注入生理盐水 20 mL 内加缩宫素 10 U,使胎盘迅速剥离减少出血。若胎盘未完全剥离而出血多时,应行人工剥离胎盘术。若胎儿已娩出 30 min,胎盘仍未排出,但出血不多时,应注意排空膀胱,再轻轻按压子宫及静注子宫收缩剂后仍不能使胎盘排出时,再行人工剥离胎盘术。若胎盘娩出后出血多时,可经下腹部直接注入子宫体肌壁内或肌内注射麦角新碱 0.2～0.4 mg,并将缩宫素 20 U 加于 5％葡萄糖溶液 500 mL 内静脉滴注。

6. 产后观察出血量　产后应在产床观察 2 h,重点观察血压、脉搏、子宫收缩情况、子宫底高度、阴道出血量,膀胱是否充盈,会阴及阴道壁有无血肿等,发现异常及时处理。根据临床估计约有 80％的产后出血发生在产后 2 h 内,因此,临床上也有将胎盘娩出后的 2 h 称为第四产程,以予以重视预防产后出血。

7. 认真填写分娩记录,确保各类信息准确无误。

8. 情感支持　帮助产妇及时转变角色建立母子感情,协助产妇和新生儿在分娩后 1 h 内进行皮肤早接触、早吸吮及早开奶。

(四)健康教育

1. 告知产妇产后出血的预防及识别的重要性。

2. 宣传母乳喂养的好处,并指导母亲掌握母乳喂养的技巧。

3. 做好母婴安全的宣传教育工作及防护措施。

【结果评价】

1. 产妇在分娩后阴道出血量少于 500 mL,母亲体力消耗少,会阴部损伤程度轻。

2. 产妇接受新生儿并开始与新生儿进行目光交流、早吸吮、皮肤早接触、早开奶。

小结

1. 妊娠满 28 周及以上,胎儿及其附属物从临产开始到全部从母体娩出的过程,称为分娩。影响分娩的四个因素包括产力、产道、胎儿及待产妇的精神心理因素。子宫收缩力是临产后的主要产力,贯穿于分娩的全过程,正常宫缩具有节律性、对称性、极性和缩复作用的特点。产道分为骨产道和软产道。

2. 分娩机制是指胎儿先露部在通过产道时,为适应骨盆各平面的不同形态,被动地进行一系列适应性转动,以其最小径线通过产道的过程。包括衔接、下降、俯屈、内旋转、仰伸、复位及外旋转、胎肩及胎儿娩出七步骤。临床上以枕左前位为最多见。

3. 临产开始的标志为有规律且逐渐增强的子宫收缩,持续 30 s 或以上,间隔 5~6 min,同时伴有进行性子宫颈管消失、子宫颈口扩张和胎先露下降。总产程临床共分为三个产程。

4. 第一产程从规律宫缩到子宫颈口开全,初产妇需 11~12 h,经产妇需 6~8 h。第二产程从子宫颈口开全到胎儿娩出,初产妇需 1~2 h,经产妇数分钟或 1 h。第三产程从胎儿娩出到胎盘娩出,需 5~15 min,不超过 30 min。

5. 第一产程要密切观察宫缩、子宫颈口扩张、胎先露下降及胎心情况。第二产程当胎头拨露使阴唇后联合紧张时开始保护会阴,协助胎儿娩出。第三产程注意观察胎盘剥离征象,协助胎盘娩出,检查胎盘、胎膜、软产道,预防产后出血,并做好新生儿即时护理和 Apgar 评分。产后在产房观察 2 h,重点观察血压、脉搏、子宫收缩情况、子宫底高度、阴道出血量,膀胱是否充盈,会阴及阴道壁有无血肿等。

目标检测

一、选择题

1. 下述哪些是分娩的主要力量?( )

A. 膈肌收缩力　　　　　　　B. 腹肌收缩力　　　　　　　C. 肛提肌收缩力

D. 子宫收缩力　　　　　　　E. 以上都是

2. 临产后的枕先露胎头下降程度是以( )。

A. 骨盆入口平面作标志　　　　　　　B. 坐骨棘平面作标志

C. 骨盆出口平面作标志　　　　　　　D. 骨盆最大平面作标志

E. 阴道外口作标志

3. 胎儿能否顺利通过产道取决于( )。

A. 产力强弱、骨盆大小和形状、胎儿大小和胎方位　　B. 胎盘功能

C. 胎儿成熟度　　　　　　　D. 胎动频繁

E. 骨盆倾斜度应大于 60°

4. 阴道检查胎方位时,结合囟门有意义的颅缝是( )。

A. 人字缝   B. 矢状缝   C. 冠状缝   D. 颞缝   E. 额缝

5. 最小的胎头径线是(   )。

    A. 双顶径   B. 枕额径   C. 枕颏径   D. 枕下前囟径   E. 胎头周径

6. 临产的标志是(   )。

    A. 见红、规律宫缩、子宫颈口未开

    B. 规律宫缩、伴胎头下降、子宫颈口扩张

    C. 见红、破膜、不规律宫缩

    D. 规律宫缩、破膜、胎头下降

    E. 不规律宫缩、见红、子宫颈口未开

7. 子宫峡部在妊娠后期可伸展为(   )。

    A. 6～7 cm   B. 7～8 cm   C. 7～10 cm   D. 2～3 cm   E. 3～5 cm

8. 胎儿娩出后,首先应(   )。

    A. 清理呼吸道   B. 结扎脐带   C. 吸氧

    D. 用各种刺激使其大声啼哭   E. 无呼吸者给予呼吸兴奋剂

二、案例题

    王女士,26 岁,宫内妊娠 39 周,G_2P_0,主诉规律下腹疼痛 6 h。入院查体:T 36.6 ℃,P 92 次/分,R 20 次/分,BP 112/70 mmHg,胎心 152 次/分,宫缩 30 s/(4～5) min;阴道检查子宫颈管消失,子宫颈口开大 1.5 cm,先露部头,距棘上 3 cm。请问:

    (1) 产程进展正常吗? 需要干预吗?

    (2) 应采取哪些护理措施?

(董丽媛)

    参考答案:一、1. D 2. B 3. A 4. B 5. D 6. B 7. C 8. A

第六章 产褥期妇女的护理

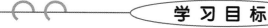

学习目标

识记:

1. 描述产褥期、子宫复旧的定义。

2. 列举正常产褥的临床表现。

理解:解释产褥期母体的主要生理及心理变化特征。

应用:

1. 为产褥期妇女制定、实施护理计划。

2. 对产褥期妇女给予保健指导。

第一节 产褥期妇女生理及心理变化

从胎盘娩出至产妇全身各器官(除乳腺外)恢复或接近正常未孕状态的一段时期称为产褥期(puerperium),一般为 6 周。在产褥期,产妇的全身各系统尤其是生殖系统有较大的生理变化,同时伴随着一个新生儿的出生,产妇及其家庭都要经历着心理和社会适应过程。了解这些变化及适应过程对做好产褥期的护理,保证产妇的健康具有重要的意义。

案 例

王女士,35 岁,侧切产后 2 天,自述切口疼痛,食欲差,每日睡眠 5～6 h,人工喂养。检查:T 36.8 ℃,P 88 次/分,R 19 次/分,BP 120/85 mmHg;乳头凹陷,乳房胀痛,已泌乳;子宫收缩良,子宫底脐下一指;阴道流血同经量,侧切口红肿。产妇感觉疲倦,不能主动护理新生儿。请问:

1. 该病人护理评估的内容有哪些?

2. 该病人的护理诊断/问题有哪些?

【产褥期妇女的生理变化】

(一)生殖系统的变化

1. 子宫 产褥期子宫变化最大。妊娠子宫自胎盘娩出后逐渐恢复至未孕状态的过程,称为子宫复旧(uterine involution),包括子宫体肌纤维的缩复、子宫内膜的再生、子宫颈复原和子宫血管变化。

(1) 子宫体肌纤维的缩复：子宫缩复不是肌细胞数目减少，而是肌细胞体积的缩小，表现为肌细胞胞质蛋白被分解排出，胞质减少。足月产子宫重约 1000 g，产后随着子宫体肌纤维的缩复使子宫体逐渐缩小，于产后第一天子宫底平脐，以后每日下降 1～2 cm。产后 1 周，子宫缩小至妊娠 12 周大小，在耻骨联合上方可触及，重约 500 g；产后 10 天，子宫降至骨盆腔内，腹部检查扪不到子宫底；产后 6 周恢复到妊娠大小，重约 50 g。

(2) 子宫内膜的再生：胎盘、胎膜从蜕膜海绵层分离娩出后，剩余的蜕膜因白细胞的浸润分为两层，外层细胞发生变性、坏死、脱落，形成恶露的一部分自阴道排出。深层即近肌层的子宫内膜的基底层再生新的功能层。约产后第 3 周，除胎盘附着部位外，子宫腔表面内膜基本完成修复，胎盘附着部位的内膜修复需 6 周。

(3) 子宫血管变化：当胎盘娩出后，胎盘附着面立即缩小面积，面积仅为原来的一半，导致开放的螺旋动脉及静脉窦压缩变窄，数小时后血管内可形成血栓，出血逐渐减少直至停止。若在新生内膜修复期间，胎盘附着面因复旧不良出现血栓脱落，可引起晚期产后出血。

(4) 子宫颈及子宫下段的变化：产后子宫下段肌纤维缩复，逐渐恢复为非孕时子宫峡部。胎盘娩出后的子宫颈松软，壁薄皱起，子宫颈外口呈环状如袖口。于产后 2～3 天，子宫颈口仍能通过 2 指。产后 1 周子宫颈内口关闭，子宫颈管复原。产后 4 周时子宫颈恢复正常状态。由于子宫颈外口分娩时常有轻度裂伤，故由未产时的圆形(未产型)变为产后的横裂(已产型)。

2. 阴道及外阴　分娩后阴道壁肌肉松弛，肌张力低，产褥期内阴道壁肌张力可逐渐恢复，约产后 3 周开始出现黏膜皱襞，但阴道于产褥期结束时不能完全恢复至妊娠前的紧张度。分娩时外阴因受压产生充血、水肿，于产后 2～3 天自行消退；会阴部血液循环丰富，若有轻度的裂伤或会阴切口缝合后，可在 3～5 天愈合。

3. 盆底组织　分娩可造成盆底肌及其筋膜弹性减弱，也可出现部分肌纤维断裂。产后 1 周内，盆底组织水肿消失，张力逐渐恢复。若盆底肌及筋膜发生严重裂伤造成骨盆底松弛，加之产褥期过早参加体力劳动均可导致阴道壁膨出，甚至子宫脱垂。

(二) 乳房的变化

1. 乳汁的产生及分泌　乳房的主要变化是泌乳，包括乳汁的产生和射乳。妊娠期，雌激素、孕激素及胎盘生乳素水平升高，有抑制垂体生乳激素的泌乳作用，使乳腺发育但不分泌乳汁。分娩后，产妇雌、孕激素和胎盘生乳素水平急剧下降，催乳素升高，乳汁开始分泌。新生儿吸吮乳头时，可刺激产妇垂体前叶催乳素阵发性释放而促进乳汁分泌，吸吮动作还可反射性引起垂体后叶释放催乳素，刺激乳腺肌细胞和乳腺管收缩而促使乳汁排出。

2. 乳汁的分类　乳汁分为初乳、过渡乳和成熟乳。初乳是指产后 7 天内分泌的乳汁，初乳中含有丰富的蛋白质，尤其是免疫球蛋白 G(IgG)和分泌型免疫球蛋白 A(SIgA)，脂肪和乳糖含量较成熟乳少，极易消化，是新生儿早期的天然食物。产后 7～14 天分泌的乳汁为过渡乳，蛋白质含量逐渐减少；脂肪和乳糖含量逐渐增多。产后 14 天以后分泌的乳汁为成熟乳，呈白色，蛋白质占 2%～3%，脂肪约占 4%，糖类占 8%～9%，无机盐占 0.4%～0.5%，还有维生素等。

(三) 循环系统及血液的变化

子宫胎盘血液循环终止且子宫缩复，大量血液从子宫进入体循环，加之妊娠期间过多的组织间液回吸收，使回心血量增加，产后 3 天内，血容量增加 15%～25%，原有心脏病的产妇易发生心力衰竭。妊娠期血容量增加，于分娩后 2～3 周可恢复至未孕状态。

（四）消化系统的变化

产妇因分娩时体力消耗及体液大量流失，产后1～2天内常感口渴，喜进流食或半流食，但食欲欠佳，以后逐渐好转。产妇胃肠张力及蠕动力减弱，约需2周恢复正常。因卧床时间长，缺乏运动，腹肌及盆底肌肉松弛，加之肠蠕动减弱，容易发生便秘和肠胀气。

（五）泌尿系统的变化

妊娠期体内潴留大量水分，于分娩后的最初几天经由肾脏排出，故产后最初1周尿量明显增多。分娩过程中，因膀胱过分受压，导致黏膜充血、水肿，膀胱及肌肉张力降低，容易发生残余尿增多和尿潴留。

（六）内分泌系统的变化

分娩后雌激素、孕激素水平急剧下降。至产后1周时已降至未孕时水平。胎盘生乳素于产后6 h已不能测出。月经复潮与恢复排卵的时间受是否哺乳的影响，不哺乳产妇一般于产后6～10周月经复潮，在产后10周左右恢复排卵；哺乳产妇因催乳素的分泌可抑制排卵，月经复潮延迟，平均在产后4～6个月恢复排卵。产后较晚恢复月经者，首次月经来潮常有排卵，因此哺乳妇女在月经恢复前也有可能受孕。

（七）腹壁的变化

妊娠期出现的下腹正中线色素沉着，于产褥期逐渐消退。初产妇腹部紫红色妊娠纹变成银白色。腹壁皮肤受增大的妊娠子宫的影响，部分弹力纤维断裂，腹直肌呈不同程度分离，产后腹壁明显松弛，其紧张度需至产后6～8周恢复。

【产褥期产妇的心理变化】 妊娠和分娩是妇女一生中的重大改变。产后，产妇需要从妊娠期和分娩期的不适、疼痛、焦虑中恢复，需要接纳家庭新成员及新家庭，这一过程称为心理调适。此时产妇的心理脆弱、不稳定，护理人员应细心观察，给予体贴和安慰，使产妇健康地度过产褥期。

（一）产褥期妇女的心理变化

1. 产妇的心理变化特点 经过分娩的母亲，特别是初产妇将会经历不同的心理感受：高涨的热情、希望、满足、幸福感、乐观、压抑、焦虑等。有的产妇可能因理想中的母亲角色与现实的差距而发生心理冲突；因为新生儿相貌、性别不理想而感到失望；因太多的母亲责任而感到恐惧；因丈夫的注意力转移至新生儿而感到失落等。

2. 影响产妇心理变化的因素 许多因素可以影响产妇的心理变化，如妊娠期的心理状态、对分娩的承受能力、社会支持、产妇的年龄、夫妻间及家庭成员间的关系、经济条件等均不同程度地影响产妇的心理变化。年轻产妇可能在母亲角色的学习上会遇到很多困难，影响其心理适应；年龄较大的产妇身体恢复较年轻产妇慢，往往有疲劳感，需要更多的休息。一般来说，丈夫及亲友关系良好的产妇将得到更多的理解和帮助，有助于心理调适，更能胜任新生儿的照顾工作。

（二）产褥期妇女的心理调适

一个新的家庭需要在多个方面进行调节，逐渐完成心理、社会的适应。产妇的心理调适主要表现在确立家长与孩子的关系和承担母亲的责任两方面。美国心理学家Rubin将产褥期妇女的心理调适分为3个时期。

1. 依赖期 分娩后1～3天。在这一时期，产妇表现出被动和依赖的状态，产妇显得疲倦，喜欢谈过去的事情，特别是分娩的经过。产妇的很多需要是通过别人来满足的，如对孩子的关心、喂奶、淋浴等,同时产妇也喜欢用语言表达对孩子的关心。较好的妊娠及分娩经历、充足的休息、丰富的营养和较多的与孩子接触有助于产妇尽快地进入第二期。

2. 依赖-独立期　产后第3～14天。产妇表现出较为独立的行为,逐渐开始处理自己的事情,注意周围的人际关系,主动参与活动,学习护理自己的孩子,注意力集中在母亲的职责和自己的身体功能的恢复上。在此期间,心理上的感情脆弱、太多的母亲责任、体内糖皮质激素和甲状腺激素水平低等因素均使产妇容易发生产后抑郁。护士要及时帮助产妇排解这种压抑,如提供婴儿喂养和护理知识、鼓励产妇表达自己的感受、提醒其丈夫及家庭其他成员更多关心产妇等,均能增加产妇的自信心,促使其接纳自己和孩子,平稳地度过抑郁状态期。

3. 独立期　产后2周至1个月。此期,新家庭形成并正常运行,产妇、家人和新生儿逐渐成为一个完整的系统,形成新的生活型态。在这一时期,产妇及其丈夫往往会承担更多的压力,如兴趣与需要、事业与家庭的矛盾,哺育孩子、承担家务及维持夫妻关系中各自角色扮演的矛盾等。

总之,产褥期是产妇的心理转换时期。如果受到体内外环境的不良影响、刺激,产妇易发生各种身心障碍。因此,护理人员应了解和掌握产褥期妇女的心理改变,做好产妇产褥期的心理适应工作。同时,对产妇的家属也要宣传指导,向他(她)们宣传产妇生理和心理特点,使其不仅从生活上体贴照料,而且更重要的是从心理上给予产妇足够的帮助、关心和支持,使其情绪稳定,顺利地度过产褥期。

第二节　产褥期妇女的护理

【护理评估】

(一) 临床表现

1. 发热　有些产妇24 h内体温稍升高,一般不超过38 ℃,可能与产程中过度疲劳、产程延长或机体脱水有关。产后3～4天因乳房血管、淋巴管极度充盈、乳房胀大,也可有体温达37.8～39 ℃的发热,称为泌乳热(breast fever),一般持续4～16 h后降至正常,不属于病态,但需要排除其他原因尤其是产后感染引起的发热。

2. 恶露(lochia)　产后随子宫蜕膜的脱落,含有血液及坏死的蜕膜组织经阴道排出的液体。因其颜色、内容物及时间不同,恶露分如下3种。

(1) 血性恶露:含有大量血液,色鲜红,量多,有时有小血块,脱落的蜕膜组织及少量胎膜,有血腥味,持续3～4天,子宫出血逐渐减少,浆液增加,转变为浆液恶露。

(2) 浆液恶露:色淡红似浆液,含少量血液,有较多的坏死蜕膜组织、子宫颈黏液、阴道排液、白细胞及细菌。浆液恶露一般持续10天左右,浆液逐渐减少,白细胞增多,变为白色恶露。

(3) 白色恶露:黏稠、色泽较白,含大量白细胞、坏死退化蜕膜组织、表皮细胞及细菌。白色恶露一般约持续3周干净。

3. 会阴伤口水肿或疼痛　分娩时因会阴部撕裂或侧切缝合后,与产后3天内可出现局部水肿、疼痛,拆线后症状自然消失。

4. 产后宫缩痛　产褥早期因子宫收缩引起下腹部阵发性剧烈疼痛称为产后宫缩痛(after-pains)。于产后1～2天出现,持续2～3天自然消失,经产妇宫缩痛较初产妇明显,哺乳者较不哺乳者明显。哺乳时反射性宫缩分泌增多使疼痛加重,不需特殊用药。

5. 褥汗　产后一周内,孕妇潴留的水分通过皮肤排泄,排出大量的汗液,以夜间睡眠和初醒时尤为明显,习称"褥汗",属于正常现象。

6. 排尿困难及便秘　产后2~3天内,产妇常常多尿,而且容易发生排尿困难,特别是产后第1次小便,容易发生尿潴留及尿路感染。产妇因卧床休息、食物中缺乏维生素,以及肠蠕动减弱,常发生便秘。

7. 乳房胀痛或皲裂　产后1~3天若没有及时哺乳或排空乳房,导致乳腺管不通形成硬结,产妇出现乳房胀痛。哺乳产妇尤其是初产妇因哺乳方法不当,容易发生乳头皲裂,表现为乳头红、裂开,有时有出血,哺乳时疼痛。

8. 乳腺炎　当产妇乳房出现局部红、肿、热、痛时,或有痛性结节,提示患有乳腺炎。

9. 产后抑郁　分娩后常见的一种心理障碍,主要表现:注意力无法集中、健忘、心情不平静、时常哭泣或掉泪、依赖、焦虑、疲倦、伤心、易怒易躁、无法忍受挫折、负向思考方式等。产后抑郁症一般在产后第1天至第6周之间发生,而产后第1~10天被认为是产后发生抑郁症的危险期。

(二)辅助检查

产后除进行常规体格检查外,必要时进行血常规、尿常规、药物敏感试验等。产后留置导尿管者需定期做尿常规检查,以监测有无泌尿系统感染。

(三)与疾病相关的健康史

认真阅读产前记录、分娩记录、用药史,特别注意异常情况及其处理经过,如产时出血多、会阴撕裂、新生儿窒息等。产妇的健康史应该包括对妊娠前、妊娠过程和分娩过程进行全面评估。

1. 生命体征　①体温:大多数在正常范围,产后3~4天出现的发热可能与泌乳有关,但需要排除其他原因引起的发热。②脉搏:60~70次/分,如果过快应考虑发热、产后出血引起休克的早期症状。③呼吸:14~16次/分。④血压:平稳,和产前一致,妊娠期高血压疾病孕妇产后血压明显降低或恢复正常。

2. 产后出血量　产后出血总量一般不超过300 mL。如阴道流血量多或血块大于1 cm,最好将弯盘放于产妇臀下,以准确评估出血量;若阴道流血量虽不多,但子宫收缩不良、子宫底上升者,提示子宫腔内有积血;若产妇自觉肛门坠胀感,多有阴道后壁血肿;子宫收缩好,但有鲜红色恶露持续流出,多提示有软产道损伤。

3. 生殖系统

(1)子宫:产后当日,子宫底平脐或脐下一横指,因子宫颈外口至坐骨棘水平,使子宫底稍上升至平脐,以后每日下降1~2 cm,产后10天内在耻骨联合上方扪不到子宫底。每日应在同一时间评估产妇子宫底高度。

(2)恶露:每日应观察恶露的量、颜色及气味,一般在按子宫底的同时观察恶露的情况。正常恶露有血腥味,但无臭味,持续4~6周,总量为250~500 mL。若产后子宫复旧欠佳,血性恶露可增多,持续时间长;若有臭味,可能有残留胎盘、胎膜或感染,应仔细观察及时处理。

(3)会阴:阴道分娩者产后会阴有轻度水肿,多在产后2~3天自行消退。会阴部有缝线的病人,出现疼痛加重、局部红肿、硬结及分泌物要考虑会阴伤口感染。

(4)宫缩痛:评估产妇疼痛反应程度。

4. 排泄　产后应注意评估膀胱充盈及第1次排尿情况。充盈的膀胱可影响有效的子宫收缩,引起子宫收缩乏力,导致产后出血。第1次排尿后需评估尿量,如尿量少应再次评估膀胱的充盈情况,预防尿潴留。由于产前接受灌肠,产后卧床时间长,加之进食较少,因此产妇在产后 1～2 天多不排大便,但也要评估是否有产后便秘的症状。

5. 乳房

(1)乳房的类型:评估有无乳头平坦、内陷。

(2)乳汁的质和量:初乳因含 β-胡萝卜素,呈淡黄色,质稠。产后 1～3 天,每次哺乳新生儿可吸出 2～20 mL。过渡乳和成熟乳呈白色。乳量是否充足主要评估两次喂奶之间,婴儿是否满足、安静,婴儿尿布 24 h 湿 6 次以上,大便每日几次,婴儿体重增长是否理想等内容。

(3)乳房胀痛及乳头皲裂:评估乳房胀痛的原因,当触摸乳房时有坚硬感,并有明显触痛,提示产后哺乳延迟或没有及时排空乳房。评估乳头皲裂的原因,当产妇孕期乳房护理不良或哺乳方法不当,或在乳头上使用肥皂,容易发生乳头皲裂。

(四)心理-社会状况

1. 产妇的心理状况

(1)评估产妇对分娩经历的感受:是舒适还是痛苦,直接影响产妇母亲角色的获得。

(2)评估产妇自我形象:包括自己形体的恢复,孕期不适状态的恢复等,关系到是否接纳孩子。

(3)评估母亲的行为:评估母亲的行为是否属于适应性的。母亲能满足孩子的需要并表现出喜悦,积极有效地锻炼身体,学习护理孩子的知识和技能为适应性行为。相反,母亲不愿意接触孩子,不护理孩子或表现出不悦、不愿意交流、食欲差等为不适应行为。

(4)对孩子行为的看法:评估母亲是否认为孩子吃得好、睡得好又少哭闹就是好孩子,因而自己是一个好母亲;而常哭、哺乳困难、常常需要换尿布的孩子是坏孩子,因而自己是一个坏母亲。母亲能正确理解孩子的行为将有利于建立良好的母子关系。

(5)其他因素:许多研究表明,产妇的年龄、健康状况、社会支持状况、经济状况、性格特征、文化背景等因素影响产妇的心理状态。

2. 社会支持 良好的家庭氛围,有助于家庭各成员角色的获得,有助于建立多种亲情关系。相反,各种冲突将不利于各种亲情关系的发展。

【护理诊断/问题】

1. 尿潴留 与产时损伤、不习惯床上小便、膀胱肌肉麻痹等因素有关。

2. 母乳喂养无效 与母乳喂养技能不熟,母亲产后疲劳及缺乏自信心有关。

3. 睡眠型态紊乱 与婴儿哭闹,哺乳及照料婴儿有关。

4. 知识缺乏:缺乏产后自我保健及婴儿护理技能知识。

【预期目标】

1. 产妇产后 24 h 没有发生尿潴留。

2. 产妇母乳喂养成功,情绪稳定,营养、睡眠充足。

3. 产妇获得正确的产褥期健康生活指导。

【护理措施】

(一)一般护理

1. 环境 产后应为产妇提供一个温度和湿度适宜、安静舒适的修养环境。室内空气新鲜,经常通风换气,有充足的光线,室温保持在 18～20 ℃,湿度为 55％～60％,保证产妇有足够的睡眠,护理活动要集中进行,不打扰产妇休息。

2. 个人卫生 产褥期早期,皮肤排泄功能旺盛,排出大量汗液,尤以睡眠和初醒时最明显,称为产褥期褥汗,这是正常生理现象,一般产后1周左右自行好转。因此,产后衣着薄厚要适当,要勤用热水擦身或淋浴,但须注意保暖,每天梳头刷牙,勤换衣裤。

3. 生命体征 产后24 h内应密切观察血压、脉搏、体温、呼吸的变化,以便及时发现产后出血及其他变化。由于分娩的疲劳、产程延长或机体脱水可使体温在产后24 h内略有升高,但不超过38 ℃。产后脉搏略慢,60~70次/分,1周左右恢复,呼吸深慢,14~16次/分,血压无明显变化,妊娠期高血压疾病的产妇产后血压明显下降。

4. 活动与休息 产后要鼓励产妇早期下床活动,一般产后24 h可下床活动,以增强血液循环,促进子宫收缩、恶露排出、会阴伤口愈合,促进大小便排泄,并可预防盆腔或下肢静脉血栓形成。2周后可从事少量家务活动。避免蹲或站立太久,预防子宫脱垂。充足的休息对保证乳汁分泌十分重要,产妇要学会与婴儿同步休息,每天应保证8 h睡眠,生活应有规律。

5. 营养 正常分娩后1 h产妇可进食适量、易消化的流质或清淡半流质食物。1 h以后可进普通饮食,食物多样化的平衡膳食,可保证足够热量和水分,同时应适当补充维生素和铁剂。

(二)症状护理

1. 子宫复旧的观察与护理 产后2 h内易发生因子宫复旧不良导致的产后出血,故产后即刻、30 min、1 h、2 h各观察1次子宫收缩、子宫底高度,以后每日应在同一时间测量子宫底高度,检查前先排空膀胱,仰卧床上,检测由脐部至子宫底的距离。一般产后当日子宫底平脐,以后每日下降1~2 cm,产后10天左右经腹部检查已触不到子宫底。检查子宫底高度的同时注意子宫及双侧附件有无压痛。如子宫底上升,子宫体变软,可能有子宫腔积血,应按摩子宫排除血块,促使收缩。

2. 恶露的观察与护理 若有臭味,常提示有感染的可能,可配合医生做好血及组织培养标本的收集和抗生素的应用。

3. 会阴护理

(1)会阴冲洗或擦洗:每日用1:5000高锰酸钾溶液或1:2000苯扎溴铵溶液冲洗或擦洗外阴2次。

(2)会阴肿、痛的护理:会阴部有水肿者局部可用红外线照射,或用50%硫酸镁湿热敷,95%乙醇湿敷,每日2~3次,每次20 min,可消肿并促进伤口愈合。伤口疼痛时可适当服止痛药,若疼痛剧烈或有肛门坠胀感应通知医生检查,以便发现外阴及阴道壁深部血肿并及时处理。

(3)会阴侧切的护理:应观察伤口周围有无渗血、血肿、红肿、硬结及分泌物,应嘱产妇健侧卧位,勤换会阴垫。正常会阴侧切缝合伤口3~5天拆线,若伤口感染,应提前拆线引流或行扩创处理,并定时换药。伤口局部有硬结或分泌物,于分娩后7~10天可温水坐浴。

4. 尿潴留和便秘的护理

(1)排尿的护理:产后产妇尿量增多,充盈的膀胱可影响子宫收缩。护士应于产后4 h鼓励产妇排尿,如排尿困难,应解除产妇思想顾虑并协助排尿,如协助产妇坐起或下床排尿;用温开水冲洗尿道外口;听流水声诱导排尿反射,热敷下腹部,刺激膀胱收缩。若有尿潴留发生,应在无菌操作下留置导尿管,开放引流24~48 h,使膀胱肌肉休息并逐渐恢复其张力。

(2)排便的护理:产后产妇因卧床时间长、运动减少、肠蠕动减弱、腹肌松弛等因素均易发生便秘。产后应鼓励产妇多饮水,多吃蔬菜类及水果,尽早下床活动及做产后操,以防便秘发生,必要时给缓泻剂。

5. 乳房护理

(1) 一般护理:乳房应保持清洁干燥。每次哺乳前,产妇应洗净双手,用温开水擦洗乳房及乳头。每次哺乳前按摩乳房,刺激泌乳反射。哺乳时应让新生儿吸空一侧乳房再吸另一侧,两侧乳房交替哺乳。

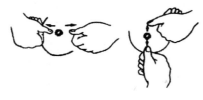

图 6-1 乳头伸展练习

(2) 乳头平坦及凹陷的护理:乳头平坦或凹陷,婴儿很难吸吮,可指导产妇进行练习:①乳头伸展练习:将两拇指平行放在乳头两侧,慢慢地由乳头向两侧外方拉开,牵拉乳晕皮肤及皮下组织,使乳头向外突出。接着将两拇指分别放在乳头上侧和下侧,将乳头向上向下纵形拉开(图6-1)。此练习每天 2 次,每次 15 min。②乳头牵拉练习:用一手托乳房,另一手的拇指和中、食指向外牵拉乳头,重复 10~20 次,每天 2 次。③配置乳头罩:从妊娠 7 个月起佩带,对乳头周围组织起到稳定作用。柔和的压力可使内陷的乳头外翻,乳头经中央小孔保持持续突起。婴儿饥饿时吸吮力强,应先吸吮平坦的一侧,容易吸住乳头和大部分乳晕。

(3) 乳头皲裂的护理:由于婴儿含接姿势不良可造成乳头皲裂,母亲常感到乳头疼痛。轻者可继续哺乳,先喂健侧乳房,再喂患侧。哺乳前先湿热敷乳房和乳头 3~5 min,挤出少量乳汁,使乳晕变软容易被婴儿含吮。同时,增加哺乳的次数,缩短每次哺乳的时间。

(4) 乳房胀痛的护理:①原因:多因乳房过度充盈及乳腺管阻塞所致。②预防:可指导产妇于产后半小时内尽早开始哺乳,促进乳汁通畅;确保正确的含接姿势,做到充分有效的吸吮,鼓励按需哺乳。③处理:哺乳前先热敷、按摩乳房,使乳腺管通畅,在两次哺乳间冷敷乳房,减少局部充血、肿胀。

(5) 乳腺炎的护理:轻度时,在哺乳前湿热敷并按摩乳房 3~5 min,先哺喂患侧,婴儿饥饿时吸吮力强,有利于吸通乳腺管。每次哺乳时均应充分吸空乳汁,增加哺乳次数。

(6) 退乳的护理:产妇因病或其他原因不能哺乳者,应及时退乳。最简单的方法是停止哺乳,少进汤汁类食物。出现乳房胀痛者,可用芒硝外敷,将芒硝碾碎放于薄布袋中敷于两乳房,每侧乳房 250 g,用乳罩托住。还可以用生麦芽 60~90 g,水煎服,每日 1 剂,连服 3~5 天,配合退乳。

(三) 母乳喂养指导

纯母乳喂养指婴儿从出生至产后 4~6 个月,除给母乳外不给婴儿其他食品及饮料,包括水(除药品、维生素、矿物质滴剂外),称为纯母乳喂养。

1. 一般护理 关心帮助产妇,使其精神愉快,树立母乳喂养的信心。坚持按需哺乳,早期频繁吸吮,有助于尽早泌乳,并让婴儿吸吮到营养和免疫价值极高的初乳。

2. 母乳喂养方法指导

(1) 哺乳时间:按需哺乳,一般产后半小时开始哺乳,通过新生儿吸吮动作可以刺激乳汁分泌。产后 1 周内,哺乳次数应频繁,开始时每次吸吮 3~5 min,以后逐渐延长,一般不要超过 20 min。母乳喂养的时间一般以 10 个月至 1 年为宜。

(2) 哺乳方法:哺乳时先挤压乳晕周围组织,挤出少量乳汁刺激婴儿吸吮,然后把乳头和大部分乳晕放在婴儿口中,用一手托扶乳房,防止乳房堵住婴儿鼻孔。

(3) 注意事项:每次哺乳时应先吸空一侧乳房再吸另一侧乳房;每次哺乳后,应将婴儿竖直抱起,轻拍背 1~2 min,排出胃内空气以防溢奶;哺乳的产妇用药物,必须事先咨询医护人员,以确定是否会对婴儿造成伤害。

（四）健康教育

1. 一般指导 产妇居室应清洁通风,合理饮食以保证充足的营养;注意休息,合理安排家务及婴儿护理,注意个人卫生和会阴部清洁,保持良好的心情。

2. 产后活动与运动 经阴道分娩的产妇,产后 6～12 h 内即可起床轻微活动,于产后第 2 天开始可在室内随意走动。尽早做产褥期保健操(图 6-2),以恢复腹肌及盆底肌肉张力,预防尿失禁、膀胱直肠膨出和子宫脱垂。根据产妇情况逐渐增加运动量。一般在产后第 2 天开始,每 1～2 天增加 1 节,每节做 8～16 次,直至产后 6 周。

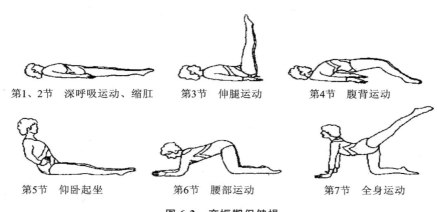

第1、2节 深呼吸运动、缩肛　　第3节 伸腿运动　　第4节 腹背运动

第5节 仰卧起坐　　第6节 腰部运动　　第7节 全身运动

图 6-2　产褥期保健操

第 1 节:腹式深呼吸,仰卧,深吸气,收紧腹部,然后呼气。

第 2 节:缩肛动作,仰卧,两臂放于身旁,进行缩肛与放松动作。

第 3 节:伸腿动作,仰卧,两臂直放于身旁,双腿轮流上举和并举,与身体成直角。

第 4 节:腹背运动,仰卧,髋与腿放松,分开稍屈,脚底放在床上,尽力抬高臀部和背部。

第 5 节:仰卧起坐。

第 6 节:腰部运动:跪姿,双膝分开,肩肘垂直,双手平放在床上,腰部进行左右旋转动作。

第 7 节:全身运动:跪姿,双臂支撑在床上,左右腿交替并向背后高举。

3. 性生活指导 产后 42 天之内禁止性生活,以免引起感染。排卵可在月经未复潮前即先恢复,故应采取避孕措施,如哺乳母亲不宜口服避孕药。正常分娩者产后 3 个月,剖宫产者产后 6 个月可放宫内节育器,此前应选用其他方法避孕。

4. 产后检查 包括产后访视及产后健康检查。

(1)产后访视:由社区护士在产妇出院后 3 天内、产后 14 天、产后 28 天分别做 3 次产后访视,高危产妇应酌情增加访视次数。通过访视可以了解产妇的饮食、睡眠及心理状况;母乳喂养情况;观察子宫复旧及恶露;观察会阴伤口或腹部伤口情况,发现异常给予相应的指导。

(2)产后健康检查:告知产妇在产后 42 天与新生儿一起来医院进行一次全面检查,了解产妇全身及生殖器官恢复的情况,婴儿的发育状况。产后健康检查包括全身检查和妇科检查,全身检查主要包括测血压、脉搏,查血、尿常规等。妇科检查主要了解盆腔内生殖器是否已经恢复到非孕状态。

【结果评价】

1. 产妇生命体征平稳,无感染发生,没有发生尿潴留。

2. 产妇乳汁充足,新生儿体重增长正常。

3. 产妇身体舒适,心情愉悦,积极参与新生儿护理和自我护理。

第三节　正常新生儿的护理

足月新生儿是指孕满 37 周至不足 42 周,出生体重 2500 g 及以上的新生儿。新生儿期是指胎儿出生后断脐到满 28 日的一段时间。

【正常新生儿生理特点】

1. **呼吸系统**　新生儿出生后约 10 s 发生呼吸运动。因新生儿肋间肌较弱,故主要以腹式呼吸为主。新生儿代谢快,需氧量多,呼吸浅而快,40～60 次/分,2 日后降至 20～40 次/分,可有呼吸节律不齐。

2. **循环系统**　新生儿出生最初数日,可在其心前区听到心脏杂音,与动脉导管暂时开放有关,新生儿耗氧量大,故心率较快,睡眠时平均心率为 120 次/分,醒时可增至 140～160 次/分。

3. **消化系统**　新生儿胃容量较小,肠道容量相对较大,胃肠蠕动较快以适应流质食物的消化;新生儿吞咽功能完善,胃呈水平位,胃贲门括约肌不发达,哺乳后易发生溢乳;消化道已能分泌大部分消化酶,淀粉酶至出生后 4 个月才能达到成人水平,因此,新生儿消化蛋白质的能力较好,消化淀粉的能力相对较差。

4. **泌尿系统**　新生儿肾单位数量与成人相似,肾小球滤过功能、浓缩功能较弱,容易发生水、电解质紊乱;输尿管较长,弯曲度大,容易受压或扭转而发生尿潴留或泌尿系统感染。

5. **神经系统**　新生儿大脑皮层及锥体束尚未发育成熟,故新生儿动作慢而不协调,肌张力稍高,哭闹时可有肌强直;大脑皮层兴奋性低,睡眠时间长;新生儿期间视觉、味觉、触觉、温度觉发育良好,痛觉、嗅觉(除对母乳外)相对较差。眼肌活动不协调,对明暗有感觉,具有凝视和追视能力,有角膜反射及视、听反射;有吸吮、吞咽、觅食、握持、拥抱等先天性反射活动。

6. **免疫系统**　新生儿在胎儿期从母体获得免疫球蛋白 IgG,故新生儿对一些传染病如麻疹有免疫力而不易感染;而免疫球蛋白 IgA 和免疫球蛋白 IgM 则不能通过胎盘传给新生儿,因此新生儿易患消化道、呼吸系统感染和大肠埃希菌金黄色葡萄球菌败血症。

7. **体温**　新生儿体温调节中枢发育不完善,皮下脂肪较薄,体表面积相对较大。因此,其体温可随外界环境温度的变化而波动。

8. **皮肤黏膜**　新生儿出生时体表覆盖一层白色乳酪状胎质,它具有保护皮肤减少散热的作用。新生儿口腔黏膜血管丰富,两面颊部有较厚的脂肪层称为颊脂体,可帮助吸吮;硬腭中线两旁有黄白色小点称为上皮珠,齿龈上有白色韧性小颗粒称为牙龈粟粒点。

9. **乳腺肿大及假月经**　由于受胎盘分泌的雌孕激素影响,新生儿出生后 3～4 天可出现乳腺肿胀,切勿挤压,以免感染,一般出生后 2～3 周后自行消失。有些女婴出生后 5～7 天阴道可见白带及少量分泌物,持续 1～2 天后自然消失。

10. **生理性黄疸**　新生儿出生后 2～3 天出现皮肤、巩膜发黄,持续 4～10 天后自然消退,称为生理性黄疸。

11. **生理性体重减轻**　新生儿出生数日内,因丢失水分较多及胎粪排出,可出现体重下降,属于生理现象。下降范围一般不超过 10%,4 天后回升,7～10 天可恢复到出生时体重。

【护理评估】

（一）出生时评估

见第五章第四节。

（二）入母婴同室时评估

一般在出生 24 h 内进行。

1. 病史　了解家属的特殊病史,母亲既往妊娠史;本次妊娠的经过,胎儿生长发育及其监测结果,分娩经过,产程中胎儿情况如出生体重、性别、Apgar 评分及出生后检查结果等。检查出生记录是否完整,包括床号、住院号、母亲姓名、性别、出生时间,新生儿脚印、母亲手印是否清晰,并与新生儿身上的手圈核对。

2. 身体评估时注意保暖,可让母亲在场以便指导

（1）一般检查:注意新生儿的发育、反应,观察皮肤颜色,有无淤斑、产伤或感染灶。①体重:一般在沐浴后测裸体体重。正常体重儿为 2500 g 至不足 4000 g。体重≥4000 g 见于父母身材高大、多胎经产妇、过期妊娠或妊娠孕妇有糖尿病等;体重 <2500 g 见于早产儿或足月小样儿。②身高:测量头顶最高点至脚跟的距离,正常为 45～55 cm。③体温:一般测腋下体温。正常为 36～37.2 ℃,体温可随外界环境温度变化而波动。体温超过 37.5 ℃见于室温高、保暖过度或脱水;体温低于 36 ℃见于室温较低、早产儿或感染等。④呼吸:于新生儿安静时测 1 min。正常为 40～60 次/分。产时母亲使用麻醉药、镇静剂或新生儿产伤可使新生儿呼吸减慢;室内温度改变过快,早产儿可出现呼吸过快;持续性呼吸过快见于呼吸窘迫综合征、膈疝等。⑤心率:一般通过心脏听诊获得。由于心脏容量小,每搏输出量较少,心率较快,可达 120～140 次/分。若心率持续增快或减慢,应提高警惕,怀疑是否有先天性心脏病。

（2）头面部:观察头颅大小、形状,有无产瘤、血肿及皮肤破损;检查囟门大小和紧张度,有无颅骨骨折和缺损;巩膜有无黄染或出血点;口腔有无唇腭裂等。

（3）颈部:注意颈部对称性、位置、活动范围和肌张力。

（4）胸部:观察胸廓形态、对称性,有无畸形;呼吸时是否有肋下缘和胸骨上下软组织下陷;通过心脏听诊了解心率、节律,各听诊区有无杂音;通过肺部听诊判断呼吸音是否清晰,有无啰音及啰音的性质和部位。

（5）腹部:出生时腹形平软,以后肠管充满气体,腹略膨出。观察呼吸时胸腹是否协调,外形有无异常;触诊肝脾大小;听诊肠鸣音。

（6）脐带:观察脐带残端有无出血或异常分泌物。若脐部红肿或分泌物有臭味,提示脐部感染。

（7）脊柱、四肢:检查脊柱、四肢发育是否正常,四肢是否对称,有无骨折或关节脱位。

（8）肛门、外生殖器:肛门外观有无闭锁,外生殖器有无异常,男婴睾丸是否已降至阴囊、女婴大阴唇有无完全遮住小阴唇。

（9）大小便:正常新生儿出生后不久排小便,出生后 10～12 h 内排胎便,如 24 h 后未排胎便,应检查是否有消化道发育异常。

（10）肌张力、活动情况:新生儿正常时反应灵敏、哭声洪亮、肌张力正常。如中枢神经系统受损可表现为肌张力及哭声异常。睡眠时,予以刺激引起啼哭后观察。

（11）反射:通过观察各种反射是否存在,可以了解新生儿神经系统的发育情况。

（12）亲子互动:观察母亲与孩子间沟通的频率、方式及效果,评估母亲是否存在拒绝喂养新生儿的行为。

（三）日常评估

母婴同室时评估新生儿无异常，以后改为每 8 h 评估 1 次或每日评估 1 次，同时做好评估记录，如有异常应增加评估次数。

【护理诊断/问题】

1. 有窒息的危险　与呛奶、呕吐有关。

2. 有体温失调的危险　与体温调节中枢发育不完善有关。

3. 有感染的危险　与新生儿免疫功能不足及皮肤黏膜屏障功能差有关。

【预期目标】

1. 住院期间新生儿生命体征正常。

2. 新生儿住院期间不发生感染。

【护理措施】

（一）一般护理

1. 环境　新生儿居室的温度与湿度应随气候温度变化调节，房间光线应充足、空气流通，保持室温在 22～24 ℃、相对湿度在 55％～65％为宜。

2. 生命体征　定时测新生儿体温，体温过高者采取降温，过低者加强保暖措施。观察呼吸道通畅情况，保持新生儿取侧卧体位，预防窒息。

3. 安全措施　①新生儿出生后，将其右脚印及其母亲右拇指印印在病历上。②新生儿手腕上系上写有母亲姓名、新生儿性别、住院号的手圈。③新生儿床应配有床围，床上不放危险物品。④预防感染：严格执行消毒隔离制度，房间内应配有手消毒液，以备医护人员或探视者接触新生儿前消毒双手用。

（二）喂养护理

母乳喂养措施：①早吸吮：正常分娩、母婴健康状况良好时，出生后半小时即可哺乳。②母婴同室：让母亲与婴儿 24 h 在一起。③按需哺乳：哺乳的次数、间隔和持续时间由母子双方的需要决定，以婴儿吃饱为度。

（三）日常护理

1. 沐浴　沐浴可以清洁皮肤、评估身体状况、促进舒适。沐浴时应注意如下几点。

（1）温度：室温 26～28 ℃，水温 38～42 ℃，用手腕测试较暖即可。

（2）沐浴前不要喂奶，新生儿出生后体温未稳定前不宜沐浴。

（3）预防交叉感染：每个婴儿用一套沐浴用品，所有婴儿沐浴后用消毒液浸泡浴池、浴垫。

（4）防止损伤：动作宜轻而敏捷，沐浴过程中手始终接触并保护婴儿。

2. 脐部护理　保持脐部清洁干燥。每次沐浴后用 75％乙醇消毒脐带残端及脐轮周围，然后用无菌纱布覆盖包扎。脐带脱落处如有红色肉芽组织增生，可用硝酸银烧灼，再用生理盐水棉签擦洗局部。

3. 皮肤护理　新生儿娩出后用温软毛巾擦净皮肤羊水、血迹，产后 6 h 内除去胎脂，剪去过长的指（趾）甲。

4. 臀部护理　尿布松紧适中，及时更换尿布。大便后用温水清洗臀部，擦干后涂上软膏，预防红臀、皮疹或溃疡。

（四）免疫接种

1. 卡介苗　足月正常新生儿出生后 12～24 h 应预防接种卡介苗。将卡介苗 0.1 mL 注射于左臂三角肌下端偏外侧皮内。禁忌证：①体温高于 37.5 ℃；②早产儿；③低体重儿；④产伤或其他疾病者。

2. 乙肝疫苗　正常新生儿出生后 24 h、1 个月、6 个月各注射乙肝疫苗 1 次。

（五）健康教育

1. 促进母婴感情建立　提倡母婴同室和母乳喂养。在母婴情况允许下，应尽早将新生儿放在母亲身旁，进行皮肤接触，鼓励提早吸吮，促进感情交流，利于新生儿身心发育。

2. 宣传有关育儿保健知识　与家长沟通时，介绍喂养、保暖、皮肤护理、预防接种、添加辅食的原则等知识。

3. 新生儿筛查　护士应了解有条件对新生儿进行筛查的单位及项目，如先天性甲状腺功能减低症、苯丙酮尿症等的筛查，以便建议可疑者进行筛查。

【结果评价】

1. 新生儿哭声洪亮、无发绀，呼吸平稳。

2. 新生儿体温维持正常。脐部、皮肤无红肿。

小结

　　产褥期是从胎盘娩出至产妇全身各器官（除乳腺外）恢复或接近正常未孕期状态的一段时期，这段时期是产妇身体各器官复原的一个重要时期，同时也是新生儿健康成长的关键时期。在产褥期，产妇的全身各系统尤其是生殖系统有较大的生理变化，同时伴随着一个新生儿的出生，产妇及其家庭都要经历着心理和社会适应过程。了解这些变化及适应过程对做好产褥期的护理，保证产妇的健康具有重要的意义。

　　产妇居室应清洁通风，合理饮食以保证充足的营养；注意个人卫生和会阴部清洁，同时还要注意休息与活动相结合，保持良好的心情，顺利地度过产褥期。

目标检测

一、选择题

1. 产褥期是指（　　　）。

A. 从胎儿娩出到生殖器官恢复正常

B. 从胎盘娩出到生殖器官恢复正常的一段时间

C. 从第二产程到生殖器官恢复正常的一段时间

D. 从胎儿娩出到全身（除乳腺外）恢复正常的一段时间

E. 从胎盘娩出到全身（除乳腺外）恢复正常的一段时间

2. 下列哪项为异常恶露？（　　　）

A. 血性恶露主要由血液组成，色红，量多　　　　B. 血性恶露可持续 3～7 天

C. 浆性恶露主要是蜕膜组织，色淡红　　　　D. 正常的恶露可有少量脓液

E. 白色恶露中有大量白细胞、退化的蜕膜组织

3. 指导母乳喂养方法错误的是（　　　）。

A. 一般于产后半小时内开始哺乳

B. 向孕产妇宣传母乳喂养的好处

C. 产后一周内哺乳次数应频繁些,每1~3 h哺乳一次

D. 每次哺乳后应将新生儿抱起轻拍背部,排出胃内空气

E. 实行定时哺乳

二、案例题

王女士,产后出院第三天,T 38.3 ℃,乳房皮肤发红、有触痛、肿块明显。王女士紧张、焦虑,担心无法泌乳而影响喂养新生儿。请问:

主要护理措施有哪些?

(张 静)

参考答案:一、1. E 2. D 3. E

第七章　高危妊娠的护理

第一节　高危妊娠妇女的监护

【概述】　高危妊娠(high risk pregnancy)是指妊娠期孕妇由于个人或社会不良因素及某种并发症或合并症，导致孕妇、胎儿及新生儿的健康受到威胁或造成伤害者。具有高危因素的孕妇，称为高危孕妇。

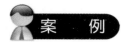

李女士，22岁，初中文化，农民。因停经50天伴疲惫、头晕、乏力，来院检查。询问病史：10天前因疲惫、头晕、乏力等不适服用感冒药后无明显好转，到当地镇医院就诊；查尿HCG为阳性而停止服药。一年前怀孕7^+月不明原因死胎，在当地镇医院行引产术。请问：

1. 该孕妇为高危孕妇吗？依据是什么？

2. 该孕妇在妊娠期采用的监护方法有哪些？

高危妊娠的范畴广泛，几乎包括了所有的病理产科，导致高危妊娠的因素包括如下几个方面。

1. 个人及社会因素　孕妇年龄<18周岁或≥35周岁，孕前体重过轻<45 kg或超重>90 kg，身高<145 cm，受教育时间<6年，未婚或独居，有吸烟、酗酒、吸毒史，长时间接触有毒

有害物质或放射线,家族中有明显遗传性疾病,孕妇及丈夫职业稳定性差、收入低下,居住条件差,未规范做或晚做产前检查者。

2.疾病因素

(1)产科病史:有不良妊娠分娩史,如自然流产、异位妊娠、早产、死胎、死产、剖宫产史或阴道助产史,新生儿死亡、新生儿畸形、巨大儿、产后出血、产褥感染史等。

(2)妊娠合并症:妊娠合并内科疾病,如糖尿病、心脏病、贫血、感染性疾病、免疫性疾病;妊娠合并外科疾病,如急性阑尾炎、急性胆囊炎、泌尿道结石等;妊娠合并肿瘤,如乳腺癌、子宫颈癌等。

(3)妊娠期并发症:如妊娠期高血压疾病、前置胎盘、胎盘早剥、多胎妊娠、臀位、母儿血型不合、过期妊娠、胎位异常、产道异常等。

【高危儿】 具有下列情况之一的围生儿,为高危儿。胎龄不足 37 周或≥42 周;出生体重<2500 g 或≥4000 g;小于胎龄儿或大于胎龄儿;其兄弟姊妹有严重新生儿疾病史或新生儿期死亡者;产时感染;出生过程中或出生后情况不良,Apgar 评分 0～3 分;高危孕妇所生的新生儿;手术产儿。

【高危妊娠的监护】 高危妊娠监护包括婚前、孕前的保健咨询,对不宜结婚或不宜生育者做好说服教育工作;孕前和早孕期的优生咨询及产前诊断工作;中期妊娠开始筛查妊娠期并发症或合并症;晚期妊娠监护及评估胎儿生长发育和安危情况、胎盘功能、胎儿成熟度,选择适合的分娩时机和方法,减少围产儿发病率和死亡率。具体监护方法如下。

(一) 人工监护

1.确定孕龄 根据末次月经、早孕反应的时间、胎动出现的时间推算预产期。

2.子宫底高度与腹围 在产前检查或随访时,每次均应测量孕妇的子宫底高度和腹围,估计胎龄及胎儿大小,以了解胎儿子宫内发育情况。用塑料软尺测子宫底高度是从耻骨联合上缘中点到子宫底弧线的长度,测量前嘱孕妇排空膀胱,仰卧位,双腿伸直。从妊娠 20～36 周,子宫底高度平均每周增加 1 cm,孕 36 周后增长较慢,每周增加 0.4 cm。腹围是用塑料软尺经脐绕腹一周的数值。根据子宫底高度及腹围数值估算胎儿大小,简单易记的估算方法是胎儿体重(g)=子宫高×腹围±200,其中子宫高和腹围均是以厘米为单位测量得的数值。

3.听胎心音 临床普遍使用的最简单的方法。用听诊器或多普勒监测仪,判断胎儿是否存活,听诊胎心时要注意胎心音的速率、强弱和节律的变化。

4.胎动计数 胎儿在子宫内的活动称胎动。孕妇至妊娠 28 周始自我监护胎儿宫内健康情况的简便、有效的监测方法。正常胎动每小时 3～5 次,随着孕周的增加逐渐增强,至妊娠 32～34 周达高峰,妊娠 38 周后因羊水量减少和空间减小而胎动减弱。应教会孕妇自数胎动的方法:安静环境下,舒适体位,每天早、中、晚计数三次,每次一小时,了解胎儿宫内活动规律。若每 2 h 胎动<6 次或长时间完全没有感到胎动则可能有胎儿窘迫,应尽快就诊。胎儿在缺氧早期躁动不安,胎动次数增加;当缺氧严重时,胎动逐渐减少,表示缺氧在加重。从胎动消失到胎儿死亡一般在 12～24 h。

5.使用围产期保健手册 通过建立围产期保健手册,对孕妇进行规范系统管理,尽早筛查出有高危因素的孕妇,及早评估及干预,降低孕产妇死亡率、围产儿死亡率及病残儿出生率。保健手册从确定早孕时开始建册,系统管理直至产后 6 周。手册将每次产前检查所得的体重、血压、子宫底高度、腹围、胎心率、胎位、胎动、水肿、蛋白尿、孕妇自觉不适症状、处置意见等记录于手册上。在医院住院分娩时提交围产期保健手册,出院时需将住院分娩、产妇及新生儿情况填写完整后将手册交还给产妇,由产妇交至居住的基层医疗保健单位,以便进行产后 3 天内、产后 2 周、产后 4 周的产后 3 次访视,产后访视结束后将保健手册汇总至县、区妇幼保健机构进行详细的统计分析。

(二)仪器监护

1. B 超检查 临床常用,可反复进行。从声像图反映胎儿数目、胎位、胎心及胎盘的位置和结构。测量胎头的双顶径、股骨长、腹径等,可对胎儿宫内生长发育情况进行评估。妊娠 18～24 周常规进行产前超声筛查,可发现胎儿畸形。B 超还可监测胎动,了解胎儿宫内的安危情况。有条件的单位可行先天性心脏病的超声筛查。

2. 电子胎儿监护 电子胎儿监护仪不仅可以连续记录胎心率的变化,而且能同时观察胎动、宫缩对胎心率的影响。凡是高危妊娠的孕妇在妊娠晚期、临产前或发现有胎动或胎心率异常时均应做电子胎儿监护,以准确观察和记录胎心率的动态变化。

电子胎儿监护有两种功能:监测胎心率及预测胎儿宫内储备能力。①监测胎心率:用电子胎儿监护仪记录胎心率图形变化,它有胎心率基线及胎心率一过性变化两种。②预测胎儿宫内储备能力:包括无应激试验、宫缩压力试验或缩宫素激惹试验。

3. 羊膜镜检查 通过羊膜镜直接窥视羊膜腔内羊水性状,正常羊水为淡青色或乳白色,混有胎粪时为黄绿色甚至棕黄色,用以判断胎儿宫内安危情况。

4. 胎儿生物物理监测 综合电子胎儿监护及 B 超显示某些生理活动,以判断胎儿有无急、慢性缺氧的一种产前监护方法,可供临床参考。胎儿生物物理图像评分法(表 7-1),满分为 10 分,根据得分估计胎儿缺氧表现。

表 7-1 胎儿生物物理图像评分

项 目	2 分(正常)	0 分(异常)
无应激试验(20 min)	≥2 次胎动伴胎心加速≥15 次/分,持续≥15 s	<2 次胎动伴胎心加速<15 次/分,持续<15 s
胎儿呼吸运动(30 min)	≥1 次,持续≥30 s	无,或持续<30 s
胎动(30 min)	≥3 次躯干和肢体活动(连续出现计 1 次)	≤2 次躯干和肢体活动;无活动肢体完全伸展
肌张力	≥1 次躯干和肢体伸展复屈,手指摊开合拢	无活动;肢体完全伸展;伸展缓慢,部分复屈
羊水量	羊水暗区垂直直径≥2 cm	无,或最大暗区垂直直径<2 cm

(三)实验室监护

1. 胎盘功能检查 通过孕妇血、尿中 HCG 测定,孕早期 HCG 测定反映胎盘绒毛功能状况,对先兆流产、葡萄胎监护具有意义。通过血、尿雌三醇(E_3),了解胎盘功能。

2. 胎儿畸形检查 高危因素的孕妇可在妊娠早期取绒毛或妊娠 16～20 周取羊水或脐血,也可取孕妇外周血分离胎儿细胞做遗传学检查,了解染色体数目与结构的变化。

3. 胎儿成熟度检查 通过羊膜腔穿刺抽羊水进行检查分析,常用的项目有羊水中卵磷脂/鞘磷脂值(L/S 值),若该值>2,提示胎儿肺已成熟。

4. 胎儿缺氧及程度检查 常用的方法有胎儿头皮血气测定,胎儿头皮血乳酸测定,胎儿血氧饱和度测定等。

第二节　高危妊娠妇女的护理

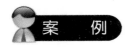

李女士,因一年前孕 7⁺ 月发生不明原因死胎,确定怀孕转诊而来,此次为高危妊娠,且孕妇十分担心本次妊娠胎儿的安全。请问:

1. 该孕妇在此次产检时需收集哪些重要信息? 处理原则是什么?
2. 为该孕妇确定 2 个主要护理诊断/问题,并提供相应的护理措施。

【护理评估】

(一) 临床表现

1. 症状　询问有无头晕、眼花、恶心、呕吐等不适,了解胎动及宫缩情况,有无阴道流血、流液等。

2. 体征　观察孕妇体态,测量孕妇身高、体重、血压,步态不正常者应注意有无骨盆异常。身高<145 cm 者,容易出现头盆不称。孕妇体重过重或过轻,妊娠和分娩危险性增加。血压≥140/90 mmHg 为异常。听诊孕妇心脏有无杂音、判断心功能。产科情况:测量子宫高、腹围,触诊胎位,听诊胎心音,判断子宫大小是否与孕周相符,子宫过大或过小者应警惕,做进一步检查。

(二) 辅助检查

1. 实验室检查　血、尿常规及血型检查;肝、肾功能检查;血糖及糖耐量测定;血小板计数、出凝血时间等。

2. B 超检查　从妊娠 22 周起,每周双顶径增加 0.22 cm。测定最大羊水池径线稳定在 (5.1±2.1) cm 范围,最大羊水池与子宫轮廓相垂直深度测量法≤2 cm 为羊水过少;≤1 cm 为严重羊水过少,提示胎盘功能减退或胎儿缺氧。

3. 电子胎儿监护　根据超声多普勒原理及胎儿心动电流变化制成的各种胎心活动测定仪已在临床上广泛应用。其特点是可以连续观察并记下胎心率的动态变化而不受宫缩影响。再配以子宫收缩仪、胎动记录仪便可反映三者间的关系。电子胎儿监护有子宫腔内监护及腹壁外监护两种类型。由于子宫腔内监护须在子宫颈口已经开大、胎膜已破裂的条件下才能使用,可能引起子宫腔内感染的后果,故临床上常用腹壁监测法。

1) 胎心率的监测:由电子胎儿监测仪记录下的胎心率(fetal heart rate,FHR)可以有两种基本变化,即胎心率基线(FHR-baseline,BFHR)及胎心率一过性变化。

胎心率基线(BFHR)即在无胎动或无宫缩或两次宫缩之间记录下的胎心率,必须观察 10 min 以上的胎心率平均值。正常的足月儿的胎心率呈小而快的有节律的周期性变化,波动在 120～160 次/分。FHR 持续在 160 次以上称为心动过速,FHR 持续在 120 次以下为心动过缓。FHR 有变异即所谓基线摆动,包括胎心率摆动振幅和胎心率摆动频率,前者是正常胎心率上下摆动波的高度,波动范围正常为 6～25 次/分;后者是计算 1 min 内波动的次数,正常≥6 次/分。基线摆动说明胎儿对外界刺激有反应,表示胎儿有一定的储备能力,是胎儿健康的表现。FHR 基线变平即变异消失或静止型,提示胎儿储备能力的丧失。

胎心率一过性变化是指因胎动、宫缩、触诊及声响等刺激,胎心率发生短暂性加快或减慢,随后又恢复到基线水平,是判断胎儿宫内安危的重要指标。

(1)加速:子宫收缩时 FHR 增加,增加范围>15 次/分,持续时间>15 s。加速的原因可能是胎儿躯干局部或脐静脉暂时受压。散发的、短暂的胎心率加速是胎儿良好的表现。但如脐静脉持续受压,则进一步发展为减速。

(2)减速:随宫缩时出现的短暂胎心率减慢。可分为以下三种。

①早期减速:特点是它的发生与子宫收缩几乎同时开始的胎心减慢,子宫收缩后即恢复正常,幅度不超过 50 次/分。早期减速一般认为是胎头受压引起,一般发生在第一产程后期,不受体位、用氧而改变(图 7-1)。

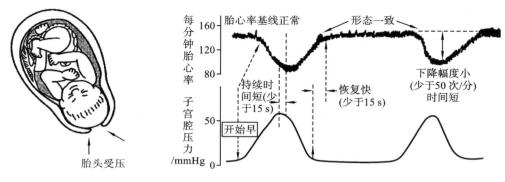

图 7-1 胎心率早期减速

②变异减速:特点是减速与宫缩的关系并不恒定。宫缩开始后胎心率不一定减慢,但在出现后,下降迅速,幅度大(60~80 次/分),持续时间长短不一,而恢复迅速。变异减速这是由胎动或子宫收缩时脐带受压兴奋迷走神经所致(图 7-2)。

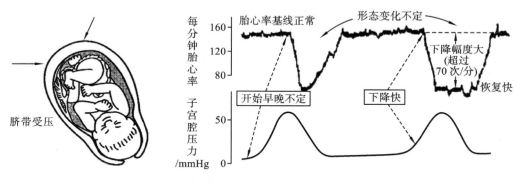

图 7-2 胎心率变异减速

③晚期减速:特点是子宫收缩开始后一段时间(多在高峰后)出现胎心率减慢,但下降幅度缓慢,<50 次/分,持续时间长,恢复亦缓慢。晚期减速一般认为是子宫胎盘功能不良、胎儿缺氧的表现,它的出现应对胎儿的安危予以高度警惕(图 7-3)。

2)预测胎儿宫内储备能力的方法:

(1)无应激试验(non-stress test,NST):指在无宫缩、无外界负荷刺激下,对胎儿胎心率基线的变异及胎动后胎心率的情况观察,了解胎儿储备能力。孕妇取半卧位,一个探头放在胎心音区,另一个宫缩压力探头放于子宫底下三横指处,连续监护 20 min 胎心率。结果为有反应型或无反应型两类。有反应型胎心率在 20 min 内至少有 3 次以上的胎动,胎心率基线上升

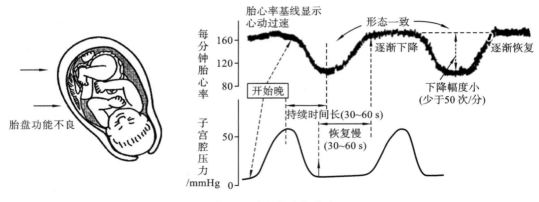

图 7-3 胎心率晚期减速

15 次/分或以上,每次持续 15 s 以上,有反应型表示胎儿情况良好,一般一周内不会发生问题。无反应型胎动时胎心率基线上升不到 15 次/分,持续时间<15 s,胎动少,20 min 内不到 3 次,无反应型应延长监护时间至 40 min,或用氧后再次监测,若无反应,孕周>36 周,应再做缩宫素激惹试验以进一步了解胎儿储备功能。

(2) 宫缩压力试验(contraction stress test,CST)或缩宫素激惹试验(oxytocin challenge test,OCT):临产后或用缩宫素诱发宫缩,直至 10 min 内出现 3 次宫缩,每次持续收缩 30 s 或以上,用电子胎儿监护仪记录胎心率的变化。如果多次宫缩后重复出现晚期减速、基线变异减少,胎动后无加速为 CST 或 OCT 阳性。如果基线有变异,胎动后伴加速,且无晚期减速,为 CST 或 OCT 阴性。阴性提示胎盘功能良好,一般一周内胎儿无死亡风险,可一周后重复此试验。阳性则提示胎盘功能减退,但假阳性多,可进行胎盘功能检查综合分析。缩宫素激惹试验方法:观察孕妇 10 min 无宫缩后,给予稀释缩宫素(缩宫素 2.5 U+0.9% 生理盐水 500 mL)静脉滴注。滴速自 8 滴/分开始,调至有效宫缩 3 次/10 分后行电子胎儿监护。

4. 羊膜镜检查 在消毒条件下,通过羊膜镜直接窥视羊膜腔内羊水性状,用以判断胎儿宫内情况有一定参考价值。禁忌证:产前出血,阴道、子宫颈、子宫腔感染,先兆早产、羊水过多等。判断标准:正常羊水呈透明淡青色或乳白色,透过胎膜可见胎发及飘动的胎脂碎片;胎粪污染时,羊水呈黄色、黄绿色,甚至草绿色;Rh 或 ABO 血型不合孕妇,羊水呈黄绿色或金黄色;胎盘早剥病人羊水可呈血性。

5. 血和尿中 HCG 测定 在受精后 10 天左右,即可在血和尿中测到 HCG,随孕卵发育逐渐上升,至 80 天左右达高峰,此后逐渐下降,维持一定水平到产后 2 周内消失。孕早期 HCG 测定反映胎盘绒毛功能状况,对先兆流产、葡萄胎监护具有意义,对晚孕价值不大。

6. 雌三醇 24 h 尿雌三醇(E₃)测定:孕期 E_3 主要由孕妇体内的胆固醇经胎儿肾上腺、肝及胎盘共同合成。正常值为 15 mg/24 h;10~15 mg/24 h 为警戒值;<10 mg/24 h 为危险值,提示胎盘功能严重损害;≤4 mg/24 h,则将发生胎死宫内。

7. 羊水检查 羊水中卵磷脂/鞘磷脂值(lecithin/sphingomyelin,L/S 值),用于评估胎儿肺成熟度,该 L/S>2 提示胎儿肺成熟。

8. 胎儿头皮血 pH 值测定 可在子宫颈扩张 1.5 cm 以上时取胎儿头皮血,头皮血 pH 值正常在 7.25~7.35,如在 7.20~7.24 提示胎儿可能轻度酸中毒,<7.20 则提示胎儿严重酸中毒。

（三）与疾病相关的健康史

仔细评估孕妇年龄、文化程度、职业、月经史、婚姻史、生育史、疾病史，了解妊娠早期是否使用过药物或接触农药及放射性元素，是否有过病毒性感染。了解孕妇家族中有无明显的遗传性疾病、多胎史等。了解孕妇有无吸烟、饮酒等不良生活习惯。

（四）心理-社会状况

高危孕妇在妊娠早期担心流产及胎儿畸形，妊娠 28 周后担心早产、胎死宫内等。孕妇可因为前次妊娠的失败对此次妊娠产生焦虑、抑郁；因为自己的健康与维持妊娠相矛盾而感到恐惧、无助感；也可因为不可避免的流产、死胎、死产、胎儿畸形而产生低自尊、悲观失落等情绪；要耐心评估高危孕妇的应对机制、心理承受能力及社会支持系统。

（五）治疗原则

高危妊娠的治疗原则是预防和治疗导致高危妊娠的病因，以保障母儿安全，降低围生期的患病率及死亡率。

1. 病因治疗

（1）遗传性疾病：预防为主，做到早发现、早干预。对具有下列情况的孕妇应尽早进行羊水穿刺诊断检查：孕妇年龄≥35 岁；曾分娩过神经管开放性畸胎者；孕妇有先天性代谢障碍（酶系统缺陷）或染色体异常的家族史；曾生育先天愚型患儿或有家族史；有异常要终止妊娠。

（2）妊娠并发症：如前置胎盘、胎盘早剥、妊娠期高血压疾病等，此类疾病危及母体生命，易引起胎儿发育障碍或胎儿死亡，应认真做好围生期保健，及时发现高危人群，预防并发症和不良妊娠结局的发生。

（3）妊娠合并症：妊娠合并心脏病由于缺氧，心脏负担增加可威胁孕妇的生命，加强孕期保健和产前检查，预防心力衰竭与感染。妊娠合并糖尿病由于胎儿血糖波动与酸中毒，可导致胎儿在临产前突然死亡，故应与内科医生合作。妊娠合并肾病主要危及孕妇安全，导致肾衰竭，胎儿可发生宫内发育迟缓（IUGR），如出现肾衰竭的症状和体征应终止妊娠。

2. 一般治疗 包括注意休息、营养、用氧等。

3. 产科处理

（1）预防早产：避免剧烈运动，监测早产征象，必要时使用保胎药。

（2）终止妊娠：应权衡母儿安危程度，若妊娠严重威胁母体健康或影响胎儿生存时，应考虑适时终止妊娠。根据产科情况、子宫颈成熟度、胎盘功能及有无胎儿窘迫做出选择方式。对需终止妊娠而胎儿成熟度较差者，可于终止妊娠前使用肾上腺皮质激素促进胎儿肺成熟，预防新生儿呼吸窘迫综合征。

（3）产时处理：产程开始加强对母儿监护，观察产妇生命体征、自觉症状、胎心率、宫缩、羊水性状等变化，注意及时给氧。胎儿窘迫者，无论经阴道分娩还是行剖宫产，均应做好新生儿窒息复苏准备及观察。

【护理诊断/问题】

1. 知识缺乏：孕妇缺乏高危妊娠检测、处置与配合的相关知识。

2. 焦虑/恐惧 与现实或设想的对自身及胎儿的健康威胁有关。

【预期目标】

1. 孕妇能复述高危妊娠的监测方法、配合产前检查及治疗。

2. 孕妇情绪稳定，能正确面对自己及胎儿的危险。

【护理措施】

1. 一般护理 加强饮食指导,改善母儿的营养状况,以利于胎儿的生长发育。与孕妇讨论食谱及烹饪方法,尊重其饮食嗜好,同时提出建议供选择。对妊娠合并糖尿病病人则要进行控制饮食及运动指导。指导左侧卧位休息,改善子宫胎盘血供;注意个人卫生,每次大小便后由前向后擦拭;保持室内空气新鲜,通风良好。

2. 病情观察 观察生命体征及自觉症状,如孕妇的脉搏、血压、活动耐受力,有无腹痛、阴道流血、高血压、水肿、心力衰竭、胎儿缺氧等症状和体征,有异常及时报告医生并记录处理经过。产时严密观察胎心率、宫缩及羊水的色、量,做好母儿监护。

3. 配合检查和治疗 认真执行医嘱并配合处理。为妊娠合并糖尿病孕妇做好血糖监测,正确留取血、尿标本;妊娠合并心脏病者则按医嘱正确给予药物,做好用药观察,间歇吸氧;为前置胎盘病人做好输血准备;如需人工破膜、阴道检查、剖宫产术者及时做好用物准备及配合工作;做好新生儿的抢救准备。

4. 健康指导与心理支持 按孕妇的高危因素给予相应的健康指导。提供相应的信息,嘱孕妇学会自我监测,及时来医院产前检查。运用恰当的沟通方式与技巧,鼓励她诉说心里的不悦,收集与孕妇有关的言语和行为信息。采取必要的手段减轻和转移孕妇的焦虑或恐惧,鼓励和指导家人的参与与支持,为孕妇创造一个利于休息和治疗的环境,避免不良刺激。各种检查和操作之前向孕妇解释并提供指导,告知全过程及注意事项。

【结果评价】

1. 孕妇积极参与产前检查、配合治疗,主动获取自我监测的知识与技能。

2. 孕妇的高危因素得到有效控制,情绪稳定,母儿健康状况良好。

第三节 胎儿窘迫及新生儿窒息的护理

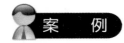

李女士,主诉现已怀孕 9 个多月,自数胎动减少 1 天就诊。产科检查:子宫高 33 cm,腹围 100 cm,胎方位为 LOA,胎心 170 次/分,胎膜未破。请问:

1. 根据以上信息,护理评估还包括哪些信息?

2. 采取哪些护理措施?

一、胎儿窘迫

胎儿窘迫(fetal distress)是指胎儿在宫内有急性或慢性缺氧,危及胎儿健康和生命者。胎儿窘迫是一种综合症状,是当前剖宫产的主要适应证之一。胎儿窘迫主要发生在临产过程,也可发生在妊娠后期。发生在临产过程者,可能是发生在妊娠后期的延续和加重。

【病因】 胎儿窘迫的病因涉及多方面,可归纳为 3 大类。

(一)母体因素

母体血液含氧量不足是重要原因,轻度缺氧时母体多无明显症状,但对胎儿则会有影响。导致胎儿缺氧的母体因素如下。

1. 微小动脉供血不足　如妊娠期高血压疾病、慢性肾炎等。

2. 红细胞携氧量不足　如重度贫血、心脏病等。

3. 急性失血　如前置胎盘出血等。

4. 子宫胎盘血运受阻　急产或子宫不协调性收缩等；产程延长，特别是第二产程延长；子宫过度膨胀，如羊水过多和多胎妊娠；缩宫素使用不当，引起过强宫缩；胎膜早破致脐带受压等。

（二）胎儿因素

1. 胎儿畸形。

2. 胎儿心血管系统功能障碍　如严重的先天性心血管疾病，母儿血型不合引起的胎儿溶血、胎儿贫血等。

（三）脐带、胎盘因素

1. 脐带血运受阻　如脐带缠绕、打结、扭转等。

2. 胎盘功能低下　如过期妊娠、胎盘发育障碍（过小或过大）、胎盘形状异常和胎盘感染等。

【病理生理】　胎儿窘迫的基本病生理变化是缺血、缺氧引起的一系列变化。胎儿对缺氧有一定代偿能力。轻、中度或一过性缺氧时，往往通过减少自身及胎盘耗氧量、增加血红蛋白释氧而缓解，不产生严重代谢障碍及器官损害，但长时间重度缺氧则可引起严重并发症。缺氧初期是通过自主神经反射，兴奋交感神经，肾上腺儿茶酚胺及皮质醇分泌增多，使血压上升及胎心率加快。胎儿的大脑、肾上腺、心脏及胎盘血流增加，而肾、肺、消化系统等血流减少，出现羊水减少、胎儿发育迟缓等。若缺氧继续加重，则转为兴奋迷走神经，于是胎心率减慢。若缺氧继续发展，可引起严重的器官功能损害，尤其可以引起缺血缺氧性脑病，甚至胎死宫内。此过程基本是低氧血症至缺氧，然后转为代谢性酸中毒，主要表现为胎动减少、羊水少，胎心率基线变异小，出现晚期减速。由于胎儿缺氧时肠蠕动亢进、肛门括约肌松弛，引起胎粪排出污染羊水。此过程可以形成恶性循环，更是加重胎儿危险。

【护理评估】

（一）临床表现

主要表现为胎心音异常或胎儿监护异常、胎动减少或消失、羊水粪染。胎心率持续＞160次/分或持续＜120次/分疑胎儿窘迫可能。

1. 急性胎儿窘迫　主要发生于分娩期，多因脐带因素（如脱垂、绕颈、打结等）、胎盘早剥、宫缩过强且持续时间过长、产妇处于低血压、休克等而引起。临床表现为胎心率改变，CST或OCT等出现晚期减速或严重的变异减速；羊水胎粪污染。胎粪污染羊水的程度可分为3度：Ⅰ度污染时羊水呈淡绿色，稀薄；Ⅱ度污染时，羊水呈黄绿色，较稠，可污染胎儿皮肤、黏膜及脐带；Ⅲ度污染时呈棕黄色，质稠厚，量少，是胎儿窘迫明显的表现。

2. 慢性胎儿窘迫　多发生在妊娠末期，往往延续至临产并加重。其原因多因孕妇全身性疾病或妊娠期疾病引起胎盘功能不全或胎儿因素所致。临床上除可发现母体存在引起胎盘供血不足的疾病外，随着胎儿慢性缺氧时间延长可发生胎儿宫内发育迟缓。

（二）辅助检查

1. 电子胎儿监护　胎动时胎心率加速不明显，基线变异率不明显，出现晚期减速、严重变异减速等。

2．胎儿头皮血血气分析　pH＜7.20。

（三）与疾病相关的健康史

了解孕妇的年龄、生育史、内科疾病史（如高血压、慢性肾炎、心脏病等）；本次妊娠经过如妊娠期高血压疾病、胎膜早破、子宫过度膨胀；分娩经过如产程延长、缩宫素使用不当。了解有无胎儿畸形、胎盘功能的情况。

（四）心理-社会状况

孕妇及家属因为胎儿的生命遭遇危险而产生焦虑，对需要手术结束分娩产生犹豫、无助感。对于胎儿不幸死亡的孕产妇，感情上受到强烈的创伤，通常会经历否认、愤怒、抑郁、接受的过程。

（五）治疗原则

1．慢性胎儿窘迫　应针对病因，根据孕周、胎儿成熟度和窘迫的严重程度决定处理。①定期做产前检查者，估计胎儿情况尚可，严密观察，延长妊娠周数。②情况难以改善，必要时考虑行剖宫产。③距离足月妊娠越远，胎儿娩出后生存可能性越小，应将情况向孕妇及家属充分说明。

2．急性胎儿窘迫　①子宫颈口开全，胎先露部已达坐骨棘平面以下 3 cm 者，助产经阴道娩出胎儿。②子宫颈尚未完全扩张，胎儿窘迫情况不严重，可予吸氧、左侧卧位，观察 10 min，若胎心率变为正常，可继续观察。若因使用缩宫素而宫缩过强致胎心率异常减缓者，立即停用并观察。病情紧迫或经上述处理无效者，应立即行剖宫产术。

【护理诊断/问题】

1．气体交换受损（胎儿）　与子宫胎盘的血流改变、血流中断（脐带受压）或血流速度减慢（子宫胎盘功能不良）有关。

2．焦虑/恐惧（孕妇）　与感到胎儿的健康受到威胁有关。

3．预感性悲哀（孕妇）　与胎儿可能夭折有关。

【预期目标】

1．胎儿缺氧情况改善，胎心率维持在 120～160 次/分。

2．减轻孕妇焦虑或恐惧情绪，若胎儿不能存活，产妇将能面对现实。

【护理措施】

1．一般护理　一旦发生胎儿窘迫，立即取左侧卧位，给予吸氧，并解释。护理人员仔细评估母儿状况，分析发生胎儿窘迫的可能病因。

2．病情观察　严密监测胎心率变化，一般每 10～15 min 听 1 次胎心音或持续电子胎儿监护，持续监测胎心率及胎心基线变异、胎心与胎动或宫缩的关系。

3．协助医生处理　若在滴注缩宫素时发生胎儿窘迫，应立即停止改用其他液体静脉输液；需要手术终止妊娠者，立即做好术前准备；如子宫颈口开全、胎先露部已达坐骨棘平面以下 3 cm 者，应协助尽快助产娩出胎儿，并做好抢救新生儿窒息的准备。

4．心理护理

（1）向孕妇及家属提供相关信息及情绪支持，包括目前发生的情况、医疗处置的目的、配合、预期结果，有助于减轻焦虑，也可帮助他们面对现实；持续陪伴，对他们的疑虑及感受给予适当的解释。

（2）对于胎儿不幸死亡的孕产妇及家属，安排一个无其他新生儿和产妇的单人房间，陪伴产妇或安排家人陪伴产妇，勿让产妇独处、孤立；鼓励产妇诉说悲伤，勿急于提供解说，接纳其哭泣及抑郁的情绪,陪伴在旁了解他们的情况后再给予安慰;如果产妇及家属愿意,护理人员可提供机会,让他们看死婴并同意他们为死婴做一些事情,包括沐浴、更衣、命名、拍照或举行丧礼。但事先应向他们描述死婴的情况,如"死婴脸色不好看,身上有淤紫、冷冷的"等,使之有心理准备,帮助他们使用适合自己的压力应对方法和技巧。

【结果评价】

1. 胎儿情况改善,胎心率在 120~160 次/分。

2. 孕妇情绪稳定,积极应对配合处置。

二、新生儿窒息

新生儿窒息(neonatal asphyxia)是指胎儿娩出后 1 min,仅有心跳、无自主呼吸或未能建立规律呼吸的缺氧状态,严重窒息是导致新生儿伤残和死亡的重要原因之一。新生儿窒息是出生后最常见的紧急情况,必须积极抢救和正确处理,以降低新生儿死亡率及预防远期后遗症。

【病因】 新生儿窒息与胎儿在子宫内环境及分娩过程密切相关。凡影响母体和胎儿间血液循环和气体交换的原因都会造成胎儿窘迫而引起新生儿窒息。

1. 分娩前的原因 母体疾病,如妊娠期高血压疾病、严重贫血、合并心脏病等;胎盘因素,如过期妊娠、胎盘早剥等;脐带因素,如绕颈、脱垂等;以及大量镇静剂抑制了胎儿呼吸中枢等。

2. 分娩时的损害 头盆不称、胎位异常、滞产等,助产术不顺利使胎儿颅脑损害等。

3. 胎儿因素 早产儿、颅内出血及严重的中枢神经系统、心血管系统畸形和膈疝等。

【护理评估】

(一)临床表现

1. 轻度(青紫)窒息 Apgar 评分 4~7 分。①新生儿面部与全身皮肤青紫。②呼吸表浅或不规律。③心跳规则,强而有力,心率 80~120 次/分。④对外界刺激有反应,四肢稍屈,肌肉张力好。⑤喉反射存在。

2. 重度(苍白)窒息 Apgar 评分 0~3 分。①皮肤苍白,口唇暗紫。②无呼吸或仅有喘息样微弱呼吸。③心跳不规则,心率<80 次/分,且弱。④对外界刺激无反应,肌肉张力松弛。⑤喉反射消失。

重点评估该新生儿窒息的程度,评估该新生儿出生 1 min、5 min Apgar 评分情况。

(二)辅助检查

新生儿血氧分压、二氧化碳分压、新生儿头皮血 pH 值,以便了解缺氧及酸中毒的程度。

(三)与疾病相关的健康史

了解有无胎儿窘迫的病因,如妊娠期的并发症/合并症、分娩方式与过程、胎心率及羊水情况。

(四)心理-社会状况

产妇可产生悲伤、焦虑或恐惧心理,担心失去孩子,不知所措。

(五)治疗原则

预防为主,一旦发生立即复苏,动作准确、迅速、轻柔,以免二次损伤。预测有新生儿窒息可能者,要做好新生儿窒息复苏的准备,如复苏人员、器械、药品、氧气等。如果发生窒息应及时按 A(清理呼吸道),B(建立呼吸,增加通气),C(维持正常循环),D(药物治疗),E(评价:复苏中随时进行)步骤进行复苏。

【护理诊断/问题】

1. 气体交换受损(新生儿) 与胎儿窘迫吸入污染羊水阻塞气道有关。

2. 潜在并发症:新生儿受伤 与新生儿窒息、抢救、脑缺氧有关。

3. 焦虑/恐惧(母亲) 与新生儿的生命受到威胁有关。

【预期目标】

1. 新生儿抢救成功,并发症降低至最低。

2. 母亲情绪稳定。

【护理措施】 新生儿窒息的复苏应由产科、儿科医生及护士共同协作进行。复苏前必须熟悉病史,对技术操作和器械设备要有充分准备,才能使复苏工作迅速而有效。新生儿出生时快速评估:依据孕周、呼吸和哭声、肌张力来确定复苏措施。

配合医生按 A(airway,气道)、B(breathing,呼吸)、C(circulation,循环)、D(drug,药物)、E(evaluation,评价)步骤复苏:①尽量吸净呼吸道黏液。②建立呼吸,增加通气。③维持正常循环,保证足够每搏输出量。④药物治疗。⑤评价贯穿整个复苏过程中,依据三项指标:呼吸、心率、氧饱和度。前三步最为重要,其中吸净呼吸道黏液是根本,通气是关键。

1. 最初复苏步骤 ①保暖:胎儿娩出后立即置于远红外线或其他方法预热的保暖台上。②减少散热:温热干毛巾揩干头部及全身,减少散热。③摆好体位:新生儿采取仰卧位,肩部以布卷垫高约 2 cm(早产儿略低),使颈部轻度仰伸到鼻吸气位,使咽后壁、喉和气管成直线,可以让气体自由出入,此位置也是做气囊面罩和(或)气管插管进行辅助通气的最佳位置,目的是让新生儿的鼻尽可能向前,以摆成鼻吸气体位,注意颈部不可过度仰伸或屈曲,以免阻止气体进入。④在胎儿娩出后立即吸净口、咽、鼻内黏液,吸引时间不超过 10 s。⑤触觉刺激:新生儿经上述处理后仍无呼吸,可采用拍打或轻弹足底 2 次,也可轻轻按摩新生儿的背部、躯干和四肢促使呼吸的出现。以上五个步骤要求在生后 20 s 内完成。

2. 通气复苏步骤 新生儿经触觉刺激后,如出现正常呼吸,心率>100 次/分,肤色红润或仅手足青紫者可予观察。如无自主呼吸、喘息和(或)心率<100 次/分,应立即用复苏器加压给氧;15~30 s 后如心率>100 次/分,出现自主呼吸者可予以观察;心率在 80~100 次/分,有增快趋势者宜继续用复苏器加压给氧;如心率不增快或<80 次/分者,同时加胸外按压心脏 30 s,无好转则行气管插管术,同时给予肾上腺素静脉或气管内注入。如心率<100 次/分,可根据病情遵医嘱酌情用纠酸、扩容剂,有休克症状者可给多巴胺;对其母在新生儿出生前 6 h 内曾用过麻醉药者,可用纳洛酮。

3. 各种抢救药物的应用

(1)纠正酸中毒:新生儿窒息时间过长可发生代谢性酸中毒,可根据医嘱用 5% 碳酸氢钠脐静脉缓慢推注,必要时遵医嘱重复使用。

(2)其他对症处理:心跳暂停,经上述抢救无效者,首先用肾上腺素脐静脉推注或气管导管注入,可在 5 min 重复使用 1 次。可用乳酸钠林格氏液或自身胎盘血、全血、血浆、白蛋白等给予治疗,还可给予 ATP、辅酶 A 等改善组织缺氧、营养脑细胞等。

4. 加强新生儿窒息复苏后的护理 新生儿窒息复苏后应严密观察体温、呼吸、面色、心率、四肢末梢循环及神经反射、肌张力、大小便情况,保持呼吸道通畅。头偏向一侧,右侧卧位,以防吸入胃的呕吐物进入呼吸道,防止引起窒息。新生儿复苏后氧气吸入一般持续 3~6 h,直到发绀消失、呼吸平稳为止。哺乳应适当延迟,先喂水,喂时避免多动,以防颅内出血。严重者及时转入儿科病房。

【结果评价】

1. 新生儿窒息复苏效果良好,5 min Apgar 评分提高。

2. 产妇情绪稳定,理解新生儿窒息复苏的措施,接受新生儿窒息的事实。

小结

1. 对高危妊娠妇女规范进行产前检查,动态观察其效果以确保孕产妇、胎儿及新生儿的安全。针对高危妊娠妇女的监护方法有人工监护、仪器监护、实验室监护三种,可发现阳性监测结果,为孕妇的高危诊断、胎儿的宫内安危评估及有无畸形提供依据。治疗原则包括病因治疗、一般治疗及产科处理三方面。

2. 对高危妊娠妇女的胎儿,要加强胎儿宫内安危的评估,及早纠正胎儿宫内缺氧。对发生胎儿窘迫者,要积极寻找原因,给予针对性处置。因胎儿窘迫与新生儿窒息密切相关,凡影响母体和胎儿间血液循环和气体交换的原因都会造成胎儿窘迫而引起新生儿窒息。

3. 新生儿窒息复苏时医护合作,严格按 ABCDE 步骤进行。复苏时应注意:气道未清理干净前(尤其是胎粪污染儿),切忌刺激新生儿使其大哭,以免将气道内吸入物进一步吸入肺内而影响复苏效果;复苏的同时注意保暖以增强复苏效果;复苏后的新生儿是高危新生儿,应严密观察病情改善预后。

目标检测

一、选择题

1. 以下因素中不属于高危妊娠的范畴是( )。

A. 孕妇年龄 35 岁　　　　　　　B. 人流 1 次　　　　　　　　　C. 剖宫产 1 次

D. 妊娠合并子宫肌瘤　　　　　E. 臀位

2. 预测胎儿在宫内安危状况,最简易有效的方法是( )。

A. NST(无应激试验)　　　　　　　　　　　B. OCT(缩宫素激惹试验)

C. CST(宫缩压力试验)　　　　　　　　　　D. 血 E_3(雌三醇)测定

E. 胎动计数

3. 根据胎动计数,提示胎儿缺氧的指标是( )。

A. 胎动大于 6 次/2 小时　　　B. 胎动小于 6 次/2 小时　　　C. 胎动 5 次/小时

D. 胎动 3 次/小时　　　　　　E. 妊娠晚期胎动减弱

4. 宫缩压力试验的目的是( )。

A. 观察胎心基线的变异　　　　　　　　　B. 观察宫缩对胎心率的影响

C. 观察胎动后胎心增速幅度　　　　　　　D. 观察胎动后胎心增速时间

E. 观察子宫对宫缩的反应

5. 胎儿娩出后 1 min 仅有心跳而无呼吸,Apgar 评分 0～3 分,属于( )。

A. 急性胎儿窘迫　　　　　　　　　　　　B. 慢性胎儿窘迫

C. 轻度新生儿窒息　　　　　　　　　　　D. 重度新生儿窒息

E. 新生儿产伤

6. 新生儿窒息复苏的关键步骤是(　　)。

A. 保暖

B. 给氧

C. 保持呼吸道通畅

D. 使用药物

E. 再次评价

二、案例题

王女士,28岁,本科,教师,G_2P_0,孕39周,规律腹痛7 h急诊入院。产科检查:子宫高34 cm,腹围100 cm,胎位ROA,胎心率130次/分,胎膜已破,见羊水流出,色清。阴道检查:胎头高位:"0"位。子宫颈口开大:5 cm。行电子胎儿监测结果:胎心基线率是140～160次/分,在宫缩时,胎心率下降50次/分,持续10 s恢复正常。请问:

(1)该监护结果胎心率改变属于正常吗?

(2)应如何与产妇沟通?

(廖碧珍)

参考答案:一、1. B　2. E　3. B　4. B　5. D　6. C

第八章　妊娠期并发症妇女的护理

学习目标

识记：
1. 描述各种妊娠期并发症的定义、临床表现及护理措施。
2. 陈述各种妊娠期并发症的护理评估、治疗原则。

理解：
1. 理解输卵管妊娠结局、妊娠期高血压疾病及多胎妊娠分类。
2. 比较分析前置胎盘分类、胎盘早剥分型的特点及可能出现的并发症。

应用：运用护理程序为妊娠并发症妇女提供整体护理。

在 40 周的妊娠期间，受各种内在与外在因素综合影响，母亲和胎儿常出现一些并发症，严重者将危及母亲及胎儿生命。加强孕期保健，积极防治各种妊娠期并发症，改善围生期结局，提高人口素质，是产科医护人员的重要职责。

第一节　自然流产

妊娠不足 28 周、胎儿体重不足 1000 g 而终止者，称流产（abortion）。发生于妊娠 12 周之前者称为早期流产，占 80% 以上；发生于 12~27 周末者称为晚期流产。流产分为自然流产和人工流产，本节仅叙述自然流产。自然流产发病率占全部妊娠的 10%~15%。

 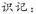

案　例

张女士，29 岁，已婚，因"停经 50 天，阴道少量流血伴下腹隐痛 2 天"入院。妇科检查：子宫如孕 50 天大小，质软，子宫颈口闭合。请问：
1. 该病人护理评估的内容包括哪些？
2. 为该病人列出 2 个主要的护理诊断。

【病因】

（一）胚胎因素

胚胎或胎儿染色体异常是早期流产的最常见原因，占 50%~60%。染色体异常包括数目异常与结构异常，其中数目异常以三体最为常见，其次为 X 单体；结构异常引起流产较少见。

染色体异常主要与遗传因素有关,此外,感染、药物因素亦可导致胚胎染色体异常。

(二)母体因素

1. 全身性疾病 孕妇患感染性疾病,细菌或病毒通过胎盘进入胎儿血液循环,使胚胎或胎儿死亡可导致流产;各种原因引起的高热,刺激子宫收缩导致流产;孕妇患全身性疾病,如严重心脏病、重度贫血、高血压、肾炎等导致胎儿缺氧也可引起流产。

2. 生殖器官异常 子宫畸形(子宫发育不良、双子宫等)、子宫肌瘤,均可影响胚胎及胎儿的生长发育导致流产。子宫颈内口松弛,子宫颈重度裂伤时可引发胎膜早破而导致晚期流产。

3. 内分泌异常 黄体功能不全、甲状腺功能减退、严重糖尿病血糖未控制者,均可导致流产。

4. 其他 妊娠期严重的躯体刺激(外伤、手术等)或心理不良刺激、母儿血型不合、孕妇过量吸烟、酗酒等均可导致流产。

(三)免疫及环境因素

妊娠类似同种异体移植,如母胎血型抗原不和、抗精子抗体存在、封闭抗体不足等可导致母体排斥胎儿而发生流产;妊娠期接触放射线、化学物质等不良因素,也可导致流产。

【病理】 流产的病理变化与流产发生时间有关。孕 8 周前的早期流产,胚胎多先死亡,随后底蜕膜出血,胚胎与宫壁分离后刺激子宫收缩,此时胎盘绒毛发育不成熟,与子宫蜕膜联系不牢固,故妊娠物多能完全排出,出血不多。妊娠 8～12 周时胎盘绒毛发育茂盛,与底蜕膜联系较牢,流产时胎盘绒毛不易完全从子宫壁剥离,部分胚胎组织残留在子宫腔内而影响子宫收缩,造成出血不止。而妊娠 12 周以后,胎盘已完全形成,其流产过程与足月产相似,先出现子宫收缩,继而胎儿及胎盘组织排出。

【护理评估】

(一)临床表现及分类

流产的主要临床症状是停经、下腹部疼痛及阴道流血。其症状发生时间、严重程度及处理原则与流产类型有关,按自然流产的临床发展分为以下几种类型。

1. 先兆流产(threatened abortion) 指妊娠 28 周前先出现少量阴道流血,出血量少于经量,有时伴下腹轻微酸胀痛,无妊娠物排出。妇科检查:子宫颈口未开,胎膜未破,子宫大小与停经周数相符。此时经休息及治疗后若症状消失,可继续妊娠,若阴道流血量增多或腹痛加剧,可发展为难免流产。

2. 难免流产(inevitable abortion) 指流产已不可避免。在先兆流产的基础上阴道流血量增多,下腹部阵发性疼痛加剧或出现阴道流液(胎膜破裂)。妇科检查:子宫颈口已扩张,有时可见胚胎组织堵塞子宫颈口内,子宫大小与停经周数相符或略小。

3. 不全流产(incomplete abortion) 由难免流产发展而来,部分胚胎组织已排出体外,尚有部分残留于子宫腔内影响子宫收缩,导致阴道出血量多或持续不止,甚至发生休克。妇科检查:子宫颈口已扩张,阴道内可见胚胎组织堵塞子宫颈口,且流血不止,子宫小于停经周数。

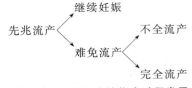

图 8-1 自然流产的临床过程发展

4. 完全流产(complete abortion) 指妊娠物已全部从母体排出,阴道流血逐渐停止,腹痛消失。妇科检查:子宫颈口已关闭,子宫接近正常大小。

自然流产的临床过程发展见图 8-1。

此外,自然流产还有以下 3 种特殊情况。

1. 稽留流产(missed abortion) 又称过期流产。指胚胎或胎儿已死亡滞留在子宫腔未能及时自然排出者。病人有先兆流产症状,但随着孕周增加,子宫不增大反而缩小,早孕反应消失。若已到中期妊娠,孕妇腹部不见增大,无胎动感或胎动消失。妇科检查:子宫颈口未开,子宫较停经周数小,未闻及胎心音。如胎儿死于子宫腔过久,可发生凝血功能障碍。

2. 复发性流产(recurrent spontaneous abortion,RSA) 指同一性伴侣连续发生 3 次及以上的自然流产。复发性流产大多数为早期流产,其原因多为染色体异常、免疫功能异常、黄体功能不全、甲状腺功能低下等;晚期复发性流产常见于子宫解剖异常、子宫肌瘤、自身免疫异常、血栓前状态等。

3. 流产合并感染(septic abortion) 流产过程中,若阴道流血时间长,子宫腔组织残留或非法堕胎,有可能导致子宫腔感染,严重者可引起盆腔炎、腹膜炎、败血症及感染性休克。

(二)辅助检查

1. B超检查 根据 B超下是否见到妊娠囊、妊娠囊形态及大小、有无胎心搏动,确定流产类型。

2. 实验室检查 尿妊娠试验、动态监测血β-HCG、孕激素水平变化等检查,有助于妊娠诊断及预后判断。

(三)与疾病相关的健康史

护士应评估病人末次月经时间或确诊早孕的时间。了解孕期或孕前有无营养缺乏,如叶酸缺乏;有无吸烟或饮酒的不良嗜好;孕前是否接触有毒有害物质或 X 线等放射物质;了解有无外伤和性生活等;详细询问既往有无流产,有无内分泌异常等病史。

(四)心理-社会评估

流产病人对突然发生的阴道流血往往会产生焦虑和恐惧心理。先兆流产病人,担心病情加重及保胎药物对胎儿的影响;出血多的病人,精神会更加紧张;多年不孕或是复发性流产的孕妇,为能否继续妊娠而焦虑、忧伤。

(五)治疗原则

1. 先兆流产 卧床休息,禁止性生活,减少刺激。必要时给予黄体酮、维生素 E 及对胎儿危害小的镇静剂。

2. 难免流产及不全流产 一旦确诊,应尽早促使胚胎及胎盘组织完全排出。清除子宫腔内胚胎组织。有休克者应输血、输液,在抗休克同时清宫,术后应用子宫收缩剂和抗生素,以防大出血和感染。

3. 完全流产 随诊观察,若无感染征象,不需特殊处理。

4. 稽留流产 明确诊断后,应住院治疗,尽早排除子宫腔内妊娠物,以防止因坏死退化的胎盘蜕膜释放凝血酶进入血液循环引起弥散性血管内凝血(disseminated intravascular coagulation,DIC)的发生。术前应行凝血功能检查,做好备血、输血准备工作。

5. 复发性流产 认真查找原因,进行针对性治疗,染色体异常的夫妇应在孕前做遗传咨询;子宫颈功能不全者宜在妊娠 14～18 周行子宫颈环扎术。

6. 流产合并感染 积极控制感染,尽快清除子宫腔残留组织。

【护理诊断/问题】

1. 有感染的危险 与阴道流血时间长,子宫内有组织残留有关。

2. 焦虑 与担心妊娠是否能继续、胎儿是否健康有关。

3. 潜在并发症:出血性休克、感染。

【预期目标】

1. 先兆流产经保胎治疗,可继续妊娠。

2. 对妊娠不能继续者,经处理出血得到控制,贫血纠正。

3. 住院期间无感染发生。

【护理措施】

1. 先兆流产病人的护理　先兆流产孕妇需卧床休息,禁止性生活;护士应密切观察腹痛及阴道流血量情况,减少各种刺激;建议合理饮食,加强营养,纠正贫血;遵医嘱给予适量镇静剂、孕激素等。同时稳定病人情绪,增强保胎信心。

2. 妊娠不能继续病人的护理　护士应采取积极措施,做好终止妊娠的准备,同时建立静脉通道,做好输液、输血准备及清宫术前的用物准备;术中积极配合医生,刮出组织及时送病理学检查。术后严密观察体温、脉搏、血压及阴道出血量的变化,如有异常立即报告医生,以便及时处理。若有凝血功能障碍,应先给予纠正,然后再行流产或引产手术。

3. 健康教育　①先兆流产保胎的孕妇,需增加营养,纠正贫血,增强机体抵抗力,适当休息,避免过累,避免外伤,保持情绪稳定。出院后应定期做产前检查,发现异常,及时就诊。②对失去胎儿者,应讲述有关流产的相关知识,建议积极查找病因,为下次妊娠做好准备。清宫术后一个月内禁止盆浴及性生活,以防感染。③出院后如阴道流血量多、出血时间长或伴有发热、腹痛者,应及时就诊。④嘱复发性流产的孕妇再次怀孕后应卧床休息,加强营养,保胎治疗应超过以往发生流产的月份;子宫颈内口松弛者应在未妊娠时做子宫颈内口修补术或在妊娠14~16周时行子宫内口缝扎术。

【结果评价】

1. 不能继续妊娠者,生命体征、血象正常,阴道出血停止,无感染征象。

2. 先兆流产孕妇配合保胎治疗,继续妊娠。

第二节　异位妊娠

正常妊娠时,受精卵着床于子宫体腔内。受精卵在子宫体腔以外着床称为异位妊娠(ectopic pregnancy),习称宫外孕(extrauterine pregnancy)。根据受精卵着床部位不同,异位妊娠分为输卵管妊娠、卵巢妊娠、腹腔妊娠、子宫颈妊娠及阔韧带妊娠。

异位妊娠是妇产科常见的急腹症,是孕产妇死亡原因之一,其中输卵管妊娠最为常见,约占95%,本节主要介绍输卵管妊娠。输卵管妊娠的发生部位以壶腹部最多见,约占78%,其次为峡部,伞部及间质部妊娠少见(图8-2)。

【病因】

（一）输卵管炎症

输卵管炎症是输卵管妊娠的主要病因。输卵管黏膜炎和输卵管周围炎,可引起输卵管黏膜皱襞粘连、管腔狭窄;或输卵管与周围粘连、输卵管扭曲、平滑肌蠕动减弱等,这些因素均妨碍了受精卵的正常运行,导致着床于异常部位。

（二）输卵管发育不良或功能异常

输卵管过长、黏膜纤毛缺乏、肌层发育差等发育不良,均可影响受精卵的正常运行。此外,

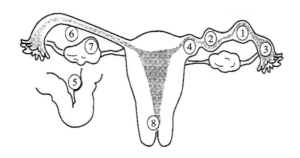

图 8-2 异位妊娠的发生部位

①输卵管壶腹部妊娠;②输卵管峡部妊娠;③输卵管伞部妊娠;④输卵管间质部妊娠;
⑤腹腔妊娠;⑥阔韧带妊娠;⑦卵巢妊娠;⑧子宫颈妊娠

精神因素也可引起输卵管痉挛和蠕动异常,干扰受精卵的运送。

（三）其他

子宫肌瘤或卵巢肿瘤压迫、输卵管绝育后再通、粘连分离术及成形术后,均会造成输卵管妊娠的可能性;受精卵游走、应用辅助生殖技术、宫内节育器避孕失败等都可增加输卵管妊娠的发生概率。

【病理】

（一）输卵管的特点

由于输卵管管腔狭窄,管壁肌层较子宫壁薄,妊娠时不能形成完好的蜕膜,受精卵植入后,不利于胚胎的生长发育,当输卵管妊娠发展到一定时期,常发生以下结局。

1. 输卵管妊娠流产(tubal abortion) 多见于妊娠 8~12 周的输卵管壶腹部妊娠。由于输卵管妊娠时蜕膜形成不完整,囊胚常向管腔突出,最终突破包膜而出血,囊胚可与管壁分离。若整个囊胚剥离并经输卵管逆蠕动排入腹腔,形成输卵管完全流产,出血一般不多;若囊胚剥离不完整,部分仍附着于管壁上,则形成输卵管不完全流产,此时,管壁肌层收缩功能差,血窦开放,导致反复出血,形成输卵管或输卵管周围血肿,血液积聚在子宫直肠陷窝形成血肿,出血量多时也可流入腹腔(图 8-3)。

2. 输卵管妊娠破裂(rupture of tubal pregnancy) 多见于妊娠 6 周左右的输卵管峡部妊娠。当囊胚生长时绒毛侵蚀管壁肌层及浆膜,以致穿破浆膜,形成输卵管妊娠破裂(图 8-4)。由于输卵管肌层血管丰富,破裂后所致出血较输卵管妊娠流产严重,短期内即可发生大量腹腔内出血,也可反复出血,在盆腹腔内形成血肿。输卵管间质部妊娠较少发生破裂,但由于其肌

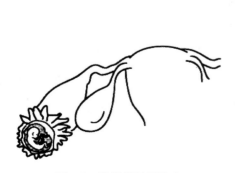

图 8-3 输卵管妊娠流产

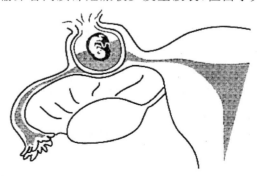

图 8-4 输卵管妊娠破裂

层较厚,血管丰富,一旦发生破裂后果严重,病人可在短时间内出现失血性休克。

3. 陈旧性宫外孕　输卵管妊娠流产或破裂时,长期反复内出血形成盆腔血肿,若未吸收,时间长血肿可机化变硬,并与周围组织粘连形成包块,临床上称为陈旧性宫外孕。

4. 继发性腹腔妊娠　输卵管妊娠流产或破裂后,胚胎从输卵管排入腹腔内,大多数死亡,不再生长发育。偶尔有存活胚胎的绒毛组织重新种植于腹腔而获得营养,可继续生长发育形成继发性腹腔内妊娠。

（二）子宫的变化

输卵管妊娠时,合体滋养细胞产生 HCG 维持黄体生长,甾体激素分泌增多,故子宫可稍大变软,子宫内膜也出现蜕膜变化。如胚胎死亡,滋养细胞活力消失,激素水平下降,蜕膜从子宫壁剥离,可有阴道出血和三角形的蜕膜管型或蜕膜碎片排出。

【护理评估】

（一）临床表现

输卵管妊娠的临床表现与受精卵着床部位、有无破裂或流产所致腹腔内出血、出血量多少及时间长短等因素有关。

1. 症状

（1）停经:多有 6～8 周停经史,输卵管间质部妊娠停经时间较长。有 20％～30％病人可无停经史,仅月经过期数日、出现不规则阴道流血而被误认为月经来潮。

（2）腹痛:病人就诊的最主要症状,占 95％。输卵管妊娠发生流产或破裂前,常表现为一侧下腹部隐痛或酸胀感;发生流产或破裂后,病人突感一侧下腹部撕裂样疼痛,可伴有恶心、呕吐,若血液积聚于直肠子宫陷凹,可出现肛门坠胀感,若血液流向全腹时,疼痛可遍及全腹,血液刺激膈肌,常引起肩胛部放射性疼痛及胸部疼痛。

（3）阴道流血:胚胎死亡后,常有不规则阴道流血,呈暗红色或深褐色,一般不超过经量。阴道流血可伴有蜕膜管型或蜕膜碎片排出,病灶去除后流血可停止。

（4）晕厥与休克:部分病人由于急性大量腹腔内出血及剧烈腹痛,常出现头晕、眼花、面色苍白、四肢厥冷、脉搏细速、血压下降等失血性休克表现。出血量越多越快,症状出现越迅速,病情越严重,但与阴道流血量不成比例。

（5）腹部包块:当输卵管妊娠流产或破裂后形成的血肿时间过久,可与周围器官粘连而形成包块。

2. 体征

（1）一般情况:病情轻重取决于内出血的量。如出血多病人可有面色苍白、出冷汗、脉搏细速、血压下降等休克表现。体温一般正常。

（2）腹部检查:有腹腔内出血时,病人下腹部有明显压痛及反跳痛,尤以患侧为重。出血较多时,叩诊有移动性浊音。

（3）盆腔检查:阴道内有少许来自子宫腔的血液。未发生流产或破裂者,盆腔检查无明显阳性体征;发生流产或破裂者,阴道后穹隆饱满,有触痛。将子宫颈轻上抬或左右摇摆时引起剧烈疼痛,称子宫颈举痛及摇摆痛,为输卵管妊娠的主要体征之一;子宫稍大变软,内出血多时,子宫有漂浮感,子宫一侧可触及边界不清楚、触痛明显的包块。

（二）辅助检查

1. HCG 测定　血、尿 β-HCG 测定是早期诊断异位妊娠的重要方法。

2. 超声检查　B 超显像有助于异位妊娠的诊断,阴道超声较腹部超声的准确性更高,可见子宫腔内无妊娠产物,子宫旁有低回声区,如探及孕囊则可确诊为异位妊娠。

3. 阴道后穹隆穿刺 一种简单可靠的诊断方法,主要用于怀疑腹腔有内出血的病人。内出血易积聚于直肠子宫陷凹,可经阴道后穹隆穿刺抽出血液。如抽出暗红色不凝血有助于诊断,但穿刺阴性不能排除输卵管妊娠(可能与内出血少、血肿位置高有关等)。

4. 腹腔镜检查 异位妊娠诊断的金标准,可在确诊的同时行手术治疗。有 3%～4% 的病人因孕囊过小而漏诊。

(三)与疾病相关的健康史

详细询问月经史以推算停经时间;询问既往有无慢性盆腔炎、输卵管手术病史、放置宫内节育器等高危因素;详细询问阴道出血时间、量、性状、颜色;发病前有无恶心、呕吐等早孕反应。

(四)心理-社会评估

输卵管妊娠流产或破裂往往病情凶险,孕妇往往要经历丧失胎儿和大出血的危机,面对突然的打击,病人和家属往往一时难以接受,出现恐惧、焦虑、哭泣、失落、自责等情绪的变化。

(五)治疗原则

输卵管妊娠的治疗方法包括手术治疗和药物治疗,以手术治疗为主。

1. 药物治疗

(1)化学药物治疗(简称化疗):化疗主要适用于早期输卵管妊娠、要求保留生育能力的年轻病人。常用药物为氨甲蝶呤(MTX)。

(2)中药治疗:根据中医辨证论治方法,本病以活血化瘀、消症止痛为治疗原则。

2. 手术治疗

(1)适应证:①生命体征改变或腹腔出血量较多者;②诊断不明确者;③异位妊娠病变进展者,如血 β-HCG 升高明显,附件区包块增大;④有药物治疗禁忌证或治疗无效等。

(2)手术方法:根据病人出血量、是否保留生育功能及对侧输卵管情况,选择输卵管切除的根治手术和保守手术。近年来应用腹腔镜技术诊断和治疗异位妊娠已广泛开展。

【护理诊断/问题】

1. 潜在并发症:失血性休克。

2. 有感染的危险 与失血后抵抗力降低有关。

3. 恐惧和焦虑 与担心生命安危及手术治疗有关。

【预期目标】

1. 病人失血性休克尽快纠正,组织灌流量恢复正常,保持生命体征的平稳。

2. 病人主动积极配合治疗和护理,无感染征象发生。

【护理措施】

(一)接受手术治疗病人的护理

1. 严密观察病情,积极协助抗休克治疗。每隔 10～15 min 测量血压、脉搏、呼吸一次;观察意识状态、四肢温度、皮肤颜色、腹痛情况、尿量。协助病人取平卧位、给予氧气吸入、注意保暖,快速建立静脉通道,迅速补充血容量,做好交叉配血试验及输血准备。

2. 完善相关检查,按急诊手术要求迅速做好术前准备工作(相关内容详见腹部手术病人的护理)。

3. 提供心理支持 术前向病人及家属介绍手术的必要性,用亲切的态度与切实的行动赢得病人及家属的信任。帮助其解除恐惧心理,改善焦虑情绪,树立其战胜疾病的信心。

(二)接受药物治疗病人的护理

1. 严密观察病情　护士应密切观察病人的生命体征、腹痛、阴道流血等情况。如突然腹痛加重、肛门坠胀感明显、面色苍白、脉搏加快,应立即报告医生并做好术前准备。

2. 指导病人饮食与活动　告知病人避免体位突然变化、用力排便、咳嗽等增加腹压的动作;禁性生活、灌肠,忌随意搬动病人及按压其下腹部,以免诱发活动性大出血。指导病人加强营养,纠正贫血。指导病人保持外阴清洁,勤换会阴垫。

3. 化疗的护理　氨甲蝶呤用药期间,行 B 超检查和血 β-HCG 严密监测,并密切观察病人生命体征、病情变化及药物毒副作用。

(三)健康教育

1. 出院后注意休息、加强营养、纠正贫血、增强机体抵抗力。养成良好的卫生习惯,勤洗澡、勤换衣,一个月内禁止性生活和盆浴,积极预防和治疗慢性炎症。

2. 向病人及家属介绍疾病相关知识,输卵管妊娠者有 10% 的再发生率和 50%～60% 的不孕率,告诉他们下次妊娠后需及时就医,并接受医生的指导。

【结果评价】

1. 病人休克纠正,生命体征平稳。

2. 病人消除恐惧心理,愿意接受治疗方案。

第三节　早　　产

早产(preterm birth)是指妊娠满 28 周至不足 37 周间分娩者,此时娩出的新生儿称早产儿(preterm neonates),出生体重在 1000～2499 g。由于早产儿各器官尚未发育成熟,死亡率较高,预防早产是降低围产儿死亡率的重要措施。

【病因】　依据其发生原因,早产可分为自发性早产、未足月胎膜早破早产及治疗性早产。

1. 自发性早产　最常见,约占 45%。其高危因素包括早产史、前置胎盘、胎盘早剥、子宫过度膨胀(羊水过多、多胎)、吸烟、酗酒等。

2. 未足月胎膜早破早产　包括胎膜早破、宫内感染、子宫颈功能不全、子宫畸形、营养不良等。

3. 治疗性早产　母体或胎儿的健康原因使妊娠不能继续,在未足 37 周时采取引产或剖宫产终止妊娠而造成治疗性早产。

【护理评估】

(一)临床表现

早产的主要临床表现是子宫收缩,可分为先兆早产和早产临产两个阶段。

1. 先兆早产　子宫收缩开始不规律,约 10 min 1 次,继而频率逐渐缩短,发展为规律宫缩,常伴有阴道少量出血或阴道血性分泌物排出。

2. 早产临产　若出现规律宫缩(20 min≥4 次,或 60 min≥8 次),伴有子宫颈管进行性改变;子宫颈扩张 1 cm 以上;子宫颈展平≥80%,则早产诊断成立。早产的分娩过程与足月相似。

（二）辅助检查

1. B超检查　可检测胎盘功能、羊水量，亦可检测胎儿双顶径、股骨长度等评估胎儿体重。

2. 早产的预测　阴道超声检查子宫颈长度、子宫颈内口情况，阴道后穹隆分泌物胎儿纤连蛋白（fetal fibronectin，fFN）的检测等对早产预测有一定参考价值。

3. 胎心监护仪　可连续监护胎心和宫缩的变化，动态观察胎儿在子宫腔内的状况。

（三）与疾病相关的健康史

评估与早产相关的病因，如孕妇既往有无晚期流产、早产、胎膜早破等；详细询问本次妊娠经过；胎动是否正常，是否出现阴道流液等。

1. 一般状况　注意产妇生命体征，尤其注意是否存在体温升高、脉搏加快及发热等感染征象。

2. 产科检查　检查产妇胎心、胎动情况，评估是否有子宫收缩及宫缩是否规律；查看有无阴道流液，液体颜色、量、是否有特殊臭味等。

（四）心理-社会状况

孕妇在得知病情后，往往担心早产儿会出现各种健康问题，故容易产生失望、悲观、焦虑、恐惧、猜疑等情绪反应。

（五）治疗原则

早产的治疗原则：若胎膜完整，在母胎情况允许时尽量保胎至34周。

1. 卧床休息　子宫颈已有改变的先兆早产及早产临产需卧床休息。

2. 抑制宫缩　可选用β-肾上腺素受体激动剂利托君、钙离子拮抗剂硫酸镁、前列腺素合成酶抑制剂吲哚美辛、缩宫素受体拮抗剂阿托西班等。

3. 控制感染　适当选择抗生素，预防和治疗感染。

4. 促胎肺成熟　对妊娠34周前的早产，可应用肾上腺糖皮质激素促使胎儿肺成熟，并注意检测胎儿成熟度。

5. 分娩期　早产临产后慎用吗啡、哌替啶等抑制新生儿呼吸中枢的药物，产程中给孕妇吸氧；做好早产儿的抢救准备工作；第二产程可行会阴切开，预防早产儿颅内出血。

【护理诊断/问题】

1. 疼痛　与子宫收缩有关。

2. 焦虑　与担心早产儿安危有关。

3. 有新生儿受伤的危险　与早产儿发育不成熟有关。

【预期目标】

1. 孕妇及其家属焦虑情绪减轻。

2. 围产儿受伤的危险降至最低；母儿安全出院。

【护理措施】

（一）积极预防早产

1. 加强孕期保健　定期产前检查，尽早发现可能引起早产的因素，及时进行处理。

2. 注意劳逸结合，保持情绪稳定，避免各种不良刺激，避免诱发宫缩的活动，如抬举重物、性生活；高危孕妇在妊娠后期多卧床休息（左侧卧位为宜）以改善子宫、胎盘血液循环；指导孕妇加强营养。

3. 子宫颈功能不全者应于妊娠 14～18 周行子宫颈环扎术。

(二)先兆早产的护理

1. 一般护理　嘱孕妇卧床休息,采取左侧卧位,给予吸氧。严密观察病人全身情况,如腹痛,阴道流血、流液及胎心变化;减少刺激,尽量避免肛查及阴道检查。

2. 用药护理　遵医嘱给予抑制宫缩、控制感染、促胎肺成熟的药物治疗。应明确各种药物的作用、用法及毒副作用。常用抑制宫缩的药物:①β-肾上腺素受体激动剂:如沙丁胺醇(salbutamol)和利托君(ritodrine)等。可抑制子宫平滑肌收缩,延长妊娠周数。但易发生心率增快、血压下降、恶心、出汗及血糖增高等副反应。②硫酸镁(magnesium sulfate):镁离子直接作用于子宫肌细胞,拮抗钙离子对子宫收缩的活性,从而抑制子宫收缩。其用法及注意事项同妊娠期高血压疾病。③钙拮抗剂:常用硝苯地平 10 mg 舌下含服,每日 3～4 次,可抑制缩宫素及前列腺素的释放,用药时注意观察孕妇的心率及血压变化。分娩前给予地塞米松 5 mg 肌内注射,3 次/天,连用 3 天;必要时,可经羊膜腔内注入地塞米松 10 mg,并注意胎儿成熟度检测。

(三)早产临产的护理

做好分娩的准备工作,认真观察产程进展和胎心的变化;做好早产儿的保暖及复苏准备。

(四)早产儿的护理

详见儿科护理学相关内容。

【结果评价】

1. 产妇及家属能配合医护措施。

2. 母儿平安出院。

第四节　妊娠期高血压疾病

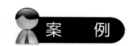

陈女士,33 岁,G_2P_0,孕 37 周。头晕、水肿两月。自 2 个月前开始出现下肢水肿,曾在当地医院门诊产科检查血压轻度增高。近一周孕妇逐渐感到头晕、胸闷就诊入院。检查:T 36.8 ℃,P 100 次/分,BP 165/110 mmHg,心肺检查未见异常;产科情况:子宫底高 35 cm,腹围 100 cm,双下肢水肿(＋＋＋),胎心音正常。请问:

1. 陈女士的主要医疗诊断是什么?

2. 目前孕妇主要存在哪些护理问题?

妊娠期高血压疾病(hypertensive disorders complicating pregnancy)是一组妊娠与血压升高并存的疾病,是孕产妇和围产儿死亡的重要原因。包括妊娠期高血压(gestational hypertension)、子痫前期(preeclampsia)、子痫(eclampsia)、慢性高血压并发子痫前期及妊娠合并慢性高血压。本节主要阐述前三种疾病。

【病因】

(一)高危因素

孕妇年龄过小或≥40 岁、初次产检 BMI≥35、双胎妊娠、羊水过多、慢性高血压、慢性肾炎、糖尿病等均为本病高危因素。

(二)病因

病因目前尚不清楚，有如下学说。

1. **子宫螺旋小动脉重铸不足**　正常妊娠时，螺旋小动脉的充分重铸使血管管径扩大形成子宫胎盘低阻力循环，以满足胎儿生长发育的需要。而子痫前期病人滋养细胞侵入子宫动脉过浅，俗称"胎盘浅着床"，螺旋小动脉重铸不足致使胎盘血流量减少而引发一系列妊娠期高血压疾病的症状。

2. **血管内皮细胞受损**　炎性介质，如白细胞介素-6、肿瘤坏死因子等可以引起血管内皮损伤，导致前列环素与血栓素 A_2 比例下降，血管紧张素 Ⅱ 的敏感性增加，引起血压升高。

3. **免疫学说**　妊娠被认为是成功的自然同种异体移植，妊娠期高血压疾病是胎盘某些抗原物质免疫反应的变态反应，与移植免疫的观点类似。

4. **营养缺乏**　多种微量元素的缺乏，如钙、镁、锌、硒等，特别是血清钙下降，导致血管平滑肌细胞收缩，血压上升。

5. **其他**　近年来，有关妊娠期高血压疾病发病的遗传因素、胰岛素抵抗及血浆高半胱氨酸浓度等研究也备受关注。

【病理生理】　本病基本病理生理变化是全身小动脉痉挛、内皮损伤及局部缺血，由于全身各系统及脏器血流灌注减少，造成组织细胞缺氧，严重威胁母儿健康及生命。

1. **脑**　脑血管痉挛可导致脑水肿、局部缺血、血栓形成及出血等。病人出现头晕、头痛、恶心、呕吐，严重时抽搐和昏迷。血管痉挛时间长，可引起脑血栓和脑出血。

2. **心血管**　外周血管痉挛、阻力增加使血压升高；冠状小动脉痉挛，心肌缺血导致心肌点状出血、坏死，严重时可发生心力衰竭。

3. **肝脏**　肝内小动脉痉挛，肝细胞因缺血而发生不同程度的坏死、出血，引起黄疸及肝功能损害。

4. **肾脏**　肾小动脉痉挛导致肾脏缺血、肾功能障碍，严重者导致肾衰竭而出现少尿、无尿。

5. **胎盘**　子宫血管痉挛致胎盘供血不足，造成胎儿生长受限、胎儿窘迫甚至死亡。底蜕膜坏死出血可导致胎盘早剥。

6. **其他**　眼底视网膜小动脉痉挛可引起视网膜水肿，出现眼花、视物不清，严重者引起突然失明；全身小血管痉挛缺血，可使血管壁渗透性增加，血液浓缩，红细胞受损或溶血及凝血因子缺乏。

【护理评估】

(一)临床表现及分类

妊娠期高血压疾病分为五种类型，其主要表现如下。

1. **妊娠期高血压**　妊娠期出现高血压，收缩压≥140 mmHg 和(或)舒张压≥90 mmHg，一般于产后 3 个月内恢复正常；尿蛋白(-)。

2. **子痫前期**

(1)轻度：妊娠 20 周以后出现收缩压≥140 mmHg 和(或)舒张压≥90 mmHg，伴尿蛋白≥0.3 g/24 h 或随机尿蛋白(+)。

(2)重度：血压和尿蛋白持续升高，发生母体脏器功能不全或胎儿并发症。出现下述任何一种情况即可诊断：妊娠 20 周以后收缩压≥160 mmHg 和(或)舒张压≥110 mmHg；尿蛋白

≥5.0 g/24 h 或随机尿蛋白≥（＋＋＋）；伴有持续性头痛、上腹部不适、视觉障碍、肝细胞功能异常、血小板减少等。

3. 子痫（eclampsia） 子痫前期基础上孕妇出现抽搐，不能用其他原因解释。发生于妊娠晚期或临产前，称产前子痫，最为常见；少数发生于分娩中，称产时子痫；个别发生在产后 24 h，称产后子痫。子痫发作前驱症状短暂，进展迅速，表现为抽搐、面部充血、口吐白沫、深昏迷；深部肌肉僵硬，并发展成典型的全身高张阵挛惊厥，肌肉节律性收缩和紧张，其间病人无呼吸动作，1～1.5 min 后肌肉松弛，恢复呼吸，但仍处于昏迷状态，病人清醒后表现烦躁、易激惹。

4. 慢性高血压并发子痫前期 慢性高血压孕妇妊娠前无蛋白尿，妊娠后出现尿蛋白≥0.3 g/24 h；或妊娠前有蛋白尿，妊娠蛋白尿明显增加或血压进一步升高等。

5. 妊娠合并慢性高血压 妊娠 20 周前收缩压≥140 mmHg 和（或）舒张压≥90 mmHg，妊娠期无明显加重；或妊娠 20 周后首次诊断高血压，并持续到产后 12 周后。

（二）辅助检查

（1）妊娠期高血压应进行下列常规检查：血常规、尿常规、肝功能、肾功能、凝血功能、心电图、胎心监护及 B 超检查胎儿、胎盘、羊水等。

（2）子痫前期、子痫孕妇酌情增加凝血功能系列、电解质、动脉血气分析、心脏彩超、眼底检查等项目。其中眼底检查可反映妊娠期高血压疾病严重程度，孕妇眼底可见视网膜小动脉痉挛、动静脉管径比值可由正常的 2∶3 变为 1∶2 甚至 1∶4，或出现视网膜水肿、渗出或出血，严重时可出现视网膜剥离。

（三）与疾病相关的健康史

了解病人在妊娠前及妊娠 20 周前有无高血压、水肿、蛋白尿、抽搐等症状；既往有无高血压、肾病、糖尿病等病史；此次妊娠出现异常症状的时间及治疗经过。

护士应重点评估病人的血压、尿蛋白、自觉症状及抽搐、昏迷等情况，同时注意子宫底的高度、胎动、胎心、是否合并 IUGR。评估过程中需注意以下几个方面。

（1）每次产前检查必须测量血压，并与病人的基础血压作比较，初次测血压升高者，需休息 1 h 后再测。

（2）高危孕妇每次产检均应检查尿蛋白。检查应选清洁中段尿。凡尿蛋白≥0.3 g/24 h 者或随机尿蛋白≥3 g/L 即为蛋白尿。注意避免阴道分泌物或羊水污染尿液。

（3）孕妇出现头痛、眼花、胸闷、恶心、呕吐等自觉症状提示病情的进一步发展，护士应高度重视。一旦发生抽搐，应注意抽搐与昏迷的发作状态、频率、持续时间、间隔时间，神志情况、有无唇舌咬伤、摔伤甚至骨折、窒息或吸入性肺炎等。

（四）心理-社会评估

病人及家属往往对疾病缺乏认识。妊娠期高血压疾病在妊娠期发病早，病程长，当得知病情后，往往为胎儿生长发育、住院治疗而焦虑；特别是在是否接受药物治疗方面，表现出矛盾的心理；家属在了解疾病对孕妇和胎儿都会造成生命危险时，更是难以抉择。

（五）治疗原则

妊娠期高血压疾病的基本治疗原则：休息、镇静、解痉、有指征地降压、利尿、密切监测母胎情况，适时终止妊娠。其目的是控制病情，延长孕周，确保母儿安全。

1. 妊娠期高血压 治疗原则：休息、镇静、监测母胎情况，酌情降压治疗。保证病人睡眠，左侧卧位为宜；调整饮食，全身水肿者可适当限制钠盐摄入；加强产前检查次数，密切观察病情变化,出现头痛、头晕、视物模糊、上腹部不适等症状及时就诊。

2. 子痫前期　病人应住院观察治疗,积极处理,原则是镇静、解痉、有指征地降压、利尿、适时终止妊娠。

(1)镇静:主要用药有地西泮 2.5～5 mg/次,每日 3 次口服,病情重者可肌内注射或静脉推注,控制子痫时可用冬眠药物。

(2)解痉:首选硫酸镁(magnesium sulfate),主要用于控制子痫抽搐、预防重度子痫前期发展为子痫及子痫前期临产前用药预防抽搐。具体用法:静脉给药,首次负荷剂量用2.5～5 g溶于10%葡萄糖溶液 20 mL 中,缓慢(15～20 min)静脉注射;随之 1～2 g/h 静脉滴注维持;还可以选择硫酸镁 20 mL 加 2%利多卡因溶液 2 mL,臀部肌内深部注射。

(3)降压:根据病情变化及药物的副作用选择不同的降压药物。常用降压药物:肼苯达嗪、卡托普利、硝苯地平、酚妥拉明、甲基多巴、硝普钠等。

(4)扩容:主要用于严重的低蛋白血症、贫血者,目的是改善重要脏器的血液灌注,疏通微循环,改善胎儿宫内缺氧。常用扩容剂有白蛋白、血浆、全血、低分子右旋糖酐等。

(5)利尿:慎用,仅适用于重度水肿、急性心力衰竭、肺水肿、脑水肿、肾衰竭等。常用药物有呋塞米(速尿)、甘露醇、双氢克尿噻等。

(6)适时终止妊娠:子痫前期病人经上述处理无改善或病情加重时,终止妊娠是唯一有效的措施。

【护理诊断/问题】

1. 体液过多　与各种原因引起的水钠潴留有关。
2. 有受伤的危险　与发生抽搐有关。
3. 焦虑　与担心疾病对母儿的影响有关。
4. 潜在并发症:胎盘早剥、DIC 等。

【预期目标】

1. 孕妇病情缓解,未发生并发症及意外损伤。
2. 病人顺利度过妊娠、分娩期,母儿平安出院。

【护理措施】

(一)一般护理

1. 保证休息　轻度妊娠期高血压疾病孕妇可住院或在家休息,子痫病人则需住院治疗。休息环境清洁安静,保证充分睡眠,以左侧卧位为宜。对住院病人提供生活护理。

2. 调整饮食　增加富含蛋白质、维生素、铁、钙和其他微量元素的摄入,对预防妊娠期高血压疾病有一定作用。保证充足的蛋白质和热量,食盐不必过分严格限制,但全身水肿的孕妇应限制食盐摄入。

3. 病情观察　①孕妇病情观察:观察病人血压变化,是否出现头痛、胸闷等自觉症状;监测液体出入量、24 h 尿量、体重、尿蛋白等。②胎儿观察与监护:督促孕妇每日计数胎动,定时听胎心,必要时行胎心监护。

4. 间断吸氧　改善全身主要脏器和胎盘的氧供。

(二)用药护理

硫酸镁是子痫治疗的一线药物,也是重度子痫前期预防子痫发作的预防用药。护士应了解硫酸镁的用药方法、毒性反应及注意事项。

1. 用药方法　硫酸镁可采用静脉用药结合肌内注射。①静脉用药。可行静脉滴注或推注。静脉用药后血中浓度可迅速达到有效水平,停药后血中浓度下降较快,但可避免肌内注射引起的不适,临床常采用两种方式互补长短,以维持体内有效浓度。②肌内注射。25%硫酸镁溶液 20 mL+2%利多卡因溶液 2 mL 臀部肌内注射,1~2 次/天。硫酸镁局部刺激性强,注射时应使用长针头深部肌内注射。

2. 毒性反应及监测注意事项 硫酸镁的治疗浓度和中毒浓度相近,进行治疗时应严密观察其毒性作用,控制硫酸镁的入量。通常硫酸镁滴注速度以 1 g/h,不超过 2 g/h 为宜。硫酸镁过量中毒现象首先表现为膝反射消失,随着血镁浓度的增加可出现全身肌张力减退及呼吸抑制,严重者心跳可突然停止。

使用硫酸镁应注意:①病人膝反射存在;②呼吸≥16 次分;③尿量≥17 mL/h 或≥400 mL/24 h。④一旦出现硫酸镁中毒反应,立即静脉注射10%葡萄糖酸钙 10 mL 解毒(宜在 3 min 以上推完,必要时每小时重复一次,直至呼吸、排尿和神经抑制恢复正常,但 24 h 内不超过 8 次)。

(三)子痫病人的护理
子痫是妊娠期高血压疾病发展最严重的阶段,医护人员要分秒必争抢救病人。

1. 协助控制抽搐 首选硫酸镁,若病人存在硫酸镁应用禁忌证或治疗无效时可考虑使用其他镇静剂如地西泮、苯妥英钠或冬眠合剂控制抽搐。

2. 专人护理 对子痫前期重度的病人需制定完善的护理计划,详细记录病情变化、24 h 出入量、各种治疗的时间,用药反应等,并做好详细的交接班记录。做好急救药品和抢救物品准备工作,如准备好吸痰器、舌钳、开口器、压舌板、气管切开包等急救设备,并放置病人床头或方便处。

3. 避免刺激 子痫病人应被安置于安静、光线较暗的单人病室,保持空气流通,各项治疗及护理措施应尽量集中、动作轻柔。

4. 病情监测 进行心电监护和胎心监护,定时测血压、脉搏、呼吸及胎心变化;监测临产情况;及早发现脑水肿、肺水肿、胎盘早剥等并发症。

5. 防止受伤 子痫发作时,将病人头偏向一侧,保持呼吸道通畅,及时吸出鼻腔、口腔分泌物,必要时用舌钳固定舌,防止舌后坠造成窒息;备开口器或于上下齿间放置卷有纱布的压舌板,防止抽搐时造成舌、唇咬伤;设床栏防止坠地;昏迷病人暂禁食、水,禁口服药物。

6. 终止妊娠的护理 子痫病人可以在抽搐控制后 2 h 考虑终止妊娠。因病人在产后 24~48 h 内仍可能发生子痫,故应继续用药并加强护理。病人在分娩后仍需继续监测血压、尿蛋白,继续用药,以防产后子痫。

(四)分娩期护理
妊娠期高血压疾病病人,若无剖宫产指征,原则上应考虑阴道分娩。第一产程应注意保持环境安静,密切观察产程进展、胎心、胎动及血压变化;尽量缩短第二产程,避免孕妇用力;第三产程应积极预防产后出血。产时不可使用麦角新碱类药物。

(五)心理护理
加强与病人沟通,了解其心理需求,解除其恐惧心理,使其增强信心配合医护治疗;及时向家属介绍病情及治疗方案,取得家属的合作。

(六)健康教育
1. 在门诊治疗的病人,应指导病人左侧卧位,适当休息,每天睡眠保持 10 h 左右;每周测体重2次,如体重增加每周超过0.9 kg者,应注意病情的严重性。向病人宣传孕期保健常识,教会病人自我监测胎动,定期做产前检查,一旦出现如头痛、头晕、恶心、水肿等异常情况应尽早就医。

2. 产后一周血压、尿蛋白正常则可出院。产后6周复诊时除常规检查外,需复查尿蛋白,必要时做肝、肾功能及心电图检查。

【结果评价】

1. 孕妇住院期间血压平稳,病情得到有效控制。

2. 孕妇配合医护治疗,无并发症发生。

3. 产妇心情舒畅,母子平安出院。

第五节　前 置 胎 盘

正常妊娠时胎盘附着于子宫体部的前壁、后壁或侧壁。妊娠28周后,胎盘附着于子宫下段,胎盘下缘达到或覆盖子宫颈内口处,位置低于胎先露部,称前置胎盘(placenta previa)。前置胎盘是妊娠晚期严重并发症,也是妊娠晚期阴道流血的主要原因,如处理不当可危及母儿生命。

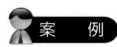 案　　例

周女士,27岁,G_3P_0(曾行两次人工流产),现孕31周,因无诱因出现中等阴道流血8 h入院。检查:血压105/70 mmHg,脉搏88次/分,子宫底位于剑下2指,先露头,高浮,无宫缩,胎心150次/分。请问:

1. 周女士最可能的医疗诊断是什么?进一步确诊需要做什么辅助检查?

2. 目前孕妇主要存在哪些护理问题?

【病因】　前置胎盘多发生于经产妇及多产妇。病因目前尚不清楚,可能与下列因素有关。

(一)子宫内膜病变与损伤

多次流产及刮宫、多产、剖宫产、产褥感染等可导致子宫内膜损伤,引起子宫内膜炎和内膜萎缩病变,再次怀孕时易形成胎盘血供不良,胎盘为了摄取足够营养而增大面积,延伸到子宫下段,形成前置胎盘。

(二)胎盘异常

胎盘大小和形态异常,均可发生前置胎盘。如胎盘面积过大、双胎、副胎盘、膜状胎盘等可延伸至子宫下段。

(三)受精卵滋养层发育迟缓

受精卵到达子宫腔后因滋养层发育迟缓,尚未具备着床能力而继续下移,并在子宫下段处着床发育形成前置胎盘。

【护理评估】

(一)临床表现及类型

1. 临床表现

(1)症状:前置胎盘的典型症状是妊娠晚期或临产时发生无诱因、无痛性、反复阴道流血。

初次出血时,出血量一般不多,但亦可发生致命性的大出血;随着出血次数增加,出血量逐渐增多。

（2）体征:病人一般情况与出血量有关,贫血程度与出血量成正比。出血多可有面色苍白、脉搏细速、血压下降等休克表现。腹部检查:子宫软,无压痛,子宫大小与孕周相符,胎位清楚、胎心正常。胎盘附着子宫前壁时,在耻骨联合上方可听到胎盘杂音。

2. 类型　阴道流血发生的时间早晚、流血量多少、反复发作次数与前置胎盘类型有关。根据胎盘下缘与子宫颈内口的关系,将前置胎盘分为三种类型(图 8-5)。

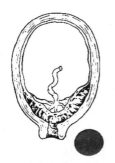 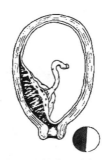 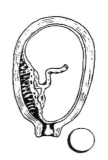

(a) 完全性前置胎盘　　(b) 部分性前置胎盘　　(c) 边缘性前置胎盘

图 8-5　前置胎盘的类型

（1）完全性前置胎盘:又称中央性前置胎盘(central placenta previa),子宫颈内口全部被胎盘组织所覆盖。初次出血时间早、反复出血次数频繁,量较多,一次性大出血可致休克。

（2）部分性前置胎盘:子宫颈内口部分被胎盘组织所覆盖。出血情况介于完全性与边缘性前置胎盘之间。

（3）边缘性前置胎盘:胎盘边缘附着于子宫下段、不超越子宫颈内口。初次出血发生较晚、出血量少。

（二）辅助检查

1. B 超检查　可清楚看到胎盘与子宫颈口的关系,并能明确前置胎盘的类型。其方法简单可靠,且无损伤性,是目前最常用的诊断方法。

2. 实验室检查　血常规检查病人有不同程度的血红蛋白下降、红细胞计数减少。

3. 产后检查胎盘胎膜　对产前有出血病人应在产后检查胎盘,以便核实诊断。前置部位的胎盘有凝血块附着,或胎膜破口距胎盘边缘小于 7 cm 者,诊断可成立。

（三）与疾病相关的健康史

详细询问既往有无多次人工流产术、分娩、子宫手术及子宫内膜炎等病史;了解妊娠中尤其是 28 周后有无阴道流血、阴道流血的特点和伴随症状等。

（四）心理-社会状况

病人及家属得知病情后,担心孕妇健康及胎儿安危,可能出现恐惧、紧张、手足无措等。

（五）治疗原则

前置胎盘的治疗原则是抑制宫缩、止血、纠正贫血和预防感染。

1. 期待疗法　适用于妊娠小于 34 周、胎儿存活但体重小于 2000 g、阴道流血量不多、全身情况良好的孕妇。目的是在保证孕妇安全的前提下,尽可能延长孕周,等待胎儿达到或接近足月以提高胎儿存活率。可以适当给予宫缩抑制剂、镇静剂、止血药及抗生素等药物。

2. 终止妊娠 具有下列情况之一者应考虑终止妊娠:①阴道流血多,出现失血性休克者,无论胎儿成熟与否,均应终止妊娠;②胎龄已达36周以上;③胎儿成熟度检查提示胎儿肺成熟者;④胎龄在34~36周,出现胎儿窘迫征象。

一般完全性前置胎盘、部分性前置胎盘或伴有胎儿窘迫多以剖宫产结束分娩;边缘性前置胎盘出血不多,胎心无异常者可经阴道试产,若试产失败,应立即改剖宫产结束分娩。胎儿未成熟者可行促胎儿肺成熟处理。

【护理诊断/问题】

1. 潜在并发症:出血性休克。

2. 有感染的危险 与孕妇贫血、抵抗力下降有关。

3. 有胎儿受伤的危险 与胎儿供血与营养不足有关

【预期目标】

1. 孕妇流血得到控制,贫血得以纠正,胎龄达到或接近孕周。

2. 母儿顺利度过分娩期,安全出院。

【护理措施】

(一)期待疗法病人的护理

1. 严密观察病情 严密监测并记录孕妇的生命征、阴道流血情况及胎儿宫内状况,必要时行胎心监护。帮助病人解除恐惧心理,使病人精神放松,积极配合医护治疗。

2. 病人饮食与活动指导 绝对卧床休息,左侧卧位,并间断吸氧(每天3次,每次1h,以增加胎儿血氧供应);减少刺激,避免增加腹压的动作,严禁肛查及阴道检查,以免诱发活动性出血;加强营养,给予高蛋白、高维生素及富含铁的食物。

3. 治疗配合 按医嘱用药,如宫缩抑制剂、补血药、抗炎药预防感染等。

(二)手术治疗病人的护理

1. 严密观察病情变化,积极协助抗休克治疗:认真观察并记录孕妇的生命体征、阴道流血情况及胎心情况,快速建立静脉通道,做好备血、输血准备,积极配合医生纠正休克。

2. 积极做好术前准备。

(三)健康教育

指导围孕期妇女避免吸烟、酗酒等不良行为;做好计划生育宣传教育,提高自我保健意识,避免多次人工流产、引产或宫内感染;做好孕期保健,定期产前检查。

【结果评价】

1. 接受期待疗法的孕妇胎龄接近足月时终止妊娠。

2. 产后母儿平安出院。

第六节 胎 盘 早 剥

妊娠20周后或分娩期,正常位置的胎盘在胎儿娩出前,部分或全部从子宫壁剥离,称胎盘早剥(placental abruption)。胎盘早剥属于妊娠晚期的严重并发症,以起病急、发展快、病情重为主要特点,处理不及时可威胁母儿生命。

【病因】 胎盘早剥的确切原因尚未完全清楚,可能与下列因素有关。

（一）血管病变

妊娠期高血压疾病、慢性肾炎和慢性高血压，是导致胎盘早剥的重要原因。由于底蜕膜螺旋小动脉痉挛或硬化，引起远端毛细血管壁缺氧、变性、坏死，甚至破裂出血，形成胎盘后血肿，使胎盘与子宫壁剥离；此外，妊娠晚期或临产后，孕妇长时间仰卧位，子宫压迫下腔静脉使回心血量减少，导致子宫静脉淤血、压力升高，蜕膜静脉淤血或破裂，形成胎盘后血肿，引起胎盘剥离。

（二）子宫腔压力骤减

胎膜早破（妊娠足月前）；羊水过多，破膜后羊水流出过快；双胎妊娠分娩时第一个胎儿娩出过快，均可导致子宫腔内压力突然改变，子宫收缩，胎盘与子宫壁发生错位和剥离。

（三）机械性因素

腹部受到撞击或挤压、纠正臀位行外倒转术操作不当等亦可造成胎盘剥离。

（四）其他

脐带过短或脐带绕颈、高龄孕妇、吸烟、可卡因滥用、有血栓形成倾向、子宫肌瘤等。

【病理】 胎盘早剥主要病理改变是底蜕膜出血形成血肿，使胎盘从附着处剥离。按病理类型，胎盘早剥可分为显性、隐性及混合性3种（图8-6）。

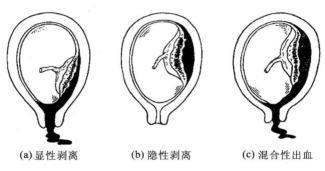

(a) 显性剥离 　　　 (b) 隐性剥离 　　　 (c) 混合性出血

图8-6　胎盘早剥的类型

1. 显性剥离（revealed abruption）或外出血　若胎盘剥离面小、出血少，临床症状常不明显；若底蜕膜继续出血，血液冲开胎盘边缘并沿胎膜与子宫壁之间经子宫颈流出，称为显性剥离。

2. 隐性剥离（concealed abruption）或内出血　若胎盘边缘附着子宫壁上或胎膜与子宫壁未剥离，血液不能向外流出而积聚在胎盘与子宫壁之间形成血肿，称为隐性剥离。

3. 混合性出血（mixed bleeding）　当内出血过多时，胎盘后血肿越积越大，最终血液沿胎盘边缘与胎膜外流，称混合性出血。如果出血穿破胎膜溢入羊水中，可形成血性羊水。

内出血严重时，血液向肌层内浸入，引起肌纤维的变性、分离、断裂，当血液渗透到子宫浆膜层时，子宫表面呈紫蓝色淤斑，称为子宫胎盘卒中（uteroplacental apoplexy）。此时子宫肌层被血液浸润，收缩力减弱，易造成产后出血。严重的胎盘早剥还可导致凝血功能障碍而发生弥散性血管内凝血（DIC）及羊水栓塞、急性肾衰竭等一系列病理生理改变。

【护理评估】

（一）临床表现及分类

胎盘早剥的主要临床表现是妊娠晚期突然出现腹部持续性疼痛，伴或不伴阴道流血。根据病情的严重程度将胎盘早剥分为3度。

Ⅰ度:以外出血为主。多见于分娩期,胎盘剥离面积小,无腹痛或腹痛轻微,贫血体征不明显。子宫大小与妊娠周数相符,胎位清楚,胎心正常。产后检查胎盘母体面,见凝血块及压迹即可确诊。

Ⅱ度:胎盘剥离面积1/3左右。常表现为突然发生持续性腹痛,无阴道流血或流血量少,贫血程度与阴道出血量不符。子宫大于孕周,胎位清楚,胎心率多正常。

Ⅲ度:胎盘剥离面积超过1/2,临床症状较Ⅱ度加重,可伴有恶心、呕吐、面色苍白、出冷汗、血压下降等休克表现。休克程度与产妇失血程度有关,而与阴道出血量不成正比。子宫常大于孕周,子宫体呈持续收缩状态,坚硬如板,全腹有压痛,胎位不清、胎心异常或消失。

胎盘早剥严重威胁母儿的安全,可并发母体产后出血、羊水栓塞、急性肾衰竭,严重时可导致DIC;也可造成胎儿急性缺氧、新生儿窒息、早产,使围生儿死亡率明显增高。

（二）辅助检查

1. B超检查 确诊胎盘早剥的重要辅助方法。超声下可见胎盘与子宫壁之间出现边缘不清的液性低回声区,亦可明确胎儿情况。

2. 实验室检查 主要了解贫血程度、凝血功能。可行全血细胞计数和凝血功能检查。

（三）与疾病相关的健康史

详细询问孕妇有无妊娠期高血压疾病、慢性高血压、慢性肾炎、仰卧低血压综合征及外伤史等。

（四）心理-社会状况

发生胎盘早剥时,孕妇可因突然持续性腹痛、阴道流血而感到恐惧和惊慌。孕妇及其家属担心母体与胎儿的安危,常会出现手足无措、烦躁和悲伤情绪。

（五）治疗原则

治疗原则为早期识别、积极纠正休克,及时终止妊娠、防治并发症。根据胎儿宫内状况,产程进展等情况决定分娩方式。Ⅰ度胎盘早剥的病人,一般情况良好,可行阴道分娩,产程中严密观察胎心、血压、阴道出血等变化;Ⅱ度或Ⅲ度胎盘早剥病人必须剖宫产终止妊娠。

【护理诊断/问题】

1. 潜在并发症:失血性休克、DIC、急性肾衰竭。

2. 预感性悲哀 与胎儿死亡、子宫切除、失去妊娠机会有关。

【预期目标】

1. 孕妇出血得到有效控制,未出现并发症。

2. 孕妇恐惧心理减轻,配合医护治疗,接受现实。

【护理措施】

（一）一般护理

病人住院期间尽量提供生活护理,与孕妇多沟通,对家属做好解释,帮助其解除恐惧心理;对胎儿死亡者,耐心疏导,帮助病人度过哀伤期,并指导下次妊娠。

（二）病情观察

1. 严密观察病人生命体征、阴道出血量及腹痛情况,密切监测胎儿状况。

2. 观察有无并发症出现征象,如出现少尿或无尿时,应考虑肾衰竭;如出现皮肤黏膜出血点、子宫出血不凝等出血倾向应考虑可能发生DIC。

（三）治疗配合

1. 积极配合抢救休克　迅速建立静脉通道，补充血容量，及时输入新鲜血液，给孕妇吸氧、保暖，纠正休克。

2. 做好终止妊娠准备　需剖宫产者，协助做好术前准备；经阴道分娩者，配合人工破膜，并用腹带包裹腹部，遵医嘱静脉滴注缩宫素。胎儿存活者，做好新生儿抢救准备。

3. 预防产后出血及感染。

4. 对胎儿死亡者，产后给予退乳。

（四）健康教育

1. 妊娠期健康教育　包括导致胎盘早剥的原因、定期产前检查的意义、防治妊娠期高血压疾病及慢性肾炎等疾病的重要性；指导孕妇休息时取左侧卧位；避免外伤等。

2. 出院指导　加强营养，纠正贫血，增加抵抗力；注意产褥期卫生，促进产后康复，避免感染；对胎儿死亡者，帮助病人尽快走出阴影；定期随诊，下次妊娠需接受医生的指导和监测。

【结果评价】

1. 产妇生命体征平稳，分娩顺利，未出现并发症。

2. 胎儿存活者母儿安全出院；胎儿死亡者，产妇及家属能顺利度过哀伤期。

第七节　多胎妊娠

一次妊娠子宫腔内同时有两个或两个以上的胎儿称多胎妊娠（multiple pregnancy），以双胎妊娠（twin pregnancy）多见。近年来随着辅助生殖技术的广泛开展，多胎妊娠率明显增高。多胎妊娠易引起妊娠期母儿并发症，属高危妊娠范畴。本节主要探讨双胎妊娠。

【双胎妊娠的分类及特点】

（一）分类

1. 双卵双胎（dizygotic twin）　两个卵子分别受精形成的双胎妊娠称为双卵双胎，占双胎妊娠总数的70%。由于两个卵子分别形成两个受精卵，各自遗传基因不完全相同，故两个胎儿外貌、指纹等多种表型不同。胎盘多为两个，也可融合成一个，但血液循环不相通，胎盘胎儿面有两个羊膜腔，中间隔有两层羊膜、两层绒毛膜（图8-7）。

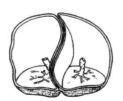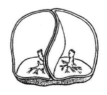

图8-7　双卵双胎的胎盘及胎膜示意图

2. 单卵双胎（monozygotic twins）　由一个受精卵分裂形成的双胎妊娠称为单卵双胎，占双胎妊娠总数的30%。两个胎儿具有相同的遗传基因，其性别、血型、容貌等均相同（图8-8）。

（1）双羊膜囊双绒毛膜单卵双胎：约占单卵双胎的30%。受精卵分裂发生在桑椹期（早期胚泡），形成两个独立的受精卵、两个羊膜囊。两个羊膜囊之间隔着两层绒毛膜、两层羊膜，形成两个胎盘。

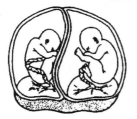 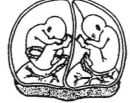 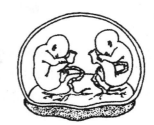

(a)发生在桑椹期前　　(b)发生在胚泡期　　(c)发生在羊膜囊已形成

图 8-8　受精卵在不同阶段形成单卵双胎的胎膜类型

（2）双羊膜囊单绒毛膜单卵双胎：约占单卵双胎的68%。受精卵分裂发生在胚泡期，胎盘为一个，两个羊膜囊之间仅隔着两层羊膜。

（3）单羊膜囊单绒毛膜单卵双胎：占单卵双胎的 1%～2%。受精卵在受精后第 9～13 日分裂，两个胎儿共存在一个羊膜腔内，共用一个胎盘。

（4）连体双胎：受精卵在受精第 13 日后分裂，此时机体不能完全分裂成两个，形成不同形式的联体儿（conjoined twins），极罕见。

（二）对母儿影响

1. 对母体影响　双胎妊娠容易并发流产、妊娠期高血压疾病、贫血、妊娠期肝内胆汁淤积症、羊水过多、胎膜早破、胎盘早剥及产后出血等，危及孕产妇的健康。

2. 对胎儿影响　易发生早产、胎儿生长受限、双胎输血综合征、脐带异常、胎头交锁及胎儿畸形等，导致围产儿发病率和死亡率升高。

【护理评估】

（一）临床表现

1. 症状　孕妇恶心、呕吐等早孕反应较重；中期妊娠后体重增加迅速，腹部增大明显，下肢水肿、静脉曲张等压迫症状出现早且明显；妊娠晚期常有呼吸困难，活动不便。

2. 体征　产科检查子宫大于停经周数，妊娠中、晚期腹部可触及多个小肢体；胎头较小，与子宫大小不成比例；不同部位可听到两个胎心，或同时听诊 1 min，两个胎心率相差 10 次以上。

（二）辅助检查

B超检查是诊断和监护双妊娠的最好方法。妊娠 6 周后宫腔内可见两个原始心管搏动；超声检查亦可判断两个胎儿的胎位，筛查胎儿畸形，如联体双胎、开放性神经管畸形等。

（三）与疾病相关的健康史

询问家族中有无多胎史，孕妇的年龄、胎次、孕前是否使用促排卵药。评估妊娠后的不适症状是否较正常孕妇明显，孕妇的耐受力情况。

（四）心理-社会状态

双胎妊娠属于高危妊娠，孕妇既要适应身体上不同于单胎妊娠的巨大变化，又要适应成为两个孩子母亲角色的转变，由于担心母儿的安危，孕妇焦虑的情绪更严重。

（五）治疗原则

1. 妊娠期加强监护，制定严格的产前检查计划，及时治疗妊娠并发症。

2. 分娩期要掌握终止妊娠的指征，多数双胎妊娠可经阴道分娩。产程中严密观察产妇及胎心变化，一旦发现孕妇及胎儿异常应及时行剖宫产结束分娩。

3. 防治产后出血。

【护理诊断/问题】

1. 舒适的改变　与双胎妊娠后身体不适有关。

2. 潜在并发症:妊娠期高血压疾病、胎盘早剥、胎膜早破、产后出血、早产。

【预期目标】

1. 孕妇了解多胎妊娠的相关知识并掌握如何进行自我监护的方法。

2. 及时发现和治疗并发症,母儿顺利度过围生期。

【护理措施】

(一)妊娠期护理

1. 补充足够营养　多进食含高蛋白、高维生素以及必需脂肪酸的食物,注意适时补充铁、叶酸和钙剂,预防贫血和妊娠期高血压疾病。

2. 防治早产　是双胎妊娠产前监护的重点。建议孕妇增加每日卧床休息的时间,减少活动量,一旦妊娠 34 周前出现产兆,应给予宫缩抑制剂。一旦出现宫缩或阴道流液,应住院治疗。

3. 积极防治妊娠期并发症、合并症　需加强母儿监护,及时发现并处理。

4. 监测胎儿生长发育及胎位变化　发现胎儿畸形,应及时终止妊娠;B 超检查发现胎位异常,一般不予纠正,但在妊娠晚期应确定胎位,有助于选择终止妊娠的方式。

(二)分娩期护理

1. 加强生活护理,使产妇接受成为两个孩子母亲的事实,保持愉快的心情,积极配合监护和治疗,并能积极配合分娩。

2. 严密观察胎心变化、宫缩情况及产程延长,如果出现宫缩乏力、产程进展缓慢,可遵医嘱给予静脉滴注低浓度缩宫素及其他处理。

3. 第二产程必要时行会阴侧切,减轻胎头受压。当第一个胎儿娩出后,立即夹紧胎盘侧脐带,以防第二个胎儿失血,同时助手应在腹部固定第二个胎儿为纵产式,通常 20 min 左右第二个胎儿自然娩出。如 15 min 后仍无宫缩,可行人工破膜并静滴缩宫素,促进子宫收缩。产程中密切观察,及时发现胎心音异常、脐带脱垂、胎盘早剥等情况并遵医嘱给予及时处理。

4. 积极防治产后出血:临产前应备血;胎儿娩出前需建立静脉通道;第二个胎儿娩出后立即使用宫缩剂,腹部放置沙袋或以腹带紧裹腹部,防止腹压骤降引起休克。

(三)健康教育

指导双胎孕妇注意休息,加强营养。产后注意观察阴道流血和子宫复旧情况,及早识别产后出血、感染等异常情况,正确指导产妇进行母乳喂养并选择有效的避孕措施。

【结果评价】

1. 孕妇掌握自我监护的方法,积极配合预防和治疗各种并发症。

2. 母儿平安。

第八节　羊水量异常

正常妊娠时羊水产生与吸收处于动态平衡状态,若其产生和吸收失衡,将导致羊水量异常。

一、羊水过多

妊娠期间羊水量超过 2000 mL 者,称为羊水过多(polyhydramnios)。发生率为 0.5%~1%。羊水量在数日内急剧增加,称为急性羊水过多;羊水增加缓慢,在较长时间内形成,称为慢性羊水过多。

【病因】 确切原因尚不清楚,临床多见于以下几种情况。

(一)胎儿疾病

羊水过多常伴有胎儿畸形,以神经系统和消化道畸形最常见。如无脑儿、脊柱裂胎儿,因脑脊膜暴露,脉络膜组织增生,渗出液增加;抗利尿激素缺乏,中枢吞咽功能异常,导致羊水产生增多和吸收减少。食道和十二指肠闭锁时,因不能吞咽羊水使羊水积聚而发生羊水过多。18-三体、21-三体等染色体异常胎儿可出现羊水吞咽障碍,引起羊水过多。

(二)多胎妊娠

双胎妊娠羊水过多的发生率是单胎妊娠的 10 倍。常见于单卵单绒毛膜双羊膜囊,此时两个胎儿间的血液循环相互沟通,循环血量增加,尿量增加,羊水过多。

(三)胎盘脐带病变

胎盘绒毛血管瘤直径>1 cm、巨大胎盘和脐带帆状附着也可导致羊水增多。

(四)孕妇合并疾病

妊娠糖尿病、母儿 Rh 血型不合、妊娠期高血压疾病、重度贫血等均可致羊水过多。

(四)特发性羊水过多

在羊水过多的孕妇中,约 1/3 病人原因不明,称为特发性羊水过多。

【护理评估】

(一)临床表现

1. 急性羊水过多 较少见。多发生在妊娠 20~24 周,羊水量迅速增加,子宫于数日内明显增大,出现一系列压迫症状。孕妇感到腹部胀痛,行动不便;因膈肌上抬,出现呼吸困难,甚至发绀,不能平卧。检查见腹壁皮肤紧绷发亮,甚至变薄;胀大的子宫压迫下腔静脉,影响静脉回流,出现下肢静脉曲张、外阴水肿。子宫明显大于妊娠月份,胎位检查不清,胎心音遥远或听不清。

2. 慢性羊水过多 较多见,常发生于妊娠晚期。临床上无明显不适或仅有轻微压迫症状,如胸闷、气短。检查见子宫大于妊娠月份,腹壁皮肤发亮、变薄。触诊时感到皮肤张力大,胎位不清,胎心音遥远。

羊水过多易并发妊娠期高血压疾病、胎膜早破、早产等;宫腔内压力骤然降低易发生胎盘早剥、休克;子宫肌纤维伸展过度可致子宫收缩乏力、产后出血。同时常并发胎位异常、胎儿窘迫及早产,破膜时因羊水流出过快可引起脐带脱垂,围产儿病死率明显增高。

(二)辅助检查

1. B超检查 是诊断羊水过多的重要辅助检查方法。能够同时了解羊水量和胎儿发育情况。其诊断标准有:①羊水最大暗区垂直深度(amniotic fluid volume,AFV):≥8 cm 诊断为羊水过多,其中 AFV 8~11 cm 为轻度羊水过多,12~15 cm 为中度羊水过多,>15 cm 为重度羊水过多。②羊水指数(amniotic fluid index,AFI):将孕妇腹部经脐横线与腹白线作为标志线分为 4 个区,4 个区 AFV 之和为羊水指数。AFI≥25 cm 诊断为羊水过多,其中 25~

35 cm为轻度羊水过多,36～45 cm 为中度羊水过多,>45 cm 为重度羊水过多。

2. 胎儿疾病检查　可通过羊水细胞或胎儿脐带血细胞培养做染色体核型分析排除胎儿染色体异常。同时可行羊水生化检查,若胎儿合并神经管畸形、上消化道闭锁等,羊水中的甲胎蛋白呈进行性增加。可通过测定羊水中胎儿血型,预测胎儿有无溶血性疾病。

3. 孕妇血型及血糖检查　检查孕妇 Rh、ABO 血型,排除母儿血型不合;必要时行葡萄糖耐量试验,排除妊娠期糖尿病。

(三) 与疾病相关的健康史

了解孕妇的月经史、有无妊娠合并症和并发症、有无先天畸形家族史及生育史。

(四) 心理-社会状况

孕妇和家属因担心胎儿可能出现畸形而紧张、焦虑不安,同时羊水过多给孕妇带来的不适可加重孕妇的恐惧心理。

(五) 治疗原则

羊水过多合并胎儿畸形、染色体异常应及时终止妊娠;羊水过多合并正常胎儿可根据胎龄和孕妇的症状决定处理方法。

【护理诊断/问题】

1. 焦虑　与担心胎儿可能合并畸形有关。

2. 有胎儿受伤的危险　与宫腔内压力增大容易引起早产,破膜时易并发脐带脱垂、胎盘早剥有关。

3. 潜在并发症:产后出血。

【预期目标】

1. 羊水过多合并胎儿畸形的孕妇能面对现实,终止妊娠,顺利度过产褥期。

2. 羊水过多但胎儿正常者,母婴平安,未发生产后出血。

【护理措施】

(一) 一般护理

加强营养,适当限制含钠食物的摄入。有呼吸困难、心悸、腹胀等压迫症状者取半卧位,抬高下肢,增加静脉回流,减轻压迫。密切观察孕妇的生命体征,定期测量腹围、宫高和体重,判断病情进展;观察胎心、胎动及宫缩,及早发现胎儿窘迫及早产征象。

(二) 治疗配合

1. 羊膜腔穿刺　压迫症状明显、孕周小、胎肺不成熟者,可经腹羊膜腔穿刺放液。放液速度每小时不超过 500 mL,一次放液不超过 1500 mL,边放边用腹带裹紧腹部,或在腹部放置沙袋;密切观察孕妇血压、心率、呼吸变化,监测胎儿宫内情况,酌情给予镇静剂预防早产;严格消毒预防感染;必要时 3～4 周后重复放液。

2. 人工破膜　羊水过多合并胎儿畸形者,可行人工破膜引产。破膜前建立静脉通路,注意观察产妇的血压、脉搏及自觉症状(如头晕、心悸等)。若破膜后 12 h 仍未临产,遵医嘱静脉滴注缩宫素诱发宫缩。

3. 产后出血　产前纠正贫血、备血,避免产程延长、宫缩乏力;第二产程建立静脉通路;胎儿娩出后立即按摩子宫、尽快协助胎盘娩出,必要时遵医嘱给予缩宫素促使子宫收缩止血。

(三) 心理护理

主动安慰孕妇,讲解羊水过多的原因及预后,消除其疑虑心理,使其主动配合治疗。理解并尊重因胎儿畸形或失去胎儿孕妇的心情,安慰孕妇及家属,缓解其痛苦情绪。

【结果评价】

1. 羊水过多合并胎儿畸形者顺利度过哀伤期。

2. 羊水过多但胎儿正常者,母婴平安,无产后出血等并发症发生。

二、羊水过少

妊娠晚期羊水量少于 300 mL 者,称为羊水过少(oligohydramnios)。发生率为 0.4%~4%,羊水过少严重影响围产儿预后。

【病因】 羊水过少主要与羊水的产生减少、外漏增加有关。部分羊水过少原因不明,临床常见于以下几种情况。

(一)胎儿疾病

以胎儿泌尿系统畸形为主,如胎儿肾缺如、肾发育不良、输尿管或尿道梗阻引起少尿或无尿导致羊水过少;染色体异常、水囊状淋巴管瘤、小头畸形、法洛四联症、甲状腺功能减退、脐膨出等也可引起羊水过少。

(二)胎盘功能减退

胎盘退行性变、胎儿生长受限、过期妊娠均可导致胎盘功能减退,使胎儿宫内慢性缺氧,引起胎儿血液重新分布,肾血流量降低,胎儿尿量减少导致羊水过少。

(三)羊膜病变

部分原因不明的羊水过少可能与羊膜通透性改变、炎症等有关。胎膜早破,羊水外漏速度超过生成速度,可导致羊水过少。

(四)孕妇患病

妊娠期高血压疾病可致胎盘血流减少。孕妇脱水、血容量不足时,血浆渗透压增高,使胎儿血浆渗透压也相应增加,尿液形成减少。孕妇服用某些药物(如前列腺素合成酶抑制剂、血管紧张素转化酶抑制剂等),也可引起羊水量减少。

【护理评估】

(一)临床表现

1. 症状 多不典型。孕妇于胎动时感觉腹痛,胎盘功能减退时常有胎动减少。子宫较敏感,轻微刺激即可引发宫缩。临产后阵痛明显,宫缩多不协调。

2. 体征 检查见宫高、腹围较同期正常妊娠子宫小,有子宫紧裹胎儿感。阴道检查时,发现前羊膜囊不明显,胎膜紧贴胎儿先露部,人工破膜时羊水流出极少。

羊水过少常导致手术产率和引产率均增加,围产儿的发病率和死亡率明显增高,是导致胎儿缺氧和胎儿畸形的主要原因。羊水过少若发生在妊娠早期,可导致胎膜与胎体相连;若发生在妊娠中、晚期,可造成胎儿斜颈、曲背、手足畸形等异常。此外,羊水过少可导致胎儿肺发育不良。

(二)辅助检查

1. B超检查 是确诊羊水过少重要的辅助检查方法。妊娠晚期羊水最大暗区垂直深度(AFV)≤2 cm 诊断羊水过少,≤1 cm 为严重羊水过少。羊水指数(AFI)≤8 cm 为羊水偏少,≤5 cm 诊断为羊水过少。B超检查还能及时发现胎儿生长受限、胎儿泌尿系统畸形。

2. 直接测量羊水量 破膜时以容器收集羊水,或剖宫产时用吸引器收集羊水,量少于

300 mL即可诊断为羊水过少。但直接测量不能做到早期发现。

3. 胎儿情况检查　羊水过少胎盘储备功能降低,NST可呈无反应型;一旦子宫收缩脐带受压加重,可出现胎心变异减速和晚期减速。可通过羊水细胞培养,或采集胎儿脐带血细胞培养,做染色体核型分析,排除胎儿染色体异常。

（三）与疾病相关的健康史

了解孕妇月经史、有无妊娠并发症、先天畸形家族史等,并了解孕妇自觉的胎动情况。

（四）心理-社会状况

孕妇和家属因担心胎儿可能出现畸形而紧张、焦虑不安,甚至恐惧。

（五）治疗原则

羊水过少合并胎儿畸形者,应尽早终止妊娠。羊水过少合并正常胎儿者,可根据孕周选择增加羊水量期待治疗或及时终止妊娠。

【护理诊断/问题】

1. 焦虑　与担心胎儿可能合并畸形有关。

2. 有胎儿受伤的危险　与羊水过少导致胎儿发育畸形、胎儿窘迫有关。

【预期目标】

1. 羊水过少合并胎儿畸形者,孕妇能面对现实,顺利度过产褥期。

2. 羊水过少但胎儿正常者,母婴平安。

【护理措施】

（一）一般护理

向孕妇及家属讲解羊水过少的相关知识;指导孕妇休息时取左侧卧位,改善胎盘血液供应;教会孕妇自我监测宫内胎儿状况的方法和技巧。

（二）病情观察

观察孕妇的生命体征,定期测量腹围、宫高和体重,判断病情进展情况。发现羊水过少者,严格B超监测羊水量,并注意观察胎儿有无畸形。

（三）治疗配合

1. 羊水过少合并胎儿畸形　可在B超引导下经腹羊膜腔穿刺注入依沙吖啶引产。

2. 羊水过少合并正常胎儿　若妊娠已足月、胎儿可宫外存活者,应及时终止妊娠。若出现胎儿窘迫、胎盘功能不良,或破膜时羊水胎粪污染严重,估计短时间内不能结束分娩者,应遵医嘱做好剖宫产准备。对于妊娠未足月,胎肺不成熟者,遵医嘱行羊膜腔灌注液体治疗,注意严格无菌操作,并密切观察孕妇及胎儿情况。

【结果评价】

1. 羊水过少合并胎儿畸形者顺利度过哀伤期。

2. 羊水过少但胎儿正常者,母婴平安。

第九节　胎膜早破

胎膜早破(premature rupture of membranes,PROM)是指在临产前发生胎膜破裂。国内报道其发生率占分娩总数的2.7%～7%。胎膜早破可引起早产(发生在早产者的为足月产的

2.5～3倍）、胎盘早剥、羊水过少、脐带脱垂、胎儿窘迫、新生儿呼吸窘迫综合征等，孕产妇及胎儿感染率和围产儿死亡率显著增加。

【病因】 导致胎膜早破发生的原因较多，一般认为是多种因素相互作用的结果。

（一）生殖道感染

可由细菌、病毒或弓形体引起。上行性细菌感染可产生蛋白溶解酶、过氧化物酶、溶菌酶等物质，使胎膜组织局部抗张能力下降而导致破裂。

（二）羊膜腔内压力升高

常见于多胎妊娠、羊水过多、巨大儿等。

（三）胎膜受力不均

头盆不称、胎位异常、子宫颈内口松弛等因素，易导致前羊膜囊受力不均而发生胎膜早破。

（四）机械性刺激

创伤或妊娠后期性交等机械性刺激，增加了绒毛、羊膜感染的机会，引起胎膜炎。

（五）其他

胎膜发育不良、营养因素可致胎膜菲薄脆弱而发生破裂。其他原因还有前置胎盘、胎盘早剥、咳嗽、负重、过度疲劳等均有可能导致胎膜早破。

【护理评估】

（一）临床表现及类型

1. 症状 孕妇突然感到有较多液体自阴道流出，量时多时少，一般为持续流出。当咳嗽、打喷嚏、负重等腹压增加时，羊水即流出。

2. 体征 肛诊时查不到羊膜囊，将胎先露上推，可见阴道流液增多。阴道流液应与尿失禁、阴道炎溢液鉴别。

（二）辅助检查

1. 阴道液酸碱度检查 正常阴道液呈酸性，pH 值为 4.5～5.5；羊水的 pH 值为 7.0～7.5；尿液的 pH 值为 5.5～6.5。用 pH 试纸检查，若流出液 pH≥6.5 时，视为阳性，胎膜早破的可能性极大。用试纸测定，羊水可使试纸变蓝。试纸测定可受血液、精液、尿液、宫颈黏液的污染而出现假阳性。

2. 阴道液涂片检查 阴道液干燥片检查有羊齿植物叶状结晶出现为羊水，经不同染色后镜检可见毳毛、脂肪滴和胎儿皮肤的脱落细胞。

3. 羊膜镜检查 看不到前羊膜囊而直接观察到胎先露部，即可确诊为胎膜早破。

（三）与疾病相关的健康史

详细询问病史，了解妊娠期有无诱发胎膜早破的原因，如是否有创伤史、妊娠后期性交史、妊娠期羊水过多等病史。确定胎膜破裂的时间。

（四）心理-社会状况

突发胎膜早破，孕妇和家属可能紧张，担心胎儿及自身的健康，孕妇可能开始考虑胎膜早破带来的种种后果，甚至会产生恐惧心理。

（五）治疗原则

妊娠<24 周的孕妇应终止妊娠；妊娠 28～35 周若胎肺不成熟，无感染征象、无胎儿窘迫可期待治疗，但需排除绒毛膜羊膜炎；若胎肺成熟合并感染，则立即终止妊娠；胎儿窘迫的孕妇，妊娠>36 周，终止妊娠。

【护理诊断/问题】

1. 有感染的危险　与胎膜破裂后,病原体上行感染有关。

2. 有胎儿受伤的危险　与脐带脱垂、胎儿窘迫和早产等有关。

【预期目标】

1. 孕妇无感染发生。焦虑情绪能控制,心理和生理舒适感增加。

2. 胎儿能顺利生产,无并发症发生。

【护理措施】

(一)严密观察母儿情况

观察孕妇的体温、脉搏、白细胞计数,了解感染的征象;监测胎儿的宫内情况,密切观察胎心率变化,嘱孕妇进行胎动计数,必要时可使用胎儿监护仪;观察羊水性状、颜色、气味等,预防早产、脐带脱垂、感染、胎儿窘迫等并发症的发生。

(二)积极预防感染

1. 保持外阴清洁,每天用 1‰苯扎溴铵(新洁尔灭)棉球擦洗会阴部两次。尽量减少阴道检查的次数,以降低早产和感染的发生。

2. 放置吸水性好的消毒会阴垫于外阴,勤更换,保持清洁干燥。

3. 遵医嘱给予抗生素。一般于胎膜破裂后 12 h 即给抗生素预防感染发生。

(三)脐带脱垂的预防及护理

嘱胎膜早破但先露未衔接的孕妇绝对卧床休息,采取侧卧位或平卧位,抬高臀部,以防脐带脱垂造成胎儿缺氧或胎儿窘迫;监测胎心 NST,阴道检查确定有无隐性脐带脱垂,如有脐带先露或脐带脱垂,应在数分钟内结束分娩。

(四)健康教育与心理支持

1. 向孕妇讲解胎膜早破的危害性,分析孕妇目前的状况,让其了解到早产新生儿的健康可能受到威胁甚至死亡,做好心理准备,使孕妇积极参与护理。

2. 使孕妇重视妊娠期卫生保健,加强产前检查;注意休息营养,避免过度劳累;妊娠后期禁止性交;避免负重及腹部受碰撞;宫颈内口松弛者,应卧床休息,并于妊娠 14～18 周左右行宫颈环扎术;骨盆狭窄、胎位不正、头盆不称、先露不入盆者,应提前住院待产。

【结果评价】

1. 母儿生命安全,未发生子宫腔感染、胎儿窘迫与脐带脱垂等并发症。

2. 孕妇积极参与护理过程,对胎膜早破的处理感到满意。

小结

妊娠期孕妇可出现多种并发症,包括流产、早产、异位妊娠、前置胎盘、胎盘早剥、妊娠期高血压疾病、多胎妊娠、羊水异常及胎膜早破等。

1. 自然流产　指在妊娠 28 周前,胎儿体重小于 1000 g 而终止妊娠。主要临床表现为停经、阴道流血和下腹部疼痛。根据临床发展经过可分为先兆流产、难免流产、不全流产和完全流产 4 种类型。

2. 异位妊娠　指受精卵于子宫体腔以外的部位着床、发育。主要临床特点为妊娠早期出现停经、腹痛、阴道流血。阴道后穹隆穿刺是最简便、可靠的辅助诊断方法,HCG 测定、超声等是常用的辅助诊断方法。主要治疗手段有手术治疗、药物治疗。对手术治疗的病人应注意术前、术后的护理;对非手术治疗的病人则注意密切观察病情变化、避免刺激、配合用药及预防感染。

3. 妊娠期高血压疾病　妊娠期高血压、子痫前期及子痫是重点学习内容。其基本病理生理变化是全身小动脉痉挛。治疗原则为休息、镇静、解痉、有指征地降压、利尿、密切监测母胎情况,适时终止妊娠。护士应严密观察和监测母儿的病情变化,明确解痉药物硫酸镁的用药方法、毒性反应及注意事项;为子痫病人提供保证安全的护理,并做好治疗配合和健康教育。

4. 前置胎盘　指妊娠 28 周后,胎盘附着于子宫下段、下缘达到或覆盖子宫颈内口,位置低于胎先露部,以妊娠晚期无痛性、无诱因反复出血为主要特点。分完全性、边缘性及部分性前置胎盘三种临床类型。常用 B 超检查辅助诊断。治疗原则是抑制宫缩、止血、纠正贫血和预防感染。对于期待疗法的病人,护士应积极做好生活护理,严密观察生命体征、病情变化,并随时做好抢救大出血的配合;多采取剖宫产术终止妊娠,应做好术前及术后的护理,预防产后出血和感染。

5. 胎盘早剥　指妊娠 20 周后或分娩期,正常位置的胎盘在胎儿娩出前,部分或全部从子宫壁剥离,以妊娠晚期突然出现腹部持续性疼痛为主要临床特点,伴或不伴阴道流血,可伴有休克,易出现产后出血、急性肾衰竭、DIC 等严重并发症。胎盘早剥严重威胁母儿生命,其治疗原则为早期识别、积极处理休克、及时终止妊娠、控制 DIC,减少并发症。护士应严密观察病人病情变化,积极配合抢救休克,做好终止妊娠、预防产后出血及感染的护理。

目标检测

一、选择题

（一）A₁/A₂型题

1. 引起流产的主要病因是（　　）。

A. 接触有害化学物质　　　　　　　　　B. 染色体异常

C. 内分泌功能失调　　　　　　　　　　D. 妊娠期高热

E. 劳累过度

2. 稽留流产易发生（　　）。

A. 子宫颈管粘连　　　　　B. 失血性休克　　　　　C. 子宫破裂

D. 感染　　　　　E. DIC

3. 异位妊娠最常见的是（　　）。

A. 输卵管妊娠　B. 子宫角妊娠　C. 子宫颈妊娠　D. 卵巢妊娠　E. 腹腔妊娠

4. 某孕妇,29 岁,孕 35 周,自觉头昏一周,加重 2 天。检查:血压 165/100 mmHg,下肢水肿（＋＋）,尿蛋白（＋＋）,诊断是（　　）。

A. 妊娠期高血压　　　　　B. 轻度子痫前期　　　　　C. 重度子痫前期

D. 妊娠水肿　　　　　E. 妊娠合并慢性高血压

5. 某孕妇,妊娠 30 周,无痛性阴道流血 3 周。检查:胎心音正常,子宫无压痛,阴道流血量少;B 超检查提示"部分性前置胎盘",正确护理措施是（　　）。

A. 卧床休息,左侧卧位　　　　　　　　B. 肛查,了解子宫颈口有无开大

C. 阴道检查　　　　　　　　　　　　　D. 缩宫素引产

E. 立即剖宫产

6. 羊水过多孕妇进行腹腔穿刺放羊水一次量不能超过（　　）。

A. 500 mL　　　　B. 1000 mL　　　　C. 1500 mL　　　　D. 2000 mL　　　　E. 2500 mL

（二）A₃/A₄型题

（7～8题共用题干）

某孕妇,27岁,孕35周,2 h前在家起床时,突然发生全身抽搐,持续1 min,急送医院,检查:神志清楚,血压170/100 mmHg,下肢水肿(＋),尿蛋白(＋＋),胎心音155次/分,有不规则宫缩,子宫颈管未消。

7. 该孕妇考虑诊断为（　　）。

A. 癫痫　　　　　　　　　B. 妊娠期高血压疾病　　　　　　C. 重度子痫前期

D. 子痫　　　　　　　　　E. 妊娠合并高血压

8. 下列护理措施哪项不正确?（　　）

A. 专人护理　　　　　　　　　　　　　　　B. 严密观察生命征

C. 各项操作动作轻柔　　　　　　　　　　　D. 减少刺激

E. 病房光线明亮,保持安静

二、案例题

赵女士,29岁,已婚。因停经49天、阴道少量流血1天就诊。入院后出现右下腹剧痛,并发生一过性晕厥。体检:面色苍白,血压65/40 mmHg,脉搏116次/分。妇科检查:子宫颈着色,摇举痛明显,阴道后穹隆饱满,有触痛,子宫有漂浮感,右侧附件区增粗,有压痛。请问:

(1) 赵女士可能患了什么病? 为进一步明确诊断还应做哪些辅助检查?

(2) 入院后应为病人提供哪些护理措施?

（程　红）

参考答案:一、1. B 2. E 3. A 4. C 5. A 6. C 7. D 8. E

第九章　妊娠期合并症妇女的护理

第一节　心　脏　病

妊娠合并心脏病是一种严重的妊娠合并症，属高危妊娠，常因妊娠期、分娩期及产褥期均可加重心脏病病人的心脏负担而诱发心力衰竭。在我国孕、产妇死因顺位中高居第 2 位，居非直接产科死因的首位。我国发病率约为 1%。

先天性心脏病在妊娠合并心脏病发病率中居首位，占 35%～50%，其次为风湿性心脏病、妊娠期高血压性心脏病、围产期心肌病和病毒性心肌炎等。心脏病对胎儿有较大影响，孕产期应加强监护与保健，以获得良好的妊娠结局。

 案　例

肖女士，33 岁，因宫内妊娠 34^{+3} 周，房间隔缺损伴频发室性早搏，临产入院。主诉宫内妊娠 34^{+3} 周，平时稍微活动后即感心慌、气短，呼吸困难，休息后可缓解。某医院行产前检查时发现心电图异常，彩色超声心动图提示房间隔缺损（缺损面积＜1 cm²），血液右向左少量分流，并行 24 h 动态心电图，结果显示：频发期前收缩，短期阵发性室性心动过速。入院查体：一般情况好，双肺呼吸音清晰，心界不大，心率 90 次/分，可闻及期前收缩，肺瓣膜区可闻及第二心音亢进伴固定性分裂，Ⅱ～Ⅲ级收缩期喷射性杂音，双下肢轻度水肿。请问：

1. 该病人护理评估的内容有哪些？

2. 该病人的医疗诊断是什么？

【妊娠、分娩、产褥与心脏病的相互影响】

（一）妊娠、分娩对心脏病的影响

1. 妊娠期　孕妇总血容量较非孕期增加，一般自妊娠第 6 周开始增加，32～34 周达高峰，较妊娠前增加 30%～45%，产后 2～6 周逐渐恢复正常。血容量的增加引起心排血量增加和心率加快。妊娠早期主要引起心排血量增加，妊娠中、晚期需增加心率以适应血容量增多，妊娠晚期，心排血量较孕前平均增加 30%～50%，心率每分钟平均约增加 10 次。妊娠晚期子宫增大，膈肌上升使心脏向左向上移位，心尖搏动向左向上移位 2.5～3 cm，由于心排出血量增加和心率加快，使心脏负荷进一步加重，易使患心脏病的孕妇发生心力衰竭而危及生命。

2. 分娩期　分娩期是心脏负担最重的时期。第一产程，每次宫缩有 250～500 mL 的液体挤入体循环致回心血量增加，心排血量约增加 24%；子宫收缩使右心房压力增高，平均动脉压约增高 10%，加重心脏负担。第二产程，除子宫收缩外，腹肌和骨骼肌的收缩使外周循环阻力增加，分娩时由于产妇屏气用力使肺循环压力增加，腹腔压力增高，内脏血液向心脏回流量进一步增加，此时心脏前后负荷显著加重。第三产程，胎儿娩出后，腹腔内压力骤降，大量血液涌向内脏，回心血量锐减；继之胎盘娩出后，胎盘循环停止，子宫收缩使子宫血窦内约有 500 mL 血液突然进入体循环，使回心血量骤增，这两种血流动力学的急剧变化，使妊娠合并心脏病妇女极易诱发心力衰竭。

3. 产褥期　产后 3 日内仍是心脏负担最重的时期。除子宫收缩使一部分血液进入体循环，孕期组织间潴留的液体也开始回流到体循环，使体循环血量仍有一定程度的增加；而且妊娠期出现的一系列心血管变化尚不能立即恢复到孕前状态，加之产妇伤口和宫缩疼痛、哺乳、休息不佳均增加心脏负担，仍需警惕心力衰竭的发生。

综上所述，妊娠 32～34 周、分娩期及产后 3 日内，是患有心脏病孕妇最危险时期，护理时应严密监护，避免心力衰竭的发生。

（二）心脏病对妊娠、分娩的影响

心脏病不影响受孕。心脏病变较轻，心功能 I、II 级，既往无心力衰竭史，亦无其他并发症者，可以妊娠。但有下列情况者一般不宜妊娠：心脏病变较重、心功能 III 或 IV 级、既往有心力衰竭史、有肺动脉高压、严重心律失常、右向左分流型先天性心脏病、风湿热活动期、并发细菌性心内膜炎、急性心肌炎等。这些情况使孕期极易发生心力衰竭，故不宜妊娠。年龄大于 35 岁者，心脏病病程较长者，也易发生心力衰竭。

心脏病孕妇心功能良好者，母儿相对安全，多以剖宫产终止妊娠。但不宜妊娠的心脏病病人一旦妊娠，妊娠后流产、早产、死胎、胎儿生长受限、胎儿窘迫、新生儿窒息的发生率及围产儿死亡率均明显增高，是正常妊娠的 2～3 倍。某些治疗心脏病的药物对胎儿也存在潜在的毒性反应，如地高辛可通过胎盘到达胎儿体内。部分先天性心脏病与遗传因素相关，据报道，双亲中任何一方患有先天性心脏病，其后代先天性心脏病及其他畸形的发生率较对照组增加 5 倍，如室间隔缺损、肥厚型心肌病等均有较高的遗传性。

【护理评估】

（一）临床表现

1. 心脏病心功能分级　纽约心脏病协会（NYHA）根据病人所能耐受的日常体力活动将心脏病孕妇心功能分为如下 4 级。

I 级：一般体力活动不受限制。

II 级：一般体力活动稍受限制，活动后心悸、轻度气短，休息时无自觉症状。

Ⅲ级：一般体力活动明显受限制，休息时无不适，轻微日常活动即感不适、心悸、呼吸困难或既往有心力衰竭病史。

Ⅳ级：一般体力活动严重受限制，不能进行任何体力活动，休息时有心悸、呼吸困难等心力衰竭表现。

此种分级心功能分级方案简便易行，但主要依据为主观症状，缺少客观检查指征。1994年美国心脏病协会（AHA）对NYHA的心功能分级方案进行修订后，采用并行两种分级方案。第一种是上述的四级心功能分级方案，第二种是用客观检查手段（心电图、负荷试验、X线、超声心动图等）评估心脏病变程度，分为如下4级。

A级：无心血管病客观依据。

B级：客观检查表明属于轻度心血管依据。

C级：客观检查表明属于中度心血管依据。

D级：客观检查表明属于重度心血管依据。

其中轻、中、重的标准未做明确规定，由医师根据检查结果进行判定。分级方案将病人的两种分级并行，如病人无主观症状，但客观检查主动脉瓣中度反流，心脏扩大，则判定为Ⅰ级C。

2. 早期心力衰竭的临床表现 ①轻微活动后即出现胸闷、心悸、气短。②休息时心率超过110次/分，呼吸超过20次/分。③夜间常因胸闷而坐起呼吸，或到窗口呼吸新鲜空气。④肺底部出现少量持续性湿啰音，咳嗽后不消失。

（二）辅助检查

1. 心电图 可提示各种严重的心律失常，如心房颤动、Ⅲ度房室传导阻滞、ST改变和T波异常等。

2. X线检查 限于妊娠前或分娩后检查，显示心脏扩大，尤其个别心腔扩大。

3. B型超声心动图 精确反映各心腔大小的变化，心瓣膜结构与功能情况。

4. 胎儿电子监护仪、无应激试验、胎动评估 评估胎儿健康状况，预测宫内胎儿储备能力。

（三）与疾病相关的健康史

1. 病因 护士在孕妇就诊时，应详细了解产科病史和既往病史。包括有无不良孕产史、心脏病史及与心脏病有关的疾病史、辅助检查、心功能状态及诊疗经过、有无心力衰竭史等。

2. 诱因 了解孕妇对妊娠的适应状况及遵医行为，如用药情况、日常活动、休息与睡眠、营养与排泄等，动态观察孕妇的心功能状态和妊娠经过。

3. 了解心脏病的类型 如先天性心脏病可分为左向右分流型、右向左分流型和无分流型。风湿性心脏病以单纯性二尖瓣狭窄为最常见。妊娠高血压性心脏病，此类疾病指以往无心脏病的病史，在妊娠期高血压疾病的基础上，突然发生以左心衰竭为主的全心衰竭。围生期心肌病，指既往无心血管疾病史，发生在临产前3个月或产后6个月之间的扩张型心肌病。心肌炎，主要表现为在病毒感染1～3周内出现乏力、气喘、心悸、心前区不适。

4. 评估与心脏病有关的症状和体征 所患心脏病的时间、类型，既往治疗经过与心功能状态，如呼吸、心率、有无活动受限、发绀、心脏扩大、水肿、肝肿大等。尤其注意评估有无早期心力衰竭的临床表现，对于存在心力衰竭诱发因素的孕产妇，如感染、贫血、便秘等，更需及时识别心力衰竭指征。

（四）心理-社会状况

心脏病病人由于缺乏相关知识，孕妇及其家属心理负担较重，妊娠后经常处于焦虑状态；担心自己的健康状况能否承受妊娠,胎儿是否健康,能否安全阴道分娩,是否需要手术结束分娩等。

(五)治疗原则

心脏病孕产妇的主要死亡原因是心力衰竭和感染。其处理原则如下。

1. 非妊娠期　根据病人所患心脏病类型、病情严重程度及心功能状态,确定是否可以妊娠。对不宜妊娠者,应指导避孕。

2. 妊娠期

(1)终止妊娠:凡不宜妊娠者,应在妊娠12周前行治疗性人工流产。妊娠超过12周者终止妊娠其危险性不亚于继续妊娠和分娩。因此应密切监护,积极预防心力衰竭,使之度过妊娠期与分娩期。对顽固性心力衰竭者,应与心内科医师配合,在严密监护下行剖宫产术终止妊娠。

(2)严密监护:继续妊娠者应由心内科医师和产科医师密切合作。定期产前检查,正确评估母体和胎儿情况,积极预防和治疗各种引起心力衰竭的诱因,动态观察心脏功能,减轻心脏负荷,及早发现心力衰竭的早期征象,适时终止妊娠。

3. 分娩期　妊娠晚期应提前选择适宜的分娩方式。

(1)阴道分娩:心功能Ⅰ、Ⅱ级,胎儿不大,胎位正常,宫颈条件良好者,在严密监护下可经阴道分娩。第二产程需给予阴道助产,防治心力衰竭和产后出血发生。

(2)剖宫产:心功能Ⅲ、Ⅳ级,胎儿偏大,宫颈条件不佳,合并其他并发症者,可选择剖宫产终止妊娠,不宜再次妊娠者可同时行输卵管结扎术。

4.产褥期　产后3日内,尤其是产后24 h内,仍是心力衰竭发生的危险时期,产妇须充分休息并密切监护。遵医嘱放宽预防性应用抗生素,产后1周左右无感染征象时停药。心功能Ⅲ级及以上者不宜哺乳。不宜再次妊娠者,可在产后1周行绝育术。

【护理诊断/问题】

1. 活动无耐力　与妊娠合并心脏病心功能差有关。

2. 自理能力缺陷　与心脏病活动受限及卧床休息有关。

3. 潜在并发症:心力衰竭、感染。

【预期目标】

1. 孕产妇能够说出导致心脏负荷增加的因素、感染的危险因素,并能实施预防措施。

2. 孕产妇能够描述日常生活所需的应对技巧。避免加重心脏负担,母儿结局良好。

3. 住院期间预防和及时发现孕产妇和胎儿并发症。

【护理措施】

(一)非孕期

根据病人所患心脏病的类型、病情严重程度及心功能状态,有否手术矫治史等具体情况决定是否可以妊娠。对不宜妊娠者,应指导其采取有效的避孕措施。

(二)妊娠期

1. 加强孕期保健　定期产前检查或家庭访视,早期发现诱发心力衰竭的各种潜在危险因素。妊娠20周前,每2周检查1次,妊娠20周后,尤其在32周后,每周检查一次。了解心脏代偿功能的情况,有无心力衰竭的早期表现,如发现异常均应立即入院治疗。孕期经过顺利者应在36~38周提前住院待产。

2. 预防心力衰竭

(1)充分休息:提供良好的家庭支持系统,保持情绪稳定,避免过度劳累;保证充足睡眠,每天至少 10 h 睡眠且中午休息 2 h，多数医生建议心脏病孕妇妊娠 30 周以后应绝对卧床休息，防止心力衰竭与早产。休息时应采取左侧卧位或半卧位。

(2) 合理饮食：心脏病孕妇比一般孕妇更应注意营养。指导孕妇摄入高热量、高维生素、低盐低脂饮食，宜少量多餐。多吃水果蔬菜，防治便秘加重心脏负担。整个孕期孕妇体重增加不超过 10 kg。妊娠 16 周后，每日食盐量不超过 4～5 g。

(3) 预防诱发心力衰竭的各种因素：如感染（尤其是上呼吸道感染）、贫血、心律失常、发热、妊娠期高血压疾病等。保持外阴清洁，预防泌尿系统感染。如有感染征象，应给予有效的抗感染治疗，使用输液泵严格控制输液速度。风湿性心脏病致心力衰竭者，协助病人变换体位，活动双下肢，以防血栓形成。临产后加用抗生素以防感染。

(4) 健康教育与心理支持：①指导孕妇及其家属了解妊娠合并心脏病的相关知识，包括如何自我照顾、限制活动程度、诱发心力衰竭的危险因素及早期心力衰竭的常见症状和体征，尤其是遵医嘱服药的重要性，掌握抢救和应对措施。②做好心理疏导，鼓励孕妇说出心理感受和关心的问题；鼓励家属陪伴，消除紧张情绪，协助并提高孕妇自我照顾能力。

3. 急性心力衰竭的紧急处理 原则是减少肺循环血量和静脉回心血量、改善肺气体交换、增加心肌收缩力和减轻心脏前后负荷。

(1) 体位：病人取坐位，双腿下垂，减少静脉血回流。

(2) 吸氧：开始为 2～3 L/分，也可高流量给氧 6～8 L/分，必要时面罩加压供氧或正压呼吸。使用乙醇吸氧，湿化瓶中加入 50%～70%乙醇，降低肺泡泡沫表面张力，改善肺泡通气功能。

(3) 按医嘱用药：孕妇对洋地黄类药物耐受性较差，需注意其毒性反应。通常选择作用和排泄较快的制剂，如地高辛 0.25 mg 口服，2 次/日，2～3 日后根据临床效果改为 1 次/日。肌内注射吗啡使病人镇静减少躁动以免加重心脏负担，同时应用舒血管药物以减轻心脏负荷。对妊娠晚期严重心力衰竭者，与心内科医师联系，控制心力衰竭的同时做好剖宫产的准备。

(4) 其他：紧急情况下，可使用四肢轮流三肢结扎法，减少静脉回心血量，减轻心脏负担。

(三) 分娩期

1. 经阴道分娩及处理 严密观察产程进展，防止心力衰竭发生。

(1) 第一产程：①心理支持：专人守护，安慰鼓励产妇多休息。宜采取左侧卧位，两次宫缩间期尽量完全放松，运用呼吸及放松技巧缓解不适。②严密观察产妇心功能变化。产程开始即应持续吸氧，或根据医嘱给以强心药物，同时观察用药后的反应。③严密观察产程及胎心变化。使用胎儿监护仪持续监护，每 15 min 测血压、呼吸、脉搏和心率各 1 次，每 30 min 测胎心率 1 次，凡产程进展不顺利或心功能不全加重，应及时做好剖宫产准备。产程开始后遵医嘱应用抗生素预防感染。

(2) 第二产程：①避免产妇用力屏气增加腹压，应行会阴后-侧切开，胎头吸引或产钳助产，尽量缩短第二产程。②分娩时采取半卧位，臀部抬高，下肢放低，下肢尽量低于心脏水平，以免回心血量过多加重心脏负担，同时做好新生儿的抢救准备。③继续观察心功能变化，按医嘱用药。

(3) 第三产程：①胎儿娩出后立即在产妇腹部放置砂袋，持续 24 h，以防腹压骤降诱发心力衰竭。②严密观察产妇生命体征、出血量及子宫收缩情况。为防止产后出血过多，可静脉或肌内注射缩宫素 10～20 U，禁用麦角新碱，以防静脉压升高。③产后出血过多时，按医嘱输血、输液，但需注意输注速度。

2. 剖宫产 近年主张对心脏病产妇放宽剖宫产指征，减少产妇因长时间子宫收缩所引起的血流动力学变化,减轻心脏负担。取硬脊膜外阻滞,麻醉时不加肾上腺素;术中、术后应严格限制输液量,注意输液速度。对不宜再妊娠者可同时行输卵管结扎术。

（四）产褥期

1. 预防心力衰竭发生

（1）产后 72 h 严密监测生命体征,及早识别早期心力衰竭的症状,嘱产妇继续卧床休息,取半卧位或左侧卧位,保证充足睡眠。在心脏功能允许的情况下,鼓励产妇早期下床适度活动,以防血栓形成。

（2）指导母乳喂养:心功能Ⅰ、Ⅱ级产妇可以哺乳,指导其正确母乳喂养,但应避免劳累。心功能Ⅲ级或以上者不宜哺乳,指导家属协助人工喂养,及时回乳但不宜用雌激素。

（3）一般护理和用药护理:指导少量多餐,清淡饮食,防止便秘,必要时给予缓泻剂,保持外阴清洁。按医嘱预防性应用抗生素及心血管活性药物,严密观察不良反应,无感染征象时停药。制定自我照顾计划,逐渐恢复自理能力。

2. 促进母子互动,建立亲子关系　心脏病产妇既担心新生儿是否存在心脏缺陷,又不能亲自照顾,会产生愧疚、烦躁心理。因此,护理人员应详细评估其身心状况,如心功能状态尚可,增加母子互动,鼓励产妇适度地参与照顾新生儿。

3. 做好出院指导,采取适宜的避孕措施　病情稳定而需绝育者,应于产后 1 周行绝育术。未做绝育者要严格避孕。根据病情及时复诊,并加强随访。

【结果评价】

1. 住院期间,病人心功能稳定,没有出现心力衰竭征象。

2. 分娩经过顺利,母儿健康状况良好。

3. 孕产妇能列举避免增加心脏负担的自我护理措施。

第二节　糖　尿　病

妊娠合并糖尿病包括两种情况,一种是妊娠前已有糖尿病(diabetes mellitus,DM),称为糖尿病合并妊娠;另一种是妊娠前糖代谢正常,妊娠期才出现或首次发现糖尿病,又称为妊娠期糖尿病(gestational diabetes mellitus,GDM)。妊娠合并糖尿病妇女 80% 以上为 GDM,且近年发病率有明显增高趋势。GDM 病人糖代谢异常多数于产后恢复正常,但将来患 2 型糖尿病的机会增加。糖尿病孕妇的临床过程比较复杂,对母儿均有较大危害,属高危妊娠。

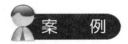

病人,女,30 岁,既往无糖尿病病史,平时月经正常。妊娠早期有轻微早孕反应,其他无异常。主诉:停经 39 周,检查发现血糖高 3 个月入院。检查:T 36.8 ℃,P 80 次/分,R 19 次/分,BP 120/80 mmHg。产科检查:子宫高 34 cm,腹围 87 cm,LOA,胎心 140 次/分,骨盆出口横径 8.0 cm。肛查:子宫颈口未开,先露 S_1,子宫颈评分 4 分。请问:

1. 该孕妇护理评估的内容有哪些?

2. 该病人的医疗诊断?

【妊娠、分娩对糖尿病的影响】　妊娠可使原有糖尿病病人的病情加重,使隐性糖尿病显性化,使既往无糖尿病的孕妇发生 GDM。

1. **妊娠期**　正常妊娠,孕妇本身代谢增强,随着孕周的增加,胎儿从母体摄取葡萄糖增加,孕妇血浆葡萄糖水平随妊娠进展而降低,空腹血糖约降低 10%。①空腹血糖低:妊娠早期由于早孕反应,进食量减少,孕妇空腹血糖低于非孕妇,易发生低血糖和酮症酸中毒。②胰岛素需要量增加和糖耐量减低:妊娠后血容量增加,血液稀释,胰岛素相对不足;妊娠中晚期孕妇体内抗胰岛素样物质增加,如胎盘生乳素、雌激素、孕酮等使孕妇对胰岛素的敏感性随着孕周增加而降低,为了维持正常糖代谢水平,胰岛素需要量须相应增加;并且孕妇体内雌、孕激素可增加母体对葡萄糖的利用。③肾糖阈下降:妊娠期肾血流量及肾小球滤过率增加,但肾小管对糖的再吸收率不能相应增加,导致部分孕妇排糖量增加,同时造成肾糖阈下降,致使尿糖不能正确反映血糖水平。

2. **分娩期**　分娩时因子宫收缩消耗大量糖原,进食量少,若不及时减少胰岛素用量,更易发生低血糖和酮症酸中毒。另外,产妇情绪紧张和疼痛可引起血糖较大波动,使胰岛素用量不易掌握,因此应密切观察血糖变化。

3. **产褥期**　胎盘娩出后,胎盘分泌的抗胰岛素物质迅速消失,全身内分泌激素逐渐恢复到非孕水平,使胰岛素需要量相应减少,不及时调整极易发生低血糖。

【糖尿病对妊娠、分娩的影响】　妊娠合并糖尿病对母儿的危害及其程度取决于糖尿病病情及血糖的控制水平。病情较重或血糖控制不良者,对母儿影响较大,母儿近、远期并发症发生率较高。

1. 对孕妇的影响

(1) 自然流产:高血糖可使胚胎发育异常甚至死亡,流产发生率达 15%～30%,多发生在早孕期,主要见于病情严重血糖未能控制者。

(2) 妊娠期并发症:糖尿病孕妇妊娠期高血压疾病发病率较正常孕妇高 2～4 倍,因糖尿病病人可导致小血管内皮细胞增厚及管腔狭窄,组织供血不足,伴有肾血管病变时更易发生。

(3) 感染:糖尿病孕妇抵抗力下降易合并感染,最常见泌尿系统感染,也可发生产后子宫内膜炎和伤口感染,感染可加重糖尿病代谢紊乱,甚至诱发酮症酸中毒。

(4) 羊水过多:较非糖尿病孕妇多 10 倍,其原因可能与胎儿高血糖、高渗性利尿致胎尿排出增多有关。羊水过多又可增加胎膜早破和早产的发生率。

(5) 糖尿病孕妇巨大儿发生率高,导致头盆不称、宫缩乏力增加,剖宫产率升高。巨大儿经阴道分娩使难产机会增加,产程延长易发生产后出血。

2. 对胎儿的影响

(1) 巨大儿:发生率高达 25%～42%,原因为孕妇血糖高,胎儿长期处于母体高血糖状态所致的高胰岛素血症环境,促进蛋白质、脂肪合成和抑制脂肪分解,促进胎儿宫内生长,导致躯干过度发育。

(2) 胎儿畸形:胎儿畸形率高于非糖尿病孕妇,严重畸形发生率为正常妊娠的 7～10 倍,与受孕后最初数周高血糖水平密切相关,是围生儿死亡的重要原因,以心血管畸形和神经系统畸形最常见。妊娠合并糖尿病妇女应在妊娠期加强对胎儿畸形的筛查。

(3) 流产和早产:早产发生率为 10%～25%,其原因为合并妊娠期高血压疾病、羊水过多、胎儿窘迫等并发症时,需提前终止妊娠。

(4) 胎儿生长受限:发生率为 21%,妊娠早期高血糖可抑制胚胎发育。见于严重的糖尿病并发肾脏、视网膜血管病变。

3. 对新生儿的影响

(1) 新生儿呼吸窘迫综合征(NRDS):高血糖刺激胎儿胰岛素分泌增加,形成高胰岛素血症,使胎儿肺表面活性物质产生与分泌减少,致使胎儿肺成熟延迟。

(2) 新生儿低血糖:新生儿出生后仍存在高胰岛素血症,若不及时补充糖,易发生新生儿低血糖,严重时可危及新生儿生命。

(3) 其他:低钙血症、低镁血症、高胆红素血症、红细胞增多症等的发生率均较正常妊娠新生儿高。

【护理评估】

（一）临床表现

1. 症状和体征

(1) 妊娠期重点评估此次妊娠孕妇是否存在糖代谢紊乱综合征的表现,即多饮、多食、多尿"三多"症状,孕妇是否常发生皮肤瘙痒尤其是外阴瘙痒,是否出现视力模糊等;评估孕妇有无产科并发症,如低血糖、高血糖、妊娠期高血压疾病、酮症酸中毒和感染等;是否存在巨大儿或胎儿生长受限。

(2) 分娩期重点评估孕妇有无低血糖及酮症酸中毒症状,如心悸、出汗、面色苍白、恶心、呕吐、视力模糊、呼吸加快且带有烂苹果味等酮症酸中毒症状。监测产程进展、子宫收缩、胎心率和母体的生命体征等。

(3) 产褥期主要评估有无低血糖或高血糖症状,产后出血及感染征兆,评估新生儿状况。

2. 糖尿病合并妊娠的诊断标准

(1) 妊娠前已经确诊为糖尿病。

(2) 妊娠前未进行过血糖检查但存在糖尿病高危因素,首次产前检查时应明确是否存在妊娠前糖尿病,达到以下任何一项标准者诊断为糖尿病合并妊娠:①空腹血糖≥7.0 mmol/L(126 mg/dL);②糖化血红蛋白(HbA1c)≥6.5%;③伴有典型的高血糖或高血糖危险症状,同时任意血糖≥11.1 mmol/L(200 mg/dL)。

3. 妊娠期糖尿病的诊断

(1) 有条件的医疗机构,在妊娠24～28周及以后,对所有尚未被诊断为糖尿病的孕妇进行75 g葡萄糖耐量试验。

(2) 医疗资源缺乏地区,建议妊娠24～28周首先检查空腹血糖。

4. 糖尿病严重程度与预后评估 妊娠合并糖尿病的分期根据White分类法,分类依据病人发生糖尿病的年龄、病程及是否存在血管并发症等(表9-1)。

表 9-1 妊娠合并糖尿病的分期

分　　类	发病年龄(岁)、病程(年)、血管合并症或其他
A 级	妊娠期诊断的糖尿病
A1 级	经控制饮食,空腹血糖<5.3 mmol/L,餐后2 h血糖<6.7 mmol/L
A2 级	经控制饮食,空腹血糖≥5.3 mmol/L,餐后2 h血糖≥6.7 mmol/L
B 级	显性糖尿病,20岁以后发病,病程<10年
C 级	发病年龄10～19岁,或病程达10～19年
D 级	10岁前发病,或病程≥20年,或合并单纯性视网膜病
F 级	糖尿病性肾病

分　类	发病年龄(岁)、病程(年)、血管合并症或其他
R 级	眼底有增生性视网膜病变或玻璃体出血
H 级	冠状动脉粥样硬化性心脏病
T 级	有肾移植史

（二）辅助检查

1. 空腹血糖测定　空腹血糖(Fasting plasma glucose,FPG)≥7.0 mmol/L 者,可诊断为糖尿病合并妊娠。医疗资源缺乏地区,建议妊娠 24～28 周首先检查 FPG。FPG≥5.1 mmol/L 者,可直接诊断为 GDM。而 4.4 mmol/L≤FPG<5.1 mmol/L 者,应尽早做 75 g 葡萄糖耐量试验(oral glucose tolerance test,OGTT);若 FPG<4.4 mmol/L 者,可暂不行 75 g OGTT。

2. 口服葡萄糖耐量试验　在妊娠 24～28 周及以后,应对所有尚未被诊断为糖尿病的孕妇进行 75 g OGTT。检查时,5 min 内口服含 75 g 葡萄糖的液体 300 mL,分别抽取服糖前、后 1 h、2 h 的静脉血(从开始饮用葡萄糖液体计算时间)。服糖前及服糖后 1 h、2 h 的血糖值正常上限分别为 5.1 mmol/L、10.0 mmol/L、8.5 mmol/L。任何一点血糖值达到或超过上述标准即诊断为 GDM。

（三）与疾病相关的健康史

评估 GDM 的高危因素:①孕妇因素:年龄≥35 岁、孕妇体重>90 kg、糖耐量异常史、多囊卵巢综合征。②家族史:糖尿病家族史。③妊娠分娩史:不明原因的流产史、死胎、死产、巨大儿分娩史,足月新生儿呼吸窘迫综合征分娩史,胎儿畸形史。④本次妊娠因素:妊娠期胎儿大于孕周,羊水过多,外阴阴道假丝酵母菌感染反复发作史。

（四）心理-社会状况

重点评估孕妇及其家属对妊娠合并糖尿病相关知识掌握的程度,孕妇是否有担心饮食控制和用药会影响胎儿发育等紧张、焦虑心理,评估社会支持系统是否完善等。

> **▌知识链接▐**
>
> **妊娠期糖尿病的筛查和诊断标准**
>
> 2013 年美国糖尿病学会(ADA)糖尿病诊疗指南对妊娠期糖尿病的筛查和诊断:①有危险因素的个体,产前首次就诊时用标准的诊断方法筛查未诊断的 2 型糖尿病。(B)②无糖尿病病史的孕妇,妊娠 24～28 周用 75 g 2 h OGTT 筛查妊娠期糖尿病,诊断切点见"2013 年糖尿病诊疗标准"。(B)③妊娠期糖尿病的妇女在产后 6～12 周用 OGTT 及非妊娠标准筛查永久性糖尿病。(E)④有妊娠期糖尿病病史的妇女应至少每 3 年筛查是否发展为糖尿病或糖尿病前期。(B)⑤如发现有妊娠期糖尿病病史的妇女为糖尿病前期,应接受生活方式干预或二甲双胍治疗以预防糖尿病。(A)

（五）治疗原则

严格控制血糖在正常水平,减少母儿并发症。

1. 糖尿病病人　孕前应判断糖尿病的严重程度,以确定是否适宜妊娠。不宜妊娠者严格避孕。

2. 允许妊娠者 应在内分泌科医师、产科医师和营养师的密切配合指导下,尽可能使妊娠期血糖控制在正常或接近正常范围内,加强母儿监护,选择正确的分娩方式,以防止并发症发生。

【护理诊断/问题】

1. 有感染的危险 与糖尿病导致抵抗力下降有关。

2. 有受伤受的危险(胎儿) 与巨大儿、畸形儿、胎肺成熟延迟有关。

3. 潜在并发症:低血糖、酮症酸中毒。

【预期目标】

1. 病人能正确叙述饮食和运动的要点。

2. 需要使用胰岛素的病人能正确叙述胰岛素的使用注意事项和低血糖的预防、症状和应对措施。

3. 胎儿顺利分娩,母婴健康状况良好。

【护理措施】

(一) 非孕期

妊娠前应寻求孕前咨询和详细评估糖尿病的严重程度,确定是否适宜妊娠。

1. 依据 White 分类法,病情达到 D、F、R 级,妊娠后易造成胎儿畸形、智力障碍、死胎等,并使原有的病情加重,不宜妊娠。严格避孕,若已妊娠尽早终止。

2. 对器质性病变较轻,血糖控制良好者,可在积极治疗和密切监护下继续妊娠。

3. 从孕期开始,由内分泌科医师和产科医师严格控制血糖值,确保孕期、妊娠期和分娩期血糖控制在正常水平。

(二) 妊娠期

1. 心理支持 妊娠合并糖尿病病人会因为无法完成"确保自己及胎儿安全顺利度过妊娠期和分娩期"这一母性心理发展任务而产生焦虑、恐惧和低自尊反应,甚至造成身体意象紊乱。护士应加强健康教育,鼓励其讨论面临的问题和心理感受,减轻其心理负担。

2. 孕期母儿监护

(1) 加强产前检查:妊娠早期每周检查 1 次至 10 周,妊娠中期每 2 周检查 1 次,妊娠 32 周后每周检查 1 次,一般妊娠 20 周时需及时增加胰岛素用量。

(2) 母儿监护:因妊娠合并糖尿病病人的血糖水平与孕妇和围生儿并发症密切相关,除常规的产前检查内容外,应对孕妇进行严密监护,减少并发症的发生。①妊娠期血糖控制满意的标准:孕妇无明显饥饿感,空腹血糖控制在 3.3～5.6 mmol/L;餐前半小时血糖控制在 3.3～5.3 mmol/L;餐后 2 h 血糖控制在 4.4～6.7 mmol/L;夜间血糖控制在 4.4～6.7 mmol/L。②肾功能、糖化血红蛋白监测和眼底检查,妊娠 32 周后每周检查一次,注意血压、水肿、尿蛋白等情况。

妊娠晚期应监测胎儿宫内情况,方法为:①自我监护胎动,妊娠 28 周后,指导孕妇自数胎动,若 12 h 胎动数<10 次,或胎动次数减少超过原胎动计数 50% 而不能恢复者,表示胎儿宫内缺氧。②孕妇尿雌三醇或血中胎盘生乳素的测定,监测胎盘功能。③胎儿电子监护,无激惹试验自妊娠 32 周开始,每周 1～2 次,监测胎儿宫内储备能力。④定期 B 超检查,监测胎头的双顶径、羊水量和胎盘的成熟度。加强对胎儿发育、胎儿成熟度、胎儿胎盘功能等监测,教会孕妇及其家属进行自我监护,必要时及早住院。

3. 饮食控制 多数 GDM 病人仅需要通过控制饮食量与种类,均能控制血糖在满意范围;但应避免过分控制饮食,导致孕妇饥饿性酮症和胎儿宫内生长受限。必要时与营养师共同制定营养配餐。提倡低盐饮食;同时每日补充钙剂 1~1.2 g,叶酸 5 mg,铁剂 15 mg 和维生素等微量元素。

4. 适度运动 孕妇适度运动可提高对胰岛素的敏感性,改善血糖及脂代谢紊乱,利于糖尿病病情的控制和正常分娩。运动方式以有氧运动最佳,但以不引起心悸、宫缩和胎心率变化为宜。每日运动量和时间尽量保持恒定,以餐后 1 h 为宜,持续 20~40 min,以免发生低血糖。通过合理的饮食控制和适度运动治疗,使孕期体重增加控制在 10~12 kg。先兆流产或合并其他严重并发症者不宜采取运动治疗。

5. 合理用药 口服降糖药如磺脲类及双胍类均能通过胎盘,对胎儿产生毒性作用,故孕妇不宜采用口服降糖药物治疗。对通过合理饮食不能控制的妊娠期糖尿病的孕妇,胰岛素是主要的治疗药物。显性糖尿病孕妇应在孕前即改为胰岛素治疗,一般饭前半小时皮下注射,每日 3~4 次,用药期间密切观察用药反应。胰岛素用量个体差异较大,尚无统一标准供参考。一般从小剂量开始,并根据病情进展、孕期进展和血糖值加以调整,力求控制血糖在正常水平,避免妊娠期糖尿病酮症酸中毒的发生。

6. 健康教育

(1) 指导病人及其家属掌握有关糖尿病的知识、技能,如胰岛素的注射方法,药物作用的药峰时间,并能自行进行血糖或尿糖测试。教会孕妇掌握发生高血糖及低血糖的症状及紧急处理方法。

(2) 饮食治疗:糖尿病病人饮食控制十分重要,其控制目标是保证母儿的热量和营养需要;避免餐后高血糖或饥饿性酮症出现,保证胎儿宫内正常的生长发育。

(3) 药物治疗:不推荐口服降糖药物治疗。对不能通过饮食控制和适当运动治疗的糖尿病,应用胰岛素治疗。

(4) 妊娠合并糖尿病病人血糖高抑制白细胞的吞噬能力,机体对感染的抵抗力降低,同时又有利于某些细菌生长,导致孕产妇上呼吸道、泌尿生殖系统和皮肤均易感染。应注意指导孕产妇注意个人卫生,避免皮肤黏膜破损;尤其要加强口腔、皮肤和会阴部清洁,防止泌尿和生殖系统感染。

(三) 分娩期

1. 分娩时间的选择 原则是在控制血糖,确保母儿安全的情况下,尽量推迟终止妊娠的时间,可等待至妊娠 38~39 周。若血糖控制不良,伴有严重合并症或并发症,如重度子痫前期、伴心血管病变、胎儿生长受阻和胎儿窘迫等情况下,及早抽取羊水,了解胎肺成熟情况,按照医嘱给予地塞米松促进胎儿肺成熟后立即终止妊娠。

2. 分娩方式的选择 妊娠合并糖尿病本身不是剖宫产的指征。有巨大儿、胎盘功能不良、糖尿病情较重、胎位异常或其他产科指征者,应行剖宫产。

3. 分娩时的护理

(1) 注意休息,给予恰当饮食,加强胎儿监护,严密监测血糖、尿糖和尿酮体变化,及时调整胰岛素用量。

(2) 临产时产妇的情绪紧张和疼痛可使血糖波动,严格控制产时血糖水平对母儿尤为重要。临产后采用糖尿病饮食,产时血糖水平不低于 5.6 mmol/L,一般按每 4 g 葡萄糖加 1 U 胰岛素比例给予静脉输液,提供热量,预防低血糖。经阴道分娩者,鼓励产妇左侧卧位,改善胎盘血液供应,应在 12 h 内结束分娩,以免产程过长增加酮症酸中毒、胎儿缺氧和感染危险。

(3) 糖尿病孕妇在分娩过程中,仍需维持身心舒适,给予支持以减缓分娩压力。

（4）需剖宫产者做好术前准备,告知手术的必要性,使其配合治疗,尽量使术中血糖控制在 6.67～10.0 mmol/L。术后每 2～4 h 测一次血糖,直到饮食恢复。

4.新生儿护理

（1）无论出生体重大小均视为高危新生儿,给予监护,注意保暖和吸氧。尽早哺乳,接受胰岛素治疗的糖尿病产妇,哺乳对新生儿不会产生不良影响。

（2）新生儿出生时取脐血检测血糖,30 min 后定时滴服 25％葡萄糖溶液防止低血糖,同时注意预防低血钙、高胆红素血症及 NRDS 发生。多数新生儿在出生 6 h 内血糖值可恢复正常。

（四）产褥期

1.产褥期胎盘娩出后,母体内抗胰岛素激素迅速下降,需重新评估胰岛素的需要量,根据产妇血糖情况及时调整胰岛素用量。一般产后 24 h 内胰岛素用量减至原用量的 1/2,48 h 减少至原用量的 1/3,多数在产后 1～2 周胰岛素用量逐渐恢复至孕期水平。

2.预防产褥感染,密切观察有无感染发生,如发热、子宫压痛、恶露异常等,并及时处理。轻症糖尿病产妇鼓励母乳喂养,尽早吮吸和按需哺乳。不宜哺乳者及时给予退乳并指导人工喂养。

3.指导产妇定期复查,提供避孕指导。尤其 GDM 孕妇再次妊娠时,复发率高达 33％～69％。远期患糖尿病概率增加,17％～63％患有 GDM 者发展成为 2 型糖尿病,心血管疾病的发生率也增高。糖尿病病人产后应长期避孕,建议使用安全套或结扎术,不宜采用避孕药及宫内避孕器具避孕。

【结果评价】

1.孕产妇能按照正确的方法进行饮食、运动、用药和病情监测。

2.孕产妇能掌握有关妊娠合并糖尿病的自我保健知识和技能。

第三节　病毒性肝炎

病毒性肝炎是由多种肝炎病毒引起,以肝实质细胞变性坏死为主要病变的一组传染病,病毒性肝炎在孕妇中较常见,是妊娠期妇女肝病和黄疸最常见的原因。文献报道孕妇病毒性肝炎的发病率为 0.8％～17.8％。包括甲型（HAV）、乙型（HBV）、丙型（HCV）、丁型（HDV）、戊型（HEV）、庚型（HGV）和输血传播型（TTV）肝炎 7 种类型,其中以乙型肝炎最常见,目前尚无特效抗病毒药。由于妊娠妇女特殊的生理变化,对母儿健康危害较大,重症肝炎是我国孕产妇死亡的主要原因之一。

【妊娠、分娩对病毒性肝炎的影响】　妊娠期某些生理变化可使肝脏负担加重或使原有肝脏疾病病情复杂化,从而发展为重症肝炎。

1.妊娠本身并不增加肝炎病毒的易感性,但妊娠期由于早孕反应,母体摄入减少,体内蛋白质等营养物质相对不足;孕妇新陈代谢率增高,营养物质消耗增多,肝内糖原储备降低,故使肝脏抗病能力下降。

2.妊娠期孕妇体内产生的大量内源性雌激素需经肝脏灭活,胎儿代谢产物也需经母体肝内解毒,从而加重肝脏的负担。

3.妊娠期某些并发症,分娩时体力消耗,酸性代谢产物增多和产后出血等均可进一步加重肝损害。

【病毒性肝炎对妊娠、分娩的影响】

1. 对孕妇的影响

（1）病毒性肝炎发生在早期可使早孕反应加重，妊娠晚期可使妊娠期高血压疾病发生率增高，这可能与体内醛固酮的灭活能力下降有关。

（2）孕产妇的死亡率高，分娩时因肝功能受损致凝血因子合成功能减退，易发生产后出血。同时重症肝炎的发生率高，为非孕妇女的 66 倍，在肝功能衰竭的基础上出现凝血功能障碍，如发生感染、上消化道出血等，极易诱发肝性脑病和肝肾综合征。

2. 对胎儿及新生儿的影响

（1）围生儿患病率及死亡率增高：妊娠早期患病毒性肝炎，胎儿畸形发生率高于正常孕妇的 2 倍。肝功能异常的孕产妇流产、早产、死胎、死产和新生儿死亡率明显增加，围生儿死亡率高达 46‰。近年来研究表明，病毒性肝炎与唐氏综合征（Down syndrome）的发生密切相关。

（2）慢性病毒携带状态：妊娠期内，胎儿由于垂直传播而被肝炎病毒感染，以乙型肝炎病毒多见。围生期感染的婴儿，部分将转为慢性病毒携带状态，容易发展为肝硬化或原发性肝癌。

3. 母婴传播

（1）甲型病毒性肝炎（HAV）：由甲型肝炎病毒引起，经粪-口传播。一般不通过胎盘感染胎儿，因此孕期感染 HAV 不必终止妊娠，但妊娠晚期患甲型肝炎，分娩时可经接触母血、羊水吸入或粪-口途径感染新生儿。

（2）乙型病毒性肝炎（HBV）：由乙型肝炎病毒引起，可经消化道、输血或血制品和注射用品等途径传播，但母婴传播是 HBV 传播的主要途径之一，导致的 HBV 感染约占我国婴幼儿感染的 1/3。母婴传播途径有：①垂直传播：HBV 通过胎盘引起宫内传播。②产时传播：HBV 母婴传播的主要途径，占 40%～60%。胎儿通过接触母血、阴道分泌物、羊水，或分娩过程中子宫收缩使胎盘绒毛破裂，母血进入胎儿血液循环引起，只要有 10^{-8} mL 母血进入胎儿体内即可使胎儿感染。③产后传播：通过母乳喂养和接触母亲唾液传播。

（3）丙型病毒性肝炎（HCV）：妊娠晚期患丙型肝炎约 2/3 发生母婴传播，1/3 受感染者将来发展为慢性肝病。

（4）丁型病毒性肝炎（HDV）：因丁型肝炎病毒是一种缺陷性 RNA 病毒，必须依赖 HBV 重叠感染引起肝炎，母婴传播较少见。

（5）戊型病毒性肝炎（HEV）：目前已有母婴传播的报道。传播途径及临床表现与 HAV 相似，易急性发作，且多为重症。妊娠晚期感染孕妇死亡率高达 15%～25%。

（6）庚型肝炎（HGV）：可发生母婴传播，但有学者认为，HGV 母婴传播虽较常见，但婴儿感染 HGV 后并不导致肝功能紊乱。

（7）输血传播病毒引起的肝炎（TTV）：也称己型肝炎，主要经输血传播。

【护理评估】

（一）临床表现

HAV 的潜伏期为 2～7 周（平均 30 天），起病急、病程短、恢复快。HBV 的潜伏期为 1.5～5 个月（平均 60 天），病程长、恢复慢、易发展为慢性。①临床上孕妇常出现不明原因的食欲减退、恶心、呕吐、腹胀、厌油腻食物、乏力和肝区叩击痛等消化系统症状。②重症肝炎多见于妊娠晚期，起病急、病情重，常表现为畏寒发热、皮肤巩膜黄染、尿色深黄、食欲极度减退、呕吐频繁、腹胀、腹腔积液、肝臭气味,表现急性肾衰竭及不同程度的肝性脑病症状,如嗜睡、烦躁、神志不清、甚至昏迷。

(二)辅助检查

1. 肝功能检查　血清中丙氨酸氨基转移酶(ALT)增高,数值常大于正常 10 倍以上,持续时间较长;血清总胆红素>171 μmol/L(1 mg/dL);凝血酶原时间百分活度(PTA)的正常值为80%～100%,PTA<40%是诊断重症肝炎的重要指标之一。PTA 是判断病情严重程度和预后的主要指标。

2. 血清病原学检测及其临床意义　①HAV:急性期病人血清中抗 HAV-IgM 阳性有诊断意义。②HBV:病人感染 HBV 后血液中可出现一系列有关的血清学标志物(表 9-2)。③HCV:血清中检测出 HCV 抗体即可确诊。④HDV:急性感染时 HDV-IgM 出现阳性。慢性感染者 HDV-IgM 呈持续阳性。⑤HEV:急性期病人血清内可检测出高滴度的 HEV-IgM,恢复期血清内检测出低水平的 HEV-IgG。

表 9-2　乙型肝炎病毒血清病原学检测及其意义

项　　目	血清学标志物及意义
HBsAg	HBV 感染的特异性标志,见于慢性肝炎、无症状病毒携带者
抗-HBs	机体曾经感染过 HBV,但已具有免疫力,也是评价接种疫苗效果的指标之一
HBeAg	肝细胞内有 HBV 活动性复制,具有转染性
抗-HBe	血清中病毒颗粒减少或消失,传染性减低
抗 HBc-IgM	抗 HBc-IgM 阳性可确诊为急性乙肝
抗 HBc-IgG	肝炎恢复期或慢性感染

3. 凝血功能和胎盘功能检查　凝血酶原时间,HPL 及孕妇血和尿雌三醇检测等。B 超检查胎儿发育情况及胎儿胎盘是否成熟等。

(三)与疾病相关的健康史

评估有无与肝炎病人密切接触史或半年内曾输血、注射血制品史;有无肝炎病家族史等;重症肝炎者应评估其诱发因素,同时评估孕妇治疗用药情况及家属对肝炎相关知识的了解程度。

(四)心理-社会状况

评估孕妇及其家属对疾病的认知程度和家庭支持系统是否完善。部分孕妇因担心感染胎儿,会产生焦虑、矛盾及自卑心理,应重点评估。

(五)治疗原则

1. 妊娠期轻型肝炎　处理原则与非孕期肝炎相同。增加休息,加强营养,给予高维生素、足量碳水化合物、高蛋白和低脂肪饮食。应用中西药进行保肝治疗,避免使用可能损害肝脏的药物并预防感染。有黄疸者立即住院,按重症肝炎处理。

2. 妊娠期重症肝炎　保护肝脏,积极预防,如限制蛋白质的摄入,每日应少于 0.5 g/kg,增加碳水化合物,保持大便通畅,预防 DIC 及肾衰竭。遵医嘱配合治疗肝性脑病,妊娠末期重症肝炎者,经积极治疗 24 h 后,以剖宫产终止妊娠。

3. 分娩期及产褥期　备新鲜血;子宫颈口开全行阴道助产以缩短第二产程;注意防止母婴传播、产后出血及感染。应用对肝脏损害较小的广谱抗生素预防产褥感染,避免感染后加重病情。

【护理诊断/问题】

1. 知识缺乏:缺乏有关病毒性肝炎感染途径、传播方式、母儿危害和预防保健等知识。
2. 预感性悲哀 与肝炎病毒感染造成的后果有关。

【预期目标】

1. 孕产妇能识别导致营养状况下降的有关因素,增加营养摄取以适应新陈代谢的需要。
2. 孕产妇及家属能够叙述消毒隔离和自我保健方面的知识。
3. 产妇能选择适宜的喂养方式。

【护理措施】

(一)加强围婚期生殖健康保健和孕前咨询

孕前重视围婚期生殖健康保健,做好婚前医学检查,夫妇一方患有肝炎者应使用避孕套以免交叉感染。已患肝炎的育龄期妇女做好避孕;急性肝炎者应在痊愈后半年在医师指导下妊娠。

(二)妊娠期

妊娠早期患急性肝炎者,若为轻症应积极配合治疗,可继续妊娠。慢性活动性肝炎病人,妊娠后对母儿危害较大,积极治疗后应终止妊娠。

1. 妊娠期轻型肝炎者 护理措施同非孕期肝炎病人,但更需注意以下几方面。

(1)一般护理:卧床休息,避免过量活动。加强营养,增加优质蛋白、高维生素、足量糖类、低脂肪食物摄入;保持大便通畅。按医嘱给予保肝药物,避免应用可能损害肝脏的药物,如镇静剂、麻醉药等。建立良好的护患关系,鼓励病人倾诉,给予心理支持。详细讲解病毒性肝炎的相关知识及相应的隔离措施,取得孕妇及其家属的理解和配合。评估孕妇在妊娠期母亲角色的获得情况,并及时给予支持和帮助。

(2)定期产前检查,防止交叉感染:对肝炎孕妇应有专门隔离诊室,所有用物使用 2000 mg/L 含氯制剂浸泡,定期消毒。定期对病人进行肝功能、肝炎病毒血清病原学检查。积极治疗各种妊娠并发症,按医嘱给予广谱抗生素,预防各种感染以防加重肝损害。加强母儿监护,适时终止妊娠。

2. 妊娠期重症肝炎者

(1)保护肝脏,积极防治肝性脑病:按医嘱给予保肝药物,如高血糖素-葡萄糖-胰岛素联合应用,可防止肝细胞坏死和促进肝细胞再生。输新鲜血浆,补充凝血因子。严格限制蛋白质的摄入量,增加糖类,每日热量维持在 7431.2 kJ(1800 kcal)以上。保持大便通畅,严禁肥皂水灌肠,遵医嘱口服新霉素或甲硝唑抑制大肠杆菌,减少游离氨及其他毒素的形成和吸收。严密观察病人有无性格改变和行为异常,扑翼样震颤等肝性脑病前驱症状。

(2)预防 DIC 和并发肾衰竭:遵医嘱补充凝血酶原复合物、纤维蛋白原和维生素 K_1 等。有 DIC 者在凝血功能检测下遵医嘱应用肝素治疗,应注意观察有无出血倾向,且量宜小不宜大;为预防产后出血,产前 4 h 至产后 12 h 内不宜使用肝素治疗。严密监测生命体征,并发肾衰竭者按急性肾衰竭护理,严格限制入液量,记录液体出入量,一般每日入液量为前日尿量加 500 mL 液体量,避免应用损害肾脏的药物。

(三)分娩期

1. 分娩方式的选择 经阴道分娩可增加胎儿感染病毒概率,虽非剖宫产的绝对指征,但主张剖宫产,以免过度体力消耗加重肝脏负担。密切观察产程进展,为产妇及其家人提供安全、舒适的待产分娩环境,注意语言表达,避免各种不良刺激,防止并发症发生。对重症肝炎,积极控制 24 h 后迅速终止妊娠。

2. 监测凝血功能　为预防 DIC,分娩前 1 周肌内注射维生素 K_1,每日 20～40 mg,提前备好新鲜血液。密切观察产妇有无口鼻、皮肤黏膜出血倾向,测定凝血酶原时间等。

3. 经阴道分娩者尽量避免软产道损伤和擦伤,正确处理产程,防止滞产,缩短第二产程,子宫颈口开全后给予阴道助产,注意消毒隔离,胎肩娩出后立即静脉注射缩宫素,防止母婴传播及产后出血。胎儿娩出后,抽脐血做血清病原学和肝功能检查。

4. 预防感染并严格执行消毒隔离制度　产时严格消毒并应用广谱抗生素。凡病毒性肝炎产妇用过的医疗物品均需用 2000 mg/L 含氯消毒液浸泡后再按有关规定处理。

(四)产褥期

1. 预防产后出血和感染　注意休息和营养,观察子宫收缩及阴道流血情况,加强基础护理,并继续按照医嘱给予对肝脏损害较小的广谱抗生素预防感染。同时开始评价母亲角色的获得,协助建立良好的亲子互动。

2. 指导母乳喂养　母血 HBsAg、HBeAg、抗-HBc 三项阳性及后两项阳性的产妇均不宜哺乳;乳汁中 HBV-DNA 阳性者不宜哺乳;目前主张新生儿接受免疫注射,母亲仅 HBsAg 阳性者可母乳喂养。对不宜哺乳者,口服生麦芽冲剂或乳房外敷芒硝回乳,不宜用雌激素等对肝脏有损害的药物;并指导产妇及其家属了解人工喂养的知识和技能。

3. 新生儿免疫

(1) 主动免疫:新生儿出生后 24 h 内注射乙型肝炎疫苗 20 μg,生后 1 个月、6 个月再分别注射 10 μg。免疫率可达 75%。

(2) 被动免疫:新生儿生后立即肌内注射 0.5 mL 乙肝免疫球蛋白(HBIG),生后 1 个月、3 个月再各肌内注射 0.16 mL/kg。免疫率可达 71%。

(3) 联合免疫:新生儿出生后 24 h 内尽早(最好在出生后 12 h 内)肌内注射 100～200 U HBIG,乙型肝炎疫苗 20 μg 仍按照上述方法进行。免疫率高达 95%。全程阻断,生后 6 个月复查。

【结果评价】

1. 妊娠及分娩经过顺利,母婴健康状况良好。

2. 孕产妇能进行妊娠合并病毒性肝炎的自我保健。

3. 产妇能合理选择喂养新生儿的方法。

第四节　缺铁性贫血

贫血(anemia)是妊娠期较常见的合并症,属高危妊娠。由于妊娠期血容量增加,并且血浆增加多于红细胞增加,血液呈稀释状态,又称"生理性贫血"。贫血由多种病因引起,通过不同的病理过程,使人体外周血红细胞容量减少,低于正常范围下限的一种常见的临床症状。常以血红蛋白(Hb)浓度作为诊断标准。妊娠期贫血的诊断标准不同于非孕妇女,WHO 规定孕妇外周血 Hb<110 g/L 及血细胞比容<0.33 为妊娠期贫血。我国一直沿用的诊断标准为 Hb<100 g/L、红细胞计数<$3.5×10^{12}$/L 或血细胞比容<0.30。WHO 最新研究表明,50% 以上孕妇合并贫血,以缺铁性贫血(iron deficiency anemia)最为常见,占妊娠期贫血的 95%。

妊娠期贫血的程度可分为 4 度:①轻度:RBC$(3.0～3.5)×10^{12}$/L,Hb 81～100 g/L。

②中度:RBC(2.0~3.0)×10¹²/L,Hb 61~80 g/L。③重度:(1.0~2.0)×10¹²/L,Hb 31~60 g/L。④极重度:RBC<1.0×10¹²/L,Hb≤30 g/L。

【贫血对妊娠的影响】

1. 对母体的影响　贫血在妊娠各期对母儿均造成一定的危害。妊娠可使原有贫血病情加重,而贫血则使妊娠风险增加。由于贫血孕妇的抵抗力下降,对分娩、手术和麻醉的耐受力降低,孕妇容易产生疲倦感,从而影响孕妇在妊娠期的心理调适。重度贫血可导致贫血性心脏病、妊娠期高血压性心脏病、产后出血、失血性休克和产褥感染等并发症,危及孕产妇生命。

2. 对胎儿的影响　孕妇骨髓与胎儿在竞争摄取母体血清铁的过程中,一般以胎儿组织占优势,铁通过胎盘由孕妇运至胎儿为单向运输,因此胎儿缺铁程度不会太严重。若孕妇患重度贫血时,缺乏胎儿生长发育所需的营养物质和胎盘供氧,易造成胎儿生长受限、胎儿窘迫、早产或死胎等不良后果。

【护理评估】

（一）临床表现

1. 症状　轻度贫血病人多无明显症状;严重贫血病人可表现为:面色苍白、头晕、乏力、耳鸣、水肿、心悸、气短、食欲不振、腹胀、腹泻等症状,甚至出现贫血性心脏病、妊娠期高血压疾病性心肌病、胎儿生长受限、胎儿窘迫、早产、死胎和死产等并发症相应的症状。贫血可使孕产妇抵抗力低下导致各种感染性疾病的发生。

2. 体征　皮肤黏膜苍白、毛发干燥无光泽易脱落、指(趾)甲扁干、脆薄易裂、反甲(指甲呈钩状),可伴发口腔炎、舌炎等。临产后,部分孕妇出现脾脏轻度肿大。

（二）辅助检查

1. 血象　外周血涂片为小红细胞低血红蛋白性贫血,Hb<110 g/L,血细胞比容<0.30,红细胞<3.5×10¹² g/L,即可诊断为贫血,白细胞计数和血小板计数均在正常范围。

2. 血清铁浓度　血清铁下降可出现在血红蛋白下降前,是缺铁性贫血的早期表现。正常成年妇女血清铁含量与正常孕妇血清铁含量相当,为 7~27 μmol/L。若孕妇血清铁<6.5 μmol/L,可诊断为缺铁性贫血。

3. 骨髓象　诊断困难时可做骨髓检查,骨髓象表现为红细胞系统呈轻度或中度增生活跃,以中、晚幼红细胞增生为主。骨髓铁染色可见细胞内外铁均减少,尤其以细胞外铁减少明显。

（三）与疾病相关的健康史

评估既往有无月经过多、消化道疾病引起的慢性失血性病史,有无不良饮食习惯或胃肠功能紊乱导致的营养不良病史。

（四）心理-社会状况

重点评估孕妇因长期疲倦或相关知识缺乏造成的倦怠心理。同时评估孕妇及家人对缺铁性贫血疾病的认知情况,家庭支持系统是否完善等。

（五）治疗原则

补充铁剂和去除导致缺铁性贫血的原因;一般性治疗包括增加营养和含铁丰富的饮食。积极预防产后出血和感染。

【护理诊断/问题】

1. 活动无耐力　与贫血引起的疲倦有关。

2. 有胎儿受伤的危险　与母亲贫血、早产等有关。

【预期目标】

1. 孕产妇能够叙述缺铁性贫血的危害,并能实施正确的饮食和补铁措施。

2. 孕产妇能够掌握正确的活动技巧,不出现跌倒等不安全行为。

3. 母儿结局良好。

【护理措施】

(一) 预防

孕前应积极治疗慢性失血性疾病如月经过多,改变长期偏食等不良饮食习惯,适度增加营养。必要时补充铁剂,以增加铁的储备。

(二) 妊娠期

1. 饮食护理 ①纠正偏食、挑食等不良饮食习惯。②制定合理的膳食计划,鼓励孕妇摄取高蛋白及含铁丰富食物,如黑木耳、海带、紫菜、动物(猪、牛等)肝脏、蛋类等。

2. 正确服用铁剂 铁剂补充以口服给药为主,建议妊娠 4 个月后遵医嘱每日服用铁剂,如硫酸亚铁 0.3 g,每日 3 次口服,同时服维生素 C 300 mg 和 10% 稀盐酸 0.5~2 mL,促进铁吸收。铁剂对胃黏膜有刺激作用,可引起恶心、呕吐和胃部不适等症状。因此,口服者饭后或餐中服用以减轻胃肠道反应;服用铁剂后常有黑便,给予解释;服用抗酸药时需与铁剂交错时间服用。对妊娠晚期重度缺铁性贫血或严重胃肠道反应不能口服者,可采用深部肌内注射法,首次给药应从小剂量开始,常用制剂为右旋糖酐铁或山梨醇铁。

3. 加强母儿监护 产前检查时注意观察孕妇的自觉症状、皮肤黏膜颜色有无改变、水肿情况等;定期给予血常规检测,尤其妊娠晚期应重点复查。注意胎儿宫内生长发育状况的评估,积极预防各种感染,避免加重心脏负担诱发急性左心衰竭。

4. 心理支持和健康指导 告知孕妇及其家属贫血对母儿的影响,鼓励孕妇说出内心的感受,提供良好的情感和心理支持。注意休息和合理膳食,轻度贫血孕妇可适当减轻工作量;重度贫血者应在餐前、餐后、睡前和晨起时用漱口液漱口;重度口腔炎孕妇应做口腔护理,有溃疡者按医嘱局部用药。

(三) 分娩期

中、重度贫血产妇临产前遵医嘱给予维生素 K_1、卡巴克洛(安络血)和维生素 C 等药物,并配血备用。严密观察产程进展,鼓励产妇进食并做好生活护理和心理支持;加强胎心监护,给予低流量吸氧;必要时阴道助产以减少产妇体力消耗和缩短第二产程。产妇因贫血对出血的耐受性差,少量出血易引起休克,应积极预防产后出血。胎儿前肩娩出时,遵医嘱肌内注射或静脉注射 10~20 U 缩宫素或麦角新碱 0.2 mg;产程中严格无菌操作,产时及产后遵医嘱使用广谱抗生素预防感染。

(四) 产褥期

1. 休息活动与病情观察 产妇应保证足够的休息及营养,避免疲劳。密切观察子宫收缩、阴道流血和伤口愈合情况,按医嘱补充铁剂,纠正贫血并继续应用抗生素预防和控制感染;定期复查红细胞计数及 Hb。

2. 指导母乳喂养 对于因重度贫血不宜哺乳者,耐心解释并指导产妇及家人掌握人工喂养方法。正确回乳,如口服生麦芽冲剂或芒硝外敷。

【结果评价】

1. 妊娠、分娩经过顺利,母儿健康状况良好。

2. 孕产妇能进行妊娠合并缺铁性贫血的自我保健。

小结

1. 妊娠合并心脏病中合并先天性心脏病居首位,占 35％～50％,其次为风湿性心脏病。妊娠合并心脏病不影响受孕。进行孕前咨询,根据心脏病类型、病变程度和心功能级别,综合判断是否可以妊娠。不宜妊娠者严格避孕,如已妊娠应在 12 周前行治疗性人工流产。妊娠 32～34 周、分娩期及产后 3 日内是心脏负担较重的时期,应严密监护,预防心力衰竭的诱发因素,识别早期心力衰竭临床表现。心力衰竭和感染是其主要死亡原因。心力衰竭在我国孕产妇死因顺位中高居第二位。可以妊娠者加强孕期保健、预防心力衰竭,严密监护心功能状态和胎儿宫内发育情况,适时终止妊娠。预防感染、产后出血但禁用麦角新碱,指导新生儿喂养,不宜再妊娠者采取有效的避孕措施。

2. 妊娠合并糖尿病包括糖尿病合并妊娠和妊娠期糖尿病。根据妊娠期糖代谢的特点,及时调整胰岛素用量,防止低血糖和酮症酸中毒。妊娠合并糖尿病对母儿的影响取决于糖尿病的病情和血糖控制水平,宜妊娠者,应加强健康教育和孕期母儿监护,控制饮食、适度运动、合理用药,注意分娩时机和分娩方式的选择。新生儿按高危新生儿处理,防止低血糖。产褥期预防感染,指导定期随访。

3. 妊娠合并病毒性肝炎有 7 种类型,以乙型病毒性肝炎最常见。妊娠本身不增加对肝炎病毒的易感性,但妊娠期某些生理变化可加重肝脏负担,使原有肝脏疾病病情复杂化,发展为急性重症肝炎。HBV 母婴传播途径有垂直传播、产时传播和产后传播。加强孕前咨询,孕期严密监测病情变化,预防产后出血,指导母乳喂养,不宜哺乳者不用雌激素退奶,以免加重肝损伤。新生儿根据情况给予主动、被动和联合免疫以阻断乙型肝炎病毒传播。

4. 缺铁性贫血是妊娠期最常见的贫血类型,妊娠期贫血的诊断标准不同于非孕期妇女。孕期主要加强营养、摄取含铁丰富的食物,正确服用铁剂、加强母儿监护,积极预防产后出血和感染。

目标检测

一、选择题

1. 妊娠期心脏病病人中,下列不属于早期心力衰竭征象的是(　　)。
A. 轻微活动后即有胸闷、心悸、气短　　　　B. 休息时心率大于 110 次/分
C. 休息时呼吸大于 20 次/分　　　　D. 肝脾肿大,有压痛
E. 夜间常因胸闷而需坐起呼吸
2. 妊娠期糖尿病对胎儿、新生儿的影响不包括(　　)。
A. 巨大儿发生率增加　　　　B. 畸形儿发生率增加
C. 易胎死宫内　　　　D. 易发生新生儿低胰岛素血症
E. 易发生 NRDS
3. 妊娠合并糖尿病需使用药物治疗时应选用(　　)。
A. 优降糖　　　B. 消渴丸　　　C. 胰岛素　　　D. 降糖灵　　　E. 以上都可使用
4. 妊娠合并病毒性肝炎,临近产期有出血倾向者可用(　　)。

A. 缩宫素   B. 维生素 K_1 C. 维生素 C   D. 安洛血   E. 维生素 D

二、案例题

李女士,28 岁,G_1P_0,孕 38^{+2} 周,合并心脏病已临产。心率 100 次/分,心功能 Ⅱ 级。头盆相称,子宫颈口开大 5 cm,胎心率为 140 次/分。请问:

(1) 该病人应采取哪种分娩方式?

(2) 主要护理措施有哪些?

(柳韦华)

参考答案:一、1. D 2. D 3. C 4. B

第十章 异常分娩产妇的护理

学习目标

识记：

1. 列举并描述与异常分娩相关的专业名词。

2. 描述异常分娩的分类及原因。

理解：

1. 说明胎头跨耻征检查的方法及临床意义。

2. 比较分析各类异常分娩（产力异常、产道异常及胎儿异常）的临床表现及处理原则。

应用：运用护理程序为异常分娩的产妇提供整体护理。

影响分娩的因素有产力、产道、胎儿和产妇的精神心理因素。这四个因素在分娩过程中相互影响，其中任何一个或一个以上因素发生异常，或几个因素间不能相互适应，使分娩进展受到阻碍，称异常分娩（abnormal labor），俗称难产（dystocia）。因为分娩是一个动态的过程，因此顺产和难产在一定条件下可以相互转化。处理及时、得当，难产可以转化为顺产；反之，顺产也可以转变为难产。

第一节 产 力 异 常

子宫收缩力是产力中的主要力量，贯穿于分娩的全过程。产力异常是指子宫收缩力异常，指分娩过程中子宫收缩力的节律性、对称性、极性不正常或强度、频率有改变，称子宫收缩力异常（abnormal uterine action），简称产力异常。子宫收缩力异常在临床上分为子宫收缩乏力（简称宫缩乏力）和子宫收缩过强（简称宫缩过强）两类，每类又分为协调性子宫收缩和不协调性子宫收缩两种类型。

一、子宫收缩乏力

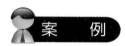

病人，女，25岁，初孕，停经41周，7 h前下腹阵痛入院。查体：BP 130/80 mmHg，P 100次/分，心肺（一）。宫缩间歇5～6 min，持续20～30 s，宫高35 cm，腹围100 cm，先露头，似衔

接,胎心率 148 次/分,骨盆测量 24-26-18-9 cm,肛查子宫颈口开大 7 cm。请问:

1. 该产妇护理评估的内容有哪些?

2. 该产妇的处理原则是什么?

【护理评估】

(一)临床表现

1. 协调性宫缩乏力(低张性宫缩乏力)   子宫收缩具有正常的节律性、对称性和极性,但收缩力弱,持续时间短而间歇期长且不规律,每 10 min 宫缩<2 次。在子宫收缩最强时,子宫体隆起不明显,用手按压子宫底部肌壁仍有凹陷。依据子宫收缩乏力在产程中出现时期不同分为:①原发性宫缩乏力:产程开始即出现子宫收缩乏力,致子宫颈口扩张及胎先露下降缓慢,产程延长。②继发性宫缩乏力:产程早期宫缩正常,第一产程活跃期后期或第二产程时宫缩减弱,见于中骨盆或骨盆出口狭窄、胎先露下降受阻、持续性枕后位或枕横位等。

协调性宫缩乏力多属于继发性宫缩乏力,此种宫缩乏力对胎儿影响不大。该类型产妇无特殊不适,精神好,进食正常,表现为子宫收缩软弱无力,持续时间短,间歇时间长,子宫颈口扩张和胎先露下降缓慢,导致产程延长。

2. 不协调性宫缩乏力(高张性宫缩乏力)   子宫收缩失去正常的节律性、对称性及极性。子宫收缩的兴奋点不是来源于两侧子宫角,而是来自子宫下段的一处或多处,子宫收缩时子宫底部收缩力不强,而是子宫下段强,宫缩间歇期子宫肌不能完全松弛。此种宫缩乏力多属于原发性宫缩乏力,即产程一开始就出现宫缩乏力,属无效宫缩。因其于产程开始就出现宫缩乏力,因此应该与假临产鉴别。鉴别方法是给予镇静剂哌替啶 100 mg 肌内注射,能使宫缩停止者为假临产,不能使宫缩停止者为原发性宫缩乏力。该种宫缩乏力产妇自觉下腹部持续疼痛、拒按,紧张、烦躁。产科检查时下腹部有压痛,宫缩间歇期不明显,胎位触不清,胎心不规则,产程进展异常。

▌ 知识链接 ▌

产程延长诊断标准

(1) 潜伏期延长(prolonged latent phase):从临产规律宫缩至子宫颈口扩张 3 cm 称为潜伏期。初产妇潜伏期正常约需 8 h,最大时限 16 h,超过 16 h 称潜伏期延长。

(2) 活跃期延长(prolonged active phase):从子宫颈口扩张 3 cm 开始至子宫颈口开全称活跃期。初产妇活跃期一般约需 4 h,最大时限 8 h,超过 8 h 称活跃期延长。

(3) 活跃期停滞(protracted active phase):进入活跃期后,子宫颈口不再扩张达 2 h 以上,称活跃期停滞。

(4) 第二产程延长(prolonged second stage):第二产程中如初产妇超过 2 h、经产妇超过 1 h 尚未分娩,称第二产程延长。

(5) 第二产程停滞(protracted second stage):第二产程达 1 h 胎头下降无进展称第二产程停滞。

(6) 胎头下降延缓(prolonged descent):活跃期晚期至子宫颈口开全,胎头下降速度<1.0 cm/h,称胎头下降延缓。

(7) 胎头下降停滞(protracted descent):活跃期晚期胎头停留在原处不下降达 1 h 以上,称胎头下降停滞。

(8) 滞产(prolonged labor):总产程超过 24 h 称滞产。

知识链接

2014 年新产程标准及处理的专家共识

产程分期	旧的产程标准	新的产程标准
潜伏期延长	自规律宫缩至子宫颈口扩张 3 cm,超过 16 h	初产妇>20 h,经产妇>14 h(不作为剖宫产指征)
活跃期	子宫颈口扩张 3 cm 至子宫颈口开全	子宫颈口扩张 6 cm 作为活跃期的标志
活跃期停滞的诊断标准	初产妇 1.2 cm/h,经产妇 1.5 cm/h,连续 2 h 不进展	当破膜且子宫颈口扩张≥6 cm 后,如宫缩正常,而子宫颈口停止扩张≥4 h;如宫缩欠佳,子宫颈口停止扩张≥6 h,可诊断活跃期停滞。活跃期停滞可作为剖宫产的指征
第二产程延长的诊断标准	初产妇超过 2 h,经产妇超过 1 h	(1)初产妇,如行硬脊膜外阻滞,第二产程超过 4 h;如无硬脊膜外阻滞,超过 3 h (2)经产妇,如行硬脊膜外阻滞,第二产程超过 3 h;如无硬脊膜外阻滞,超过 2 h

3. 对母儿的影响

(1)对产妇的影响:①体力衰竭:由于产程延长,产妇休息不好,进食少,体力消耗大,精神疲惫,可出现肠胀气、尿潴留等,严重时可引起脱水、酸中毒等使产妇体力衰竭,加重宫缩乏力。②生殖道瘘:由于第二产程延长,膀胱长时间被压迫于胎先露与耻骨联合之间,可导致局部组织缺血、水肿和坏死,形成膀胱阴道瘘或尿道阴道瘘。③产褥感染:产程延长、肛查或阴道检查次数增加及胎膜早破、产后出血等均使感染机会增加。④产后出血:宫缩乏力影响胎盘剥离娩出和子宫壁的血窦关闭,引起产后出血。

(2)对围生儿的影响:产程延长,宫缩不协调可致胎儿-胎盘循环障碍,胎儿供氧不足,若合并胎膜早破更易造成脐带受压或脱垂,导致胎儿窘迫甚至胎死宫内;由于产程异常,增加了手术产机会,新生儿产伤增加。

(三)辅助检查

1. 体格检查 为产妇测量血压、脉搏、呼吸、心率,观察产妇的神志、皮肤颜色及弹性等。

2. 产程观察

(1)监测宫缩:用手或胎儿电子监护仪监测子宫收缩的节律性、强度和频率等变化情况,重点区别宫缩乏力是协调性还是不协调性。

(2)绘制产程曲线:了解产程曲线进展情况,及时发现产程异常并分析原因,及时处理。

(3)监测胎心:用多普勒胎心听诊仪监测胎心,及时发现胎心异常。协调性宫缩乏力胎心出现变化较晚,不协调性宫缩乏力胎心出现变化较早。

3. 实验室检查 尿液检查可出现尿酮体阳性,血液生化检查可出现钾、钠、氯、钙等电解质改变,二氧化碳结合力可降低等。

4. Bishop 子宫颈成熟度评分 临床上利用 Bishop 子宫颈成熟度评分法(表 10-1)估计人工破膜加强宫缩的效果。满分 13 分。结果评价:产妇得分≤3 分表示人工破膜失败,4~6 分表示成功率约为 50%,7~9 分表示成功率约为 80%,>9 分表示可成功。

表 10-1　Bishop 子宫颈成熟度评分法

指　　标	分　　数			
	0	1	2	3
子宫颈口开大/cm	0	1～2	3～4	5～6
子宫颈管消退/(%)(2～3 cm 为未消退)	0～30	40～50	60～70	80～100
先露位置(坐骨棘水平为 0)	－3	－2	－1～0	＋1～＋2
子宫颈硬度	硬	中	软	
子宫颈口位置	后	中	前	

（四）与疾病相关的健康史

1. 头盆不称或胎位异常　由于胎儿下降受阻,胎先露不能紧贴子宫下段及子宫颈内口引起反射性子宫收缩,导致继发性宫缩乏力。

2. 子宫因素　双胎、羊水过多、巨大儿等使子宫壁过度膨胀,子宫肌纤维过度伸展,失去正常收缩力;多次妊娠分娩、子宫急慢性炎症使子宫肌纤维变性、结缔组织增生影响子宫收缩;子宫肌瘤、子宫发育不良、子宫畸形(如双角子宫)等均能影响子宫的收缩力。

3. 精神因素　多见于初产妇(尤其是 35 岁以上),因恐惧分娩,精神过度紧张,干扰了中枢神经系统的正常功能而影响子宫收缩。

4. 内分泌失调　临产后产妇体内激素分泌紊乱,电解质失衡影响子宫肌收缩。

5. 药物影响　临产后不适当地使用大剂量镇静剂、镇痛药及麻醉剂,如吗啡、哌替啶、氯丙嗪、硫酸镁、巴比妥等可以使子宫收缩受到抑制。

6. 其他　营养不良、贫血和一些慢性疾病所致体质虚弱,临产后进食与睡眠不足、过多的体力消耗、水及电解质紊乱、产妇过度疲劳、膀胱直肠充盈、前置胎盘影响先露下降等均可使宫缩乏力。

（五）心理-社会状况

产妇和家属是否表现为焦虑、恐惧,担心母儿安危,对阴道分娩失去信心,请求医护人员帮助,尽快结束分娩。

（六）治疗原则

1. 协调性宫缩乏力　首先寻找原因,针对原因进行处理。有明显头盆不称者行剖宫产。无头盆不称者,改善产妇全身状况,加强子宫收缩,若产程无进展或出现胎儿窘迫应行剖宫产或阴道助产。

2. 不协调性宫缩乏力　调节子宫收缩,恢复子宫收缩的节律性和对称性。

【护理诊断/问题】

1. 疲乏　与宫缩乏力、产程延长、产妇体力过度消耗有关。

2. 焦虑　与担心自身及胎儿安危有关。

3. 有体液不足的危险　与产程长、产妇体力消耗及过度疲乏影响摄入有关。

【预期目标】

1. 产妇情绪稳定,安全度过分娩期。

2. 产妇体液问题得到纠正,水、电解质达到平衡。

【护理措施】

1. 心理护理 使产妇了解分娩是一个正常的生理过程,重视解除产妇不必要的思想顾虑和恐惧心理,增强其分娩信心。目前国内外均设康乐待产室和家庭化病房,有助于消除产妇的紧张情绪,预防和减轻宫缩乏力。护士应多关心、安慰产妇,鼓励产妇及家属表达担心和不适,随时解答疑问,及时提供目前产程进展和护理计划等信息,使其能主动配合医护工作,安全度过分娩期。

2. 减轻疲乏,纠正异常子宫收缩

1) 改善全身状况:①指导产妇休息,消除精神紧张,保存体力;过度疲劳或烦躁不安者遵医嘱缓慢静脉注射地西泮(安定)10 mg或肌内注射哌替啶100 mg。②补充营养、水分、电解质,鼓励产妇进食易消化、高热量的食物,对摄入不足者静脉补充液体和能量。

2) 纠正异常子宫收缩:严密监测,及时发现异常宫缩,确定其类型并给予纠正。

(1) 协调性宫缩乏力:排除头盆不称后应加强子宫收缩,方法包括:①排空充盈的膀胱和直肠:初产妇子宫颈口开大不足3 cm、胎膜未破者可给予温肥皂水灌肠。②刺激乳头。③针刺合谷、三阴交、关元等穴位。④人工破膜:子宫颈口扩张3 cm或3 cm以上、无头盆不称,胎头已衔接者,可行人工破膜,使先露部紧贴子宫下段及子宫颈内口,反射性加强子宫收缩。⑤静脉滴注缩宫素:必须专人监护,严密观察宫缩、胎心及血压。先用5%葡萄糖溶液500 mL静脉滴注,调节为8~10滴/分,然后加入缩宫素2.5~5 U摇匀,根据宫缩调整滴速。滴速通常不超过40滴/分,以宫缩维持在间隔2~4 min,持续40~60 s为宜。

(2) 不协调性宫缩乏力:遵医嘱给予镇静剂,如哌替啶100 mg,产妇经充分休息后可恢复为协调性宫缩,在宫缩未恢复协调之前,严禁用缩宫素。

3. 做好手术准备 严密观察宫缩及胎心变化,若上述处理宫缩未能恢复正常或伴有胎儿窘迫,应协助医生做好阴道助产或剖宫产术前准备。

4. 防止产后出血 ①对有异常分娩因素的产妇,产前遵医嘱查血型、备血,做好输血输液的准备。②协助医生积极处理宫缩乏力,避免产程延长。胎儿娩出后及时注射宫缩剂,仔细检查胎盘胎膜是否完整、软产道有无损伤等。③产后2~4 h密切观察宫缩、阴道流血、血压、脉搏等情况,督促产妇及时排尿,教会产妇及家属按摩子宫,协助新生儿吸吮乳头。

5. 健康教育 加强产前教育,让孕妇及家属了解分娩过程,认识到过多镇静剂的使用会影响子宫收缩。临产后,指导产妇休息、饮食、排尿及排便。产后,嘱产妇注意观察宫缩、阴道流血情况,加强营养,保持外阴清洁,注意恶露的量、颜色及气味,指导母乳喂养。

【结果评价】

1. 产妇在待产过程中获得了支持,基本需要得到满足,舒适度增加。

2. 产妇无水、电解质失衡及酸中毒情况出现。

3. 母婴安全,产后出血量小于500 mL。

二、子宫收缩过强

宫缩过强的病因不清,但主要和以下因素有关:①急产大多发生于经产妇,主要原因是软产道阻力小。②缩宫素使用不当。③产妇精神过度紧张、产程延长、极度疲劳及粗暴、多次宫内操作等。

【护理评估】

（一）临床表现

1. 协调性宫缩过强　子宫收缩的节律性、对称性、极性正常，但宫缩过强、过频（10 min 内宫缩≥5 次），子宫腔内压力≥60 mmHg，如产道无梗阻，产程进展很快，子宫颈口在短时间内迅速开全，分娩在短时间内结束，造成急产（precipitate delivery），即总产程不足 3 h 结束分娩，多见于经产妇。产妇往往有痛苦面容，大声喊叫。由于宫缩过强，产程过快，可导致产妇软产道裂伤，产褥期感染的机会增加；宫缩过强易引起胎儿窘迫和新生儿窒息；胎儿娩出过快易引起新生儿颅内出血或产伤。若有梗阻，处理不及时可引起子宫破裂。

2. 不协调性宫缩过强

（1）强直性子宫收缩（tetanic contraction of uterus）：特点是宫缩强烈，失去节律性，宫缩无间歇期。常见于宫缩药物使用不当时，如缩宫素静滴剂量过大，肌内注射缩宫素或米索前列醇引产等。产妇烦躁不安，持续性腹痛，胎心、胎位不清。有时子宫下段被拉长，形成一明显环状凹陷，子宫收缩上升达脐部或脐部以上，称病理性缩复环，使腹部呈葫芦状，子宫下段明显压痛，并伴有血尿。

（2）子宫痉挛性狭窄环（constriction ring of uterus）：特点是子宫局部平滑肌呈痉挛性不协调性收缩形成的环状狭窄，持续不放松，称为子宫痉挛性狭窄环。子宫痉挛性狭窄环可发生在子宫颈、子宫体的任何部位，多在子宫上下段交界处，也可在环绕胎体某一狭窄部，以颈部、腰部处常见（图 10-1）。多因为产妇精神紧张、过度疲劳及不适当地使用缩宫药物或粗暴的阴道内操作引起。产妇出现持续性腹痛、烦躁，子宫颈扩张缓慢，胎先露下降停滞，胎心不规则。此环与病理性缩复环的不同之处是不随宫缩上升。

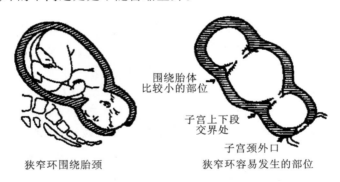

狭窄环围绕胎颈　　　　　狭窄环容易发生的部位

图 10-1　子宫痉挛性狭窄环

3. 对母儿的影响

（1）对产妇的影响：急产可致子宫颈、阴道及会阴裂伤。宫缩过强使子宫腔内压力增高，易发生羊水栓塞。消毒不及时可引起产褥感染。胎先露下降受阻可发生子宫破裂。

（2）对胎儿、新生儿的影响：宫缩过强、过频影响子宫胎盘血液循环，易引起胎儿窘迫、新生儿窒息，严重者可引起胎死宫内或死产。胎儿娩出过快，胎头在产道内受到的压力突然解除可致胎儿颅内出血。如无接产准备，来不及消毒，新生儿易发生感染。如坠地可发生新生儿骨折、外伤。

（二）辅助检查

1. 一般检查　体温、脉搏、呼吸、血压及产妇的身体发育情况。

2. 产科检查　是否出现子宫收缩持续时间长，子宫体硬，宫内压高；胎位触诊不清，如产道无梗阻,产程进展快时。若产道梗阻时,腹部是否出现病理性缩复环,是否有子宫压痛明显、膀胱充盈或血尿等提示先兆子宫破裂的症状出现。子宫局部肌肉强直性收缩时围绕颈部、腹部是否出现环状狭窄。

(三)与疾病相关的健康史

1. 病人的一般情况,如年龄、饮食、睡眠及大小便等。

2. 了解家族中或经产妇有无急产史;临产后有无使用过缩宫素,或产妇精神紧张、疲劳及宫内操作史。

(四)治疗原则

凡有急产史的产妇应在预产期前1～2周提前住院待产。识别发生急产的高危人群和急产征兆,正确处理急产,预防并发症。

【护理诊断/问题】

1. 急性疼痛 与过频过强的子宫收缩有关。

2. 焦虑 与担心自身和胎儿安危有关。

3. 有母儿受伤的危险 与产程过快造成产妇软产道损伤、新生儿产伤有关。

4. 潜在并发症:子宫破裂。

【预期目标】

1. 产妇能应用减轻疼痛的技巧。

2. 产妇能描述子宫收缩对母儿的危害并能配合处理。

3. 产妇能描述焦虑的感受及应对方法。

【护理措施】

1. 心理护理 多给予关心和指导,消除紧张焦虑,有条件者提供陪伴分娩;提供信息,及时向产妇和家属说明产程中可能出现的问题和采取的措施,以取得理解和配合。

2. 缓解疼痛 ①提供缓解疼痛的措施:协助产妇深呼吸、变换体位、腹部按摩、及时更换床单等,并保持安静环境。②遵医嘱用药:必要时遵医嘱给予镇静剂或宫缩抑制剂。

3. 防止受伤,促进母儿健康 ①有急产史的孕妇预产期前2～3周不宜远行,应提前1～2周住院待产,以防院外分娩伤及母儿。②产时避免灌肠,提前做好接产和新生儿窒息抢救的准备工作。③ 产后及时检查软产道和新生儿,发现损伤及时处理。④分娩过快来不及消毒及新生儿坠地者,遵医嘱给予新生儿和产妇维生素 K_1、破伤风抗毒素和抗生素。

4. 预防子宫破裂

(1)宫缩乏力:静脉滴注缩宫素应小剂量、低浓度、慢流速,并严密观察,及时发现子宫破裂先兆,防止子宫破裂发生。

(2)严密观察宫缩:若有宫缩过强,应立即消除诱因并通知医生。若子宫颈口已开全,应指导产妇宫缩时张口哈气,减少屏气用力,减慢分娩过程,同时做好接产和抢救新生儿窒息的准备;若出现胎儿窘迫者,应让产妇取左侧卧位,给予吸氧,并做好剖宫术的准备。

5. 健康教育 嘱产妇观察宫体复旧、会阴伤口、阴道出血等,进行产褥期健康教育及出院指导。如新生儿发生意外,多给予产妇安慰,帮其分析原因,解除悲伤,为今后生育提供具体指导。

【结果评价】

1. 产妇能应用减轻疼痛的技巧,舒适感增加。

2. 产妇分娩经过顺利,产后 24 h 出血量小于 500 mL。

第二节 产道异常

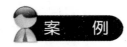

给予该病人静滴缩宫素 10 U 加 10% GS 500 mL 静滴,产妇腹痛加重,痛苦面容。检查:耻骨联合上有压痛,拒按。请问:

1. 原因可能是什么?
2. 为其确定主要的护理诊断/问题,并制定出护理措施。

产道异常包括骨产道异常及软产道异常,临床上以骨产道异常多见。产道异常可使胎儿娩出受阻。

【护理评估】

(一)临床表现

1. 骨产道异常　骨盆径线过短或形态异常,使骨盆腔小于胎先露可通过的限度,阻碍胎先露下降,影响产程进展,称狭窄骨盆(contracted pelvis)。狭窄骨盆可以一条或多条径线同时过短,也可以一个或多个平面同时狭窄。

(1)骨盆入口平面狭窄(contracted pelvic inlet):常见于扁平型骨盆,以骨盆入口平面前后径狭窄为主。入口平面狭窄分为 3 级:Ⅰ级为临界性狭窄,对角径 11.5 cm(入口前后径10 cm),绝大多数可以经过阴道分娩;Ⅱ级为相对性狭窄,对角径 10.0~11.0 cm(入口前后径8.5~9.5 cm),阴道分娩的难度明显增加;Ⅲ级为绝对性狭窄,对角径≤9.5 cm(入口前后径≤8.0 cm),必须剖宫产结束分娩。

扁平骨盆有单纯扁平骨盆(图 10-2)和佝偻病性扁平骨盆(图 10-3)两种。单纯扁平骨盆(simple flat pelvis)是骨盆入口平面呈横椭圆形,骶岬向前下突出,使骨盆入口前后径缩短而横径正常;佝偻病性扁平骨盆(rachitic flat pelvis)是骨盆入口呈横的肾形,骶岬向前突出,骨盆入口前后径短,骶骨变直向后翘,尾骨呈钩状突向骨盆出口平面。

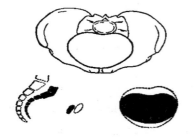

图 10-2　单纯扁平骨盆

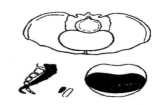

图 10-3　佝偻病性扁平骨盆

入口平面狭窄表现为胎头衔接受阻。正常情况下胎头在临产前 1~2 周衔接。入口狭窄时,即使已经临产,胎头仍未入盆,检查胎头跨耻征阳性,胎位异常发生率高。临产后,根据骨盆狭窄的程度、产力强弱、胎儿大小及胎位等的不同,临床表现也不同。

(2)中骨盆平面狭窄(contracted midpelvis):中骨盆平面狭窄比入口平面狭窄更常见,主要见于男型骨盆和类人猿型骨盆。中骨盆平面狭窄可以分为 3 级:Ⅰ级为临界性狭窄,坐骨棘间径 10 cm,坐骨棘间径加中骨盆后矢状径 13.5 cm;Ⅱ级为相对性狭窄,坐骨棘间径 8.5~9.5 cm,坐骨棘间径加中骨盆后矢状径 12.0~13.0 cm;Ⅲ级为绝对性狭窄,坐骨棘间径≤8 cm,坐骨棘间径加中骨盆后矢状径≤11.5 cm。

中骨盆平面狭窄因为胎头能正常衔接,表现为潜伏期及活跃早期产程进展顺利,但因为中骨盆狭窄,胎头下降受阻,出现持续性枕横位枕后位,导致继发性宫缩乏力,活跃晚期及第二产程延长,甚至停滞。严重者可以引起胎儿窘迫,先兆子宫破裂或子宫破裂,若强行引导助产可引起软产道损伤,甚至新生儿产伤。

(3)骨盆出口平面狭窄(contracted pelvic outlet):骨盆出口平面狭窄常与中骨盆平面狭窄同时存在。常见于男型骨盆,以坐骨结节间径和出口后矢状径狭窄多见。骨盆出口平面狭窄可以分为 3 级:Ⅰ级为临界性狭窄,坐骨结节间径 7.5 cm,坐骨结节间径加出口后矢状径 15.0 cm;Ⅱ级为相对性狭窄,坐骨结节间径 6.0~7.0 cm,坐骨结节间径加出口后矢状径12.0~14.0 cm;Ⅲ级为绝对性狭窄,坐骨结节间径≤5.5 cm,坐骨结节间径加出口后矢状径≤11.0 cm。

骨盆出口平面狭窄常见的有漏斗型骨盆(funnel shaped pelvis)和横径狭窄骨盆(transversely contracted pelvis)。漏斗型骨盆的特点是骨盆入口各径线正常,两侧骨盆壁向内倾斜,中骨盆和出口明显狭窄,状似漏斗。横径狭窄骨盆的特点是骨盆各平面横径均缩短,入口平面呈纵椭圆形。

如果单纯骨盆出口平面狭窄,那么第一产程进展顺利,胎头达骨盆底受阻,第二产程停滞,继发性宫缩乏力,双顶径不能通过出口横径。强行助产可导致严重的产道损伤和新生儿产伤。

(4)骨盆三个平面均狭窄:骨盆外形属于女性骨盆,但各个平面径线均小于正常值 2 cm 或以上,称为均小骨盆(图 10-4),见于身材矮小匀称的妇女。中等以上的胎儿经阴道分娩则有困难。

(5)畸形骨盆:较少见。骨盆失去正常形态称畸形骨盆,如骨软化症骨盆和偏斜骨盆。

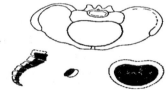

图 10-4 均小骨盆

2. 软产道异常 软产道由子宫下段、子宫颈、阴道及盆底组织构成。妊娠早期应进行妇科检查了解软产道有无异常。

(1)外阴异常:包括会阴坚韧、外阴水肿、外阴瘢痕等。由于会阴坚韧使会阴伸展性差,重度外阴水肿、外伤或炎症后瘢痕挛缩,影响胎先露下降,并可于胎头娩出时造成会阴严重裂伤。

(2)阴道异常:包括阴道横隔、阴道尖锐湿疣、阴道囊肿及肿瘤等。阴道横隔可阻碍胎先露下降。阴道尖锐湿疣在妊娠期迅速生长,分娩时易发生阴道裂伤、血肿和感染。

(3)子宫颈异常:子宫颈外口粘连、子宫颈水肿、子宫颈坚韧、子宫颈瘢痕、子宫颈癌及子宫肌瘤等均可阻碍胎先露下降,影响子宫颈口扩张,造成难产。

3. 对母儿的影响

(1)对产妇的影响:①骨盆入口平面狭窄:影响胎先露的衔接,引起胎位异常及继发性宫缩乏力,导致产程延长、停滞;宫缩过强可引起子宫破裂,危及产妇生命。②中骨盆平面狭窄:影响内旋转,容易发生持续性枕后位和枕横位;胎头嵌顿于产道内,膀胱等局部软组织因受压过久易形成生殖道瘘;产程长、阴道检查和手术机会增多,使感染发生率增高;容易出现宫缩乏力导致产后出血。

（2）对胎儿及新生儿的影响：易发生胎膜早破、脐带脱垂导致胎儿窘迫；因胎头受压过久或手术助产，新生儿颅内出血、产伤及感染的概率增加。

（二）辅助检查

1. 一般检查　测量身高，若身高在 145 cm 以下者警惕均小骨盆；观察孕妇有无跛足、脊柱及髋关节畸形、米氏菱形窝不对称、尖腹或悬垂腹等。

2. 腹部检查　①观察腹型，测量宫高、腹围，预测胎儿大小，明确胎方位。②跨耻征检查：估计头盆是否相称。产妇排空膀胱后仰卧，两腿伸直，检查者将手放在耻骨联合上方，向骨盆腔方向推压浮动的胎头。如胎头低于耻骨联合平面，为跨耻征阴性，表示头盆相称；若胎头与耻骨联合在同一个平面，为跨耻征可疑阳性，表示头盆可能不称；若胎头高于耻骨联合平面，为跨耻征阳性，表示头盆不称（图 10-5）。初产妇预产期前两周，经产妇临产后胎头尚未入盆时做此检查有一定的临床意义。

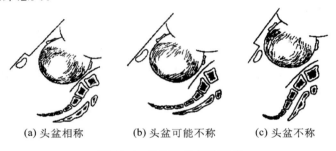

(a) 头盆相称　　　(b) 头盆可能不称　　　(c) 头盆不称

图 10-5　检查头盆相称程度

3. 评估骨盆大小　目前主要通过产科检查评估骨盆的大小。检查内容包括：测量对角径、中骨盆前后径、出口前后径、出口后矢状径、坐骨结节间径及耻骨弓角度等。

4. 胎位及产程图　产妇临产后仍未衔接或出现臀先露、肩先露等异常胎先露；胎头内旋转受阻，出现持续性枕横位枕后位；产力或胎位正常，但产程进展不顺利等，均提示骨盆异常，应及时进行检查，明确骨盆狭窄的类型。

（三）与疾病相关的健康史

1. 病人一般情况，如年龄、饮食、睡眠及大小便等。

2. 询问有无佝偻病、结核病、骨软化病及外伤等引起骨盆异常的疾病。经产妇应了解有无难产和新生儿产伤等异常分娩史。

（四）社会心理状况

产道明显异常被告知需行剖宫产的产妇多表现为对手术的恐惧和紧张。试产者因不能预知分娩结果，产妇和家属表现为焦虑不安。

（五）治疗原则

明确骨盆狭窄的类型和程度，了解胎位、胎儿大小、胎心、宫缩强度、子宫颈扩张程度、是否破膜，结合年龄、产次、既往史综合判断，选择合理的分娩方式。

【护理诊断/问题】

1. 有母儿受伤的危险　与分娩困难造成软产道损伤和新生儿产伤有关。

2. 有感染的危险　与胎膜早破、产程延长、手术操作有关。

3. 潜在并发症：胎儿窘迫、新生儿窒息、子宫破裂。

【预期目标】

1. 新生儿出生状况良好,Apgar 评分大于 7 分。

2. 产妇感染征象得到预防和控制。

3. 产妇能平安分娩,无并发症发生。

【护理措施】

1. 心理护理　向产妇及家属讲明产道异常对母儿的影响,及时告知产程进展状况,建立护患之间的信任,缓解和消除其焦虑心理,能自愿接受各项检查及处理。

2. 防止受伤,促进母儿健康

1)临床后严密观察宫缩、子宫颈口扩张和胎先露下降情况,发现产程进展缓慢或宫缩过强,及时报告医生并协助处理。对明显头盆不称、不能经阴道分娩者,按医嘱做好剖宫产手术的准备与护理。避免发生新生儿产伤和颅内出血。对手术产儿应加强监护。

2)根据骨盆狭窄的类型,选择正确的处理方式,做好护理配合。

(1)骨盆入口平面狭窄的处理:①绝对性骨盆入口狭窄:入口平面前后径≤8.0 cm,对角径≤9.5 cm,跨耻征阳性者,足月活胎不能阴道分娩,需要剖宫产结束分娩,应做好剖宫产的护理配合。②相对性骨盆入口狭窄:骨盆入口平面前后径 8.5～9.5 cm,对角径 10.0～11.0 cm,胎头跨耻征可疑阳性,足月胎儿体重<3000 g,产力、胎位、胎心正常时,应在严密监护下阴道分娩试产。对试产者应做好试产的护理:试产期间要有专人守护,保护好产力;注意产程进展;试产 2～4 h 胎头仍未入盆,并伴有胎儿窘迫,应停止试产,及时剖宫产结束分娩。

(2)中骨盆平面狭窄的处理:中骨盆狭窄因影响内旋转,形成持续性枕后位或枕横位,多表现为活跃期或第二产程停滞,继发性宫缩乏力。如果子宫颈口开全,胎头双顶径达坐骨棘平面或更低,可经阴道徒手旋转胎头为枕前位,待其自然分娩或阴道助产,需要做好阴道分娩或阴道助产的准备。若胎头未到坐骨棘或出现胎儿窘迫,需要剖宫产,做好剖宫产的护理配合。

(3)骨盆出口平面狭窄的处理:骨盆出口平面狭窄不应进行阴道试产。临床常用坐骨结节间径和出口后矢状径之和估计出口大小。若两者之和>15,多数可阴道分娩,需要做好阴道分娩及阴道助产的护理配合;两者之和≤15,足月胎儿不能阴道分娩,应做好剖宫产的护理配合。

(4)三个平面均狭窄的处理:估计胎儿不大,产力、胎位、胎心均正常,头盆相称,可以阴道试产;若胎儿较大,头盆不称,及时剖宫产结束分娩。

(5)畸形骨盆的处理:应根据畸形骨盆的类型、狭窄程度、胎儿大小、产力等综合分析。畸形严重,明显头盆不称者,及时剖宫产结束分娩。

3. 防治感染　①分娩过程中肛诊和阴道检查次数不宜过多,阴道检查、助产手术时注意无菌操作。②产后测体温、脉搏每日 2 次;保持外阴清洁干燥;检查宫底有无压痛及恶露有无异常;腹部或外阴伤口有红、肿、热、痛等感染征象时,可给红外线照射,每日 2 次,每次 20～30 min;若发现伤口化脓,协助医生提前拆线引流,并遵医嘱应用抗生素。

4. 防治并发症　严密观察宫缩、胎心、羊水及产程进展情况,发现胎儿窘迫征象,及时给予吸氧,嘱左侧卧位,通知医生并配合处理。预防胎膜早破、脐带脱垂和子宫破裂。

5. 健康教育　向产妇进行产褥期健康教育及出院指导。指导产妇喂养及护理手术产儿的知识,并告知产后检查的时间和必要性。

第三节　胎　儿　异　常

案　例

　　产妇静滴缩宫素 10 U 加 10％ GS 500 mL 后破膜,羊水清,量少,产妇腹痛加重,痛苦貌。检查:耻骨联合上有压痛,拒按,胎心位于脐左下方,120 次/分,宫缩间歇 1～2 min,持续 50～60 s,肛查子宫颈口开大 10 cm,胎头平坐骨棘水平,骶岬可触及,骶凹弧度适中,双侧坐骨棘不突,坐骨切棘约 5 cm,阴道检查胎儿颅骨重叠明显,产瘤形成,囟门触不清,盆腔后部较空虚。请问:

　　1. 产妇又出现了什么问题?

　　2. 该产妇护理评估的内容有哪些?如何处理?

　　胎儿异常包括胎位异常和胎儿发育异常。临床常见的异常胎位是持续性枕后位或枕横位及臀位,肩先露少见。胎儿发育异常常见的是巨大儿和脑积水。

【护理评估】

(一) 临床表现

1. 胎位异常

(1) 持续性枕后位或枕横位:分娩过程中胎头枕部持续位于母体骨盆后方或侧方,分娩后期仍然不能转向前方,使分娩发生困难者,称为持续性枕后位或持续性枕横位。由于胎先露不能紧贴子宫下段及子宫颈内口,引起宫缩乏力,从而导致子宫颈口扩张缓慢。枕后位时,胎头枕骨持续位于骨盆后方压迫直肠,产妇自觉肛门坠胀及排便感,子宫颈口尚未开全就过早使用腹压,使产妇疲劳、子宫颈前唇及胎头水肿,影响产程进展。持续性枕后位(枕横位)常导致活跃期晚期或第二产程延长。腹部检查胎背位于母体后方或侧方,前腹壁容易触到胎儿肢体。肛门或阴道检查:枕后位时盆腔后部空虚;可以根据胎头矢状缝、前后囟门和骨盆左右斜径的关系判断具体胎位。

(2) 臀先露:最常见的异常胎位,占妊娠分娩总数的 3％～4％。臀先露以骶骨为指示点,有六种胎位,即骶左(右)前、骶左(右)后、骶左(右)横。根据胎儿双下肢所取的姿势分为单臀先露、完全臀先露和不完全臀先露三种类型,其中单臀先露最常见。腹部检查:胎头位于宫底部,胎头在耻骨联合上方。阴道检查可摸到胎臀、胎足或肛门。临产后由于臀部不能紧贴子宫下段及子宫颈内口,导致宫缩乏力,子宫颈口扩张缓慢,使产程延长。由于胎臀小于胎头,分娩时后出胎头困难,易发生胎膜早破、脐带脱垂、胎儿窘迫、新生儿产伤等并发症。

(3) 肩先露:胎体横卧于骨盆入口之上,其纵轴与母体纵轴垂直,先露部为肩时为肩先露,占足月分娩总数的 0.25％。以肩胛骨为指示点分为肩左前、肩左后、肩右前、肩右后四种胎位。肩先露是最不利于分娩的胎位。腹部检查:子宫呈横椭圆形,子宫横径大于正常孕妇,子宫底高度低于孕周,子宫底部及耻骨联合上方空虚,母体腹部一侧触到胎头,另一侧触到胎儿肢体。胎心在脐周两侧最清楚。阴道检查或肛门检查:胎膜未破时不易查清胎位;若胎膜已破,子宫颈口已扩张,阴道检查可以触到肩胛骨或肩峰、锁骨、肋骨及腋窝;若手已经脱出阴道口外,可以触及胎手。根据腹部检查和阴道检查确定胎位。

（4）胎头高直位：约占分娩总数的 1.08%。胎头呈不屈不仰姿势衔接于骨盆入口，其矢状缝与骨盆入口前后径相一致，称为高直位（sincipital presentation）。高直位包括高直前位和高直后位。枕骨向前靠近耻骨联合者为高直前位（枕耻位），胎头枕骨向后靠近骶骨者为高直后位（枕骶位）。高直位时因胎头未俯屈，入盆困难，活跃早期子宫颈口扩张缓慢或停滞；一旦胎头入盆，产程进展顺利。腹部检查：胎头高直前位时，胎背靠近腹前壁，不易触及胎儿肢体，胎心位置稍高，靠近腹中线。胎头高直后位时，胎儿肢体靠近腹壁前壁，有时可在耻骨联合上方触及胎儿下颏。阴道检查：胎头矢状缝在骨盆入口前后径上，高直前位后囟门在耻骨联合后，前囟门在骶骨前；胎头高直后位相反。

（5）前不均倾位：枕横位入盆的胎头前顶骨先入盆，称前不均倾位（anterior asynelitism）。表现为胎头后顶骨不能入盆，使胎头下降停滞，产程延长。前顶骨与耻骨联合之间的膀胱受压，出现尿潴留。腹部检查：临产早期耻骨联合上方可以触及胎头。随着前顶骨入盆，胎头折叠于胎肩之后，使在耻骨联合上方不易触及胎头，形成胎头入盆衔接的假象。阴道检查：胎头矢状缝在骨盆入口横径上，矢状缝向后靠近骶骨岬侧，盆腔后半部空虚。

2. 胎儿发育异常

（1）巨大儿：出生体重达到或超过 4000 g 的新生儿称巨大儿。孕妇自觉腹部增大较快，妊娠后期可出现呼吸困难等压迫症状，有时腹部及肋两侧胀痛。腹部检查：子宫大于孕周，胎体大，胎心听诊位置较高。常发生头盆不称、肩难产，导致母儿受伤。

（2）脑积水：胎头颅腔内、脑室内外有大量脑脊液（500~1000 mL）潴留，使头颅体积增大，头周径大于 50 cm，颅缝明显变宽，囟门增大而且紧张。表现为明显头盆不称，肛查或阴道检查胎头大。处理不及时可导致子宫破裂。

胎位异常或胎儿发育异常均可引起产程延长、继发性宫缩乏力，甚至出现胎膜早破、脐带脱垂，导致胎儿死亡。产妇因产程时间过长、极度疲乏失去信心，甚至担心自身及胎儿安危从而产生焦虑，甚至恐惧心理。腹部检查：①持续性枕后位和枕横位：产妇自觉肛门坠胀及排便感，子宫颈口尚未开全而过早屏气用力。胎先露为头，胎背偏向母体后方或侧方，胎心音在脐下一侧偏外方向听诊最清楚。②臀位：孕妇自觉肋下或上腹部有圆而硬的胎头。宫底触及圆而硬的胎头，耻骨联合上方为宽而软的胎臀，胎心音在脐左或右上方听诊最清楚。

3. 对母儿的影响

（1）对产妇的影响：胎位异常和胎儿发育异常均可导致继发性宫缩乏力，使产程延长，需手术助产；容易造成软产道损伤，严重者造成子宫颈裂伤、子宫破裂，增加产后出血和感染的机会；胎头长时间压迫软产道可形成生殖道瘘。

（2）对胎儿和新生儿的影响：由于产程延长、手术助产机会增多，易引起胎儿窘迫和新生儿窒息，围生儿死亡率高；臀先露、巨大儿可发生新生儿臂丛神经损伤及颅内出血；巨大儿出生后容易发生低血糖、红细胞增多症等。

（二）辅助检查

1. B 超检查　可确定胎位及胎儿发育情况。

2. 实验室检查　测定尿糖、血糖，可帮助了解孕妇有无合并糖尿病；甲胎蛋白的测定有助于胎儿畸形的诊断。

（三）与疾病相关的健康史

1. 产妇一般情况，如年龄、身高、饮食等。

2. 产前检查资料及住院检查情况，了解骨盆测量、胎方位，估计胎儿大小、羊水量，有无前置胎盘、糖尿病病史,是否过期妊娠;了解既往或家族史有无巨大儿或畸形儿分娩史;评价产程进展和胎头下降情况。

(四) 心理-社会状况

产妇因产程时间过长,极度疲乏失去信心而产生急躁情绪,并担心自身及胎儿的安危。

(五) 治疗原则

1. 临产前

(1) 胎位异常:定期产前检查,妊娠 30 周以前顺其自然;妊娠 30 周以后仍胎位不正者应予以矫正。若矫正失败者,提前 1 周住院待产,决定分娩方式。

(2) 胎儿发育异常:定期产前检查,一旦发现为巨大儿,应及时查明原因,如系糖尿病孕妇则需要积极治疗,于孕 36 周后根据胎儿成熟度、胎盘功能及血糖控制情况择期引产或行剖宫产。各种畸形儿一经确诊,及时终止妊娠。

2. 临产后 根据产妇及胎儿具体情况综合分析,以对产妇和胎儿造成最小损伤为原则,采取阴道助产或剖宫产术。

【护理诊断/问题】

1. 有新生儿受伤的危险 与产程延长、手术助产引起产道损伤和新生儿产伤等有关。

2. 恐惧 与难产及胎儿发育异常有关。

3. 潜在并发症:胎膜早破、脐带脱垂、胎儿窘迫、新生儿窒息、产后出血。

【预期目标】

1. 产妇能正视分娩障碍,与医护合作,接受分娩处理方案。

2. 产妇分娩过程顺利,无并发症;新生儿健康。

【护理措施】

1. 心理护理 针对产妇及家属的疑问、焦虑与恐惧,护士在执行医嘱及护理照顾时,应给予充分的解释,消除产妇及家属的精神紧张状态,并将产妇及胎儿状况及时告诉本人及家属。为待产妇提供分娩过程中增加舒适感的措施,如松弛身心、抚摸腹部等持续性的关照。鼓励产妇更好地与医护配合,以增强其对分娩的自信心,安全度过分娩期。

2. 加强监护,减少母儿受伤的危险

(1) 加强产前检查,及时发现胎儿异常:臀位异常的孕妇妊娠 30 周后采用胸膝卧位(图10-6)矫正胎位,每日 2 次,每次 15 min,1 周后复查。矫正失败者,提前 1 周住院待产。分娩过程中尽量卧床休息,提前做好阴道助产和新生儿窒息抢救的准备。阴道助产时胎儿脐部娩出至胎头娩出最长不超过 8 min。胎儿发育异常者,应寻找原因,及时终止妊娠。

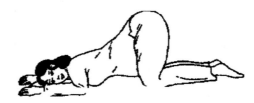

图 10-6 膝胸卧位

(2) 对有明显头盆不称、胎位异常的孕妇,指导其提前住院,按医嘱做好剖宫产的术前准备、术中配合和术后护理。

(3) 胎儿娩出后,仔细检查软产道,如有裂伤及时缝合;注意观察新生儿有无产伤并做好相应的护理。

3. 防治并发症

（1）防止脐带脱垂和胎儿窘迫：指导胎位异常的产妇在待产过程中少活动，尽量减少肛查，禁灌肠。一旦胎膜破裂应立即听胎心，抬高臀部，注意观察羊水的量、颜色，如有异常，应及时报告医生并协助处理。做好新生儿窒息抢救的准备。

（2）预防产后出血和感染：临产后综合分析产妇和胎儿的情况，选择对母儿损伤最小的分娩方式。试产过程中，严密观察产程进展；胎儿娩出后遵医嘱用缩宫素和抗生素；检查胎盘胎膜是否完整，软产道有无损伤；及时排空膀胱并观察阴道流血量。

4. 健康教育　加强孕期保健，定期产前检查，发现胎位异常及时矫正并提前住院待产。产时加强母儿监护。产后为产妇提供产褥期保健、新生儿喂养、避孕及生育指导。

【结果评价】

1. 产妇能配合医护人员，顺利度过分娩期。

2. 无胎儿窘迫，产后出血等并发症发生。

小结

异常分娩可以发生于产力、产道及胎儿任何一种或两种以上因素的改变，需要综合判断。及早识别、及时判断、恰当处理可以保证分娩的顺利进行和母婴安全。

1. 产力异常包括宫缩乏力和宫缩过强两类，每类又分为协调性子宫收缩和不协调性子宫收缩两种类型。宫缩乏力表现为产程异常，其主要护理措施是纠正异常子宫收缩、做好手术准备、减轻焦虑、防止产后出血、健康指导。协调性宫缩过强若产道无阻力表现为急产，若发生梗阻可能出现先兆子宫破裂或子宫破裂。不协调性宫缩过强分为强直性子宫收缩和子宫痉挛性狭窄环。主要护理措施有缓解疼痛、心理护理；防止母儿受伤、预防子宫破裂、健康指导。

2. 产道异常包括骨产道异常及软产道异常。骨产道异常包括骨盆入口平面狭窄、中骨盆平面及骨盆出口平面狭窄、骨盆三个平面均狭窄、畸形骨盆。骨盆入口狭窄影响胎先露入盆，中骨盆及出口平面狭窄影响内旋转形成持续性枕后位和枕横位。护理措施有心理护理；防止受伤，促进母儿健康；防治感染；防治并发症及健康指导。

3. 胎位异常和胎儿发育异常：胎位异常包括持续性枕后位或枕横位、臀先露、肩先露等。临产前应定期产前检查，妊娠30周以后应予以矫正，胎儿发育异常包括巨大儿和脑积水。一旦发现胎儿发育异常，应及时查明原因并处理。护理措施有心理护理；加强监护，减少母儿受伤的危险；防治并发症及健康指导。

目标检测

一、选择题

1. 下列哪种情况下可应用缩宫素处理？（　　）

A. 头盆不称　　　　　　　　　　　B. 子宫颈水肿

C. 不协调性宫缩乏力　　　　　　　D. 协调性宫缩乏力

E. 子宫痉挛性狭窄环

2. 如出现宫缩乏力，行人工破膜加速产程进展适用于（　　）。

A. 臀位,子宫颈口开大 5 cm 以上   B. 横位,子宫颈口开大 4 cm 以上

C. 头先露,子宫颈口开大 4 cm   D. 头盆不称

E. 以上都不是

3. 有关原发性宫缩乏力的描述,不正确的是(　　)。

A. 产程开始即表现为宫缩乏力   B. 产妇烦躁不安,腹痛难忍

C. 胎先露下降缓慢   D. 子宫收缩协调但无力

E. 宫缩间隔时间长,持续时间短

4. 选用膝胸卧位方法,纠正臀先露的最佳时间是(　　)。

A. 妊娠 20 周前   B. 妊娠 20～40 周   C. 妊娠 24～28 周

D. 妊娠 28～32 周   E. 妊娠 34 周以后

5. 关于臀位阴道分娩时的护理,错误的一项是(　　)。

A. 临产后卧床休息   B. 少做直肠指诊   C. 勿灌肠

D. 破膜后,立即听胎心音   E. 阴道口见胎足,为子宫颈口开全

6. 中骨盆狭窄时主要会导致(　　)。

A. 胎头跨耻征阳性   B. 持续性枕后位或枕横位   C. 胎膜早破

D. 胎位异常   E. 胎先露入盆受阻

二、案例题

28 岁女性,以"停经 40^{+4} 周,下腹痛 7 h"为主诉 10 点入院。孕期检查正常。B 超显示:单胎头位,未破膜,子宫颈口开大 2 cm。15 点阴道检查子宫颈口开大 7 cm,S_{+1},正枕后位,自诉宫缩痛难忍,要求剖宫产。请问:

(1) 活跃期是否延长?是否是持续性枕后位?

(2) 是否需要剖宫产结束分娩,请问应该提供哪些护理?

(王爱华)

参考答案:一、1. D　2. C　3. B　4. D　5. E　6. B

第十一章 分娩期并发症妇女的护理

学习目标

识记：

1. 列举先兆子宫破裂的临床表现。

2. 描述产后出血的定义及病因。

理解：

1. 解释产后出血和羊水栓塞的临床表现。

2. 判断产后出血的原因。

应用：运用护理程序为分娩期并发症妇女提供整体护理。

在分娩过程中，一些并发症，如产后出血、羊水栓塞、子宫破裂等，严重地威胁着母儿的生命安全。其中产后出血是导致我国产妇死亡的第一大原因。严重的产后出血，可能因失血过多导致产妇垂体功能减退（席汉氏综合征），其特征是不能泌乳、闭经、乳房萎缩、阴毛及腋毛稀疏、甲状腺功能低下、肾上腺皮质功能不足等。

第一节 子宫破裂

子宫破裂（rupture of uterus）是指妊娠晚期或分娩期子宫体部或子宫下段发生裂开，是直接威胁母儿生命的严重并发症，多发生于经产妇。近年来，由于剖宫产率的增加，子宫破裂的发生率有上升的趋势。

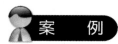
案 例

刘女士，25岁，G_3P_1，孕38^{+5}周，前次剖宫产，因不规律下腹痛6 h入院。入院时孕妇神情紧张，痛苦面貌，不断呻吟。自诉肚子疼痛剧烈，下腹部瘢痕处尤其明显，似刀割样。请问：

1. 该孕妇可能发生了什么情况？

2. 护士要做出正确的判断，还应该进行哪些评估？

【病因】

1. 瘢痕子宫 瘢痕子宫是近年来导致子宫破裂的常见原因。剖宫产或子宫肌瘤剔除术后的子宫肌壁留有瘢痕，妊娠晚期或分娩期子宫收缩牵拉及宫内压力升高而致瘢痕破裂。子

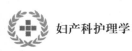

宫体部瘢痕常在妊娠晚期自发破裂,多为完全性破裂;子宫下段瘢痕破裂多发生于临产后,多为不完全性破裂。前次手术后并发感染、切口愈合不良、剖宫产后再次怀孕间隔时间过短等情况下,临产后子宫破裂的危险性更大。

2. 梗阻性难产　主要见于骨盆狭窄、头盆不称、胎位异常、胎儿畸形、软产道阻塞(子宫颈瘢痕、肿瘤或阴道横膈等)等均可使胎先露部下降受阻,为克服阻力,子宫强烈收缩,使子宫下段过度拉长变薄引起子宫破裂。

3. 宫缩剂使用不当　在胎儿娩出前肌内注射缩宫素过量或指征掌握不当、前列腺素栓剂及其他子宫收缩药物使用不当或子宫对宫缩剂过于敏感,均可引起宫缩过强,加之先露下降受阻时可发生子宫破裂。

4. 产科手术损伤及其他　多发生于不适当或粗暴地阴道助产手术,如子宫颈口未开全行产钳或臀牵引术,常可发生子宫颈撕裂并延及子宫下段。穿颅术、毁胎术、内倒转术操作不慎,或植入胎盘强行剥离,也可造成子宫破裂。

【护理评估】

1. 临床表现　子宫破裂大多发生在分娩过程中,部分发生在妊娠晚期。子宫破裂通常是渐进发展的过程,多数可分为先兆子宫破裂和子宫破裂两个阶段。

(1) 先兆子宫破裂:先兆子宫破裂的四大主要临床表现是子宫形成病理性缩复环、下腹部压痛、胎心率改变及血尿出现。

①症状:常见于发生梗阻性难产的产妇。在临产过程中,当子宫收缩加强、胎儿下降受阻时,产妇烦躁不安、疼痛难忍、下腹部拒按、表情极其痛苦、呼吸急促、脉搏加快。由于胎先露部紧压膀胱使之充血,出现排尿困难,甚至形成血尿。

②体征:先兆子宫破裂阶段子宫呈强直性收缩,胎心表现为先加快后减慢或听不清,胎动频繁。由于子宫收缩过频,胎儿供血受阻,表现为胎儿窘迫。强有力的宫缩使子宫下段拉长变薄,而宫体更加增厚变短,两者间形成明显的环状凹陷,此凹陷逐渐上升达脐部及脐部以上,成为病理性缩复环。子宫下段压痛明显,前次剖宫产的产妇子宫切口处疼痛明显,切口厚度变薄。由于胎先露压迫膀胱,产妇可出现血尿。这种情况若不及时排除,子宫将很快在病理性缩复环处及其下方发生破裂

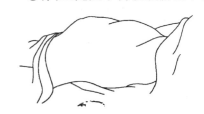

图 11-1　先兆子宫破裂时腹部的外观

(图 11-1)。

(2) 子宫破裂:

①症状:继先兆子宫破裂症状后,产妇突感下腹部撕裂样剧痛,子宫收缩骤然停止,腹痛稍缓解后,待羊水、血液进入腹腔,不久又出现全腹持续性疼痛,伴有面色苍白、出冷汗、脉搏细速、呼吸急促、血压下降等休克征象。

②体征:病人出现全腹压痛、反跳痛等腹膜刺激征;腹壁下可清楚扪及胎体,子宫缩小位于侧方,胎心、胎动消失。阴道检查可见鲜血流出,开大的子宫颈口缩小,下降中的胎先露升高甚至消失。

当子宫肌层部分或全层破裂,但浆膜层完整,宫腔与腹腔不相通,胎儿及其附属物仍在子宫腔内,称为不完全性子宫破裂。多见于子宫下段剖宫产切口瘢痕破裂。而完全性子宫破裂则是子宫肌壁全层破裂,子宫腔与腹腔相通,胎儿及其附属物部分或全部到达腹腔内。常见于子宫体部有瘢痕破裂者,此种情况也常常无先兆破裂的典型临床表现。

2. 辅助检查

（1）腹部检查：可以发现子宫破裂不同阶段相应的临床症状和体征。病理性缩复环有利于帮助确诊。

（2）实验室检查：血常规检查可见血红蛋白值下降，白细胞计数增加。尿常规检查可见有红细胞或肉眼血尿。

（3）其他：腹腔穿刺可证实腹腔内出血；行超声波检查可协助发现子宫破裂的部位及胎儿与子宫关系，仅适用于可疑子宫破裂病例。

3. 与疾病相关的健康史　主要收集与子宫破裂相关的既往史与现病史，如是否有子宫瘢痕、剖宫产史；此次妊娠胎位是否不正或头盆不称；是否有滥用缩宫素史；是否有阴道助产手术操作史等。

4. 心理-社会状况　主要评估产妇的临床表现及情绪变化。评估产妇宫缩强度、间歇时间长短，腹部疼痛程度、性质；产妇有无排尿困难，有无出现过病理缩复环；监测胎心及胎动情况，了解有无胎儿窘迫表现；产妇的精神状态有无烦躁不安、疼痛难忍、恐惧、焦虑等；是否担心母儿健康，盼望尽早结束分娩等。

5. 治疗原则

（1）先兆子宫破裂：立即采取有效措施抑制子宫收缩，如肌内注射哌替啶，或全身静脉麻醉。必要时立即行剖宫产术，迅速结束分娩。

（2）子宫破裂：在积极抢救休克的同时，无论胎儿是否存活均应尽快做好剖宫产术前准备。手术方式应根据产妇的全身情况、破裂的部位及程度及有无严重感染而决定，术中、术后应给大剂量抗生素控制感染。

【护理诊断/问题】

1. 疼痛　与强直性子宫收缩、病理性缩复环或子宫破裂血液刺激腹膜有关。

2. 组织灌注量不足　与子宫破裂后大量出血有关。

3. 预感性悲哀　与切除子宫及胎儿死亡有关。

【预期目标】

1. 强制性子宫收缩得到抑制，产妇疼痛减轻。

2. 产妇低血容量得到纠正和控制。

【护理措施】

1. 预防子宫破裂　①建立健全三级保健网，宣传孕妇保健知识，加强产前检查。②对有剖宫产史或有子宫手术史的病人，应在孕期适当控制胎儿体重，B超确定子宫瘢痕切口厚度，估计子宫破裂的风险。并在预产期前两周住院待产。③对前次剖宫产切口为子宫体部、子宫下段切口有撕裂、术后感染切口愈合不良者，应建议选择剖宫产终止妊娠。④严格掌握缩宫素、前列腺素等子宫收缩剂的使用指征和方法，避免滥用。⑤严密观察产程进展，警惕并尽早发现先兆子宫破裂征象并及时处理。

2. 先兆子宫破裂病人的护理　①密切观察产程进展，及时发现导致难产的诱因，注意胎心率的变化。②待产时出现宫缩过强及下腹部压痛或腹部出现病理性缩复环时，应立即报告医师并停止缩宫素引产及一切操作，同时监测孕妇的生命体征，按医嘱给予抑制宫缩、吸氧并迅速做好剖宫产的术前准备。③协助医师向家属交代病情，并获得家属同意签署手术协议书。

3. 子宫破裂病人的护理　①迅速给予输液、输血，短时间内补足血容量；同时补充电解质及碱性药物，纠正酸中毒；积极进行抗休克处理。②术中、术后按医嘱应用大剂量抗生素以防感染。③严密观察并记录生命体征、出入量;急查血红蛋白,评估失血量以指导治疗护理方案。

4. 提供心理支持 ①向产妇及家属解释子宫破裂的治疗计划及对再次妊娠的影响。②对胎儿已死亡的孕妇,要帮助其度过悲伤阶段,允许其表现悲伤情绪,甚至哭泣,倾听产妇诉说内心感受。③为产妇及家属提供舒适环境,给予生活上的护理和更多的陪伴,鼓励其进食,以更好地恢复体力。④为产妇提供产褥期休养计划,帮助其尽快调整情绪,接受现实,以适应现实生活。

【结果评价】

1. 住院期间产妇的血容量及时得到补充,手术经过顺利。

2. 出院时产妇白细胞计数、血红蛋白正常,伤口愈合好且无并发症。

第二节 产后出血

产后出血(postpartum hemorrhage,PPH)是指胎儿娩出后 24 h 内出血量超过 500 mL,剖宫产后超过 1000 mL。产后出血是分娩期的严重并发症,是产妇死亡的重要原因之一,在我国居产妇死亡原因的首位,其发生率占分娩总数的 2%～3%,其中 80% 以上发生在产后 2 h 之内。

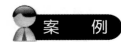

王女士,38 岁,G_4P_2,孕 40^{+5} 周,刚分娩一名男婴,重 4360 g,产时失血 300 mL,在产房观察过程中,助产士发现她安静入睡,面色苍白,四肢冰凉,BP 109/61 mmHg,HR 116 次/分,R 23 次/分。查体:子宫质软,轮廓欠清,宫底于脐上四指,产垫上有血,面积约 50 cm×60 cm。请问:

1. 该产妇护理评估的内容有哪些?

2. 针对该产妇的护理诊断/问题如何制定护理措施?

【病因】 引起产后出血的原因主要有宫缩乏力、胎盘因素、软产道损伤及凝血功能障碍等,产后出血既可由以上单一因素引起,也可由多个因素相互影响、互为因果导致。

1. 子宫收缩乏力 子宫收缩乏力(uterine atony)是产后出血最常见的原因,占产后出血总数的 70%～80%。胎儿娩出后,子宫平滑肌缩复,使胎盘剥离面迅速缩小,穿行于子宫肌壁间的血管被机械性压迫,开放的血窦关闭,引起出血停止。因此,任何可能影响子宫肌纤维收缩功能的因素,均可导致宫缩乏力性出血。常见的因素如下。

(1)全身因素:产妇精神过度紧张,对分娩有恐惧;产程时间过长或难产,造成产妇体力消耗过多;产妇体质虚弱;临产后过多使用镇静剂、麻醉剂或宫缩抑制剂;产妇合并有急、慢性的全身性疾病等。

(2)局部因素:①子宫过度膨胀,如多胎妊娠、巨大儿、羊水过多使子宫肌纤维过度伸展失去弹性;②子宫肌纤维发育不良,如子宫畸形,影响子宫肌纤维正常收缩;③子宫肌壁损伤(剖宫产史、子宫肌瘤剔除术后、产次过多、急产等均可造成子宫肌纤维损伤);④子宫肌水肿或渗血,如妊娠期高血压疾病、严重贫血、子宫腔感染等产科并发症可使子宫平滑肌肌层水肿或渗血,引起宫缩乏力;⑤胎盘早剥所致子宫胎盘卒中及前置胎盘等均可引起产后出血。

2. 胎盘因素 根据胎盘剥离情况,导致产后出血的胎盘因素如下。

(1)胎盘滞留:胎儿娩出后,胎盘应在 15 min 内娩出,若 30 min 仍未娩出,则胎盘剥离面血窦不能正常关闭,从而导致产后出血。常见的情况有:①膀胱充盈:阻碍已剥离胎盘下降而致其滞留于子宫腔影响子宫收缩而出血。②胎盘嵌顿:使用宫缩剂不当,子宫颈内口附近子宫平滑肌出现环形收缩,使已剥离的胎盘嵌顿在子宫腔内。③胎盘剥离不全:第三产程过早牵拉脐带或按压子宫影响胎盘正常剥离导致的胎盘剥离不全,剥离面血窦开放致出血。

(2)胎盘粘连或植入:胎盘绒毛膜全部或部分植入子宫壁表层不能自行剥离者称为胎盘粘连。胎盘绒毛膜穿透子宫壁表层而植入子宫肌层者称为胎盘植入。完全性粘连或植入者因胎盘未剥离而无出血;部分胎盘粘连或植入者因部分残留胎盘组织影响子宫收缩,已剥离面血窦开放发生致命性出血。胎盘植入主要引起产时出血、产后出血、子宫破裂和感染等并发症,穿透性胎盘植入也可导致膀胱或直肠损伤。

(3)胎盘部分残留:当胎盘小叶、副胎盘或部分胎膜残留于子宫腔时影响子宫收缩而出血。

3. 软产道裂伤 分娩过程中软产道裂伤,常与下列因素有关:①外阴组织弹性差,如子宫收缩过强、产程过快、软产道未经充分的扩张;②急产、产力过强、巨大儿;③阴道分娩助产操作不规范;④会阴切开缝合时止血不彻底,子宫颈或阴道穹隆的裂伤未能及时发现等。软产道裂伤常见于会阴、阴道、子宫颈裂伤,严重者裂伤可达阴道穹隆、子宫下段甚至盆壁,形成腹膜后血肿、阔韧带内血肿而致大量出血。

4. 凝血功能障碍 任何原因的凝血功能异常均可引起产后出血。如重度妊娠期高血压疾病、重度胎盘早剥、羊水栓塞、死胎滞留过久等均可影响凝血功能,发生弥散性血管内凝血(DIC)。凝血功能障碍所致的产后出血常为难以控制的大量出血。

【护理评估】

1. 临床表现 产后出血的临床表现为阴道流血及因失血过多引起休克等相应的症状和体征。

(1)症状:产后出血严重者表现为面色苍白、出冷汗、主诉口渴、心慌、头晕、尤其是子宫出血滞留于子宫腔及阴道内时,产妇表现为怕冷、寒战、打哈欠、懒言或者表情淡漠、呼吸急促甚至烦躁不安,很快转入昏迷状态。软产道损伤造成阴道壁血肿的产妇会有尿频或肛门坠胀感,且有排尿疼痛。

(2)体征:宫缩乏力性出血及胎盘因素所致出血者,查体可发现子宫轮廓不清,触不到宫底,或者宫底升高达到肚脐以上两指甚至更高。按摩后子宫收缩变硬,停止按摩又变软。按摩子宫时可见大量暗红或鲜红色血液或凝血块自阴道流出。有胎盘或胎膜残留者有时可见胎盘或白色胎膜组织排出。因软产道裂伤或凝血功能障碍所致的出血,腹部检查宫缩较好,轮廓较清晰,可见阴道内不断有鲜红色血液流出,或者阴道有血肿。

2. 辅助检查

(1)评估产后出血量:注意观察阴道出血是否凝固,同时估计出血量。目前临床上测量失血量常用的方法有三种:①称重法:失血量(mL)=[产垫湿重(g)－产垫干重(g)]/1.05(血液比重 g/mL)。②容积法:常用有刻度的器皿收集阴道流血,可简便、准确地了解出血量。③面积法:将血液浸湿产垫的面积按 10 cm×10 cm 为 10 mL 计算。另外,出血量少时也可用目测法,不过目测法误差较大。目测的失血量往往只有实际出血量的一半。④休克指数法(shock index,SI):休克指数＝脉率/收缩压(mmHg),SI 为 0.5 时表示正常;SI 为 1 时提示轻度休克;

SI 为 1.0～1.5 时,失血量为全身血容量的 20％～30％;当 SI 为 1.5～2.0 时,则失血量可能达到了 30％～50％。如果中心静脉压测定结果低于 2 cm H_2O 提示右心房充盈压力不足,即静脉回流不足,血容量不足。

(2) 实验室检查:检查产妇的血常规,凝血时间和出凝血时间,凝血酶原时间及纤维蛋白原测定等结果。

3. 与疾病相关的健康史　护士除收集一般健康史外,尤其要注意收集与产后出血有关的健康史,如孕前患有出血性疾病、重症肝炎、子宫肌壁损伤史;多次人工流产史及产后出血史;妊娠期高血压疾病、前置胎盘、胎盘早剥、多胎妊娠、羊水过多;分娩期产妇精神过度紧张,过多地使用镇静剂、麻醉剂;产程过长,产妇衰竭或急产及软产道裂伤等。

4. 心理-社会状况　发生产后出血时,很多产妇会表现出异常惊慌、恐惧、手足无措,担心自己的生命安危。由于出血过多与精神过度紧张,有些产妇很快进入休克昏迷状态。产妇家属则往往表现得紧张、焦虑,甚至情绪激动,可能出现不理解、不配合、打闹等状况。

5. 治疗原则　针对出血原因,迅速止血;补充血容量,纠正失血性休克;防治感染。

【护理诊断/问题】

1. 潜在并发症:出血性休克。

2. 有感染的危险　与失血后抵抗力下降及手术操作有关。

【预期目标】

1. 产妇的血压、脉搏、尿量正常。体温正常,恶露、伤口无异常。

2. 产妇无感染症状,白细胞总数和中性粒细胞比例正常。

【护理措施】

(一) 预防产后出血

1. 妊娠期　加强孕期保健,定期接受产前检查,及时治疗高危妊娠或必要时及早终止妊娠。对高危妊娠者,如妊娠期高血压疾病、肝炎、贫血、血液病、多胎妊娠、羊水过多等孕妇应提前入院。在分娩或手术前,做好医患沟通,使产妇对可能发生的产后出血有心理准备。

2. 分娩期　①第一产程密切观察产程进展,防止产程延长,保证产妇基本需求,避免产妇衰竭状态,必要时给予镇静剂以保证产妇休息。②第二产程严格执行无菌技术;指导产妇正确使用腹压;适时适度做会阴侧切;胎头、胎肩娩出要慢,一般相隔 3 min 左右;胎肩娩出后立即肌内注射和(或)静脉滴注缩宫素,以加强子宫收缩,减少出血。③第三产程正确处理胎盘娩出及测量出血量。胎盘未剥离前,不可过早牵拉脐带或按摩、挤压子宫,待胎盘剥离征象出现后,及时协助胎盘娩出,并仔细检查胎盘、胎膜是否完整。

3. 产褥期　①产后 2 h 内,产妇仍需留在产房接受监护。密切观察产妇的子宫收缩、阴道出血及会阴伤口情况,定时测量产妇的血压、脉搏、体温、呼吸。②督促产妇及时排空膀胱,以免影响宫缩致产后出血。③早期哺乳,可刺激子宫收缩,减少阴道流血。④对可能发生产后出血的高危孕妇,注意保持静脉通道,充分做好输血和急救的准备,并为产妇做好保暖。

(二) 针对原因止血,纠正失血性休克,控制感染

1. 产后宫缩乏力所致大出血,可以通过使用宫缩剂、按摩子宫、子宫腔内填塞纱布条或结扎血管等方法达到止血的目的。

(1) 按摩子宫:①单手按摩子宫法:助产者用一手置于产妇腹部,触摸子宫底部,拇指在子宫前壁,其余四指在子宫后壁,均匀而有节律地按摩子宫,促使子宫收缩,是最常用的方法(图11-2)。②双手按摩子宫法:一手在产妇耻骨联合上缘按压下腹中部,将子宫向上托起,另一手

握住子宫体,使其高出盆腔,在子宫底部有节律地按摩子宫,同时间断地用力挤压子宫,使积存在子宫腔内的血块及时排出(图 11-3)。③腹部-阴道双手按摩子宫法:一手在子宫体部按摩子宫体后壁,另一手握拳置于阴道前穹隆挤压子宫前壁,两手相对紧压子宫并做按摩,不仅可刺激子宫收缩,还可压迫子宫内血窦,减少出血(图 11-4)。

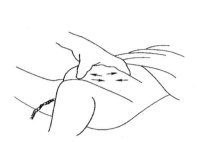
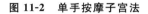

图 11-2　单手按摩子宫法

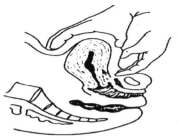

图 11-3　双手按摩子宫法

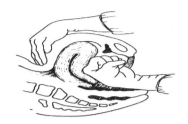

图 11-4　腹部-阴道双手
按摩子宫法

(2)应用宫缩剂:根据产妇情况,可应用肌内注射、静脉滴注、舌下含服、阴道上药等方式给药,达到促进子宫收缩而止血的目的。①缩宫素 20 U 加于生理盐水或林格氏液 500 mL 中静脉滴注,必要时根据医嘱将缩宫素 10 U 直接行子宫底注射。②麦角新碱 0.2 mg 肌内注射或子宫底直接注射或静脉快速滴注,或加入到 25% 葡萄糖 20 mL 中静脉慢推,但心脏病、高血压病人慎用。③前列腺素类药物:米索前列醇 200 μg 舌下含服,或卡前列甲酯栓 1 mg 塞肛门。

(3)子宫腔纱布填塞法:当子宫全部松弛无力,虽经按摩及应用宫缩剂等处理仍无效时,可行宫腔填塞纱布条。子宫腔填塞纱布条后应密切观察生命体征及子宫底高度和大小,警惕因填塞不紧,子宫腔内继续出血、积血而阴道内不出血的止血假象。由于子宫腔内填塞纱布条可增加感染的机会,应加强抗感染治疗。在纱布条未取出前,应进行缩宫素静脉维持,以促进子宫收缩。

(4)结扎盆腔血管:经上述积极处理后出血仍不止,为抢救产妇生命,可经阴道结扎子宫动脉上行支,若无效再经腹结扎子宫动脉或髂内动脉。必要时按医嘱做好切除子宫的术前准备。

(5)髂内动脉或子宫动脉栓塞:行股动脉穿刺插入导管至髂内动脉或子宫动脉,注入明胶海绵栓塞动脉。栓塞剂可于 2～3 周后吸收,血管复通。适用于产妇生命体征稳定时进行。

2. 胎盘因素导致的大出血　要及时将胎盘取出,检查胎盘、胎膜是否完整,必要时做好刮宫准备。胎盘已剥离尚未娩出者,可协助产妇排空膀胱,然后牵拉脐带,按压子宫底协助胎盘娩出;胎盘粘连者,可行徒手剥离胎盘后协助娩出;胎盘、胎膜残留者,可行钳刮术或刮宫术;胎盘植入者,应及时做好子宫切除术的术前准备;若因子宫狭窄环所致胎盘嵌顿,应配合麻醉师使用麻醉剂,待环松解后徒手协助胎盘娩出。

3. 软产道裂伤造成的大出血　应按解剖层次逐层缝合裂伤处直至彻底止血。软产道血肿应切开血肿、清除积血、彻底止血缝合,必要时可放置引流条,同时注意补充血容量。

4. 凝血功能障碍所致出血　首先应排除宫缩乏力、胎盘因素、软产道裂伤等原因引起的出血。尽快输新鲜全血,补充血小板、纤维蛋白原或凝血酶原复合物、凝血因子。若并发弥散性血管内凝血(DIC)应按 DIC 处理。

5．失血性休克的护理　产后出血多而急,产妇因血容量急剧下降而发生低血容量性休克。休克程度与失血量、出血速度及产妇自身状况有关。对失血过多尚未有休克征象者,应及早补充血容量;对失血多甚至休克者应及时输血,应以补充同等血量为原则。注意为病人提供安静的环境,保持平卧、吸氧、保暖;严密观察并详细记录病人的意识状态、皮肤颜色、血压、脉搏、呼吸及尿量,观察子宫收缩情况,有无压痛,恶露量、色、气味;观察会阴伤口情况,严格会阴护理;按医嘱给予抗生素防治感染。

（三）心理护理与健康教育

大量失血后,产妇抵抗力低下,体质虚弱,活动无耐力,生活自理有困难,医护人员应主动给予产妇关爱与关心,使其增加安全感。教会产妇一些放松的方法、鼓励产妇说出内心的感受,针对产妇的具体情况,有效地纠正贫血,增加体力,逐步增加活动量,以促进身体的康复过程。鼓励产妇进食营养丰富易消化饮食,多进富含铁、蛋白质、维生素的食物,如瘦肉、鸡蛋、牛奶、绿叶蔬菜、水果等,注意少量多餐。

出院时,指导产妇适量活动,继续观察子宫复旧及恶露情况。部分产妇在分娩 24 h 后,于产褥期内发生子宫大量出血,称为晚期产后出血(late postpartum hemorrhage),多于产后1～2周内发生,也有迟至产后 2 个月左右发病者。晚期产后出血常见于胎盘残留或胎盘植入等情况。发现晚期产后出血应给予高度警惕,及时到医院就诊,以免导致严重后果。

【结果评价】

1．产妇血压、血红蛋白正常,全身状况得以改善。

2．出院时产妇体温正常,白细胞数正常,恶露正常,无感染征象。

3．产妇疲劳感减轻,生活能自理。

第三节　羊水栓塞

羊水栓塞(amniotic fluid embolism)是指在分娩过程中羊水突然进入母体血液循环引起的急性肺栓塞、过敏性休克、弥散性血管内凝血、肾衰竭或猝死等一系列病理改变的严重分娩并发症。其发病急、病情凶险,是造成孕产妇死亡的重要原因之一。发生在足月分娩者及 10～14 周的引产钳刮术中,产妇死亡率可高达 60％以上。近年研究认为,羊水栓塞主要是过敏反应,建议命名为"妊娠过敏反应综合征"。

【病因】　一般认为羊水栓塞是由羊水中的有形物质(胎儿毳毛、角化上皮、胎脂、胎粪)进入母体血液循环引起。目前认为可能与下列因素有关:①羊膜腔内压力过高,羊水进入血液。临产后,尤其是第二产程子宫收缩时,羊膜腔压力升高,羊水被挤入破损的微血管而进入母体血液循环。②血窦开放,羊水进入血液。分娩过程中,胎膜与子宫颈壁分离或子宫颈口扩张引起子宫颈黏膜损伤时静脉血窦开放,羊水进入母体血液循环;子宫颈撕伤、子宫破裂、前置胎盘、胎盘早剥或剖宫产术中羊水通过病理性开放的子宫血窦进入母体血液循环;胎膜破裂时,大部分羊水栓塞发生于胎膜破裂之后,羊水可从子宫蜕膜或子宫颈管破损的小血管进入母体血液循环;羊膜腔穿刺或钳刮术时子宫壁损伤处静脉窦亦可成为羊水进入母体的通道。

因此,高龄初产、经产妇、宫缩过强、急产、胎膜早破、前置胎盘、子宫不完全破裂、剖宫产术等均可诱发羊水栓塞。

【病理生理】　研究资料提示,羊水栓塞的核心问题是过敏性变态反应。由于羊水进入母体血液循环后,通过阻塞肺小动脉引起过敏反应和凝血机制异常而导致机体发生一系列复杂而严重的病理生理变化。

1. 肺动脉高压 由于羊水进入母体血液循环后,其中有形成分如上皮细胞、胎脂、胎粪及毳毛等直接形成栓子。羊水内含有大量激活凝血系统物质,能使小血管内形成广泛的血栓进一步阻塞肺小血管,反射性引起迷走神经兴奋,引起小支气管痉挛和支气管分泌物增多,使肺通气、换气量减少。肺小血管阻塞引起的肺动脉高压导致急性右心衰竭,继而呼吸循环功能衰竭、休克,甚至死亡。

2. 过敏性休克 羊水中胎儿有形成分作为致敏源,作用于母体引起变态反应所导致的过敏性休克,多在羊水栓塞后立即发生,表现为血压骤降甚至消失。休克后出现心肺功能衰竭。

3. 弥散性血管内凝血(DIC) 羊水中含大量促凝物质可激活凝血系统,在血管内产生大量的微血栓,消耗大量凝血因子及纤维蛋白原,发生 DIC。同时羊水中也含有纤溶激活酶,当纤维蛋白原下降时可激活纤溶系统,由于大量凝血物质消耗和纤溶系统的激活,产妇血液由高凝状态转变为纤溶亢进,血液不凝固,极易发生产后出血及失血性休克。

4. 急性肾衰竭 由于休克和 DIC 的发生导致肾急性缺血,进一步发生肾功能障碍和衰竭,并发生全身多器官脏器功能受损。

【护理评估】

1. 临床表现 羊水栓塞起病急骤,来势凶险,临床表现复杂。多发生于分娩过程中,尤其是胎儿娩出前后的短时间内。典型的羊水栓塞临床表现分为三个阶段。

(1)休克期:主要发生于产程中或分娩前后一段时间内,尤其是刚破膜不久,产妇突然寒战,出现呛咳、气急、烦躁不安、恶心、呕吐,继而出现呼吸困难、发绀、昏迷、脉搏细速、血压急剧下降,短时间内进入休克状态,约 1/3 病人可在数分钟内死亡,少数出现右心衰竭症状。病情严重者,产妇仅在惊叫一声或打一哈欠后,血压迅速下降,于数分钟内死亡。

(2)出血期:经历休克期幸存者便进入凝血功能障碍阶段,表现为难以控制的大量阴道流血、切口渗血、全身皮肤黏膜出血、血尿及消化道大出血、切口渗血不止等,产妇可死于出血性休克。

(3)肾衰竭期:病人出现少尿(或无尿)和尿毒症表现,主要由休克时间长、肾脏微血管栓塞缺血而引起肾组织损害所致。部分病人在休克出血控制后亦可因肾衰竭死亡。

上述三个阶段的临床表现通常按顺序出现,或出现的症状不典型。分娩期常以肺动脉高压、心力衰竭和中枢神经系统严重损害为主要表现,而产后则以出血和凝血功能障碍为主要特征。

2. 辅助检查

(1)身体检查:可以发现全身皮肤黏膜有出血点及淤斑、切口渗血、心率增快、肺部可闻啰音等体征。

(2)实验室检查:痰液涂片可查到羊水内容物,腔静脉取血可查出羊水中的有形物质,DIC各项血液检查指标呈阳性。

(3)心电图:提示右侧房室扩大。

(4)X线床边摄片:约 90% 的病人可见肺部双侧弥漫性点状、片状浸润影,沿肺门周围分布,伴轻度肺不张及心脏扩大。

3. 与疾病相关的健康史 评估发生羊水栓塞的各种诱因,如是否有胎膜早破或人工破膜、前置胎盘或胎盘早剥、宫缩过强或强直性宫缩、中期妊娠引产或钳刮术及羊膜腔穿刺术等病史。

4. 心理-社会状况　产妇及家属往往表现特别焦虑、紧张,担心疾病的不良结局。

5. 治疗原则　一旦怀疑羊水栓塞,应立即抢救。主要原则是抗过敏、纠正呼吸及循环功能衰竭和改善低氧血症;抗休克,防治 DIC 和肾衰竭发生。

【护理诊断/问题】

1. 气体交换受损　与肺动脉高压、肺水肿有关。

2. 组织灌注不足　与弥散性血管内凝血及失血有关。

3. 有胎儿窘迫的危险　与羊水栓塞、母体呼吸及循环功能衰竭有关。

【预期目标】

1. 产妇胸闷、呼吸困难症状有所改善。

2. 产妇能维持体液平衡,并维持最基本的生理功能。

3. 胎儿或新生儿安全。

【护理措施】

1. 羊水栓塞的预防　加强产前检查,注意诱发因素,及时发现前置胎盘、胎盘早剥等并发症并及时处理;严密观察产程进展,正确掌握缩宫素的使用方法,防止宫缩过强;分娩前,静脉给予糖皮质激素类预防过敏反应。严格掌握破膜时间,人工破膜宜在宫缩的间歇期,破口要小并控制羊水的流出速度;中期引产者,羊膜腔穿刺次数不应超过 3 次,钳刮时应先刺破胎膜,使羊水流出后再钳夹胎块。

2. 羊水栓塞病人的处理与配合　一旦出现羊水栓塞的临床表现,应及时识别并立即给予紧急处理。

(1) 最初阶段首先是纠正缺氧,解除肺动脉高压,防止心力衰竭,抗过敏,抗休克。

①吸氧:取半卧位,面罩给氧,必要时行气管插管或气管切开,保证供氧,减轻肺水肿,改善脑缺氧。

②抗过敏:按医嘱立即静脉推注地塞米松或氢化可的松静脉推注或滴注。

③解痉挛:按医嘱使用阿托品、罂粟碱、氨茶碱等药,并观察治疗反应。

④纠正心力衰竭消除肺水肿:常用毛花苷丙(西地兰)静脉推注,必要时 1～2 h 后可重复使用,一般于 6 h 后再重复 1 次以达到饱和量。

⑤抗休克纠正酸中毒:右旋糖酐(低分子右旋糖酐)补足血容量后血压仍不回升,可用多巴胺加于葡萄糖溶液静脉滴注;5％碳酸氢钠溶液 250 mL 静脉滴注,并及时纠正电解质紊乱。

(2) DIC 阶段应早期抗凝,补充凝血因子,应用肝素;晚期抗纤溶同时也补充凝血因子,防止大出血。

(3) 少尿或无尿阶段要及时应用利尿剂,预防与治疗肾衰竭。

3. 产科处理　原则上应在产妇呼吸及循环功能得到明显改善,并已纠正凝血功能障碍后再处理分娩。

(1) 临产者监测产程进展、宫缩强度与胎儿情况。在第一产程发病者应立即考虑行剖宫产结束分娩以去除病因;在第二产程发病者可根据情况经阴道助产结束分娩,并密切观察出血量、血凝情况,如子宫出血不止,应及时报告医师做好子宫切除术的术前准备。

(2) 中期妊娠钳刮术中或于羊膜腔穿刺时发生羊水栓塞者应立即终止手术,及时进行抢救。

(3) 发生羊水栓塞时如正在滴注缩宫素应立即停止,同时严密监测病人生命体征变化,定时测量并记录,同时做好出入量记录。

4. 健康教育与心理支持 对于神志清醒的病人,应给予鼓励,使其增强信心并相信自己的病情会得到控制。对于家属的恐惧情绪表示理解和安慰,适当的时候允许家属陪伴病人,向家属介绍病人病情的严重性,以取得配合。待病情稳定后与其共同制定康复计划,针对病人具体情况提供健康教育与出院指导。

小结

1. 子宫破裂是指子宫体部或子宫下段于妊娠晚期或分娩前期发生的破裂。其最常见原因是子宫瘢痕和梗阻性难产。多数可分为先兆子宫破裂和子宫破裂两个阶段。先兆子宫破裂的四大主要临床表现是子宫病理性缩复环、下腹部压痛、胎心率改变及血尿出现。子宫破裂一旦确诊应当在积极抢救休克的同时,尽快做好剖宫产术前准备。

2. 产后出血是指胎儿娩出后 24 h 内出血量超过 500 mL 者,剖宫产时超过 1000 mL。产后出血是分娩期的严重并发症,是我国产妇死亡首位原因。引起产后出血的原因主要有子宫收缩乏力、胎盘因素、软产道裂伤及凝血功能障碍等,其中,子宫收缩乏力是产后出血最常见的原因。产后子宫收缩乏力所致大出血,可以通过使用宫缩剂、按摩子宫、宫腔内填塞纱布条或结扎血管等方法达到止血的目的。

3. 羊水栓塞典型的症状是分娩前后血压骤然下降、组织缺氧和凝血功能障碍。一旦怀疑羊水栓塞,立刻抢救,包括抗过敏、解除肺动脉高压、抗休克,防治 DIC 和肾衰竭。抢救的首要措施是保持呼吸道通畅,正压给氧。抢救的首要药物主要是糖皮质激素和盐酸罂粟碱。

目标检测

一、选择题

1. 病理性缩复环常见于(   )。

A. 男型骨盆　　　　　　　　B. 高张性宫缩乏力　　　　　　C. 软产道裂伤

D. 先兆子宫破裂　　　　　　E. 枕后位

2. 下列哪项不是子宫破裂的表现?(   )

A. 听不到胎心　　　　　　　B. 子宫底迅速上升　　　　　　C. 病理性缩复环

D. 持续大量阴道流血　　　　E. 内诊时触不到胎先露

3. 导致产后出血的常见病因是(   )。

A. 胎盘残留　　　　　　　　B. 子宫收缩乏力　　　　　　　C. 软产道裂伤

D. 产程延长　　　　　　　　E. 凝血功能障碍

4. 产后出血最常发生在产后(   )。

A. 2 h　　　　B. 6 h　　　　C. 12 h　　　　D. 18 h　　　　E. 3 天内

5. 羊水栓塞的诱发因素是(   )。

A. 滞产　　　　　　　　　　B. 子宫收缩过强　　　　　　　C. 晚期产后出血

D. 胎儿窘迫　　　　　　　　E. 胎膜早破

二、案例题

李女士,32 岁,因"双胎妊娠 37^{+5} 周,不规律下腹痛 1 h"入院。积极完善相关辅助检查后立即行剖宫产术,术中出血 1000 mL,使用缩宫素宫体注射及静脉滴注,宫腔填塞纱条。术后回病房,子宫底于脐上 3 指。产妇及家属紧张,担心进一步出血。请问:

（1）目前主要存在的护理问题及护理措施有哪些?

（2）如果术后再发生大量出血,应该怎样处理?

（周小利）

参考答案:一、1. D　2. C　3. B　4. A　5. E

第十二章 异常产褥妇女的护理

第一节 产 褥 感 染

产褥感染(puerperal infection)指分娩期及产褥期生殖道受病原体侵袭而引起的局部或全身的炎性变化,发病率6%,感染部位多发生在会阴切口、泌尿系统、阴道、盆腔等,以局部感染为主,是孕产妇死亡的四大原因之一。产褥病率(puerperal morbidity)指分娩24 h后的10日内,每日测量体温4次(口表),间隔时间4 h,有2次体温≥38 ℃。产褥感染与产褥病率既有联系又有区别,产褥病率常由产褥感染引起,也可由生殖道以外的其他感染如泌尿系统感染、上呼吸道感染、急性乳腺炎、血栓性静脉炎等原因所致。

【病因】

1. **诱发因素** 正常女性生殖道对外界致病因子侵入有一定的防御功能,如阴道的自净作用。正常妊娠和分娩通常不会给产妇增加感染的机会,只有在机体免疫力、细菌毒力、细菌数量三者之间的平衡失调时,才会增加感染机会。机体对入侵病原体的反应与病原体的种类、数量、毒力和机体的免疫力有关,任何降低孕产妇防御能力的因素均可成为产褥感染的诱因,如孕期贫血、营养不良、体质虚弱、慢性疾病、胎膜早破、产程延长、产后出血、产科手术等。

2. **病原体** 正常女性生殖道寄生大量微生物,分为致病微生物和非致病微生物。包括需氧菌、厌氧菌、衣原体和支原体、假丝酵母菌等。

(1)需氧菌:通常以外源性感染为主,全身症状比较明显。

①链球菌:以β-溶血性链球菌致病性最强,产生外毒素,可引起严重感染。需氧链球菌可寄生在阴道内,也可通过医务人员或产妇其他部位感染进入阴道。

②杆菌:以大肠杆菌、克雷伯菌属、变形杆菌属多见,产生内毒素,是感染性休克和菌血症最常见的病原菌,常寄生在阴道、会阴、尿道口周围。

③葡萄球菌:以金黄色葡萄球菌和表皮葡萄球菌多见,金黄色葡萄球菌能产生青霉素酶而对青霉素耐药,易引起伤口严重感染。

(2)厌氧菌:通常为内源性感染,临床特点为化脓、有明显脓肿形成及组织破坏。

①革兰阳性球菌:以消化链球菌和消化球菌多见,常存在于正常阴道内,与大肠杆菌混合感染时,发出异常恶臭气味。

②杆菌属:常见的有脆弱类杆菌,可加速血液凝固,形成化脓性血栓性静脉炎,感染栓子脱落到达全身各器官形成脓肿。这类杆菌多与需氧菌和厌氧性球菌混合感染,产生大量脓液,有恶臭气味。

③芽孢杆菌:以产气夹膜梭菌多见,产生外毒素溶解蛋白质,还可产气及溶血。此菌感染严重者可引起溶血、黄疸、血红蛋白尿、急性肾衰竭、循环衰竭、气性坏疽而死亡。

(3)支原体和衣原体:常在女性生殖道内寄生,引起生殖道感染,多无明显症状。

3. 感染途径

(1)外源性感染:外界病原体侵入生殖道而引起的感染,可由被污染的衣物、用具、手术器械或医务人员消毒不严或产妇临产前性生活等途径侵入机体。

(2)内源性感染:当机体抵抗力降低和(或)病原体数量、毒力增加时,寄生于正常孕产妇生殖道的非致病微生物转化为致病微生物而引起的感染。

【护理评估】 护理人员在观察产褥感染的临床表现时,需评估产妇全身状况、子宫复旧情况及伤口愈合情况。产妇是否有发热、寒战、腹痛、恶心、呕吐等症状。检查宫底高度、硬度、有无压痛,会阴部有无红肿、硬结、疼痛及脓性分泌物。观察恶露的量、颜色、性状、气味等。双合诊检查子宫颈有无举痛,子宫一侧或双侧是否扪及包块。

1. 临床表现 产褥感染的三大主要症状是发热、疼痛、异常恶露。产褥早期发热在排除脱水及泌乳热后应考虑感染可能。因感染部位、程度、扩散范围不同,其临床表现也不同,感染轻者以局部表现为主,重者则出现全身感染症状。

(1)急性外阴、阴道、子宫颈炎:以葡萄球菌和大肠杆菌感染为主。会阴伤口感染表现为会阴部疼痛,坐位困难;伤口有红肿、硬结、伤口裂开、压痛明显、脓性分泌物流出。阴道感染者表现为黏膜充血、水肿、溃疡、脓性分泌物增多。感染部位较深时,可引起阴道旁结缔组织炎。子宫颈裂伤感染向深部蔓延,可引起盆腔结缔组织炎。

(2)急性子宫内膜炎和子宫肌炎:子宫内膜炎指病原体经胎盘剥离面侵入并扩散到子宫蜕膜层,表现为子宫内膜充血、坏死,阴道内有大量分泌物呈脓性、有臭味。子宫肌炎指病原体侵入子宫肌层,表现为下腹疼痛,阴道分泌物多呈脓性、有臭味,子宫复旧不良,可伴有高热、寒战、头痛、心率增快,白细胞增高等全身表现。

(3)急性盆腔结缔组织炎和急性输卵管炎:病原体经淋巴或血液扩散到子宫旁组织,引起急性炎性反应而形成盆腔结缔组织炎,炎症波及输卵管即形成急性输卵管炎。临床上出现下腹痛伴肛门坠胀,可伴有高热、寒战、头痛、脉速等症状,下腹明显压痛、反跳痛、肌紧张,子宫旁一侧或两侧结缔组织增厚、压痛,触及炎性包块,严重者整个盆腔形成"冰冻骨盆"。

(4)急性盆腔腹膜炎及弥漫性腹膜炎:临床表现为全身中毒症状明显,高热、恶心、呕吐、腹胀,下腹部明显压痛、反跳痛、肌紧张。因腹膜面分泌大量渗出液,纤维蛋白覆盖引起肠粘连,在直肠子宫陷凹可形成局限性脓肿。若脓肿波及肠管及膀胱,则出现腹泻、里急后重和排尿困难。

(5)血栓性静脉炎:来自胎盘剥离处的感染性栓子,经血行转移可引起盆腔内血栓静脉炎和下肢静脉炎,盆腔内血栓静脉炎常侵及子宫静脉、卵巢静脉、髂内静脉、髂总静脉及阴道静脉,病变多为单侧,产后1～2周多见,表现为寒战、高热持续数周,局部检查不易与盆腔结缔组织炎鉴别。下肢血栓静脉炎常继发于盆腔静脉炎,多在股静脉、腘静脉及大隐静脉,表现为下肢持续性疼痛,局部静脉压痛或触及硬索状,使血液回流受阻,引起下肢水肿,皮肤发白,称"股白肿",病变轻时无明显阳性体征,彩色超声多普勒检查可协助诊断。

（6）脓毒血症及败血症:感染血栓脱落进入血液循环可引起脓毒血症,并可形成迁徙性脓肿如肺脓肿、肾脓肿等。当病原体大量侵入血液循环繁殖时可引起败血症,出现持续高热、寒战、感染性休克等全身中毒症状,危及生命。

2. 辅助检查

（1）血液检查:白细胞计数和血沉检查协助诊断。

（2）病原体检查:对子宫腔分泌物、阴道流出液、后穹隆穿刺液、切口周围脓液等进行细菌培养和药物敏感试验,确定病原体及敏感抗生素。

（3）影像学检查:B超、CT、MRI,可以对炎性包块作出定位及定性诊断。

3. 与疾病相关的健康史　评估产妇本次妊娠有无合并症或并发症,是否有贫血、营养不良或泌尿系统感染、有无产褥感染的诱因。

4. 心理-社会状况　产褥感染会使产妇的母亲角色难以建立,容易产生焦虑不安情绪,同时局部疼痛还会影响产妇休息,加重产妇不良情绪。

5. 治疗原则

（1）支持疗法:补充足够的营养和水分,维持水、电解质平衡,贫血者可多次少量输新鲜血或血浆,增强全身抵抗力。

（2）感染灶处理:会阴伤口或腹部切口感染,行切开引流术;疑盆腔脓肿可经腹腔或后穹隆切开引流;有胎盘胎膜残留者,清除子宫腔内残留物。

（3）抗生素治疗:未确定病原体时,根据临床表现选用广谱高效抗生素,然后依据细菌培养和药物敏感试验结果,调整抗生素种类和剂量,严重感染者,短期加用肾上腺皮质激素,提高机体应激能力。

（4）其他治疗:如有血栓性静脉炎,在应用大量抗生素时,可加用肝素或尿激酶静脉滴注,也可用中药活血化淤治疗。子宫严重感染经积极治疗无效出现严重败血症或脓毒血症时,及时行子宫切除术,抢救生命。

【护理诊断/问题】

1. 体温过高　与感染有关。

2. 疼痛　与感染病灶炎性反应有关。

3. 焦虑　与感染影响产后身体恢复有关。

【预期目标】

1. 产妇感染得到控制,体温恢复正常。

2. 产妇疼痛减轻或消失,情绪稳定,焦虑减轻。

【护理措施】

1. 一般护理

（1）环境:保持病室安静、清洁、空气新鲜,每日通风至少2次,每次30 min以上,适当限制陪伴和探视人数。

（2）休息与体位:保证产妇获得充足的睡眠和休息,产妇可取半卧位,有利于恶露排出,防止感染扩散。

（3）饮食与卫生：鼓励产妇多进食高蛋白、高热量、高维生素易消化食物,同时多饮水、保证足够的液体摄入。指导产妇勤换卫生垫,每次大便后清洗会阴,保持会阴部清洁。

2. 心理护理　及时让产妇及家属了解病情和治疗护理情况,增强治疗信心,以解除产妇及家属的疑虑。

3. 病情观察与护理　严密观察产妇生命体征变化,尤其是体温的变化,每 4 h 测 1 次,一日至少测 4 次,出现异常立即报告医生。观察恶露的量、颜色、性状、持续时间,会阴伤口是否有红、肿、热、痛及波动感,流出液有无臭味。遵医嘱每日用 0.05% 碘伏溶液冲洗或抹洗会阴 2 次,可使用红外线烤灯照射,促进伤口愈合。

4. 配合治疗　遵医嘱使用抗生素,注意间隔时间,维持体内有效血药浓度,保证治疗效果。协助医生做好清宫术、脓肿切开引流术、后穹隆穿刺术等术前准备及护理,病情严重者应备好抢救物品。

5. 健康教育　教会产妇自我观察,会阴部要保持清洁干净,及时更换会阴垫,治疗期间避免盆浴。指导产妇多取半卧位,利于恶露排出,防止感染扩散。

【结果评价】

1. 产妇体温下降或恢复正常。

2. 产妇疼痛减轻或消失,情绪稳定,焦虑减轻。

第二节　产褥期泌尿系统感染

产褥期泌尿系统感染是指产褥期经泌尿道逆行导致的感染。产后有 2%～4% 的产妇发生泌尿系统感染。

【病因】

1. 女性尿道的特点为短、直、宽,尿道口与肛门邻近,肛门周围病原体容易逆行感染至泌尿道。

2. 分娩过程中,膀胱受压不能及时排除膀胱内的尿液,或导尿操作无菌技术不严格,均可引起膀胱炎。

【护理评估】

1. 临床表现

（1）膀胱炎：多在产后 2～3 天出现,表现为尿频、尿急、尿痛等膀胱刺激症状,可有排尿困难或尿潴留,也可伴有低热,一般无全身症状。

（2）肾盂肾炎：通常在产后 2～3 天出现症状,也可发生在产后 3 周,表现为腰部疼痛、高热、寒战等,同时伴有尿路刺激征,多为下泌尿道逆行感染,常为右侧,也可两侧均发生。病情严重可出现肾功能障碍。

2. 与疾病相关的健康史　评估产妇既往是否有泌尿系统感染病史,本次分娩经过,是否有产程过长、手术助产等经历,产后自解小便时间、尿量、膀胱功能恢复情况。

3. 辅助检查　尿常规可见脓细胞、白细胞、红细胞;可有蛋白尿、管型尿。做血尿素氮及肌酐检查,判断是否有肾功能受损。

4. 心理-社会状况　评估产妇及家属的相关知识掌握情况及焦虑状态。

5. 治疗原则　用广谱抗生素抗感染,并保证足够的液体入量。

【护理诊断/问题】

1. 排尿障碍　与泌尿系统感染有关。

2. 水、电解质平衡失调　与排尿异常有关。

【预期目标】

1. 产妇泌尿道感染症状减轻或消失。

2. 产妇水、电解质恢复平衡。

【护理措施】

1. 一般护理　急性感染期应卧床休息,鼓励进食易消化、少刺激的饮食。同时,鼓励产妇多饮水,每日水入量为 3000～4000 mL,达到膀胱自身冲洗的目的。

2. 心理护理　及时与产妇及家属沟通,告知排尿异常的可能原因,使其配合治疗护理,减轻其焦虑。

3. 症状护理　密切观察产妇产后子宫底高度、恶露量和性状等,检查并识别尿潴留的表现。鼓励产妇自解小便,有尿潴留者,采取诱导排尿,如听流水声、冲洗会阴、按摩膀胱区等。保持会阴部清洁,每次便后冲洗会阴部,防止逆行感染。

4. 健康教育　指导产妇及其家属了解产后泌尿系统感染的相关知识,包括其危险因素及预防,尤其是配合治疗护理的重要性。做好心理疏导,鼓励产妇说出心理感受和关心的问题;鼓励家属陪伴,提高产妇自我照顾能力。

【结果评价】

1. 产妇泌尿道感染症状减轻或消失。

2. 产妇水、电解质恢复平衡。

第三节　产褥期抑郁症

产褥期抑郁症(postpartum depression,PPD)指产妇在产褥期间出现抑郁症状,是产褥期精神综合征最常见的一种类型。通常在产后 2 周内出现,主要表现为持续和严重情绪低落及一系列症候,影响家庭功能和产妇的亲子行为。其发生可能与多种因素综合影响有关。

▌知识链接▐

产褥期抑郁症的诊断标准

产褥期抑郁症至今尚无统一的诊断标准。美国精神病会(1994)在《精神疾病的诊断与统计手册》一书中,制定了产褥期抑郁症的诊断标准。

1. 在产后 2 周内出现下列 5 条或 5 条以上的症状,必须具备(1)(2)两条。

(1) 情绪抑郁;

(2) 对全部或多数活动明显缺乏兴趣或愉悦;

(3) 体重显著下降或增加;

(4) 失眠或睡眠过度;

(5) 精神运动性兴奋或阻滞;

(6) 疲劳或乏力;

(7) 遇事均感毫无意义或有罪感;

(8) 思维能力减退或注意力不集中;

(9) 反复出现想死亡的想法。

2. 在产后 4 周内发病。

【护理评估】

1. 临床表现

(1) 情绪改变:心情压抑、沮丧、情绪淡漠,甚至焦虑、恐惧,夜间加重;有时表现为孤独、伤心、流泪。

(2) 自我评价降低:自暴自弃、自责、对身边的人充满敌意,与家人、丈夫关系不协调。

(3) 创造性思维受损:注意力不集中、反应缓慢、健忘。

(4) 对生活缺乏信心:觉得生活无意义,严重者甚至产生绝望、自杀或杀婴行为。

2. 辅助检查 可采用爱丁堡产后抑郁量表(Edinburgh postnatal depression scale,EPDS)或产后抑郁筛查量表(postpartum depression screening scale,PDSS),前者包括 10 项内容,4 级评分,总分≥13 分者可诊断为产后抑郁;后者包括 35 个条目,5 级评分,一般以总分≥60 分作为筛查产后抑郁症的临界值。

3. 与疾病相关的健康史 询问有无抑郁症、精神病的个人史和家族史,有无重大精神创伤史,了解本次妊娠过程及分娩经过,了解婚姻家庭关系和社会支持系统。

4. 心理-社会状况 评估产妇人际交往能力,观察母婴之间接触和交流的情况,评估产妇对婴儿的喜恶程度。

5. 治疗原则

(1) 心理治疗:包括心理支持、咨询与社会干预等。为产妇提供情感支持和社会支持,解除致病的心理因素。

(2) 药物治疗:适用于中重度抑郁症及心理治疗无效者。尽量选用不进入乳汁的抗抑郁药。常用药物有 5-羟色胺再吸收抑制剂和三环类抗抑郁药。

【护理诊断/问题】

1. 家庭运行中断 与无法承担母亲角色有关。

2. 有对自己实施暴力的危险 与产后严重心理障碍有关。

【护理措施】

1. 一般护理 提供温馨、安全的环境,合理安排饮食,保证产妇的营养摄入。

2. 心理护理 支持、尊重产妇的需求,鼓励产妇宣泄,抒发自身感受,鼓励产妇与他人交流,指导家属多陪伴产妇,让产妇体验家人的关心和爱护。

3. 症状护理 指导产妇遵医嘱正确服用药物,观察疗效及不良反应。保证产妇足够的睡眠,入睡前可喝热牛奶、洗热水澡等协助产妇入睡。鼓励产妇照顾新生儿,培养产妇的自信心。

4. 健康教育 对照顾产妇的陪护人员加强宣传,使产后抑郁症能被早期识别;普及妊娠、分娩相关知识,减轻孕产妇对妊娠、分娩的紧张、恐惧心理,完善自我保健。

小结

1. 产褥感染是指分娩期及产褥期生殖道受病原体侵袭而引起的局部或全身的炎性变化,发病率 6%,感染部位多发生在会阴切口、泌尿系统、阴道、盆腔等,以局部感染为主,典型临床表现为发热、疼痛、异常恶露。产褥病率是指分娩 24 h 以后的 10 日内,每日测量体温 4 次(口表),间隔时间 4 h,有 2 次体温≥38 ℃。

2. 产褥期泌尿系统感染是指产褥期经泌尿道逆行导致的感染。临床表现常为膀胱炎和肾盂肾炎。护理要点主要评估产后自解小便时间、尿量、膀胱功能恢复情况,密切观察产妇产后子宫底高度、恶露等，识别尿潴留的表现。

3. 产褥期抑郁症是指产妇在产褥期间出现抑郁症状，通常在产后 2 周内出现，主要表现为持续和严重的情绪低落及一系列症候，影响家庭功能和产妇的亲子行为。正确判断产褥期抑郁症的诊断标准，早期发现早期处理。重点是预防本病的发生，加强对产妇家属的宣传教育。

目标检测

一、选择题

1. 下列产褥期疾病属于产褥感染的是（　　）。

A. 急性膀胱炎　　　　　　B. 急性子宫内膜炎　　　　　　C. 上呼吸道感染

D. 急性乳腺炎　　　　　　E. 急性阑尾炎

2. 产褥期抑郁症最常见于（　　）。

A. 产后 24 h 内　　　　　　B. 产后 72 h 内　　　　　　C. 产后 7 天内

D. 产后 2 周内　　　　　　E. 产后 4 周后

二、案例题

刘女士，27 岁，G_1P_1，孕 41 周，因第一产程活跃期胎儿窘迫行剖宫产术，新生儿 Apgar 评分 5 分，经吸痰、吸氧等处理，5 min 后评 8 分，产后 5 日出院，产后 8 天出现情绪淡漠、焦虑、易怒，继而心情压抑、沮丧，觉得生活没有意义，担心自己不能照顾新生儿。请问：

（1）该产妇产生情绪异常的可能原因是什么？

（2）护士应该如何帮助其改善目前状况？

（刘　勇）

参考答案：一、1. B　2. D

第十三章　女性生殖系统炎症病人的护理

识记：

1. 列举外阴炎、细菌性阴道病、滴虫性阴道炎、外阴阴道假丝酵母菌病、老年性阴道炎及子宫颈炎、盆腔炎的临床表现。

2. 描述外阴炎、细菌性阴道病、滴虫性阴道炎、外阴阴道假丝酵母菌病、老年性阴道炎及子宫颈炎、盆腔炎的护理措施。

理解：

1. 解释女性生殖器官的自然防御机能。

2. 比较分析滴虫性阴道炎、外阴阴道假丝酵母菌病、老年性阴道炎及慢性子宫颈炎的处理原则和护理诊断。

应用：运用护理程序为女性生殖系统炎症病人提供整体护理。

第一节　概　　述

女性生殖器官炎症是妇女的常见病、多发病,各年龄组均可发病,主要包括外阴炎、阴道炎、子宫颈炎和盆腔炎。女性生殖系统与尿道、肛门毗邻,局部潮湿,易受污染。炎症可局限于一个部位,也可同时累及多个部位;可以是急性,也可以是慢性。引起炎症的病原体较多,包括细菌、病毒、真菌及原虫等。近年来由于性传播疾病的增多,女性生殖系统炎症更为复杂,如果发生在妊娠期,不仅危害病人本人,还可影响胎儿及新生儿。因此,应及时防治生殖系统炎症。

【女性生殖系统的自然防御功能】　女性生殖器的解剖和生理特点具有比较完善的自然防御功能,增强了对感染的防御能力,一般不发生炎症。

1. 两侧大小阴唇自然合拢,遮掩阴道口及尿道口,防止外界病原体侵入。外阴皮肤为鳞状上皮,抵御感染能力强。

2. 由于盆底肌的作用,使阴道口闭合,阴道前后壁紧贴,可以减少外界微生物的入侵。

3. 在生理情况下,雌激素能使阴道上皮增生变厚,并增加细胞中糖原含量,增强抵抗力。阴道上皮细胞分解糖原为单糖,阴道乳杆菌将单糖转化为乳酸维持阴道正常的酸性环境（pH≤4.5,多在3.8～4.4）,抑制其他病原体的生长,称为阴道的自净作用。此外,乳杆菌产生抗微生物因子可抑制致病微生物生长,阻止致病微生物黏附于阴道上皮细胞。

4. 子宫颈阴道部表面覆以复层鳞状上皮,具有较强的抗感染能力。

5. 子宫颈内口平时紧闭,子宫颈管黏膜形成皱褶、嵴突或陷窝,从而增加黏膜表面积;子宫颈管黏膜为分泌黏液的高柱状上皮所覆盖,分泌大量黏液形成胶冻状黏液栓,为上生殖道感染的机械屏障;黏液栓内含乳铁蛋白、溶菌酶等,可抑制细菌侵入子宫内膜。

6. 育龄期妇女子宫内膜周期性剥脱,可及时排除子宫内的病原体。子宫内膜分泌液也含有乳铁蛋白、溶菌酶,清除少量进入子宫腔的病原体。

7. 输卵管的蠕动及输卵管黏膜上皮细胞的纤毛向子宫腔方向摆动,均有利于阻止病原体的侵入。输卵管分泌液与子宫内膜分泌液一样,含有乳铁蛋白、溶菌酶,清除偶尔进入输卵管的病原体。

8. 生殖道黏膜如子宫颈和子宫聚集有不同数量的淋巴组织及散在的淋巴细胞,包括 T 细胞、B 细胞。此外,中性粒细胞、巨噬细胞、补体及一些细胞因子,均在局部有重要的免疫功能,发挥抗感染作用。

当自然防御功能遭到破坏、机体免疫功能降低、内分泌发生变化或外源性病原体侵入时,均可导致炎症发生。

【护理评估】

(一)临床表现

1. 阴道分泌物增多 正常白带是白色稀糊状或蛋清样,高度黏稠,无腥臭味,量少,对妇女健康无不良影响,称为生理性阴道分泌物。但若生殖道出现炎症,特别是阴道炎和子宫颈炎时,白带量显著增多,有臭味,且性状亦有改变,称为病理性阴道分泌物。炎症病人常常伴随的阴道分泌物性状可有黏液脓性、稀薄泡沫状、稠厚凝乳状、血性等类型。护理人员应询问病人阴道分泌物的量、性状、气味。

2. 外阴不适 外阴受到阴道分泌物的刺激,若不注意皮肤清洁可引起瘙痒、疼痛、烧灼感。应询问外阴皮肤瘙痒、疼痛、烧灼感等主观感觉,及其与活动、性交、排尿、排便的关系。

3. 阴道出血 除正常月经外,妇女生殖道任何部位,包括子宫体、子宫颈、阴道、处女膜、阴道前庭和外阴均可发生异常出血。护理人员应评估病人的出血部位、出血量、出血时间(经间、经前、经后、性交后、停经后或绝经后)、伴随症状。外阴溃疡、阴道炎、子宫颈炎、子宫颈息肉、子宫内膜炎等均可引起阴道出血。

4. 炎症扩散症状 当炎症扩散到盆腔时,可有腰骶部疼痛、盆腔部下坠痛。常在劳累、性交后及月经前后加剧。若有腹膜炎则出现消化系统症状如恶心、呕吐、腹胀、腹泻等;若有脓肿形成,则有下腹包块及局部压迫刺激症状。

5. 不孕 黏稠性阴道分泌物不利于精子穿过,或慢性炎症导致盆腔淤血,可造成不孕。

6. 全身症状 精神不振、食欲减退、体重下降、乏力、头痛、四肢疼痛等。

(二)辅助检查

1. 妇科检查

(1)外阴:检查局部充血、肿胀、糜烂样改变、溃疡、皮肤增厚或粗糙情况,有无抓痕,压痛情况。阴蒂、大小阴唇、肛门周围、尿道口、阴道口等部位有无乳头状疣、丘疹或斑疹。

(2)阴道:观察阴道黏膜炎性改变情况,阴道后穹隆分泌物量及性状。

(3)子宫颈:观察子宫颈充血、水肿、糜烂样改变、肥大的程度,有无息肉、裂伤、外翻及子宫颈腺囊肿、子宫颈举痛情况。

(4)子宫:双合诊和三合诊检查子宫体大小、位置、质地、活动及压痛情况。

（5）附件：检查有无肿块、增厚、压痛。如扪及肿块，记录其位置、大小、质地、表面光滑与否、活动度、有无压痛、与子宫及盆壁关系。左右两侧情况应分别记录。

2. 实验室检查

（1）阴道分泌物检查：在阴道分泌物中寻找病原体如滴虫、假丝酵母菌、细菌（包括淋菌）、支原体、衣原体，必要时可做培养。病原体检测应做好质量控制，避免污染。

（2）子宫颈液基细胞学检查或分段诊刮术：对有血性白带者，应与子宫恶性肿瘤相鉴别，需常规做子宫颈液基细胞学检查，必要时行分段诊刮术。

（3）阴道镜检查：此项检查对发现子宫颈病变有帮助。分为光学阴道镜和电子阴道镜两种。

（4）聚合酶链反应（PCR）：此方法简便、快速、灵敏度高、特异性强，可检测、确诊人乳头瘤病毒感染、淋病奈瑟菌感染等。

（5）局部活体组织检查：活体组织检查可明确诊断。

（6）腹腔镜检查：能直接观察到子宫、输卵管浆膜面，并可取腹腔液行细菌培养，或能在病变处做活体组织检查（简称活检），此项检查应避免损伤肠道。

（7）B型超声检查：以了解子宫、附件情况。

（三）与疾病相关的健康史

1. 病原体　有外源性及内源性两个来源，可单独存在，但通常为混合感染。外源性病原体主要为性传播疾病的病原体，如沙眼衣原体、淋病奈瑟菌等。内源性病原体来自原寄居于阴道内的微生物群，包括需氧菌和厌氧菌。

（1）细菌：致病力较强的主要有金黄色葡萄球菌、乙型溶血性链球菌、大肠埃希菌、消化链球菌、产气荚膜梭菌、淋病奈瑟菌及结核分枝杆菌等，容易形成生殖器官局部炎症、败血症、盆腔脓肿，甚至感染性休克等。

（2）原虫：以阴道毛滴虫最多见，见于滴虫性阴道炎。其次还有阿米巴原虫。

（3）真菌：以假丝酵母菌为主，见于外阴阴道假丝酵母菌病。

（4）病毒：以疱疹病毒、人乳头瘤病毒多见，可致生殖器疱疹和尖锐湿疣。

（5）螺旋体：以苍白密螺旋体多见，见于梅毒。

（6）衣原体：以沙眼衣原体多见，感染症状不明显，但常导致输卵管黏膜结构及功能损害，甚至引起盆腔广泛粘连。

（7）支原体：正常阴道菌群的一种，一定条件下可引起生殖道炎症。包括有人型支原体、生殖支原体及解脲支原体。

2. 传染途径

（1）沿生殖器黏膜上行蔓延：病原体侵入外阴、阴道后，沿黏膜上行，经子宫颈黏膜、子宫内膜、输卵管黏膜至卵巢及腹腔。是非妊娠期、非产褥期盆腔炎性疾病的主要感染途径。淋病奈瑟菌、葡萄球菌、沙眼衣原体多经此途径蔓延（图13-1）。

（2）经淋巴系统蔓延：病原体由外阴、阴道、子宫颈及子宫体创伤处的淋巴管侵入内生殖器其他部分及盆腔结缔组织，是产褥感染、流产后感染及放置宫内节育器后感染的主要途径。链球菌、大肠埃希菌、厌氧菌多沿此途径蔓延（图13-2）。

（3）经血液循环播散：病原体先侵入人体其他组织器官，再经过血液循环感染生殖器，是结核分枝杆菌感染的主要途径（图13-3）。

（4）直接蔓延：腹腔其他脏器感染后，可以直接蔓延到内生殖器。如阑尾炎可引起右侧输卵管炎。

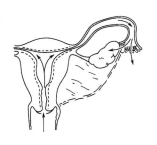
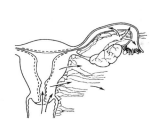
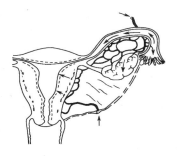

图 13-1　炎症沿生殖器　　　　图 13-2　炎症经淋巴系统　　　图 13-3　炎症经血液循环播散
　　　　　黏膜上行蔓延　　　　　　　　　蔓延

3. 炎症的发展与转归

（1）痊愈：病人抵抗力强、病原体致病力弱或治疗及时、抗生素使用恰当、病原体完全被消灭，炎症很快被控制，炎性渗出物完全被吸收为痊愈。一般痊愈后组织结构、功能都可恢复正常，不留痕迹。但如果坏死组织、炎性渗出物机化形成瘢痕或粘连，则组织结构和功能不能完全恢复，只是炎症的消失。

（2）转为慢性炎症：治疗不彻底、不及时或病原体对抗生素不敏感、身体防御功能和病原体的作用处于相持状态，使得炎症长期存在。机体抵抗力强时，炎症可以被控制并逐渐好转，一旦机体抵抗力降低，慢性炎症可急性发作。

（3）扩散与蔓延：病人抵抗力低下、病原体作用强时，炎症可经淋巴和血行转移或蔓延到邻近器官。严重时可形成败血症，危及生命。由于抗生素快速发展，此种情况已不多见。

（四）心理-社会状况

多数病人焦虑、恐惧、缺乏相关知识及担心影响夫妻感情与生育子女，有些未婚或未育女性，常因害羞、害怕遭人耻笑和遗弃等原因未及时就诊，或自行寻找非正规部门处理，以致延误病情，给治疗和护理带来了一定的困难。

（五）治疗原则

1. 加强预防　注意个人卫生，经常更换内裤，穿纯棉内裤，保持外阴部清洁、干燥。增加营养，增强体质，提高机体抵抗力，并避免治疗不彻底和重复感染的可能。定期进行妇科检查，及早发现炎症并积极治疗。

2. 控制炎症　针对病原体选用敏感的抗生素进行治疗，要求及时、足量、规范、彻底、有效地使用。抗生素可经全身或局部使用，必要时加用辅助药物以提高疗效。

3. 病因治疗　积极寻找病因，针对病因进行治疗或手术修补。

4. 局部治疗　可采用药物局部热敷、坐浴、冲洗或熏洗，或用抗生素软膏局部涂抹，每日1～2 次。

5. 物理或手术治疗　物理治疗有微波、短波、超短波、激光、冷冻、离子透入（可加入各种药物）等，可以促进局部血液循环，改善组织营养状态，提高新陈代谢，以利于炎症吸收和消退。手术治疗可根据情况选择经阴道、经腹部手术或腹腔镜手术，手术以彻底治愈为原则，避免遗留病灶有再复发的机会。

6. 中药治疗　根据具体情况选用清热解毒、清热利湿或活血化淤的中药。

【护理诊断/问题】

1. 知识缺乏：缺乏疾病相关知识。

2. 组织完整性受损　与手术有关,与炎性分泌物刺激引起局部瘙痒有关。

3. 疼痛　与月经期子宫痉挛性收缩有关,与炎症扩散有关。

【预期目标】

1. 病人接受治疗措施后,瘙痒症状减轻,不搔抓外阴。情绪稳定,紧张、焦虑心理得到改善。

2. 病人能叙述病因,掌握预防疾病的知识。

【护理措施】

1. 一般护理　嘱病人多休息,避免劳累,急性炎症期应卧床休息,病人应采取半卧位姿势,以利于分泌物积聚于直肠子宫陷凹而使炎症局限或便于引流。指导病人增加营养,进食高热量、高蛋白、高维生素饮食。发热时多饮水。

2. 心理护理　应耐心向病人解释,告诉病人及时就医的重要性,并鼓励坚持治疗和随访。对待慢性病人要及时了解其心理问题,尊重病人,耐心倾听其诉说,主动向病人解释各种诊疗的目的、作用、方法、副作用和注意事项,与病人及家属共同讨论治疗、护理方案,减轻病人的恐惧和焦虑,争取家人的理解和支持,必要时提供直接帮助。护士应尽可能陪伴病人并为其提供有助于保护隐私的环境,解除病人不安、恐惧的情绪。执行医嘱时应尽量使用通俗易懂的语言与病人及家属沟通,认真回答其问题,准确执行医嘱。及时、正确收集各种送检标本,协助医师完成诊疗过程。

3. 病情观察　做好记录,巡视病人过程中,认真对待病人的主诉,注意观察生命体征、分泌物的量和性状、用药反应等客观情况,详细记录,如有异常情况及时与医师取得联系。

4. 用药护理　要耐心教会病人自己用药的方法及注意点,指导病人会阴部的清洁、用药方法后,请病人反复练习至确定其能正确操作为止。向病人讲解有关药物的作用、副作用,使病人明确各种不同剂型药物的用药途径,以保证疗程和疗效。

5. 健康教育　嘱病人注意个人卫生,穿纯棉内裤,每天更换内裤,保持外阴清洁、干燥。增加营养,增强体质,提高机体抵抗力,并避免治疗不彻底和重复感染的可能。告知治疗期间勿去公共浴池、游泳池,浴盆、浴巾等用具应消毒,并禁止性生活,注意经期、孕期、分娩期和产褥期的卫生。定期进行妇科检查,及早发现炎症并积极治疗。向病人及家属讲解常见妇科炎症的病因、诱发因素、预防措施,并与病人及家人共同讨论适用于个人、家庭的防治措施,并鼓励其使用。教会病人正确清洁会阴的方法,便后冲洗及会阴擦洗时遵循由前向后、从尿道到阴道,最后肛门的原则,以保持会阴部清洁。

【结果评价】

1. 病人积极配合治疗,症状、体征缓解或减轻,实验室检查指标正常。

2. 病人情绪稳定,休息和活动保持平衡状态,睡眠质量良好。能正确叙述病因、预防疾病的知识。

第二节　外阴部炎症

一、外阴炎

外阴炎(vulvitis)是指外阴皮肤或黏膜的炎症。外阴与尿道、肛门临近,又与外界接触较多,因此外阴部易发生炎症,其中以大小阴唇的炎症最为多见。

【护理评估】

1. 临床表现　外阴皮肤黏膜瘙痒、疼痛、烧灼感,于活动、性交、排尿及排便时加重。检查见外阴充血、肿胀、糜烂,常有抓痕,严重者形成溃疡或湿疹。慢性炎症可使皮肤增厚、粗糙、皲裂,甚至苔藓样变。

2. 与疾病相关的健康史　经血、阴道分泌物、尿液、粪便刺激外阴皮肤,若不注意皮肤清洁易引起外阴炎;不同程度的尿便污染,如糖尿病病人糖尿刺激、粪瘘病人粪便刺激及尿瘘病人尿液长期浸渍等;穿紧身化纤内裤、经期使用卫生巾导致局部通透性差,局部潮湿;外阴不洁、细菌感染等均可引起外阴炎。

3. 心理-社会状况　评估病人对症状的反应,有无烦躁、不安等心理。

4. 治疗原则　治疗原则为保持局部清洁、干燥,局部应用抗生素;重视消除病因。

(1)局部治疗:可用 0.1% 聚维酮碘溶液或 1:5000 高锰酸钾溶液坐浴,每日 2 次,每次 15~30 min。坐浴后涂抗生素软膏或紫草油。也可选用中药水煎熏洗外阴部,每日 1~2 次。急性期还可选用微波或红外线局部物理治疗。

(2)病因治疗:积极寻找病因,若发现糖尿病应及时治疗糖尿病,若有尿瘘、粪瘘应及时行修补术。

【护理诊断/问题】

1. 舒适改变　与外阴瘙痒、疼痛、分泌物多有关。
2. 皮肤或黏膜完整性受损　与外阴炎症有关。

【预期目标】

1. 病人皮肤完整性受到保护。
2. 病人自诉舒适感增加。

【护理措施】

1. 积极寻找病因,对原发病进行治疗和护理。

2. 一般护理　保持外阴清洁。勤换内裤,不穿化纤内裤和紧身衣。勿搔抓皮肤,避免破溃或合并细菌感染。

3. 用药护理　指导病人坐浴,包括浴液的配制、温度、坐浴的时间及注意事项。可用 0.1% 聚维酮碘溶液或高锰酸钾溶液(取高锰酸钾结晶加温开水配成 1:5000 约 40 ℃溶液,肉眼观为淡玫瑰红色)坐浴。每日 2 次,每次 15~30 min,5~10 次为一疗程;坐浴后涂抗生素软膏或紫草油。急性期病人还可选用微波或红外线进行局部物理治疗。注意提醒病人正确配制溶液,浓度不宜过浓,以免灼伤皮肤。坐浴时要使会阴部浸没于溶液中,月经期停止坐浴。

4. 健康教育　指导病人注意个人卫生,保持外阴清洁干燥,穿纯棉内裤并经常更换,做好经期、孕期、分娩期及产褥期卫生。勿饮酒,少进辛辣食物。局部严禁搔抓,勿用刺激性药物或肥皂擦洗。外阴溃破者要预防继发感染,使用柔软无菌会阴垫,减少摩擦和混合感染的机会。

【结果评价】

1. 病人受损的外阴皮肤经治疗愈合。
2. 病人睡眠良好,生活型态正常。

二、前庭大腺炎

前庭大腺炎(bartholinitis)是病原体侵入前庭大腺引起的炎症。前庭大腺位于两侧大阴唇后1/3深部,腺管开口处位于处女膜与小阴唇之间。在性兴奋时分泌出黏液。

【护理评估】

1. 临床表现　炎症多发生于一侧。初起时局部肿胀、疼痛、灼烧感,行走不便,有时致大小便困难。部分病人出现发热等全身症状。检查见局部皮肤红肿、发热、压痛明显,患侧前庭大腺开口处有时可见白色小点。当脓肿形成时,疼痛加剧,脓肿呈鸡蛋大小肿块,直径达 3～6 cm,局部可触及波动感,表面皮肤发红、变薄,脓肿自行破溃。破孔大引流者,炎症较快消退而自愈;破孔小引流不畅者,则炎症持续不消退或反复急性发作。

2. 与疾病相关的健康史　在性交、分娩等情况污染外阴部时易发生炎症。此病育龄期妇女多见,幼女及绝经后期妇女少见。主要病原体为葡萄球菌、大肠埃希菌、链球菌、肠球菌,随着性传播疾病发病率的增加,淋病奈瑟菌及沙眼衣原体已成为常见病原体。急性炎症发作时,病原体首先侵犯腺管,导致前庭大腺导管炎,腺管开口处往往因肿胀或渗出物凝聚而阻塞,脓液不能外流,积存而形成脓肿,称为前庭大腺脓肿(abscess of bartholin gland)。急性炎症消退,腺管口粘连闭塞,分泌物积聚于腺腔形成前庭大腺囊肿(bartholin cyst)。

3. 治疗原则　根据病原体选择敏感的抗生素控制急性炎症;脓肿形成或囊肿较大时可切开引流并做造口术,并放置引流条。

【护理诊断/问题】

1. 疼痛　与局部炎症刺激有关。

2. 有皮肤完整性受损危险　与手术有关。

【预期目标】

1. 病人自诉疼痛减轻或消失。

2. 病人皮肤完整性受保护。

【护理措施】

1. 一般护理　急性期嘱病人卧床休息,禁止性交,保持外阴清洁干燥。

2. 心理护理　给病人介绍疾病相关知识,与病人及家属共同商议治疗方案和护理、预防措施。

3. 症状护理　由前庭大腺开口处取分泌物进行细菌培养和药物敏感试验,按医嘱给予抗生素。脓肿或囊肿造口术后,局部置引流条引流,每日更换 1 次。用复方醋酸氯己定溶液(洗必泰)棉球擦洗外阴,2 次/日;伤口愈合后可改用坐浴,可用清热解毒中药热敷或坐浴,2 次/日。

4. 健康教育　给病人讲解此病的病因及预防措施。加强营养和锻炼,以增强机体抵抗力。注意外阴清洁卫生,治愈之前、月经期、流产后、产褥期禁止性交,月经期应使用消毒卫生巾预防感染。

【结果评价】

1. 病人步态正常,心态平和。

2. 病人伤口愈合良好。

第三节　阴道炎症

一、滴虫性阴道炎

滴虫性阴道炎(trichomonas vaginitis)是由阴道毛滴虫引起的常见的阴道炎,也是常见的性传播疾病。

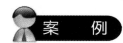 案 例

病人，36 岁。已婚妇女，白带多伴外阴瘙痒 2 周。妇科检查：外阴皮肤有抓痕，阴道后穹隆处有大量黄白色稀薄泡沫状分泌物，阴道黏膜有多个散在红色斑点。请问：

1. 该病人护理评估的内容有哪些？

2. 该病人可能是什么病原体感染？

【传播方式】

1. 直接传播 经性交直接传播是主要的传播方式。男性感染滴虫后常无症状，易成为感染源。

2. 间接传播 经公共浴池、浴盆、浴巾、游泳池、坐式便器、衣物等间接传播，还可通过污染的器械及敷料传播造成医源性感染。

【护理评估】

（一）临床表现

潜伏期 4～28 日。25%～50% 的病人感染初期无症状。主要症状是阴道分泌物增多伴外阴瘙痒，间或有灼热、疼痛、性交痛等。分泌物典型特点为稀薄脓性、黄绿色、泡沫状、有臭味。分泌物呈脓性是因分泌物中含有白细胞，若合并其他感染则呈黄绿色；呈泡沫状、有臭味是因滴虫无氧酵解糖类，产生腐臭气体。瘙痒部位主要为阴道口及外阴。若尿道口有感染，可有尿频、尿痛，有时可见血尿。阴道毛滴虫能吞噬精子，并能阻碍乳酸生成，影响精子在阴道内存活，可致不孕。少数滴虫感染者无症状称带虫者。检查见病人阴道黏膜充血，严重者有散在出血点，甚至子宫颈有出血斑点，形成"草莓样"子宫颈，后穹隆有大量白带，呈灰黄色、黄白色稀薄液体或黄绿色脓性分泌物，常呈泡沫状。带虫者阴道黏膜无异常改变。

（二）辅助检查

1. 悬滴法 在载玻片上加 1 滴温生理盐水，自阴道后穹隆处取少许分泌物混于生理盐水中，用低倍镜检查，如有滴虫可见其呈波动运动而移动位置，阳性率可达 80%～90%。

2. 培养法 适于症状典型而悬滴法未见滴虫者，可用培养基培养，其准确率可达 98%。

（三）与疾病相关的健康史

滴虫呈梨形，体积为多核白细胞的 2～3 倍，其顶端有 4 根鞭毛，体侧有波动膜，后端尖并有轴柱凸出，无色透明如水滴。鞭毛随波动膜的波动而活动。适宜滴虫生长的温度为 25～40 ℃，pH 值为 5.2～6.6 的潮湿环境，在 pH 值 5 以下或 7.5 以上环境中不生长。滴虫生活史简单，只有滋养体而无包囊期。滋养体生存力较强，能在 3～5 ℃生存 21 日，在 46 ℃生存20～60 min，在半干燥环境中约生存 10 h；在普通肥皂水中也能生存 45～120 min。月经前后阴道 pH 值发生变化，经后接近中性，隐藏在腺体及阴道皱襞中的滴虫于月经前后常得以繁殖，引起炎症。滴虫能消耗或吞噬阴道上皮细胞内的糖原，阻碍乳酸生成，以升高阴道 pH 值而有利于繁殖。滴虫性阴道炎病人的阴道 pH 值一般在 5.0～6.5。滴虫不仅寄生于阴道，还侵入尿道、尿道旁腺、膀胱、肾盂及男方的包皮皱褶、尿道或前列腺等处。滴虫能消耗氧，使阴道成为厌氧环境，导致厌氧菌繁殖。约 60% 病人合并细菌性阴道病。

（四）心理-社会状况

评估病人是否有治疗效果不佳致反复发作造成的烦恼，接受盆腔检查的顾虑，配偶同时治

疗的障碍。

（五）治疗原则

切断传染途径,杀灭阴道毛滴虫,恢复阴道正常 pH 值,防止复发。因滴虫性阴道炎可同时有尿道、尿道旁腺、前庭大腺滴虫感染,治愈此病需全身用药,主要治疗药物为甲硝唑及替硝唑。

1. 全身用药　初次治疗可选择甲硝唑 2 g 或替硝唑 2 g,单次口服。或甲硝唑 400 mg,每日 2 次,7 日为一个疗程;口服吸收好,疗效高,治愈率为 90%～95%。性伴侣应同时治疗。治疗后检查滴虫阴性时,仍应于下次月经后继续治疗一个疗程,以巩固疗效。

2. 妊娠合并滴虫性阴道炎的治疗　甲硝唑 2 g 顿服,或甲硝唑 400 mg,每日 2 次,连服 7 日。但甲硝唑治疗能否改善滴虫性阴道炎的产科并发症尚无定论,因此应用甲硝唑时,最好取得病人及其家属的知情同意。

3. 治疗失败者的处理　对甲硝唑 2 g 单次口服,治疗失败且排除再次感染者,按医嘱增加甲硝唑疗程及剂量仍有效。若为初次治疗失败,可重复应用甲硝唑 400 mg,每日 2 次,连服 7 日;或替硝唑 2 g,单次口服。若治疗仍失败,给予甲硝唑 2 g,每日 1 次,连服 5 日或替硝唑 2 g,每日 1 次,连服 5 日。

【护理诊断/问题】

1. 知识缺乏:缺乏预防滴虫性阴道炎的知识。

2. 舒适改变　与外阴阴道瘙痒、疼痛、分泌物增多有关。

3. 黏膜完整性受损　与阴道炎症刺激、分泌物增多有关。

【预期目标】

1. 病人阴道分泌物转为正常性状,瘙痒、疼痛症状减轻。

2. 病人能叙述该病的有关知识并积极治疗,其配偶也能同时治疗。

【护理措施】

1. 一般护理　注意个人卫生,保持外阴清洁干燥,避免搔抓外阴造成皮肤破损。勤换内裤,内裤及洗涤用物应煮沸消毒 5～10 min 以消灭病原体,避免重复感染。

2. 心理护理　告知病人夫妇滴虫性阴道炎的传播途径、临床表现、治疗方法等相关知识,减轻焦虑心理,同时鼓励他们积极配合治疗。

3. 配合检查　做分泌物培养之前,告知病人取分泌物前 24～48 h 避免性交、阴道灌洗或局部用药。取分泌物时阴道窥器不涂润滑剂。分泌物取出后应及时送检并注意保暖。

4. 用药护理　告知病人口服甲硝唑后偶见胃肠道反应,如食欲减退、恶心、呕吐。此外,偶见头痛、皮疹、白细胞减少等,一旦发现应报告医师并停药。甲硝唑用药期间及停药 24 h 内、替硝唑用药期间及停药 72 h 内禁止饮酒,因甲硝唑可抑制乙醇在体内氧化并生成有毒的代谢产物。哺乳期用药不宜哺乳。

5. 健康教育　因滴虫性阴道炎可合并其他性传播疾病,应注意有无其他性传播疾病。滴虫性阴道炎主要的传播方式是经性交直接传播,性伴侣应同时进行治疗,治疗期间禁止性生活。由于滴虫性阴道炎病人再感染率很高,可考虑对患有滴虫性阴道炎的性活跃女性在最初感染 3 个月后重新进行筛查。

【结果评价】

1. 病人自诉局部症状减轻,悬滴试验连续 3 个月阴性。

2. 病人正确复述预防及治疗疾病的有关知识。

二、外阴阴道假丝酵母菌病

外阴阴道假丝酵母菌病（vulvovaginal candidiasis，VVC）曾称外阴阴道念珠菌病，是由假丝酵母菌引起的常见外阴阴道炎症。

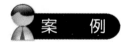

病人，50 岁。已婚妇女，有糖尿病病史，主诉外阴瘙痒，白带呈豆腐渣样 1 个月。妇科检查：外阴有抓痕，黏膜有白色膜状物。请问：

1. 该病人护理评估的内容有哪些？
2. 该病人可能为什么病原体感染？

【传播途径】

1. 内源性传染　主要的传播方式。假丝酵母菌除作为条件致病菌寄生于阴道外，还可寄生于人的口腔、肠道，这 3 个部位的假丝酵母菌可自身互相传染，当局部环境条件适合时亦可引起感染。

2. 直接传染　少部分病人可通过性交直接传染。

3. 间接传染　极少通过接触感染的衣物而间接传染。

【护理评估】

（一）临床表现

主要表现为外阴瘙痒、灼痛、性交痛及尿痛，部分病人阴道分泌物增多。尿痛特点是排尿时尿液刺激水肿的外阴及前庭导致疼痛。分泌物由脱落上皮细胞和菌丝体、酵母菌和假丝菌组成，其特征是白色稠厚呈凝乳或豆腐渣样。妇科检查可见外阴红斑、水肿，常伴有皮肤抓痕，严重者可见皮肤皲裂、表皮脱落。阴道黏膜红肿，小阴唇内侧及阴道黏膜附有白色膜状物，擦除后露出红肿黏膜面，急性期还可见到糜烂及浅表溃疡。

目前根据其流行情况、临床表现、微生物学、宿主情况而分为单纯性 VVC 和复杂性 VVC（表 13-1）。

表 13-1　VVC 临床分类

	单纯性 VVC	复杂性 VVC
发生频率	散发或非经常发作	复发性
临床表现	轻到中度	重度
真菌种类	白假丝酵母菌	非白假丝酵母菌
宿主情况	免疫功能正常	免疫功能低下、应用免疫抑制剂、糖尿病、妊娠

（二）辅助检查

可用 0.9% 氯化钠溶液湿片法或 10% 氢氧化钾溶液湿片法或革兰染色检查分泌物中的芽生孢子和假菌丝。

（三）与疾病相关的健康史

80%～90% 的病原体为白假丝酵母菌，10%～20% 为光滑假丝酵母菌、近平滑假丝酵母菌、热带假丝酵母菌等。酸性环境适宜假丝酵母菌生长，假丝酵母菌感染的阴道 pH 值多在 4.0～4.7，通常小于 4.5。假丝酵母菌对热的抵抗力不强，加热至 60 ℃，1 h 即可死亡；但对于干燥、日光、紫外线及化学制剂等抵抗力较强。白假丝酵母菌为机会致病菌,10%～20%非孕妇女及 30%孕妇阴道中有此菌寄生,但菌量极少,呈酵母相,并不引起症状。只有在全身及阴道局部细胞免疫能力下降、假丝酵母菌大量繁殖并转变为菌丝相才出现症状。妊娠、糖尿病、大量雌激素治疗、长期应用抗生素、服用皮质类固醇激素或免疫缺陷综合征者易发此病,穿紧身化纤内裤、肥胖者也会因局部湿度增加引起假丝酵母菌繁殖而致阴道炎。

(四) 心理-社会状况

外阴阴道瘙痒致病人痛苦万分,影响病人休息与睡眠。有些病人不愿言表,不愿就医,充满矛盾心理。病人的心理障碍是影响疾病治疗的主要问题。

(五) 治疗原则

1. 消除诱因　积极治疗糖尿病,长期应用广谱抗生素、雌激素及皮质类固醇激素者应停药。

2. 单纯性 VVC 的治疗　可局部也可全身用药。主要以局部短程抗真菌药物为主。

(1) 局部用药:可选用药物放于阴道内:①咪康唑栓剂,每晚 1 粒(200 mg),连用 7 日;或每晚 1 粒(400 mg),连用 3 日;或 1 粒(1200 mg),单次用药。②克霉唑栓剂,每晚 1 粒(150 mg),塞入阴道深部,连用 7 日;或每日早、晚各 1 粒(150 mg)连用 3 日;或 1 粒(500 mg),单次用药。复杂性 VVC 病人局部用药需要适当延长为 7～14 日。

(2) 全身用药:若不能耐受局部用药者、未婚妇女及不愿采用局部用药者,可选用口服药物。常用氟康唑 150 mg,顿服。

3. 复杂性 VVC 的治疗

(1) 严重 VVC:应延长治疗时间。若口服氟康唑 150 mg,则 72 h 后加服 1 次。症状严重者,局部应用低浓度糖皮质激素软膏或唑类霜剂。

(2) 复发性外阴阴道假丝酵母菌病(RVVC)的治疗:一年内有症状并经真菌学证实的 VVC 发作 4 次及以上,称为 RVVC,发生率约 5%。根据培养和药物敏感试验选择药物。抗真菌治疗分为初始治疗和巩固治疗。

(3) 妊娠合并 VVC 的治疗:局部治疗为主,以 7 日疗法效果为佳,禁口服唑类药物。

【护理诊断/问题】

1. 皮肤或黏膜完整性受损　与抓挠、阴道炎症刺激、分泌物增多有关。

2. 知识缺乏:缺乏预防、治疗 VVC 的知识。

3. 焦虑　与瘙痒、疼痛症状反复出现有关。

【预期目标】

1. 病人积极参与治疗,症状好转,疾病痊愈。

2. 消毒隔离概念加强,相关知识水平提高。

【护理措施】

1. 一般护理　基本同滴虫性阴道炎。

2. 心理护理　向病人讲解 VVC 相关知识,消除病人的焦虑心理,使其积极配合治疗。

3. 用药护理　指导病人正确用药。需要阴道用药的病人应洗手后戴手套,用食指将药沿阴道后壁推进达阴道深部(详见二十一章第四节),为保证药物局部作用时间,宜在晚上睡前放置。为提高用药效果,可用 2%～4%碳酸氢钠溶液坐浴或阴道灌洗后用药。嘱坐浴时应注意药液浓度、温度和时间。

4. 随访　若症状持续存在或诊断后 2 个月内复发者,需再次复诊。对 RVVC 在治疗结束后 7～14 日、1 个月、3 个月和 6 个月各随访 1 次,3 个月及 6 个月时建议同时进行真菌培养。

5. 健康教育　做好卫生宣教,养成良好的卫生习惯,每天清洗外阴、勤换内裤,不穿紧身化纤内裤。无需对性伴侣进行常规治疗。约 15％男性与女性病人接触后患有龟头炎,对有症状男性应进行假丝酵母菌检查及治疗,预防女性重复感染。

【结果评价】

1. 病人症状减轻或消失。

2. 病人相关知识水平提高。

三、老年性阴道炎

老年性阴道炎常见于妇女绝经后,卵巢功能减退雌激素水平降低,致局部抵抗力下降,病菌易入侵并繁殖引起炎症。

【护理评估】

1. 临床表现　主要症状为外阴灼热不适、瘙痒及阴道分泌物增多。阴道分泌物稀薄,呈淡黄色,感染严重者呈血样脓性白带。由于阴道黏膜萎缩,可伴有性交痛。妇科检查可见阴道呈萎缩性改变,上皮皱襞消失、萎缩、菲薄。阴道黏膜充血,常伴有散在小出血点或点状出血斑,有时见浅表溃疡。溃疡面可与对侧粘连,严重时造成狭窄甚至闭锁,炎症分泌物引流不畅形成阴道积脓或子宫腔积脓。

2. 辅助检查　取阴道分泌物检查,镜下见大量基底层细胞及白细胞而无滴虫及假丝酵母菌。对有血性白带者,需常规做子宫颈细胞学检查,必要时行分段诊刮术。对阴道壁肉芽组织及溃疡,可行局部活体组织检查。

3. 与疾病相关的健康史　绝经后妇女因卵巢功能衰退,雌激素水平降低,阴道壁萎缩,黏膜变薄,上皮细胞内糖原含量减少,阴道内 pH 值增高,多为 5.0～7.0,嗜酸性的乳杆菌不再为优势菌,局部抵抗力降低,其他致病菌过度繁殖或容易入侵引起炎症。

4. 心理-社会状况　由于阴道疼痛、白带增多,甚至出血致病人心情不畅,但又不愿意诊治,需评估影响其不愿就医的原因,家庭支持系统及以往应对问题的方式。

5. 治疗原则　补充雌激素增加阴道抵抗力;抗生素抑制细菌生长。

(1)抑制细菌生长:阴道局部应用抗生素如诺氟沙星 100 mg,放于阴道深部,每日 1 次,7～10 日为 1 个疗程。也可选用中药如保妇康栓等。

(2)增加阴道抵抗力:针对病因,补充雌激素是萎缩性阴道炎的主要治疗方法。可用雌三醇软膏局部涂抹,每日 1～2 次,14 日为 1 个疗程。为防止阴道炎复发,亦可全身用药。

【护理诊断/问题】

1. 舒适改变　与阴道瘙痒、白带增多有关。

2. 知识缺乏:缺乏围绝经期妇女、老年妇女保健知识。

【预期目标】

1. 瘙痒、白带增多症状减轻至消失。

2. 掌握围绝经期妇女、老年妇女保健知识。

【护理措施】

1. 一般护理　保持外阴清洁,勤换内裤。穿棉织内裤,减少刺激。

2. 心理护理　告知老年性阴道炎的病因和治疗方法,减轻病人及家属的焦虑心理。

3. 用药护理　指导病人或家属阴道灌洗、上药方法,病人可采用 1％乳酸或 0.5％醋酸冲

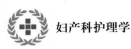

洗阴道,1次/日,以增加阴道酸度,抑制细菌生长繁殖。通常在阴道灌洗后进行阴道局部用药。对于阴道局部干涩明显者,可应用润滑剂。本人用药有困难者,指导其家属协助用药或由医务人员帮助使用。注意操作前先洗净双手、消毒器具。

4. 健康教育　对围绝经期、老年妇女进行健康教育,使其掌握老年性阴道炎的预防措施和技巧。

【结果评价】

1. 病人症状减轻或消失,心情舒畅。

2. 病人掌握相关知识。

第四节　子宫颈炎症

子宫颈炎症是妇科最常见的下生殖道炎症之一,包括子宫颈阴道部炎症及子宫颈管黏膜炎症。因子宫颈阴道部鳞状上皮与阴道鳞状上皮相延续,阴道炎症均可引起子宫颈阴道部炎症。由于子宫颈管黏膜上皮为单层柱状上皮,抗感染能力较差,易发生感染。临床多见的子宫颈炎是急性子宫颈管黏膜炎。若急性子宫颈炎未经及时诊治或病原体持续存在,可导致慢性子宫颈炎症。

【慢性子宫颈炎的病理】

1. 慢性子宫颈管黏膜炎　由于子宫颈管黏膜皱襞较多,感染后容易形成持续性子宫颈黏膜炎,表现为子宫颈管黏液及脓性分泌物,反复发作。

2. 子宫颈息肉(cervical polyp)　子宫颈息肉是子宫颈管腺体和间质的局限性增生,并向子宫颈外口突出形成息肉。检查见子宫颈息肉通常为单个,也可为多个,红色,质软而脆,呈舌形,可有蒂,蒂宽窄不一,根部可附在子宫颈外口,也可在子宫颈管内。光镜下见息肉表面被覆高柱状上皮,间质水肿、血管丰富及慢性炎性细胞浸润。

3. 子宫颈肥大　慢性炎症的长期刺激导致腺体及间质增生。此外,子宫颈深部的腺囊肿均可使子宫颈呈不同程度肥大,硬度增加。

部分病人子宫颈外口处的子宫颈阴道部外观呈细颗粒状的红色区,称为子宫颈糜烂样改变。以往称为"子宫颈糜烂",并认为是慢性子宫颈炎的最常见病理改变。但目前已明确"子宫颈糜烂"并不是病理学上的上皮溃疡、缺失所致的真性糜烂,也与慢性子宫颈炎症的定义即间质中出现慢性炎细胞浸润并不一致。因此,"子宫颈糜烂"作为慢性子宫颈炎症的诊断术语已不再恰当。子宫颈糜烂样改变只是一个临床征象,可为生理性改变,也可为病理性改变。生理性柱状上皮异位多见于青春期、生育年龄妇女雌激素分泌旺盛者、口服避孕药或妊娠期,由于雌激素的作用,鳞柱状上皮交界部外移,子宫颈局部呈糜烂样改变外观。此外,宫颈上皮内瘤变及早期子宫颈癌也可使子宫颈呈糜烂样改变。

案　例

病人,女,47岁,已婚,半年前出现腰骶及下腹部疼痛,经时疼痛加重,尤以坠胀痛为主,伴白带增多,色黄、质稠、味臭,偶尔白带带血,1周前因参加重体力劳动病情加重。查体:精神差,下腹部压痛、反跳痛均为(十十)。请问:

1. 该病人护理评估的内容有哪些?

2. 为该病人确定 2 个主要的护理诊断/问题。

【护理评估】

(一)临床表现

1. **急性子宫颈炎** 大部分病人无症状。有症状者主要表现为阴道分泌物增多,呈黏液脓性,阴道分泌物刺激可引起外阴瘙痒及灼热感。此外,可出现经间期出血、性交后出血等症状。若合并尿路感染,可出现尿急、尿频、尿痛。妇科检查见子宫颈充血、水肿、黏膜外翻,有黏液脓性分泌物附着甚至从子宫颈管流出,子宫颈管黏膜质脆,容易诱发出血。若为淋病奈瑟菌感染,因尿道旁腺、前庭大腺受累,可见尿道口、阴道口黏膜充血、水肿,以及大量脓性分泌物。

2. **慢性子宫颈炎** 多无症状,少数病人可有阴道分泌物增多,淡黄色或脓性,性交后出血,月经间期出血,偶有分泌物刺激引起外阴瘙痒或不适。妇科检查可发现子宫颈呈糜烂样改变,或有黄色分泌物覆盖子宫颈口或从子宫颈口流出,也可表现为子宫颈息肉或子宫颈肥大。

(二)辅助检查

子宫颈管或子宫颈管棉拭子标本上,肉眼见到脓性或黏液脓性分泌物。或用棉拭子擦拭子宫颈管时,容易诱发子宫颈管内出血。阴道镜检查对发现子宫颈病变有帮助。对有血性白带者,应与子宫恶性肿瘤相鉴别,需常规做子宫颈液基细胞学检查,必要时行分段诊刮术。显微镜检查子宫颈或阴道分泌物白细胞增多。病原体检测应做衣原体及淋病奈瑟菌的检测,以及应检测有无细菌性阴道病及滴虫性阴道炎。

(三)与疾病相关的健康史

正常情况下,子宫颈具有多种防御功能,是阻止病原菌进入上生殖道的重要防线。但因子宫颈容易受分娩、流产、性交或手术操作的损伤;子宫颈管黏膜上皮为单层柱状上皮,抗感染能力较差,而易发生感染。因子宫颈阴道部鳞状上皮与阴道鳞状上皮相延续,阴道炎症可引起子宫颈阴道部炎症。急性子宫颈炎病原体主要为性传播疾病病原体和内源性病原体。性传播疾病的病原体,如淋病奈瑟菌、沙眼衣原体,主要见于性传播疾病的高危人群。沙眼衣原体及淋病奈瑟菌均感染子宫颈管柱状上皮,沿黏膜面扩散引起浅层感染,病变以子宫颈管明显。除子宫颈管柱状上皮外,淋病奈瑟菌还常侵袭尿道移行上皮、尿道旁腺及前庭大腺。慢性子宫颈炎炎症可由急性子宫颈炎炎症迁延而来,也可为病原体持续感染所致,病原体与急性子宫颈炎相似。

(四)心理-社会状况

急性子宫颈炎病人突然脓性分泌物增多,慢性子宫颈炎病人经常腰酸、分泌物增多,均影响病人的生活质量,出现焦虑症状。应评估病人和其家属对疾病知识的掌握程度及对疾病的心理反应。

(五)治疗原则

1. **急性子宫颈炎** 主要为抗生素治疗,可根据不同情况采用经验性抗生素治疗及针对病原体的抗生素治疗。

2. **慢性子宫颈炎** 不同病变采用不同的治疗方法。对表现为糜烂样改变者,若为无症状的生理性柱状上皮异位无需处理。对糜烂样改变伴有分泌物增多、乳头状增生或接触性出血者,可给予局部物理治疗,包括激光、冷冻、微波等方法,也可给予中药保妇康栓治疗或其作为物理治疗前后的辅助治疗。

(1)慢性子宫颈管黏膜炎:针对病因给予治疗,对病原体不详的,尚无有效治疗方法,可试用物理治疗。

（2）子宫颈息肉：行息肉摘除术，术后切除息肉送组织病理学检查。

（3）子宫颈肥大：一般无需治疗。

【护理诊断/问题】

1. 组织完整性受损　与炎性刺激有关。

2. 舒适改变　与外阴瘙痒、白带增多、阴道分泌物的刺激有关。

3. 焦虑　与害怕子宫颈癌有关。

【预期目标】

1. 病人自诉舒适感增加，症状好转或消失。

2. 病人焦虑感减轻或消失。

【护理措施】

1. 一般护理　加强会阴部护理，保持外阴清洁、干燥，减少局部摩擦，每日更换内裤。

2. 心理护理　帮助病人了解子宫颈炎的发病原因、临床表现、治疗方法及注意事项，解除病人焦虑心理，鼓励病人积极配合治疗。

3. 用药护理　按医嘱及时、足量、规范地给予抗生素治疗。

4. 物理治疗的护理　物理治疗的原理都是将子宫颈糜烂面的单层柱状上皮破坏，结痂脱落后新的鳞状上皮覆盖创面，为期3～4周，病变较深者，需6～8周，子宫颈恢复光滑外观。应注意：①治疗前应常规做子宫颈筛查，以排除宫颈上皮内瘤变和子宫颈癌。②有急性生殖器炎症者列为禁忌。③治疗时间选择在月经干净后3～7天内进行。④治疗后应每日清洗外阴2次，保持外阴清洁，在创面尚未愈合期间（4～8周）禁盆浴、性交和阴道灌洗。⑤物理治疗后有阴道分泌物增多，甚至有大量水样排液，术后1～2周脱痂时可有少许出血。⑥物理治疗有引起术后出血，子宫颈狭窄，不孕，感染的可能，治疗后应定期复查。一般于两次月经干净后3～7天复查，观察创面愈合情况直至痊愈，同时注意有无子宫颈管狭窄。

5. 健康教育　治疗后症状持续存在者，应告知病人随诊。对持续性子宫颈炎症病人，需要对其进行全面评估，分析原因，调整治疗方案。包括了解有无再次感染性传播疾病，性伴侣是否已进行治疗，阴道菌群失调是否持续存在等。向病人传授防病知识，嘱注意个人卫生，加强营养，增强体质；积极治疗急性子宫颈炎；若子宫颈炎病人的病原体为沙眼衣原体及淋病奈瑟菌，应对其性伴侣进行相应的检查及治疗；分娩及手术时发现子宫颈裂伤要及时缝合；定期妇科检查，以便及时发现子宫颈炎症，排除子宫颈癌后积极予以治疗；物理治疗的病人按医嘱护理和随访。

【结果评价】

1. 病人积极配合检查与治疗，症状缓解或减轻，舒适度增加。

2. 病人获得正确的子宫颈炎的相关知识，定期随访。

第五节　盆腔炎性疾病

盆腔炎性疾病（pelvic inflammatory disease，PID）是指女性上生殖道的一组感染性疾病，主要包括子宫内膜炎（endometritis）、输卵管炎（salpingitis）、输卵管卵巢脓肿（tubo-ovarian abscess，TOA）、盆腔腹膜炎（peritonitis）。炎症可局限于一个部位，也可同时累及几个部位，最常见的是输卵管炎及输卵管卵巢炎，单纯的子宫内膜炎或卵巢炎较少见。盆腔炎性疾病若未能得到及时、彻底的治疗,可导致不孕、输卵管妊娠、慢性腹痛,炎症反复发作,从而影响妇女的生殖健康,且增加家庭与社会的经济负担。

【病理及发病机制】

1. **急性子宫内膜炎及子宫肌炎** 子宫内膜充血、水肿,有炎性渗出物,严重者内膜坏死、脱落形成溃疡。镜下见大量白细胞浸润,炎症向深部侵入形成子宫肌炎。

2. **急性输卵管炎、输卵管积脓、输卵管卵巢脓肿** 急性输卵管炎症因病原体传播途径不同而有不同的病变特点,具体如下。

(1)炎症经子宫内膜向下蔓延:首先引起输卵管黏膜炎,严重者输卵管上皮发生退行性变或成片脱落,引起输卵管黏膜粘连,导致输卵管管腔及伞端闭锁。如有脓液积聚于管腔内则形成输卵管积脓。淋病奈瑟菌及大肠埃希菌、类杆菌及普雷沃菌除直接引起输卵管上皮损伤外,其细胞壁脂多糖等内毒素引起输卵管纤毛大量脱落,导致输卵管运输功能减退、丧失。衣原体感染后引起交叉免疫反应可损伤输卵管,导致严重输卵管黏膜结构及功能破坏,并引起盆腔广泛粘连。

(2)病原菌经过子宫颈的淋巴扩散:首先侵及浆膜层发生输卵管周围炎,然后累及肌层,而输卵管黏膜层可不受累或受累极轻,病变以输卵管间质炎为主。其管腔常可因肌壁增厚受压变窄,但仍能保持通畅。轻者输卵管仅有轻度充血、肿胀、略增粗,严重者输卵管明显增粗、弯曲,与周围组织粘连。卵巢很少单独发炎,常与发炎的输卵管伞端粘连而发生卵巢周围炎,称为输卵管卵巢炎,习称附件炎。炎症可通过卵巢排卵的破孔侵入卵巢实质形成卵巢脓肿,脓肿壁与输卵管积脓粘连并穿通,形成输卵管卵巢脓肿。输卵管卵巢脓肿多位于子宫后方或子宫、阔韧带后叶及肠管间粘连处,可破入直肠或阴道,若破入腹腔则引起弥漫性腹膜炎。

3. **急性盆腔腹膜炎** 盆腔内器官发生严重感染时往往蔓延到盆腔腹膜,发炎的腹膜充血、水肿,并有少量含纤维素的渗出液,形成盆腔脏器粘连。当有大量脓性渗出液积聚于粘连的间隙内,可形成散在小脓肿,多见积聚于直肠子宫陷凹处形成盆腔脓肿,脓肿前为子宫,后方为直肠,顶部为粘连的肠管及大网膜,脓肿可破入直肠而使症状突然减轻,也可破入腹腔引起弥漫性腹膜炎。

4. **急性盆腔结缔组织炎** 病原体经淋巴管进入盆腔结缔组织而引起结缔组织充血、水肿及中性粒细胞浸润,以子宫旁结缔组织炎最常见。若组织化脓形成盆腔腹膜外脓肿,可自发破入直肠或阴道。

5. **败血症及脓毒血症** 当病原体毒性强、数量多,病人抵抗力降低时常发生败血症。发生盆腔炎性疾病后,若身体其他部位发现多处炎症病灶或脓肿者,应考虑有脓毒血症存在,但需要经血培养证实。

6. **肝周围炎**(Fitz-Hugh-Curtis syndrome) 肝包膜炎症而无肝实质损害的肝周围炎,淋病奈瑟菌及衣原体感染均可引起。由于肝包膜水肿,吸气时病人的右上腹疼痛。肝包膜上有脓性或纤维渗出物,早期在肝包膜与前腹壁腹膜之间形成松软粘连,晚期形成琴弦样粘连。5%～10%输卵管炎病人可出现肝周围炎,临床表现为继下腹痛后出现右上腹痛,或下腹疼痛与右下腹疼痛同时出现。

7. **盆腔炎性疾病后遗症**(sequelae of PID) 盆腔炎性疾病后遗症是指盆腔炎性疾病未得到及时正确的治疗,可能会发生的一系列后遗症。主要病理改变为组织破坏、广泛粘连、增生及瘢痕形成,导致输卵管阻塞、输卵管增粗、输卵管卵巢肿块、输卵管积水或输卵管卵巢脓肿,以盆腔结缔组织炎的遗留改变表现为主,骶韧带增生、变厚,若病变广泛可使子宫固定。

【护理评估】

（一）临床表现

可因炎症轻重及范围大小而有不同的临床表现。

1. 急性盆腔炎性疾病

（1）症状：轻者无症状或症状轻微，常因延误正确治疗而导致感染后遗症。常见症状为下腹痛、阴道分泌物增多。腹痛为持续性，活动或性交后加重。若病情严重可出现发热甚至高热、寒战、头痛、食欲缺乏。月经期发病可出现经量增多、经期延长。若有腹膜炎，出现消化系统症状如恶心、呕吐、腹胀、腹泻等。伴有泌尿系统感染可有尿急、尿频、尿痛症状。若有脓肿形成，可有下腹包块及局部压迫刺激症状；包块位于子宫前方可出现膀胱刺激症状，如排尿困难、尿频，若引起膀胱肌炎还可有尿痛等；包块位于子宫后方可有直肠刺激症状；若在腹膜外可致腹泻、里急后重感和排便困难。肝周围炎除有输卵管炎的症状及体征，还有右上腹疼痛。

（2）体征：病人体征差异较大，轻者无明显异常发现，或妇科检查仅发现子宫颈举痛或子宫体压痛或附件区压痛。严重病例呈急性面容，体温升高，心率加快，下腹部有压痛、反跳痛及肌紧张，甚至出现腹胀，肠鸣音减弱或消失。盆腔检查：阴道可见脓性臭味分泌物；子宫颈充血、水肿，子宫颈管黏膜或子宫腔有急性炎症时见脓性分泌物从子宫颈口流出。穹隆触痛明显，须注意是否饱满；子宫颈举痛；子宫体稍大，有压痛，活动受限。子宫两侧压痛明显，若为单纯的输卵管炎，可触及增粗的输卵管，压痛明显；若为输卵管积脓或输卵管卵巢脓肿，可触及包块且压痛明显，不活动；宫旁结缔组织炎时，可扪及子宫旁一侧或两侧片状增厚，或两侧子宫骶韧带高度水肿、增粗，压痛明显；若有盆腔脓肿形成且位置较低时，可叩及后穹隆或侧穹隆有肿块且有波动感。

2. 盆腔炎性疾病后遗症　病人有时出现低热、乏力等。临床多表现为不孕、异位妊娠、慢性盆腔痛或盆腔炎性疾病反复发作等症状。根据病变涉及部位，妇科检查可呈现不同特点：通常发现子宫大小正常或稍大、常呈后位、活动受限或粘连固定、触痛；子宫旁组织增厚，骶韧带增粗，触痛；或在附件区可触及条索状物、囊性或质韧包块，活动受限，有触痛。如果子宫被固定或封闭于周围瘢痕化组织中，则呈"冰冻骨盆"状态。

（二）辅助检查

1. 血常规　有感染时白细胞总数及中性粒细胞数均增高，血沉可增快。

2. 阴道、子宫颈分泌物培养　检查淋病奈瑟菌和衣原体。可进一步做药物敏感试验指导临床用药。

3. 后穹隆穿刺　疑有盆腔脓肿时应用，帮助诊断并取分泌物培养。

4. B型超声或其他影像学检查　可帮助判断是否有输卵管增粗、输卵管积液，是否有盆腔积液或输卵管卵巢脓肿。

5. 腹腔镜检查　腹腔镜诊断准确，能够直接取感染部位的分泌物做细菌培养，但临床应用有一定局限性，不是所有盆腔炎病人都能接受。

（三）与疾病相关的健康史

1. 病因　女性生殖系统有较完整的自然防御功能，但当机体免疫力下降、内分泌发生变化及致病体侵入时，即可导致炎症的发生。盆腔炎性疾病多发生在性活跃期、有月经的妇女，初潮前、绝经后或未婚者很少发生盆腔炎性疾病，若发生盆腔炎性疾病也往往由邻近器官炎症的扩散引起。引起盆腔炎症性疾病的病原体有：①外源性病原体，主要为性传播疾病的病原体，如沙眼衣原体、淋病奈瑟菌。其他有支原体，包括人型支原体、生殖支原体及解脲支原体。

②内源性病原体,来自寄居于阴道内的菌群,包括需氧菌(金黄色葡萄球菌、溶血性链球菌等)和厌氧菌(脆弱类杆菌、消化球菌等)。

2. 高危因素　了解高危因素利于盆腔炎性疾病的正确诊断、护理和预防。

(1)年龄:年轻妇女容易发生盆腔炎性疾病可能与频繁性活动、子宫颈柱状上皮生理性向外移位、子宫颈黏液机械防御功能较差有关。

(2)性活动:盆腔炎性疾病多发生在性活跃期妇女,尤其是初次性交年龄小、有多个性伴侣、性交过频及性伴侣有性传播疾病者。

(3)下生殖道感染:如淋病奈瑟菌性子宫颈炎、衣原体性子宫颈炎及细菌性阴道病等与盆腔炎性疾病的发生密切相关。

(4)子宫腔内手术操作后感染:如刮宫术、输卵管通液术、子宫输卵管造影术、宫腔镜检查等,由于手术消毒不严格或手术所致生殖道黏膜损伤等,可导致下生殖道内源性菌群的病原体上行感染。

(5)性卫生不良:经期性交、使用不洁的月经垫等,均可引起病原体侵入而导致炎症。

(6)邻近器官炎症直接蔓延:阑尾炎、腹膜炎等蔓延至盆腔,导致炎症发作,病原体以大肠埃希菌为主。

(7)盆腔炎性疾病再次急性发作:盆腔炎性疾病所致的盆腔广泛粘连、输卵管损伤、输卵管防御能力下降,容易造成再次感染,导致急性发作。

(四)心理-社会状况

密切观察病人的精神状态,了解有无焦虑情绪,有无精神不振、睡眠欠佳等神经衰弱症状。了解病人及家属对疾病的认知程度及对不孕的态度等。

(五)治疗原则

主要为及时、足量的抗生素治疗,必要时手术治疗。抗生素的治疗原则为经验性、广谱、及时及个体化。对于盆腔炎性疾病后遗症者,多采用综合性治疗方案控制炎症,缓解症状,增加受孕机会。

1. 门诊治疗　若病人一般状况好,症状轻,能耐受口服抗生素,并有条件随访,可在门诊给予口服或肌内注射抗生素治疗。

2. 住院治疗　若病人一般情况差,病情严重,伴有发热、恶心、呕吐;或有盆腔腹膜炎、输卵管卵巢脓肿;或门诊治疗无效;或不能耐受口服抗生素;或诊断不清,均应住院给予抗生素治疗为主的综合治疗。手术治疗主要用于抗生素控制不满意的输卵管卵巢脓肿或盆腔脓肿。

3. 中药治疗　主要为活血化淤、清热解毒药物,如银翘解毒汤、安宫牛黄丸或紫雪丹等。

【护理诊断/问题】

1. 体温过高　与炎症有关。

2. 疼痛　与盆腔炎症有关。

3. 活动无耐力　与发热、体弱有关。

4. 排便异常　与盆腔炎性包块压迫有关。

【预期目标】

1. 病人能维持正常体温,体力恢复正常。

2. 病人的焦虑程度减轻。

【护理措施】

1. 一般护理　卧床休息,提倡半卧位,有利于脓液积聚于直肠子宫陷凹使炎症局限;加强营养,增强体质,给予高热量、高蛋白、高维生素的流质或半流质饮食;避免不必要的妇科检查以免引起炎症扩散;注意个人卫生,嘱病人保持外阴清洁、干燥。

2.心理护理　关心病人疾苦,耐心倾听病人诉说,尽可能满足病人需求,解除病人的思想顾虑;让病人及家属了解盆腔炎性疾病相关知识,和病人及家属共同探讨治疗、护理计划,减轻病人及家属焦虑、恐惧心理,增强病人治愈疾病的信心,使其积极配合治疗和护理。

3.用药护理　遵医嘱给予病人足量、有效的抗生素,向病人解释用药的剂量、方法及注意事项,绝大多数盆腔炎性疾病病人能彻底治愈,使其建立信心,主动配合。应注意并观察病人的用药反应。

4.对症护理　①有腹痛、腰痛的病人应注意休息,防止受凉,必要时遵医嘱给予镇静止痛药缓解症状。②对睡眠不佳的病人,可在睡前用热水泡脚,关闭照明设施,保持室内安静,必要时遵医嘱服用镇静剂。③对于药物治疗无效、脓肿持续存在、脓肿破裂者需要手术切除病灶治疗者,为其提供相应的术前准备及术后护理措施。④高热时采用物理降温。⑤若有腹胀应行胃肠减压。⑥遵医嘱纠正电解质紊乱和酸碱失衡。

5.性伴侣治疗　对与盆腔炎性疾病病人出现症状前60日内接触过的性伴侣进行检查和治疗。如果最近一次性交发生在6个月前,则应对最后的性伴侣进行检查、治疗。在女性盆腔炎性疾病病人治疗期间应避免无保护性性交。

6.健康指导　对于接受抗生素治疗的病人,应在72 h内随诊以确定疗效,包括评估有无临床情况的改善,如体温下降,腹部压痛、反跳痛减轻,子宫颈举痛、子宫压痛、附件区压痛减轻。若此期间症状无改善,则需进一步检查,重新进行评估,必要时行腹腔镜或直视手术探查。对沙眼衣原体及淋病奈瑟菌感染者,可在治疗后4~6周复查病原体。做好经期、孕期及产褥期卫生宣教。指导病人增加营养,积极锻炼身体,增强体质。保持良好的个人卫生习惯,经期禁止性交,注意性生活卫生,减少性传播疾病。嘱病人遵医嘱执行治疗方案,急性盆腔炎性疾病应规范治疗,彻底治愈,以免迁延不愈导致慢性盆腔炎性疾病,影响将来生活质量。对沙眼衣原体感染的高危妇女进行筛查和治疗可减少盆腔炎性疾病发生率。加强公共卫生教育,提高对生殖道感染的认识及对预防感染的重要性的认识。

【结果评价】

1.病人物理降温方法使用恰当,体温降至正常范围并维持,疼痛消失,无并发症。

2.病人心情愉快,食欲增加,生活自理,二便正常。

第六节　性传播疾病

一、淋病

淋病(gonorrhea)是由革兰染色阴性的淋病奈氏菌(简称淋菌)感染引起的以泌尿生殖系统化脓性感染为主要表现的性传播疾病。极易侵犯并隐匿在女性泌尿生殖道而引起感染,以侵袭生殖、泌尿系统黏膜的柱状上皮和移行上皮为特点。近年在我国其发病率居性传播疾病首位。任何年龄均可发生,以20~30岁居多。

【传播途径】　淋菌绝大多数通过性交经黏膜传播,多为男性先感染淋菌后再传播给女性,以子宫颈管受感染最常见,同时可波及尿道、尿道旁腺、前庭大腺等处。淋菌表面有菌毛,吸附于精子进入子宫颈管,并在该处柱状上皮细胞内引起炎症,使上皮细胞坏死脱落,白细胞增多,脓液形成。若病情继续发展,可引起子宫内膜炎、输卵管炎或输卵管积脓,直至发生腹膜炎。间接传播途径主要通过接触染菌衣物、毛巾、床单、浴盆等物品及消毒不彻底的检查器械等,所占比例很小。

【护理评估】

(一)临床表现

1. 主要症状 淋菌感染的潜伏期为 1~14 日,60%~70%病人无自觉症状。感染初期病变局限于下生殖道、泌尿道,随病情发展可累及上生殖道。最早症状为尿频、尿痛、排尿困难。白带增多呈脓性。外阴红肿、烧灼感,子宫颈感染时子宫颈充血、水肿,有脓性分泌物。淋菌侵入输卵管、卵巢可致急性盆腔炎,病人自觉下腹两侧剧痛,有寒战、高热、恶心、呕吐。急性淋病未治疗彻底或病情迁延可转为慢性。表现为慢性尿道炎、尿道旁腺炎、前庭大腺炎、慢性子宫颈炎、慢性输卵管炎、输卵管积水等。淋菌可长期潜伏在尿道旁腺、前庭大腺或子宫颈黏膜腺体深处,可引起反复急性发作。

2. 淋病对孕产妇及胎儿的影响 妊娠期任何阶段的淋菌感染,对妊娠预后均有影响。妊娠早期淋菌性子宫颈管炎,可导致感染性流产与人工流产后感染。妊娠晚期易因淋菌性子宫颈管炎使胎膜脆性增加,极易发生胎膜早破。胎膜早破使孕妇发生羊膜腔感染综合征,分娩时出现滞产。对胎儿的威胁则是早产和胎儿宫内感染。早产发病率约为 17%。胎儿感染易发生胎儿窘迫、胎儿宫内发育迟缓,甚至导致死胎、死产。产后常发生产褥感染。

3. 淋病对新生儿的影响 胎儿幸存经阴道娩出,可以发生新生儿淋菌结膜炎、肺炎,甚至出现淋菌败血症,使围生儿死亡率明显增加。淋菌感染的潜伏期为 1~14 日,故新生儿淋菌结膜炎多在生后 1~2 周内发病,可见双眼眼睑肿胀,结膜发红,睫毛粘在一起,睁眼时流出脓性分泌物,局部加压有脓液溢出。若未能及时治疗,结膜炎继续发展,引起淋菌眼眶蜂窝织炎,也可浸润角膜形成角膜溃疡、云翳,甚至发生角膜穿孔或发展成虹膜睫状体炎、全眼球炎,导致失明。

(二)辅助检查

1. 革兰染色 取尿道口、子宫颈管等处分泌物涂片,在多核白细胞内见到多个革兰阴性双球菌,可作出初步诊断。

2. 分泌物培养 目前筛查淋病的金标准方法,可见圆形、凸起的潮湿、光滑、半透明菌落,边缘呈花瓣状。取菌落涂片,见典型双球菌可确诊。

(三)心理-社会状况

注意观察病人的心理变化,有无激动、愤怒情绪,有无焦虑、不安等表现,评估家庭、人际关系现状。

(四)治疗原则

尽早彻底治疗。用药应及时、足量、规则。治疗方案可选用头孢曲松、头孢噻肟、大观霉素、红霉素、阿奇霉素或多西环素。淋病孕妇主要选用抗生素治疗。通常首选头孢曲松钠 1 g,每日一次肌内注射,并加用红霉素 0.5 g,每日 4 次口服,连用 7~10 日为一个疗程。孕期禁用喹诺酮类药物。性伴侣应同时进行治疗。若治疗一个疗程后淋菌仍为阳性,则应按耐药菌株感染对待,及时更换药物。

【护理诊断/问题】

1. 自尊紊乱 与社会对性病病人歧视有关。

2. 知识缺乏：缺乏淋病传染、治疗与预后的相关知识。

3. 舒适改变　与炎症反应、炎性分泌物刺激有关。

【预期目标】

1. 病人心理压力得到缓解，自尊提高。

2. 及时正规治疗，疾病无迁延。

3. 症状缓解或消失，病人舒适感增加。

【护理措施】

1. 一般护理　急性期嘱病人卧床休息，进食高蛋白、高维生素、高热量饮食。保持室内空气清新，每日空气消毒一次。保持外阴清洁。

2. 心理护理　向病人解释疾病相关知识，尊重病人并给予安慰和关心。帮助病人树立坚持治疗的信心。

3. 用药护理　护士应协助医生做好各项辅助检查及标本送检工作，遵医嘱给予药物及物理治疗。淋病孕妇娩出的新生儿，应用1％硝酸银溶液滴眼，预防淋菌结膜炎，并预防性使用头孢曲松钠。

4. 健康教育　在淋病高发地区，孕妇应于产前常规筛查淋菌，在妊娠早、中、晚期各做1次子宫颈分泌物涂片镜检淋菌，或进行淋菌培养，以便及早确诊并得到彻底治疗。治疗期间严禁性交，治疗后应随访。疗程治疗结束后，需复查淋菌是否存在，连续进行3次子宫颈分泌物涂片镜检及淋菌培养均为阴性方属治愈。因为淋病病人有可能同时感染滴虫和梅毒，所以随访应同时监测阴道滴虫及梅毒血清反应。教会病人自行消毒隔离的方法，病人的内裤、毛巾、浴盆应煮沸消毒5～10 min，病人所接触的物品及器具宜用1％苯酚溶液浸泡消毒。

【结果评价】

1. 病人症状减轻或消失，心情舒畅。

2. 病人掌握疾病相关知识。

二、尖锐湿疣

尖锐湿疣(condyloma acuminate,CA)是近年常见的性传播疾病，仅次于淋病，居第二位。尖锐湿疣的病原体为人乳头瘤病毒(human papilloma virus,HPV)。好发部位以外阴部(阴唇后联合、小阴唇内侧等)最常见，占93％。其次是子宫颈(其中隆起型多，平坦型少)占32％，阴道仅占18％。

【传播途径】　性交为其主要传播途径，但也有少数为非性接触传播。

【护理评估】

（一）临床表现

1. 主要症状　潜伏期为3周～8个月，平均3个月。病人以年轻妇女居多。疾病部位多为外阴、大阴唇、阴道、子宫颈、尿道口、肛门周围，表现为烧灼痛、局部瘙痒。典型体征为初起微小散在的柔软粉红色或灰白色疣状丘疹。随着疣逐渐增多、增大，相互融合形成鸡冠状或菜花状，顶端可有角化或感染溃烂。

2. 对孕产妇、胎儿和新生儿的影响　妊娠期尖锐湿疣组织脆弱，阴道分娩时易致大出血；巨大尖锐湿疣可阻塞产道而影响分娩；产后尖锐湿疣迅速缩小，甚至自然消退。孕妇患尖锐湿疣，有垂直传播的危险。胎儿宫内感染极罕见，有报道个别胎儿出现畸胎或死胎。绝大多数是通过软产道感染。在幼儿期有发生喉乳头瘤的可能。

（二）辅助检查

1. 醋酸白试验　用 3%～5% 醋酸涂于可疑部位,1～15 min 后病变部位发白。

2. 阴道镜　疣体较小时或发生在阴道壁、子宫颈的病变可用阴道镜检查。

3. 聚合酶链反应(PCR)　具有快速、较敏感的特异性,但有一定的假阳性。

4. 病理学检查　镜下见挖空细胞为 HPV 感染的特征性改变。活检标本电镜下可见到病毒颗粒。

（三）心理-社会状况

观察病人有无紧张、焦虑或情绪激动的心理反应。

（四）治疗原则

主要为局部治疗,选用 5% 氟尿嘧啶软膏或 50% 三氯醋酸等病灶局部涂擦。若病灶有蒂且大,可行冷冻、电灼、激光治疗。大的尖锐湿疣也可行手术将湿疣主体切除,待愈合后采用药物局部治疗。

若孕妇患有尖锐湿疣:妊娠 36 周以前,若病灶小且少,仅在外阴部,可用 1% 酞丁安乳膏涂擦,也可用苯甲酸酊涂擦;若发生在妊娠近足月或足月,病灶局限在外阴部,仍可行冷冻治疗或手术切除病灶,可考虑经阴道分娩。若妊娠足月,发现病灶广泛存在于外阴部、阴道和子宫颈时,经阴道分娩极易发生软产道裂伤,甚至大量出血,或巨大病灶堵塞软产道,均应择期行剖宫产术结束分娩。妊娠结束后,部分尖锐湿疣有可能自然消失。

【护理诊断/问题】

1. 知识缺乏:缺乏尖锐湿疣传染、治疗与预后的相关知识。

2. 舒适改变　与分泌物刺激有关。

3. 焦虑　与担心自身健康有关。

【预期目标】

1. 积极面对疾病,正规治疗。

2. 局部治疗有效,病人舒适感增加。

3. 病人焦虑情绪得以缓解,心情平静地接受治疗。

【护理措施】

1. 一般护理　保持外阴清洁卫生。治疗期间禁止性生活。被污染的衣裤、生活用品要及时消毒。指导病人正确的消毒隔离方法。经期停止各类治疗。积极治疗合并感染,如淋病、滴虫性阴道炎、外阴阴道假丝酵母菌病、子宫颈炎、盆腔炎等。

2. 心理护理　了解并解除病人求医的思想顾虑,尊重病人,以诚恳和耐心的态度对待病人。使病人做到患病后及早到医院接受正规诊断和治疗。

3. 患病孕妇护理　做好外阴护理,需要选择剖宫产术的为其提供相应手术护理。

4. 健康教育　注意个人卫生,不用公用浴巾、盆具;洁身自好,做好性卫生;避免直接接触病人的损害部位及污染物。

【结果评价】

1. 病人能正视疾病,积极配合治疗和护理。

2. 瘙痒症状得到有效缓解或消失,病人舒适感增加。

三、梅毒

梅毒(syphilis)是由苍白密螺旋体引起的慢性全身性疾病。梅毒是严重危害人类健康的性传播疾病。

【传播途径】 梅毒病人是传染源。最主要的传播途径是通过性交经黏膜擦伤处传播。患早期梅毒的孕妇可通过胎盘传给胎儿,若孕妇软产道有梅毒病灶,也可发生产道感染。此外,输血、接吻、衣物传染途径较少见。

【护理评估】

(一) 临床表现

1. 主要症状　潜伏期为 2~4 周,早期表现主要为皮肤黏膜损害,晚期能侵犯心血管、神经系统等重要脏器,造成劳动力丧失甚至死亡。

2. 梅毒对胎儿和婴幼儿的影响　梅毒孕妇能通过胎盘将病原体传给胎儿引起早产、死产或娩出先天梅毒儿。患一、二期梅毒孕妇的传染性最强,梅毒病原体在胎儿内脏(主要在肝、肺、脾、肾上腺等)和组织中大量繁殖,引起妊娠 6 周后的流产、早产、死胎、死产。未经治疗的一、二期梅毒孕妇几乎 100% 传给胎儿,早期潜伏梅毒(感染不足 2 年,临床无梅毒性损害表现,梅毒血清学试验阳性)孕妇感染胎儿的可能性达 80% 以上,且有 20% 早产。未治疗的晚期梅毒孕妇感染胎儿的可能性约为 30%,晚期潜伏梅毒(感染超过 2 年,临床无梅毒性损害表现,梅毒血清学试验阳性)孕妇,虽性接触已无传染性,但感染胎儿的可能性仍有 10%。通常先天梅毒儿占死胎的 30% 左右。

若胎儿幸存,娩出先天梅毒儿(也称胎传梅毒儿),病情较重。早期表现有皮肤大疱、皮疹、鼻炎及鼻塞、肝脾肿大、淋巴结肿大等;晚期先天梅毒多出现在 2 岁以后,表现为楔状齿、鞍鼻、间质性角膜炎、骨膜炎、神经性耳聋等,其病死率及致残率均明显增高。

(二) 辅助检查

1. 病原体检查　在一期梅毒的硬下疳部位取少许血清渗出液,放于载玻片上,置暗视野显微镜下观察,依据螺旋体强折光性和运动方式进行判断,可以确诊。

2. 梅毒血清学检查　非梅毒螺旋体抗原血清试验是梅毒常规筛查方法。

3. 羊水检查　近年已开展用 PCR 技术取羊水检测螺旋体诊断先天梅毒。

(三) 心理-社会状况

有恐惧、自卑心理表现,晚期病人更明显,社会交往被孤立,缺乏关爱,孤独寂寞。

(四) 治疗原则

治疗梅毒的原则是早期明确诊断,及时治疗,用药足量,疗程规则。

【护理诊断/问题】

1. 知识缺乏:缺乏梅毒相关知识。

2. 组织完整性受损　与治疗不及时,感染迁延有关。

【预期目标】

1. 治疗及时,感染得到控制。

2. 不发生严重的组织器官损害。

【护理措施】

1. 心理护理　正确对待和尊重病人,帮助其建立治愈疾病的信心和生活的勇气。

2. 患病孕产妇护理　早期和晚期梅毒孕妇,首选青霉素疗法。先天梅毒脑脊液 VDRL 阳性者,选用普鲁卡因青霉素;脑脊液正常者,选用苄星青霉素。若青霉素过敏,改用红霉素。孕妇禁用四环素类药物。

3. 健康教育 治疗期间应避免性生活,同时性伴侣也应接受检查及治疗。治疗后进行随访。第 1 年每 3 个月复查 1 次,第 2~3 年每半年复查 1 次,如发现血清由阴性变为阳性或滴度升高 4 倍或症状复发,应用加倍剂量药物治疗。

【结果评价】

1. 病人能了解疾病相关知识。

2. 慢性迁延病人减少,无严重的组织器官损害。

小结

女性生殖系统炎症是妇科常见病,病原体主要为细菌、原虫、病毒等。主要的治疗要点是加强预防,针对病因给予物理、手术或中药治疗,彻底控制炎症。女性生殖系统炎症包括外阴、阴道、子宫颈至盆腔内的子宫、输卵管、卵巢、盆腔腹膜、盆腔结缔组织的炎症。炎症可局限于一个部位或多个部位同时受累。病情可轻可重,轻者无症状,重者可引起败血症甚至感染性休克死亡。女性生殖系统炎症不仅危害病人,还可危害胎儿、新生儿。通过本章内容的学习,应该了解导致常见炎症性疾病的原因、病原体及表现、防治的原则与护理措施。

性传播疾病是指以性行为为主要传播途径的一组传染病,主要包括淋病、尖锐湿疣和梅毒等,均对孕产妇及胎婴儿有不良影响。应明确病因,及时给予规范治疗。护理要点为加强健康教育,预防性病发生,同时做好孕产妇和新生儿护理。

目标检测

一、选择题

1. 病人,女,29 岁,外阴不适,辅助检查:氨臭味试验有烂鱼样腥臭味,线索细胞检查为阳性。阴道 pH 值为 4.7,护士告知病人所患疾病最可能是(   )。

A. 外阴炎　　　　　　　　　B. 前庭大腺炎　　　　　　　　C. 滴虫性阴道炎

D. 外阴阴道假丝酵母菌病　　E. 细菌性阴道病

2. 病人,女,38 岁,因外阴瘙痒,灼痛,白带呈豆渣样就诊,医生诊断为外阴阴道假丝酵母菌病。关于该病的发生,病人认知不正确的是(   )。

A. 假丝酵母菌是寄生在阴道、口腔、肠道的条件致病菌

B. 常见于妊娠、糖尿病、接受大量雌激素治疗者

C. 性交是该病的最主要的传播途径

D. 典型症状是外阴瘙痒、灼痛,白带呈豆渣样

E. 为提高用药效果,可用 2%~4% 碳酸氢钠溶液冲洗阴道

3. 急性盆腔炎的病因不包括(   )。

A. 经期卫生不良　　　　　　　　　　　B. 产后感染

C. 慢性盆腔炎急性发作　　　　　　　　D. 急性胃炎

E. 子宫腔内手术操作后感染

4. 尖锐湿疣的病原体是(   )。

A. 假丝酵母菌　　　　　　　B. 人乳头瘤病毒　　　　　　　C. 苍白螺旋体

D. 链球菌　　　　　　　　　E. 淋球菌

二、案例题

病人,女,32 岁,主诉白带增多,呈淡黄色稀薄样,伴外阴瘙痒 7 天。检查阴道黏膜充血,有散在出血点,子宫颈有出血斑点,后穹隆有大量白带,呈灰黄色稀薄泡沫状。请问:

(1) 该病人可能为何种病原体感染?

(2) 主要护理措施有哪些?

(贾　慧)

参考答案:一、1. E　2. E　3. D　4. B

第十四章　月经失调病人的护理

第一节　功能失调性子宫出血

正常月经的发生是源于卵巢排卵后黄体的正常发育及萎缩，并因此而产生的雌、孕激素水平变化，子宫内膜功能层发生萎缩坏死及脱落出血。正常月经周期受到下丘脑-垂体-卵巢轴（即神经内分泌调节轴）的调节。正常情况下，月经的周期、持续时间及经量有其规律性。正常周期一般为 24～35 天，出血持续 2～7 天，经量为 20～60 mL，凡不符合上述条件者均为子宫异常出血。当机体受到内部或外界因素如营养不良、精神紧张、饮食紊乱、酗酒、环境及气候变化等影响时，可引起下丘脑-垂体-卵巢轴功能异常而导致月经失调。

功能失调性子宫出血（dysfunctional uterine bleeding，DUB）简称功血，是由于生殖内分泌轴功能失常引起的异常子宫出血，而全身及生殖系统无明显器质性病变。其临床表现主要为不规则的子宫出血，分为无排卵性功血和排卵性月经失调两大类。

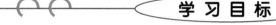

案　例

病人，女，15 岁，主诉因持续阴道出血 10 余天伴头晕乏力就诊。12 岁初潮，月经周期35～50 天，前次月经为 50 天前，此次月经来潮后经量较多，且持续 10 余天不止，伴头晕、乏力。查体：病人面色苍白，贫血貌，精神差，睑结膜苍白，心率 106 次/分，呼吸 21 次/分，腹软，肛腹诊子宫大小正常，双附件未触及包块。B 超示子宫双附件无异常，子宫内膜厚 1.0 cm。血常规：Hb 75 g/L，PLT 15×10^9/L。请问：

1. 该病人的医疗诊断是什么？

2. 该病人护理评估的内容和处理原则有哪些?

【病因】

(一) 无排卵性功能失调性子宫出血

无排卵性功血多发于青春期和绝经过渡期,也可发生于生育年龄。

1. 青春期 青春期女性由于下丘脑-垂体-卵巢轴之间激素的反馈调节功能尚未发育成熟,下丘脑和垂体对于卵巢雌激素的正反馈作用存在缺陷,致使 FSH 处于低水平状态,无 LH 促排卵峰值形成而不能排卵,使子宫内膜受单一雌激素的影响而缺乏孕激素的对抗,引起雌激素突破性出血,从而导致月经失调。

2. 绝经过渡期 绝经过渡期女性由于卵巢功能逐渐衰退,卵巢对垂体促性腺激素的敏感性下降,卵泡发育障碍而不能排卵,也使子宫内膜仅受雌激素的作用而无孕激素对抗从而引起出血,导致月经失调。

3. 生育期 生育期女性有时由于应激等因素作用,也可以发生无排卵性功血。各种病因引起的不同时期无排卵均可导致子宫内膜受单一雌激素刺激而无孕激素对抗,引起雌激素突破性出血(breakthrough bleeding)。另外,无排卵性功血还与下列子宫内膜出血自限缺陷有关:①子宫内膜组织脆性增加,容易自发破溃出血。②子宫内膜脱落不全修复困难:由于雌激素的波动,且缺乏孕激素的作用,一部分内膜在修复,而另一部分则发生脱落和出血,这种持续处于增生状态的子宫内膜的局灶性脱落,使得内膜的修复与再生困难。③血管结构与功能异常:无排卵性功血病人,其子宫内膜破裂的毛细血管密度增加,多处小血管断裂,且缺乏螺旋化,造成流血时间长,流血量多。④凝血与纤溶异常:无排卵性功血病人子宫内膜凝血功能下降,纤溶亢进。⑤血管舒张因子异常:无排卵性功血病人子宫内膜血管舒张因子前列腺素 E_2 含量高,血管易于扩张,使出血量增加。

(二) 排卵性月经失调

排卵性月经失调(ovulatory menstrual dysfunction)较无排卵性功血少见,多发生于育龄期女性,病人卵巢有周期性排卵,因此有尚可辨认的月经周期。可分为月经过多(menorrhagia)和月经周期间出血两类。

其原因可能是由子宫内膜中纤溶酶活性高或前列腺素血管舒缩因子比例失调引起,也可能是分泌晚期子宫内膜中 ER 及 PR 高于正常所致。

【病理】 功血的病理变化主要体现在子宫内膜。

(一) 无排卵性功血

子宫内膜受雌激素的持续作用而缺乏孕激素拮抗,可呈不同程度增生期变化,少数呈萎缩性改变。

1. 子宫内膜增生症(endometrial hyperplasia) 国际妇科病理协会 1998 年的分型为:①单纯型增生(simple hyperplasia):最常见的子宫内膜增生类型,病变涉及腺体和间质,呈弥漫性分布,腺上皮细胞无异型性,为单层或假复层。腺体数量较正常增多,腺体腔呈囊性扩大,约 1% 可能发展为子宫内膜腺癌。②复杂型增生(complex hyperplasia):病变只涉及腺体,通常为局灶性分布。增生的腺上皮细胞呈复层排列,无异型性。腺体增生明显,结构复杂,腺体与腺体相邻,即背靠背现象。约 3% 可能发展为子宫内膜腺癌。③不典型增生(atypical hyperplasia):病变只涉及腺体,可呈局灶性或弥漫性分布,腺体结构复杂,增生拥挤,增生的腺上皮细胞极性紊乱,细胞核深染,可见核分裂象,出现异型性。发展成子宫内膜腺癌的概率是

23%。只要腺上皮细胞有异型性出现,即属于不典型增生,不属于功血范畴。

2. 增生期子宫内膜(proliferative phase endometrium) 子宫内膜的改变与正常月经周期中的增生期一样,但在月经周期后半期甚至是月经期,子宫内膜仍表现为增生期形态。

3. 萎缩型子宫内膜(atrophic endometrium) 子宫内膜薄呈萎缩状,腺体少而小,管腔狭直,间质致密且较少,胶原纤维相对较多。

(二)排卵性月经失调

(1)月经过多时,子宫内膜一般表现为分泌期子宫内膜,可能存在腺体与间质发育不同步或间质水肿不明显。

(2)黄体功能不全时,子宫内膜一般表现为分泌期子宫内膜,腺体分泌欠佳,腺体与间质发育不同步或间质水肿不明显,病理学检查子宫内膜分泌反应滞后2日。

(3)子宫内膜不规则脱落时,于月经周期第5~6日仍可见到分泌期子宫内膜。子宫内膜常表现为混合型,即残存的分泌期子宫内膜与新增生的子宫内膜及出血坏死组织相间存在。

【护理评估】

(一)临床表现

1. 无排卵性功血 病人可有不同的临床表现。最常见的临床症状是子宫不规则出血,表现为经量不定或经量增多,甚至大量出血,经期长短不一,周期紊乱。出血时一般无腹痛,出血时间长或出血量多时可继发贫血,大量出血时可出现休克。根据病人出血的特点,异常子宫出血分为以下几种情况:①月经过多(menorrhagia):月经周期规律,经期延长至7日以上或经量大于80 mL。②子宫不规则出血(metrorrhagia):月经周期不规律,经期延长,但经量正常。③子宫不规则出血过多(menometrorrhagia):月经周期不规则,经期延长,经量过多。④月经过频(polymenorrhea):月经周期缩短(<21日),月经频发。

2. 排卵性月经失调

(1)月经过多:表现为月经周期及经期均正常,但经量增多,常多于80 mL。

(2)月经周期间出血:分为黄体功能异常及围排卵期出血两类。①黄体功能异常包括黄体功能不全及子宫内膜不规则脱落两类:黄体功能不全时,表现为月经周期缩短,有时月经周期虽正常,但黄体期缩短,卵泡期较长,病人可在妊娠早期流产或不易受孕。子宫内膜不规则脱落时,表现为周期正常,经期延长,多达9~10日,且出血量较多。②围排卵期出血:在排卵期,即两次月经中间,因雌激素水平短暂下降,使部分子宫内膜失去激素的支持而脱落,表现为有规律的阴道出血,即围排卵期出血。

(二)辅助检查

1. 子宫内膜取样

(1)诊断性刮宫术:简称诊刮,是已婚女性病人的常用方法,目的是止血并明确子宫内膜病理学诊断。对于药物治疗效果差或有子宫内膜癌高危因素的异常出血病人,应行诊刮术以明确诊断。一般于月经来潮6~8 h内或月经来潮前3~7日刮宫,子宫内膜送病理学检查以明确是否有排卵或检查黄体功能如何。不规则子宫出血的病人可随时进行诊刮。刮宫时应注意子宫腔大小、形态,尤其要注意搔刮子宫角处,注意子宫壁是否光滑,刮出物的量和性质。对于无性生活的病人,如药物治疗无效或怀疑有器质性病变时,应征得家属同意并签字后行诊刮术。

(2)子宫内膜活检:国外目前使用 Karman 套管或小刮匙取子宫内膜,此法创伤小,且能取得足够标本用于诊断。

2. 基础体温(BBT)测定 基础体温测定是测定是否排卵、黄体功能是否正常的简易可行的方法。无排卵性功血病人的体温呈单相型改变(图 14-1);排卵性月经失调病人由于受孕激素的作用,其基础体温呈双相型改变。黄体功能不全病人基础体温呈双相型改变,但排卵后体温上升缓慢,升高幅度较低,时间较短,9～11 日即下降(图 14-2);子宫内膜不规则脱落时,基础体温呈双相型改变,但下降缓慢。(图 14-3)。

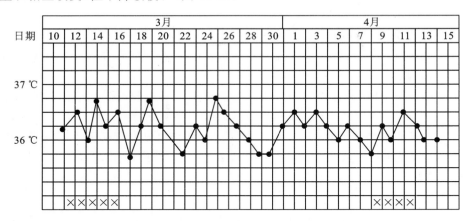

图 14-1　基础体温单相型(无排卵性功血)

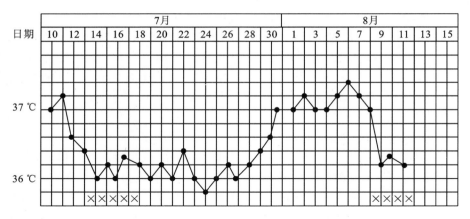

图 14-2　基础体温双相型(黄体功能不全)

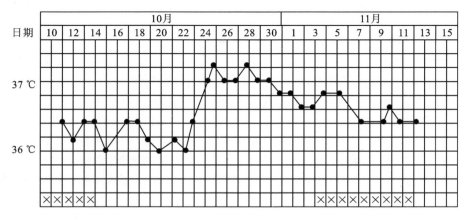

图 14-3　基础体温双相型(黄体萎缩不全)

3. 盆腔 B 超检查　可了解子宫的大小、形状,子宫腔内有无占位性病变、子宫内膜厚度及回声。

4. 宫腔镜检查　可直接看到子宫内膜的变化,有无充血,是否光滑,有无异常增生物生长,如子宫内膜息肉、黏膜下肌瘤、子宫内膜癌等,并在可疑部位进行活检,提高内膜病变诊断的准确率。

5. 子宫颈黏液结晶检查　月经前出现羊齿植物叶状结晶,提示无排卵。

6. 激素测定　通过适时测定血清孕酮水平可判定是否排卵及黄体功能,通过测定血催乳素水平、睾酮及甲状腺功能可排除其他内分泌疾病。

7. 生殖道脱落细胞学检查　通过生殖道脱落细胞形态改变,判断受雌激素影响程度,间接反映卵巢的功能。

8. 凝血功能检查　测定血小板计数、出凝血时间、部分促凝血酶原激酶时间、凝血酶原时间等,以排除凝血功能障碍性疾病。

9. 全细胞计数　确定有无贫血及血小板异常。

10. 血或尿 HCG 检测　对于有性生活史的病人,应排除妊娠或与妊娠相关的疾病。

(三)与疾病相关的健康史

1. 病史　询问病人的年龄、月经史、婚育史、采取何种避孕措施,既往有无高血压、肝病、血液系统疾病等慢性疾病史,发病前有无精神过度紧张、情绪异常、劳累、环境变化等诱因,询问发病经过,如时间、目前出血情况、诊治经过及疗效如何,已婚女性尤其是育龄期女性询问其是否有停经史、是否做过诊刮及病理结果如何。

2. 身心状况　观察病人的一般状况如精神及营养状态,是否贫血,皮肤黏膜有无出血点、紫癜、黄疸等,是否肥胖。体格检查全身浅表淋巴结、甲状腺及乳房的发育情况,进行腹部、四肢及神经系统的检查。年轻病人尤其是青春期病人常因害羞或其他原因不能及时就诊,致使病程延长并继发贫血及感染,并可出现止血效果欠佳,从而产生焦虑情绪,影响正常工作学习和身心健康。围绝经期的病人则担心肿瘤发生,病情严重而恐惧及焦虑不安。

(四)心理-社会状况

青春期病人可因害羞或对疾病的认识不足忽视治疗而延长病程,最终可并发贫血和(或)感染,进而给病人带来焦虑和恐慌情绪,以致影响日常生活;生育期的女性则因功血所致的不孕或流产而造成心理负担加重,且精神压力往往更加重下次月经紊乱,从而使病程迁延;围绝经期女性则担心病情严重,肿瘤发生而焦虑恐惧。

(五)治疗原则

1. 无排卵性功能失调性子宫出血　青春期及育龄期无排卵性功血治疗原则是止血、调整月经周期、促进排卵、纠正贫血及预防感染。围绝经期的治疗原则是止血、调整月经周期、减少经量、防止内膜病变。常用性激素进行止血和调整周期。

(1)止血:根据出血量的多少来选择合适的药物和使用方法。出血量少的病人,采用最低有效剂量,以减少药物的毒副作用。对于出血量大的病人,要求使用性激素 8 h 内出血量有所减少,24~48 h 内出血基本停止。如 96 h 后仍不能止血,应考虑为其他原因引起的出血。①雌激素:主要用于治疗青春期功血,通过应用大剂量的雌激素促使子宫内膜迅速生长,能在短期内修复创面而达到止血目的,适用于短期内大量出血时。如苯甲酸雌二醇 3~4 mg/d,分 2~3 次肌内注射。如出血量明显减少,则维持该剂量;如出血无明显减少,可从 6~8 mg/d 开始,血止后 3 日开始减量,每 3 日减量 1/3,每日最大剂量应少于 12 mg。或口服戊酸雌二醇,每次 2 mg,每 4～6 h 1 次,血止后 3 日开始减量,每 3 日减量 1/3,雌激素疗法需在血红蛋白计数增至 90 g/L 以上时加用孕激素撤退。对于有血栓性疾病或血液呈高凝状态的病人,禁忌使用大量雌激素止血。对于少量间断出血的病人,因其体内雌激素水平低,也可应用雌激素治疗,常用生理剂量即可,如妊马雌酮,每次 1.25 mg,每日 1 次,共用药 21 日,后 7～10 日加用孕激素,常用的孕激素有醋酸甲羟孕酮(medroxyprogesterone acetate)8～10 mg,每日 1 次,但停药后出血会较多,约 7 日后血止。②孕激素:也称"药物性刮宫",停药后数日内即有撤药性出血。适用于体内已有一定雌激素水平、生命体征平稳、血红蛋白＞80 g/L 的病人,孕激素可使增生期子宫内膜转化为分泌期,停药后内膜彻底脱落,达到止血效果。以炔诺酮为例,每次口服 5 mg,每 8 h 1 次,2～3 后血止,每 3 日减量 1/3,直至每日以 2.5～5 mg 为维持量,持续用药至血止后 21 天,停药 3～7 日后发生药物撤退性出血。③雌孕激素联合用药:联合用药效果优于单一用药。治疗青春期和育龄期无排卵性功血往往有效。目前常使用第三代短效口服避孕药,如炔雌醇环丙孕酮片,每次 1～2 片,8～12 h 1 次,血止后 3 日开始逐渐减量至每日 1 片,至第 21 天周期结束。④雄激素:如丙酸睾酮,对雌激素有对抗作用,可减少盆腔充血、增加子宫血管张力,减少子宫出血,起协助止血的作用。⑤一般止血药:如氨甲环酸、酚磺乙酸、维生素 K 等。⑥纠正贫血:口服铁剂及叶酸治疗,必要时输血。⑦矫正凝血功能:出血多时可补充凝血因子,如新鲜冻干血浆、纤维蛋白原、血小板或新鲜血。⑧抗感染治疗:出血时间较长、贫血严重或合并感染征象时应及时使用抗生素。

(2) 调整月经周期:使用性激素止血后,应调整月经周期。青春期及生育期无排卵性功血病人,应恢复其正常内分泌功能,建立正常月经周期;围绝经期妇女则需控制子宫出血并预防发生子宫内膜增生症,防止再次发生功血。常用调整周期方法如下:①雌孕激素序贯法:又称人工周期。模拟自然月经周期中卵巢分泌激素的规律,将雌孕激素序贯使用,子宫内膜因而产生相应的改变,发生周期性剥脱。适用于青春期及生育期内源性雌激素较低的功血病人,自撤药性出血第 5 日起,应用戊酸雌二醇 2 mg 或妊马雌酮 1.25 mg,每日 1 次,连用 21 日,服用第 11 日起加服醋酸甲羟孕酮,每日 10 mg,连服 10 日。3 个周期为一个疗程。若仍未建立正常月经周期,重复上述疗法。若病人体内有一定水平雌激素,则雌激素可减量至 1/4 或 1/2 量。②雌孕激素联合法:开始即用孕激素,可以限制雌激素促子宫内膜生长的作用。雌激素则可预防治疗过程中孕激素所造成的突破性出血。常用药物为口服避孕药,可以控制周期,还可满足有避孕要求的功血病人。一般自撤药后出血第 5 天开始,每日口服 1 片,连用 21 天,后停药 7天,在停药后第 8 天继续服用,3 个周期为一个疗程,病情反复者可延至 6 个周期。应注意用避孕药的潜在风险,有心脑血管疾病、血栓性疾病及 40 岁以上吸烟女性不宜使用。③孕激素法:月经周期后半期(撤药性出血第 16～25 日)口服醋酸甲羟孕酮 10 mg 或地屈孕酮 10～20 mg,每日 1 次;肌内注射黄体酮亦可,每次 20 mg,每日 1 次,连用 10～14 日,使用 3～6 个周期。适用于青春期或子宫内膜活检为增生期的功血病人。④子宫内孕激素释放系统:其原理为在子宫腔内释放孕激素,以限制子宫内膜过度增生,对功血病人有效。常用于治疗月经过多的病人。在子宫腔内放置含左炔诺孕酮或孕酮宫内节育器,能使经量减少 80%～90%,甚至闭经。

(3) 促进排卵:功血病人经过上述药物治疗数个疗程后,部分病人自发排卵可以恢复。青春期病人一般不建议使用促排卵药,有生育要求的无排卵性功血病人可采取促排卵治疗。常用的药物有氯米芬、尿促性素等。

(4) 手术治疗:①刮宫术:对于急性大出血的病人,通过诊刮术可迅速止血,且能明确子宫

内膜病理学诊断,适用于有性生活史的功血病人。②子宫内膜切除术(endometrial ablation):
宫腔镜下激光或电切割子宫内膜、热疗或滚动球电凝法能直接破坏全部或大部分子宫内膜及
浅肌层,使经量减少以至闭经。适用于药物治疗效果差、不适于或不愿意切除子宫的功血病
人。术前口服孕三烯酮 2.5 mg,每周 2 次,4~12 周;或促性腺激素释放激素类似物(GnRH-a)
3.75 mg,每 28 日 1 次,共 1~3 次,可使子宫内膜萎缩,减少血管再生,缩短手术时间,术中出
血量减少,增加手术的安全性。其优点是微创、有效止血,使经量减少 80%~90%,甚至部分
病人可闭经。但术前一定要明确子宫内膜病理学诊断,排除子宫内膜癌。③子宫切除术:适用
于各种治疗效果不佳,并对治疗功血的所有方法了解后,知情选择子宫切除术。

2. 排卵性月经失调

(1) 月经过多:①孕激素内膜萎缩法:用法同无排卵性功血治疗。②宫内孕激素释放系
统:宫内每日释放左炔诺孕酮 20 μg,有效期 5 年,可使经量减少,副作用少,最初半年内可能有
突破性出血。③止血药:氨甲环酸 1 g,每日 2~3 次,可使经量减少约 54%。还可使用维生素
K、酚磺乙胺等。④短效口服避孕药:可使子宫内膜变薄,减少子宫出血量。

(2) 黄体功能不足:①针对病因,促进卵泡发育和排卵:常用药物为氯米酚,氯米酚可与内
源性雌激素受体竞争性结合,可使垂体分泌 FSH 和 LH,从而促进卵泡发育。从月经周期第
3~5 日开始,每日口服氯米酚 50 mg,连用 5 日。②补充黄体功能:排卵后开始肌注黄体酮,每
日 10 mg,连用 10~14 日,补充黄体分泌孕酮不足。③促进月经周期中 LH 峰形成:当卵泡发
育成熟后,给予肌内注射绒毛膜促性腺激素 5000~10000 U,一次或两次肌内注射,促进月经
周期中 LH 峰的形成,避免黄体过早衰退并增加孕酮的分泌。④黄体功能刺激疗法:基础体温
上升后,开始肌内注射绒毛膜促性腺激素 1000~2000 U,隔日一次,共 5 次。可延长黄体期,
孕酮水平上升。⑤口服避孕药:适用于需避孕的功血病人,可周期性使用 3~6 个周期。

(3) 子宫内膜不规则脱落:①孕激素:可使用孕激素调节下丘脑-垂体-卵巢轴功能,黄体及
时萎缩,内膜完整按时脱落。常使用药物为甲羟孕酮片 10 mg,每日 1 次,口服,于排卵后 1~2
日或下次月经来潮前 10~14 日开始,连用 10 日。如有生育要求,则改为肌内注射黄体酮注射
液。②复方短效避孕药:能控制周期、抑制排卵。③绒毛膜促性腺激素:可促进黄体功能,用法
同黄体功能不足时绒毛膜促性腺激素的用法。

(4) 围排卵期出血:可用短效口服避孕药,抑制排卵,调整周期。

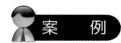 案 例

病人入院后诊断为"青春期无排卵性功血"。给予性激素止血、调整月经周期及促进排卵,
同时纠正贫血等处理。请问:

1. 为该病人确定 2 个主要的护理诊断/问题。

2. 针对病人的护理诊断如何制定护理措施?

【护理诊断/问题】

1. 恐惧 与疾病迁延不愈、缺乏相关知识有关。

2. 疲乏 与子宫大量出血,引起继发性贫血有关。

3. 有感染的危险 与子宫出血较多导致贫血、机体抵抗力低下有关。

【预期目标】

1. 病人了解更多相关疾病的知识,以减轻焦虑情绪。

2. 加强营养,提高病人机体的免疫力,避免发生感染。

【护理措施】

(一)一般护理

补充营养,病人常常体质较差,告诉病人应加强营养,改善全身状况,针对个人喜好制定饮食计划。补充铁剂、叶酸、钙剂、维生素及蛋白质,推荐食用富含铁剂的食物如动物肝脏、蛋黄、胡萝卜等。适当进行活动,增强耐力,提高免疫力。

(二)心理护理

针对各年龄段的功血病人给予相应的心理护理。对于青春期病人,讲解有关月经的知识,使其了解功血的发病原因,消除其害羞心理,积极主动配合治疗。对于育龄期病人应减少其担心疾病影响生育的心理负担,增强战胜疾病、实现生育愿望的信心。对于绝经过渡期病人,主要是明确诊断,排除恶性肿瘤引起不规则出血的可能,放心接受治疗。让病人知晓功血的发生与精神心理因素有很大关系,保持良好的心理状态,以积极的心态面对疾病,充满信心配合治疗。

(三)症状护理

1. 维持血容量 观察病人的生命体征,正确估算病人出血量,记录出入量。如出血较多,嘱病人注意休息,避免剧烈活动。如贫血严重,遵医嘱进行输液、配血、输血及止血,以便维持病人正常血容量。同时做好会阴部护理,防止感染。

2. 遵医嘱服用性激素类药物 嘱病人正确服用性激素,不得随意停用或漏服,药物减量需按医嘱执行,用药期间发生不规则出血应及时就诊。对于住院病人,应严格按医嘱发药。

3. 预防感染 密切观察病人体温、脉搏、有无腹部压痛等与感染有关的征象,检测白细胞计数与分类变化,如有感染征象,及时使用抗生素。

4. 健康教育

(1)让病人了解正确服用药物的重要性,按时准确服用性激素,不能随意停药或漏服。

(2)指导病人出血明显减少或血止后正确减少药物的方法,即每 3 天递减原药量的 1/3,不能随意自行增减剂量。

(3)应让病人明白出血停止并不代表治疗结束,应依据停药后 3～5 日可发生撤药性出血和月经周期来制定维持药量,病人必须按时使用维持量。

(4)在用药过程中发生不规则阴道流血应及时向医护人员反映情况。

【结果评价】

1. 病人能按照医嘱正确服用性激素治疗,且用药期间药物不良反应较轻。

2. 病人对于功血治疗期间的营养知识有所了解,能主动改善营养状况。

第二节 闭 经

闭经(amenorrhea)是妇科的常见症状,指月经停止或无月经。根据既往是否有月经来潮,将闭经分为原发性闭经和继发性两大类。原发性闭经(primary amenorrhea)是指年满 13 岁,第二性征尚未发育;或年龄超过 15 岁,第二性征已正常发育,但月经未来潮者。继发性闭经(secondary amenorrhea)是指既往已建立正常月经,但因某种原因 6 个月以上未来潮者,或按自身原月经周期计算,停经时间达 3 个周期以上者。

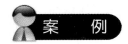 **案 例**

病人,女,18岁,高三年级学生,近两年月经不规则,闭经8个月。初潮年龄12岁,既往月经尚规律,5~6日/30~35日。上高中后出现月经紊乱,月经周期变为2~4个月,经量尚可,以后经量减少,至高二年级时需用药后月经才能来潮。现停用药物后8个月未来月经,自觉学习压力较大,情绪不稳定。伴食欲减退,睡眠欠佳,妇科B超检查子宫、附件无异常。请问:

1. 该病人护理评估的内容包括哪些?

2. 为该病人列出2个主要的护理诊断。

【病因及分类】 正常月经周期的形成与维持,主要依赖于下丘脑-垂体-卵巢轴的调节作用,子宫内膜在卵巢性激素作用下发生周期性反应,另外还要依赖于下生殖道是否通畅。根据引起闭经的生殖内分泌调节轴的部位不同,闭经分为下丘脑性闭经、垂体性闭经、卵巢性闭经、子宫性闭经及下生殖道异常发育所导致的闭经。

(一) 原发性闭经

多因先天性发育缺陷或遗传因素所致,较少见。根据第二性征是否发育,可分为第二性征缺乏及第二性征存在两类。

1. 第二性征缺乏的原发性闭经

(1) 低促性腺激素性腺功能减退(hypogonadotropic hypogonadism):因下丘脑分泌的促性腺激素释放激素不足或垂体分泌的促性腺激素不足所导致的原发性闭经。体质性青春发育迟缓最为常见,其次还有嗅觉缺失综合征(Kallmann's syndrome),病人表现为第二性征缺如,原发性闭经,嗅觉丧失或下降,女性内生殖器分化尚正常。

(2) 高促性腺激素性腺功能减退(hypergonadotropic hypogonadism):原发性性腺功能衰退,性激素分泌减少,反馈性LH及FSH升高。常合并有生殖道发育异常。①特纳综合征(Turner's syndrome):表现为卵巢未发育、原发性闭经、身材矮小、第二性征发育不良,还可伴有主动脉狭窄、自身免疫性甲状腺炎及高血压等。②46,XX单纯性腺发育不全(pure gonadal dysgenesis):表现为第二性征发育不良、子宫发育差、卵巢无功能呈条索状、外生殖器为女性。③46,XY单纯性腺发育不全:又称为Swyer综合征,表现为原发性闭经,性腺呈条索状,第二性征发育不良,具有女性生殖系统,但青春期未发育。因体内有Y染色体,病人至10~20岁时可发生无性细胞瘤或性腺母细胞瘤,故一旦确诊,应切除条索状性腺。

2. 第二性征存在的原发性闭经

(1) 米勒氏管发育不全综合征(Müllerian agenesis syndrome,又称Mayer-Rokitansky-Kuster-Hauser syndrome):约占青春期原发性闭经的20%。病人染色体核型正常,为46,XX,但副中肾管发育障碍,所造成的生殖系统畸形表现为始基子宫或无子宫及无阴道,卵巢、输卵管及外生殖器正常,促性腺激素正常,有排卵。约15%伴有肾脏异常,如肾缺如、马蹄肾等。5%~12%的病人伴有骨骼畸形。

(2) 雄激素不敏感综合征(androgen insensitivity syndrome):又称为睾丸女性化综合征。病人染色体核型为46,XY,男性假两性畸形,性腺为睾丸,位于腹腔内或腹股沟处。体内睾酮水平在男性范围内,因X染色体上雄激素受体基因缺陷,故睾酮无生物学效应,通过芳香化酶转化为雌激素,病人表型为女性型,至青春期后乳房隆起,但乳晕无色素沉着,乳头发育不良,阴道短浅,为盲端,子宫输卵管缺如。

（3）卵巢不敏感综合征：又称为对抗性卵巢综合征（savage syndrome）。病人卵巢内多为始基卵泡及初级卵泡，内源性促性腺激素特别是 FSH 较高，卵巢对外源性促性腺激素敏感性差。病人表现为原发性闭经。

（4）生殖道闭锁：任何引起生殖道横向闭锁的原因如无孔处女膜、阴道横隔等均可引起闭经。

（5）真两性畸形：极少见，病人染色体核型为 XX，XY 或嵌合体，体内同时有男性和女性性腺。

（二）继发性闭经

发病率较原发性闭经明显增高。病因较复杂，以下丘脑性闭经最为常见，其次为垂体性闭经、卵巢性闭经、子宫性闭经及下生殖道发育异常所致闭经。

1. 下丘脑性闭经　最为常见，是由于中枢神经系统和下丘脑的功能及器质性病变引起的闭经，其中，以功能性原因常见。其特点是下丘脑分泌的促性腺激素释放激素（GnRH）缺陷或减少，导致垂体激素（即 FSH 和 LH）分泌减少，垂体功能低下，而形成闭经。

（1）精神性因素：精神长期压抑、忧虑、紧张、过度劳累或环境改变等均可使神经内分泌障碍而出现闭经，可能与应激时下丘脑分泌肾上腺皮质激素和肾上腺皮质激素释放激素增多，进一步诱发内源性阿片肽和多巴胺分泌，从而抑制下丘脑分泌促性腺激素释放激素及垂体分泌促性腺激素，导致闭经。

（2）体重下降（weight loss）和神经性厌食（anorexia nervosa）：中枢神经系统对体重下降较敏感，当体重在 1 年内下降 10% 时，即可引发闭经。神经性厌食或强迫保持体形节食时，病人会出现厌食、消瘦、低体温、皮肤干燥、低促性腺激素性闭经。持续消瘦还可使 GnRH 下降至青春期前的水平，从而使性腺激素水平低下。

（3）运动性闭经：初潮发生和月经正常维持有赖于一定比例的机体脂肪，总体脂肪减少或肌肉/脂肪比例增加，均可造成月经失常。长期进行剧烈运动，如舞蹈演员和长跑运动员训练，造成机体应激反应、体脂下降，可诱发闭经。

（4）药物性闭经：长期应用某些药物，如甾体类避孕药、吩噻嗪衍生物等，均可引起继发性闭经。此类闭经通常可逆，一般于停药后 3～6 个月可自然恢复。

（5）颅咽管瘤：肿瘤最常见于蝶鞍的垂体漏斗部，增大后可压迫下丘脑和垂体柄而引起肥胖性生殖无能性营养不良症，临床常表现为闭经、生殖器官萎缩、颅内压增高、肥胖、视力障碍等。

2. 垂体性闭经　病变主要在垂体。腺垂体的器质性病变如垂体肿瘤、垂体坏死或损伤，垂体的功能异常如原发性垂体促性腺功能低下，均可影响促性腺激素的分泌，继而使卵巢功能异常而引起闭经。常见的疾病如希恩氏综合征，即垂体缺血坏死、腺垂体的各种腺细胞所发生的肿瘤（常见的是分泌催乳素的腺瘤，可引起闭经泌乳综合征）。另外，空蝶鞍综合征（empty sella syndrome）也是引起垂体性闭经的原因，空蝶鞍综合征是指蝶鞍隔因肿瘤或手术的破坏或先天发育不全，脑脊液流入垂体窝，垂体受压缩小引起的 1 组综合征，CT 或 MRI 检查可见扩大的垂体窝中萎缩的垂体及低密度脑脊液。

3. 卵巢性闭经　病变主要在卵巢。由于各种原因使得卵巢所分泌的性激素处于较低水平，使子宫内膜因激素水平低下而不能发生周期性剥脱而导致闭经。卵巢性闭经的病人体内促性腺激素水平较高，属于高促性腺激素性闭经。

（1）卵巢功能性肿瘤：卵巢支持-间质细胞瘤分泌雄激素，过量的雄激素可抑制下丘脑-垂体-卵巢轴的功能而闭经;卵巢颗粒-卵泡膜细胞瘤分泌雌激素,能抑制卵巢正常排卵,使子宫内膜持续处于增生状态而闭经。

(2) 卵巢早衰(premature ovarian failure):因卵巢内卵泡耗竭或因医源性损伤而使卵巢功能衰竭,即为卵巢早衰。常见病因为自身免疫性疾病,遗传因素,放、化疗对卵巢的破坏,手术造成的卵巢血供障碍等。常为继发性闭经,且伴有围绝经期症状。病人体内激素特征是高促性腺激素,尤其是 FSH 升高,伴有雌激素水平下降。

(3) 多囊卵巢综合征:病人主要特征是长期无排卵伴高雄激素血症,临床表现主要为闭经、不孕、肥胖及体表多毛。

4. 子宫性闭经 引起闭经原因在子宫。月经调节轴功能正常,由于子宫对卵巢激素不能产生反应或子宫内膜因各种原因受损引起的闭经。常见的疾病如 Asherman 综合征,即人工流产手术时过度刮宫或因出血刮宫而损伤子宫内膜,引起子宫腔粘连而闭经。子宫性闭经还可见于子宫内膜结核或其他微生物感染引起的炎症所致的宫腔粘连、子宫切除或子宫内膜切除及放疗后。

5. 其他 下生殖道发育异常,如先天性无阴道、处女膜闭锁等,因经血排出障碍而发生闭经。其他内分泌疾病如肾上腺、甲状腺、胰腺等功能异常也可导致闭经。

【护理评估】

(一) 临床表现

闭经的临床表现主要为月经停止或无月经来潮,同时还可以有引起闭经原因的病变部位所表现出的症状,如希恩氏综合征所致的闭经除无月经来潮,还可出现无泌乳、毛发脱落、性欲减退等一系列症候群;高催乳素血症除闭经外,还可有多毛、肥胖、不孕等。

(二) 辅助检查

1. 妇科检查 检查内、外生殖器官有无发育缺陷、畸形等。育龄期女性应首先排除妊娠可能。

2. 子宫功能检查 目的是了解子宫、子宫内膜对激素的反应能力。

(1) 宫腔镜检查:宫腔镜直视下直接观察子宫内膜,常规取子宫内膜做病理学检查。

(2) 子宫输卵管造影:通过造影了解子宫腔形态、大小及输卵管情况,以排除生殖系统发育不良、畸形、子宫腔粘连等病变。

(3) 盆腔 B 超检查:用于了解子宫的大小、形态及内膜的厚度,有无子宫,卵巢的大小及卵泡数目等。

(4) 诊断性刮宫术:适用于有性生活史的女性,用来了解子宫腔的大小、子宫腔是否光整。将刮出子宫内膜做病理学检查,可了解子宫内膜对卵巢激素的反应,是否与卵巢功能同步,另外,还可排除子宫内膜结核。

(5) 药物撤退试验:常用于评估体内雌激素水平,常用方法有孕激素试验及雌孕激素序贯试验。①孕激素试验(progestational challenge):肌内注射黄体酮注射液 20 mg/d,连续 5 天;或口服甲羟孕酮片,8~10 mg/d,连续口服 8~10 天,停药 3~7 天后出现撤药性出血(阳性反应),提示子宫内膜受一定水平雌激素影响,病变部位可能在下丘脑或垂体。如停用孕激素后无撤药性出血(阴性反应),说明病人体内雌激素水平低下,对孕激素反应差,下一步做雌孕激素序贯试验。②雌孕激素序贯试验:适用于孕激素试验阴性的病人。每晚口服妊马雌酮1.25 mg,连续使用 21 天,后 10 天加用甲羟孕酮片,每天口服 10 mg,停药后发生撤药性出血,提示子宫内膜功能无异常。可排除子宫原因造成的闭经。应进一步查找其他原因。如撤药后无出血,可再重复上述试验,若停药后仍无出血,提示子宫内膜被破坏或有缺陷,可诊为子宫性闭经。

3. 卵巢功能检查

(1)基础体温测定:正常月经周期中排卵后有黄体形成,孕激素水平升高,作用于下丘脑体温调节中枢,使基础体温较排卵前升高 0.3～0.5 ℃,即双相型基础体温,提示卵巢功能正常,有排卵及黄体形成。

(2)生殖道脱落细胞学检查:观察阴道脱落细胞表、中、底层细胞的百分比,若涂片中见有正常的周期性变化,提示卵巢功能正常,闭经原因在子宫。若涂片仅中见中、底层细胞,表层细胞极少或无,不成熟细胞比例增多,且 FSH 升高,提示病变在卵巢;若 FSH、LH 均低,涂片中表现为不同程度雌激素水平低落或持续轻度影响,提示为垂体或下丘脑功能异常引起的闭经。

(3)血甾体激素水平测定:测定血中雌二醇、孕酮及睾酮的水平。若雌、孕激素浓度较低,提示卵巢功能下降或衰退;若睾酮值高,则提示有多囊卵巢综合征、卵巢男性化肿瘤的可能。

4. 垂体功能检查 若雌激素试验为阳性,提示病人体内雌激素水平低下,为明确原发病因,应做以下检查。

(1)血 PRL、FSH、LH 测定:根据血清中 FSH、LH、PRL 及雌二醇浓度来判定卵巢、垂体及其以上部位的功能。若 PRL 升高时应进一步做头颅 CT 或磁共振成像检查,以排除垂体肿瘤。若 FSH、LH 均小于 5 U/L,提示下丘脑-垂体功能下降,闭经原因可能在垂体或下丘脑。若 FSH>40 U/L,提示卵巢功能衰退;若 LH>25 U/L,高度怀疑多囊卵巢,还应测定胰岛素及雄激素水平。

(2)垂体兴奋试验:又称为 GnRH 刺激试验,以明确垂体对 GnRH 的反应性。静脉注射黄体生成激素释放激素 15～60 min 后,LH 较注射前明显升高,说明垂体功能正常,病变部位在下丘脑;若数次重复试验后,LH 值无明显升高,提示闭经的原因在垂体。

(三)与疾病相关的健康史

1. 病史 详细询问病人的生长发育情况,询问月经史,包括初潮年龄、月经周期、经期、经量、是否有痛经史,闭经前的月经情况,应重点询问闭经时的伴随症状。还应检查第二性征发育情况,询问其生育史及产时产后有无并发症,有无引起闭经的诱因如情绪变化、体重增减、服药史及子宫手术史等。

2. 身体状况 观察病人精神状态、智力发育、营养状况等,测量其身高、体重、躯干及四肢的比例。检查体表有无多毛,第二性征发育情况,如乳房发育、阴毛及腋毛情况,脂肪分布是否具有女性特征,并检查乳房,是否有泌乳现象。

(四)心理-社会状况

闭经作为主要症状,对病人自我概念及心理有很大的影响,因缺乏相关知识,担心闭经会影响自己的健康、性生活及生育能力,病人及家属的心理负担均较重。可表现为情绪低落、焦虑,这些情绪变化反过来会加重闭经,使疾病迁延不愈。

(五)治疗原则

1. 心理治疗 在闭经治疗过程中非常重要。对精神性闭经者应行精神心理疏导疗法,缓解病人心理压力及焦虑情绪。

2. 全身治疗 积极治疗全身性疾病,保持足够营养及合理体重,增强机体体质。因过度运动而闭经的病人应减少运动量。因心理压力和应激反应闭经的病人应给予病人适当的精神支持治疗和医学咨询,消除精神紧张和焦虑情绪。对于营养缺乏所致的闭经病人应增加营养,保持标准体重;体重过重而闭经的病人,大部分同时合并内分泌失调,需给予富含维生素和矿物质的低热量饮食,进行适当体力劳动和体育锻炼将会非常有益。

3. 病因治疗 对于影响月经的不同器官的器质性病变所引起的闭经,应针对病因进行治疗。如多囊卵巢综合征应行特异性治疗;先天性生殖道畸形可行手术治疗;子宫内膜结核应积极行抗结核治疗。

4. 激素治疗 当明确病变环节及病因且无激素类用药禁忌证时,可给予相应的激素治疗来弥补体内激素不足或拮抗激素过多,从而达到治疗的目的。常用方法是性激素补充治疗,可以维持病人的心脑血管、骨骼及骨代谢等系统及其生殖系统的健康,还可促进和维持第二性征和月经。如:①补充雌激素疗法:适用于无子宫的病人,连续补充雌激素 21 日,停药 1 周为一个周期。②雌孕激素人工周期疗法:适用于有子宫的闭经病人,雌激素可促进宫内膜增生,孕激素使增生期的子宫内膜转化为分泌期,停药后月经来潮。如此模仿正常情况下的月经周期治疗,可以使病人的生理和心理状态得到改善,并对下丘脑和垂体的功能起调节作用。③孕激素疗法:可使雌激素持续作用下的增生期子宫内膜转化为分泌期,停药后诱导子宫出血。

5. 促排卵 适用于有生育要求的闭经病人。临床根据不同情况采用不同的促排卵方法。对于生殖系统发育正常,有一定雌激素水平的病人,可选用氯米酚促排卵;对于促性腺激素较低的闭经病人,在子宫内膜对雌激素有反应的前提下,可用尿促性腺激素(HMG)联合绒毛膜促性腺激素(HCG)促进卵泡发育及促排卵,但要注意卵巢过度刺激综合征(OHSS)的发生及发生后的应对措施,OHSS 严重时可危及生命;对于 FSH 增高的病人,因其卵巢功能已衰退,不建议采用促排卵治疗。

【护理诊断/问题】

1. 自尊紊乱 与治疗效果不明显和长期闭经,月经不能正常来潮等引起自我否定有关。
2. 功能障碍性悲哀 与担心女性形象受到影响有关。
3. 焦虑 与担心疾病对健康、性生活及生育的影响有关。

【预期目标】

1. 病人能以较平和的心态对待闭经,主动配合治疗。
2. 病人能够表达心理感受,接受科学合理的饮食方案。

【护理措施】

1. 一般护理 鼓励病人保持心情舒畅,积极与同伴、亲人进行交流,参与相应的社会活动,正确对待疾病,充满信心地治疗疾病。

2. 心理护理 让病人知晓精神神经因素可导致闭经的发生,并可能增加治疗疾病的难度,保持良好的情绪和心理状态对治疗疾病有至关重要的作用,鼓励病人将心里的顾虑向医护人员倾诉。并向病人讲解闭经的相关知识,增强病人配合治疗疾病的主动性和治愈疾病的信心,并帮助病人转移对疾病的注意力,保持轻松愉快的心情。

3. 症状护理 指导病人合理用药,让其了解性激素的作用、副作用、按时按量正确服药的重要性。

4. 健康教育 鼓励病人积极加强锻炼,摄入合理的营养,增强体质。让病人知道维持标准体重及脂肪含量在治疗闭经上的积极意义。

【结果评价】

1. 病人了解闭经的相关知识,积极主动配合治疗。
2. 病人能够积极调整自我,且能就病情及治疗感受与病友进行交流。

┃**知识链接**┃

世界卫生组织(WHO)将闭经分为三种类型

Ⅰ型：无内源性雌激素，PRL 水平正常，FSH 水平正常或低下，下丘脑及垂体无器质性病变。

Ⅱ型：有内源性雌激素，FSH 及 PRL 水平均正常。

Ⅲ型：FSH 水平升高，提示卵巢功能衰退。

第三节　痛　经

痛经(dysmenorrhea)是妇科最为常见的症状之一，是指月经来潮前后或月经期出现的下腹部坠胀、疼痛，且伴有腰酸或其他不适，严重时可影响生活质量。分为原发性痛经和继发性痛经两类，原发性痛经占痛经 90% 以上，是指生殖器官无器质性病变的痛经；而继发性痛经是指由盆腔的器质性病变引起的痛经。本节仅就原发性痛经进行叙述。

【病因】　原发性痛经主要与月经期子宫内膜前列腺素(prostaglandin, PG)水平增高有关。已有研究表明，原发性痛经病人月经血及子宫内膜中 PGF_{2a} 和 PGE_2 的含量较正常女性均明显增高。PG 可使子宫平滑肌收缩，产生下腹部痉挛性疼痛。如子宫收缩时间稍长，可使子宫腔压力升至 8 kPa 以上，从而造成子宫血供不足，如子宫腔压力大于平均动脉压时则可使子宫缺血，刺激子宫自主神经疼痛纤维而诱发痛经。前列腺素的刺激还可使子宫的基础压力升高，收缩频率及强度增加，收缩呈不协调性或非节律性，这种异常的子宫收缩可使子宫缺血缺氧而产生痛经。另外，原发性痛经的发生还与遗传因素、精神神经因素、内分泌因素及免疫因素等因素有关，痛经的主观感受也与个体痛阈有关。无排卵性子宫内膜因缺乏孕酮刺激，所含 PG 浓度较低，一般不会发生痛经。

【护理评估】

(一) 临床表现

原发性痛经多发生于青少年，多于初潮后 1～2 年内发病。痛经多于月经来潮后开始，有的出现在经前 12 h，一般于行经第一日疼痛最剧，持续 2～3 日后可缓解。疼痛通常位于下腹部耻骨联合上，常呈痉挛性，可放射至大腿内侧及腰骶部；可伴随恶心、呕吐、头晕、腹泻及乏力等症状，严重时面色苍白、出冷汗；妇科检查无明显异常。

(二) 辅助检查

专科检查无阳性体征。另外，还可做腹腔镜、宫腔镜、盆腹腔 B 超等检查，以排除相关器质性病变，如子宫内膜异位症，盆腔粘连、感染等。

(三) 与疾病相关的健康史

了解病人的年龄、月经史及婚育史，询问诱发痛经的相关因素，疼痛发生的时间、部位、性质及伴随症状，是否有服用止痛药病史，用药后疼痛缓解程度及时间。

(四) 心理-社会状况

一般女性对痛经引起的不适均能耐受，但有的人痛阈较低，对疼痛反应敏感、强烈，且伴有其他不适症状，使得痛经病人认为月经来潮很痛苦，是"倒霉"，甚至导致神经质性格。

（五）治疗原则

避免过度疲劳及精神刺激，以对症治疗为主。疼痛难以忍受时可使用镇痛、镇静、解痉药，口服避孕药可抑制子宫内膜生长，降低月经血中的 PG,有治疗痛经的作用。未婚女性可行雌孕激素序贯疗法以减轻症状，另外还可配合中医中药治疗。

【护理诊断/问题】

1. 疼痛　与月经前后及月经期子宫收缩，子宫平滑肌缺血缺氧，刺激子宫自主神经疼痛纤维有关。

2. 恐惧　与痛经造成的精神紧张有关。

3. 睡眠型态紊乱　与经期腹痛有关。

【预期目标】

1. 病人对月经来潮无心理恐惧感，月经期痛经症状能缓解。

2. 病人在月经期能有充足的休息和睡眠。

【护理措施】

1. 一般护理　进行经期卫生宣教，月经期禁止性生活，注意合理休息、充足的营养及睡眠。

2. 心理护理　关心理解病人身体的不适及心理的恐惧，向其讲明经期可能出现的生理现象，如下腹部坠胀感及轻度腰酸，但不影响日常工作、生活和学习。还要讲明有关痛经的理论知识，必要时可给予镇痛药对症治疗。

3. 症状护理

（1）腹部局部热敷治疗。

（2）服用止痛药：当疼痛难以忍受时，可行非麻醉性镇痛治疗，适当应用解痉药、镇痛药、镇静剂。常用药物有：①苯基丙酸类：如布洛芬或酮洛芬。②灭酸类：如氟芬那酸或甲芬那酸。

（3）口服避孕药：可以抑制子宫内膜生长，减少经量、抑制排卵，减少经血中的 PG,主要适用于有避孕要求的痛经女性，疗效 90% 以上。

4. 健康教育　进行经期卫生保健的健康教育，加强月经期保护，保证经期充足的营养和睡眠，注意休息。关心理解病人心理的恐惧与不适，讲解经期的一些相关生理知识，痛经不能忍受时可给予止痛对症治疗。

【结果评价】

1. 病人感觉痛经症状缓解，并能知晓减轻疼痛的方法。

2. 病人月经期休息及睡眠良好，心理及生理上舒适感增加。

第四节　绝经期综合征

绝经期综合征（menopause syndrome）是指女性在绝经前后由于性激素波动或减少，而引起一系列躯体和精神心理症状。绝经（menopause）包括自然绝经和人工绝经。自然绝经是指卵巢内的卵泡生理性耗竭所致的绝经；而人工绝经则是指双侧卵巢因手术切除或经放疗后所致的绝经。

【病因与内分泌改变】

1. 雌激素　卵巢功能衰退的最早征象是卵泡对垂体分泌的 FSH 的敏感性下降，FSH 水平升高。但在绝经过渡期雌激素水平有较大波动，因 FSH 过度刺激，雌激素分泌反而增多，甚至可高于正常卵泡期水平。待卵泡完全停止发育后，雌激素水平迅速下降。

2．孕激素　绝经过渡期仍会有不规律排卵，有孕激素分泌，但分泌量减少。绝经后无孕激素分泌。

3．雄激素　绝经后雄激素来源于肾上腺及卵巢间质细胞，总体水平下降。

4．促性腺激素　绝经过渡期 FSH 升高，LH 仍可正常。绝经后 FSH 及 LH 均增高，但 FSH 增高更明显。雌激素水平下降及 FSH 升高，成为绝经的主要信号。

5．促性腺激素释放激素　绝经后 GnRH 分泌增多，且与 LH 平衡。

6．卵巢功能衰退　绝经过渡期内，因卵巢内卵泡的数量减少、质量下降，所以卵巢分泌的激素水平下降，而垂体分泌的促性腺激素水平增加，但残存的卵泡对垂体分泌的促性腺激素的反应性降低或丧失，最终不再有卵泡发育。

【护理评估】

（一）临床表现

1．月经紊乱　绝经过渡期的常见临床表现，主要与卵巢功能减退有关，表现为月经周期和经期持续时间不规则，长短不一，经量或多或少。

2．血管舒缩症状　表现为潮热，是血管舒缩功能不稳定所致，也是雌激素水平下降的特征性表现。特点是头颈部及胸部阵发性发红，烘热感，继之出汗，时间短暂，轻者每日发作数次，严重时可发作十余次或以上。在夜间或应激时更易出现。此种血管舒缩症状可历时 1～2 年，有时长达 5 年或以上。

3．精神神经症状　病人易出现情绪、记忆和认知功能障碍，表现为情绪烦躁、注意力不集中、易激惹、睡眠差、多言多语等兴奋型表现，也有的表现为抑郁型如焦虑、内心不安、记忆力减退等。

4．自主神经失调症状　表现为眩晕、耳鸣、心悸、头痛等症状。

5．心血管症状　雌激素水平降低后可导致以收缩压升高为主要表现的高血压病。同时还可出现胆固醇水平升高、脂代谢异常、动脉硬化及冠心病等各种疾病的发病率增高。

6．绝经后骨质疏松症（postmenopausal osteoporosis）　绝经后由于雌激素的缺乏，约25%的妇女易发生骨质疏松症，常见于椎体，一般于绝经后 5～10 年发生。

7．泌尿、生殖道症状　外阴、阴道干燥、性交痛、反复的阴道炎症及泌尿系统感染。

8．阿尔茨海默病（Alzheimer's disease）　绝经后内源性雌激素水平下降，使得老年女性的患病率比同龄男性高。

（二）辅助检查

1．妇科检查　外阴、阴道可以出现萎缩，阴道壁血管减少、黏膜变薄，子宫颈及子宫体均可萎缩变小，尿道口常因炎症而呈红色。

2．激素测定　测定 FSH 及 E_2，了解卵巢功能。

3．心电图及血脂检查　主要了解心血管系统是否出现病变。

4．骨密度检查　了解病人是否有骨质疏松出现。

5．子宫颈刮片　进行防癌涂片筛查。

（三）与疾病相关的健康史

了解病人的年龄，既往史、月经史及月经改变情况，是否有外阴、阴道干燥，是否有精神神经症状、情绪的异常变化，是否有骨质疏松等。

（四）心理-社会状况

围绝经期的女性往往肩负着来自于社会和家庭的双重压力,因而较易产生焦躁情绪,如果缺乏家人和同事的理解和关心,且不能及时给予疏导时,可能会发展为焦虑症或抑郁症。有的女性把绝经看成衰老的开始,甚至是疾病及死亡的预兆,故而悲观、忧郁,孤独失落感也是此阶段女性的普遍心理状态。

（五）治疗原则

1. 一般治疗　进行心理疏导,让此阶段的女性了解围绝经期是女性的正常生理过程,应以乐观的心态相适应。如有必要,可服用谷维素调节植物神经功能,坚持锻炼身体,增加户外活动时间,增加日晒时间,合理营养,以预防骨质疏松的发生。对于睡眠紊乱的病人,可适当服用镇静剂。

2. 激素补充治疗(hormone therapy,HT)　适用于有适应证且无禁忌证的病人。可有效缓解症状,改善生活质量。其适应证:①病人有绝经期相关症状:如睡眠障碍、潮热、易激动、情绪焦虑或低落等。②有泌尿、生殖道的相关症状:如排尿困难、阴道干涩、性交痛、反复泌尿生殖系统感染。③骨质疏松症病人。激素补充治疗的禁忌证包括:有可能是性激素相关性肿瘤的病人,肝胆疾病及静脉血栓的病人。需慎用的情况包括:子宫肌瘤、子宫内膜增生症、乳腺癌家族史阳性、有血栓倾向等,应在医师严密监测下使用,并严密监测病情的进展。

3. 治疗方案　所用药物主要是雌激素,可以辅以孕激素。包括单一激素用药和联合用药。可采取:①雌激素制剂:常用的有戊酸雌二醇、尼尔雌醇、替勃龙等。②孕激素制剂:常用的有醋酸甲羟孕酮。给药途径常为口服、阴道给药、经皮肤给药等。用药过程中应注意药物的副作用,如子宫不规则出血时,应进一步检查,以排除子宫内膜肿瘤;乳腺癌的发病风险可能增加;另外激素补充治疗不主张作为心血管疾病的二级预防措施。还可选择5-羟色胺再摄取抑制剂,如盐酸帕罗西汀、钙剂及维生素 D 等药物治疗。

4. 治疗时间及药物剂量　卵巢功能开始衰退或有围绝经期症状出现时即可选择最小剂量的激素在最短时间内达到治疗目的,并且需要定期进行评估,只有收益大于风险时方可继续使用。停止用药时,应逐渐减量,减少复发的风险。

5. 性激素治疗的副作用及风险

（1）子宫异常出血:一般为突破性出血,应高度重视,必要时行宫腔镜检查或行诊刮术,以排除子宫内膜恶性病变。

（2）子宫内膜癌:长期使用雌激素时,如未联合应用孕激素,可增加子宫内膜癌发生的风险。

（3）卵巢癌:长期激素补充治疗时,可增加卵巢癌发生的风险。

（4）乳腺癌:使用天然雌激素或孕激素,可使乳腺癌发生的风险减小。

（5）心血管疾病及血栓性疾病:激素补充治疗对降低心血管疾病的发生有益。无明显证据证明天然雌孕激素会增加血栓发生的风险,但对于血栓性疾病的病人尽量选用经皮途径给药。

（6）糖尿病:激素补充治疗可改善胰岛素抵抗,从而降低糖尿病风险。

（7）性激素副作用:雌激素可引起头痛、水肿、乳房胀痛、色素沉着等;孕激素的副作用包括乳房胀痛及水肿、易怒、抑郁等;雄激素则可能引起高血脂、血栓性疾病、动脉粥样硬化等,大量应用时还可出现多毛、痤疮、体重增加等,口服时可影响肝功能。

【护理诊断/问题】

1. 自我形象紊乱　与月经失调、情绪不稳定、睡眠欠佳等围绝经期症状有关。

2. 焦虑　与不能适应周围环境、和家人及同事关系紧张及内分泌改变有关。

3. 有感染的危险　与泌尿生殖系统的萎缩和抵抗力下降有关。

【预期目标】

1. 病人能够找到自身的价值,积极参与社会活动,有被社会认同的心理感受。

2. 病人能正视自己心理和生理上的变化。

【护理措施】

1. 一般护理　对病人心理疏导,使其了解围绝经期是女性的正常生理过程,应以乐观的心态相适应。合理增加营养、多进食富含蛋白质、维生素及钙剂饮食。保证足够的睡眠及充分的休息,家人从生活上关心并理解病人,尽量给予照顾,鼓励病人积极进行适当的户外锻炼,使其心情开朗。必要时,可服用调节自主神经功能的药物,还可服用钙剂,预防或延缓骨质疏松的发生;睡眠差时可适当使用镇静剂。

2. 心理护理　对于围绝经期的女性,常常被雌激素减少所带来的精神神经症状及机体老化的改变所困扰,心理上不能完全接受自己已经开始变老的现实。机体的不适让病人陷入恐惧、焦虑中,加之周围环境的变化及家人的不理解使其心理负担更重。因此应积极鼓励病人说出其心理和身体上的不适,营造出一个轻松和关爱的氛围,使病人能消除焦虑恐惧、积极面对现实。

3. 症状护理　让病人了解使用药物目的、适应证及禁忌证、给药途径及剂量、药物的副反应等。不同的病人应采用不同的个体化治疗方案。对于服药后出现乳房胀痛、阴道出血、水肿等不适,告知病人无需太过紧张,一般可自行消退,如症状无明显好转应及时就医。

4. 健康教育　给病人讲解围绝经期的相关生理知识、可能出现的症状,有助于缓解或消除病人的紧张焦虑情绪。如出现潮热时,让其记录潮热发生的时间、频率等,指导其在日常生活中创造条件减少潮热症状的发生,如适时增减衣物、改变居所环境温度等。为预防骨质疏松的发生,建议病人增加摄入富含钙质的食物,增加户外运动及日晒时间。

【结果评价】

1. 病人能够从社会及家庭支持系统中获得帮助,提高自身生活质量。

2. 通过对绝经过渡期相关知识的了解,病人能接受生理和心理上的不适。

小结

生殖内分泌疾病是妇科的常见病,常常是由于下丘脑-垂体-卵巢调节轴功能异常或其靶器官功能异常所致。

1. 功能失调性子宫出血是由于生殖内分泌轴功能失常引起的异常子宫出血,而全身及生殖系统无明显器质性病变。分为无排卵性功血和排卵性月经失调两类。青春期及育龄期治疗原则是止血、调整月经周期、纠正贫血及预防感染,对于有生育要求的病人还应促进排卵。

2. 闭经是妇科的常见症状,指月经停止或无月经。分为原发性闭经和继发性闭经两类。根据引起闭经的生殖内分泌调节轴的部位不同,可将闭经分为下丘脑性闭经、垂体性闭经、卵巢性闭经、子宫性闭经及下生殖道异常发育所导致的闭经。治疗原则是明确病因后给予相应的激素治疗。

3. 痛经是指月经来潮前后或月经期出现的下腹部坠胀、疼痛,且伴有腰酸或其他不适,严重时可影响生活质量。分为原发性痛经和继发性痛经两类,原发性痛经占痛经90%以上。其病因与月经期子宫内膜前列腺素水平增高有关,处理原则是避免过度疲劳及精神刺激,以对症治疗为主。

4. 绝经期综合征是指妇女在绝经前后由于卵巢激素减少,带来的一系列躯体和精神心理症状。其治疗目标是缓解症状,有效预防骨质疏松症及动脉硬化等老年性疾病。

目标检测

一、选择题

1. 对无排卵性功血的描述,不正确的是( )。
A. 测量基础体温呈单相型曲线
B. 月经周期的后半期行诊刮术,子宫内膜为分泌期形态
C. 好发于青春期和绝经过渡期
D. 生殖系统无器质性病变
E. 子宫内膜常常受单一雌激素作用,而缺乏孕激素的对抗作用

2. 病人,女,37 岁,近 3~4 个月出现月经改变,表现为月经周期缩短,经量及月经持续时间尚正常,测量体温为双相型曲线,但体温上升后仅持续 1 周,体检生殖系统无明显器质性病变,请问该病人月经改变的原因是( )。
A. 子宫内膜不规则脱落　　　B. 黄体功能不全　　　C. 无排卵性功血
D. 子宫内膜炎　　　E. 黄体萎缩不全

3. 病人,女,22 岁,半年月经未来潮,到医院就诊后给予肌内注射黄体酮注射液 20 mg,每天 1 次,共 5 天,停药后 7 天有阴道出血,提示( )。
A. 病人体内有一定水平雌激素　　　B. 病人体内有一定水平孕激素
C. 早孕　　　D. 应进一步检查垂体病变
E. 进一步做宫腔镜检查,排除子宫内膜病变

二、案例题

病人,女,21 岁,在校学生。平素月经不规律,13 岁初潮,每 40~60 天月经来潮 1 次,出血 5~7 天,经量中等。近 20 余天出现阴道持续出血,量时多时少,B 超检查生殖系统未发现异常,测量基础体温为单相型曲线,否认性生活史。请问:
(1) 该病人的医学诊断是什么?
(2) 应该采取哪些护理措施?

(李晋琼)

参考答案:一、1. B　2. B　3. A

第十五章　妊娠滋养细胞疾病病人的护理

学习目标

识记：

1. 描述葡萄胎的概念。

2. 列举葡萄胎及妊娠滋养细胞肿瘤的临床表现及治疗原则。

理解：

1. 解释葡萄胎临床表现中妊娠呕吐、妊娠期高血压疾病征象与正常妊娠的不同。

2. 比较分析葡萄胎、异位妊娠、足月产、流产与侵蚀性葡萄胎、绒毛膜癌之间的相互关系。

应用：运用护理程序对妊娠滋养细胞疾病病人进行整体护理。

妊娠滋养细胞疾病(gestational trophoblastic disease，GTD)是一组来源于胎盘绒毛滋养细胞的疾病。组织学根据形态特征将其分为葡萄胎、侵蚀性葡萄胎、绒毛膜癌(简称绒癌)和胎盘部位滋养细胞肿瘤。除葡萄胎外，统称为妊娠滋养细胞肿瘤(gestational trophoblastic neoplasia，GTN)。

在临床上，由于侵蚀性葡萄胎和绒癌在临床表现、诊断和处理原则等方面基本相同，多经化疗治愈，故将两者合成为妊娠滋养细胞肿瘤。但胎盘部位滋养细胞肿瘤在临床表现、发病过程及处理上与妊娠滋养细胞肿瘤明显不同，故另列一类。

滋养细胞疾病绝大部分继发于妊娠，但尚有极少数来源于卵巢或睾丸生殖细胞，成为非妊娠性绒癌，不属于本章讨论范围，本章主要讨论妊娠滋养细胞疾病。

第一节　葡　萄　胎

妊娠后胎盘绒毛滋养细胞增生、间质水肿变性，形成大小不一的水泡，水泡间借蒂相连成串形如葡萄而名之，也称水泡状胎块(hydatidiform mole，HM)。葡萄胎是一种滋养细胞的良性病变，可分为完全性葡萄胎和部分性葡萄胎两类(图 15-1)。

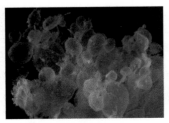

图 15-1　葡萄胎

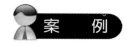案 例

　　病人,女,19岁,主诉因停经9周后,有阴道不规则流血入院。现病史:末次月经时间为 2013-6-20,停经9周后有阴道不规则流血。于2013-7-26在家自测尿HCG(+),为保胎,接受 某诊所肌内注射黄体酮20 mg/d,共注射10天,并采用中药治疗,但仍有阴道不规则流血,遂 于2013-9-29就诊于某县人民医院。妇科检查:子宫明显大于停经月份,质地极软,经妇科B 超诊断为葡萄胎,于当日行清宫术。术后阴道少量出血仍然不止。遂于2013-10-6再行清宫 术。指导病人术后按期随访,监测血、尿HCG,观察临床症状,进行妇科检查、妇科B超及X 线胸片检查。请问:

　　1. 该病人最可能的医疗诊断是什么?
　　2. 该病人护理评估的内容有哪些?

【病理】

　　1. 完全性葡萄胎　　大体检查水泡状物大小不一,形如串串葡萄,直径数毫米至数厘米不 等,其间由纤细的纤维素相连,常混有血块及蜕膜碎片。水泡状物占满整个子宫腔,胎儿及其 附属物缺如。镜下为弥漫性滋养细胞增生,绒毛间质水肿呈水泡样,间质内胎源性血管消失。

　　2. 部分性葡萄胎　　仅部分绒毛变为水泡,常合并胚胎或胎儿组织,胎儿多已死亡,且常伴 发育迟缓或多发性畸形,合并足月儿极少。镜下见部分绒毛水肿,轮廓不规则,滋养细胞增生 程度较轻,间质内可见胎源性血管。

【护理评估】

(一) 临床表现

　　1. 完全性葡萄胎　　由于诊断技术的进展,越来越多的病人在未出现症状或仅有少量阴道 流血时,就已得到诊治,所以症状典型的葡萄胎病人已少见,典型症状如下。

　　(1) 停经后阴道流血:80%以上的病人会出现阴道出血,为最常见症状。停经后8~12周 开始出现不规则阴道流血,量多少不定,若母体大血管破裂可造成大量出血,导致休克甚至死 亡,葡萄胎组织有时可自行排除,但排除前和排除时常伴有大量流血,反复阴道流血若未及时 治疗,可继发贫血和感染。

　　(2) 子宫异常增大、变软:半数以上病人的子宫大于停经月份,质地极软,并伴血清HCG 水平异常升高,其原因为葡萄胎迅速增长及子宫腔内积血所致。约1/3病人的子宫大小与停 经月份相符,子宫小于停经月份的只占少数,其原因可能与水泡退行性变、停止发展有关。

　　(3) 妊娠呕吐:多发生于子宫异常增大者,出现时间较正常妊娠早,症状严重且持续时间 长。发生严重呕吐未及时纠正者可导致水、电解质紊乱。

　　(4) 妊娠期高血压疾病征象:多发生于子宫异常增大和HCG水平异常升高者,可在妊娠 24周前出现高血压、蛋白尿、水肿,而且症状严重,容易发展为子痫前期,但子痫罕见。若妊娠 早期发生子痫前期,要考虑葡萄胎的可能。

　　(5) 卵巢黄素化囊肿:大量HCG刺激卵巢卵泡内膜细胞发生黄素化而形成囊肿,称为卵 巢黄素化囊肿(theca lutein ovarian cyst)。常为双侧性,也可单侧,大小不等,切面为多房,囊 壁薄,囊液清亮或琥珀色,表面光滑,活动度好。一般无症状,偶可发生扭转。黄素化囊肿在水 泡状胎块清除后2~4个月自行消退。

　　(6) 腹痛:因葡萄胎增长迅速和子宫过度快速扩张所致,为阵发性下腹痛,一般不剧烈,常

发生在阴道流血前,可忍受。如黄素化囊肿扭转或破裂时可出现急性腹痛。

（7）甲状腺功能亢进征象:约 7% 病人出现轻度甲状腺功能亢进,表现为心动过速、皮肤潮湿和震颤,血清 T_3、T_4 水平升高,但突眼少见。

2. 部分性葡萄胎　除阴道流血外,病人常没有完全性葡萄胎的典型症状,子宫大小与停经月份多数相符或小于停经月份,妊娠呕吐少见并较轻,多无子痫前期症状,常无腹痛及卵巢黄素化囊肿。易误诊为不全流产或过期流产,需对流产组织进行病理学检验方能确诊。

（二）辅助检查

1. 产科检查　子宫大于停经月份,较软,腹部检查扪不到胎体。

2. 多普勒胎心测定　只能听到子宫血流杂音,无胎心音。

3. 超声检查　诊断葡萄胎的重要辅助检查方法,通常采用经阴道彩色多普勒超声。完全性葡萄胎的典型超声影像学表现为增大的子宫内无妊娠囊或胎心搏动,子宫腔内充满不均质密集状或短条纹回声,呈"落雪状",若水泡较大则呈"蜂窝状"。常可测到一侧或双侧卵巢囊肿。部分性葡萄胎子宫腔内见水泡状胎块引起超声图像改变,有时还可见胎儿或羊膜腔,胎儿通常畸形。

4. HCG 测定　血清 HCG 测定是诊断葡萄胎的另一项重要辅助检查。血清 HCG 常明显高于正常孕周相应值,而且在停经 8~10 周以后继续持续上升。

（三）与疾病相关的健康史

询问病人的月经史、生育史;本次妊娠早孕反应发生时间及程度;有无阴道流血等。如有阴道流血,应询问阴道流血的量、质、时间,并询问是否有水泡状物质排出。询问病人及家族的既往疾病史,包括滋养细胞疾病史。

1. 完全性葡萄胎　表现为子宫腔内充满水泡状组织,没有胎儿及其附属物。

（1）年龄:可发生在任何年龄的生育期妇女,<20 岁及>35 岁妊娠妇女的发病率显著升高,可能与该年龄容易发生异常受精有关。

（2）既往葡萄胎史:有过 1 次或 2 次葡萄胎妊娠者,再次葡萄胎的发生率分别为 1% 和 15%~20%。

（3）营养状况和社会经济因素:饮食中缺乏维生素 A 及其前体胡萝卜素和动物脂肪者,葡萄胎的发病率显著增高。

（4）流行病学调查:亚洲及拉丁美洲发生率较高,如韩国和印度尼西亚约 400 次妊娠中有 1 次葡萄胎,在日本 500 次妊娠中有 1 次,而北美及欧美国家发生率较低,为 1000 次妊娠中有 0.6~1.1 次;根据我国的一次全国性调查,平均每 1000 次妊娠中有 0.78 次,其中浙江省最高为 1.39 次,山西省最低为 0.29 次。近年来,完全性葡萄胎的发生率在亚洲国家有所下降,其中部分地区已降至与欧美国家相似的水平。

（5）遗传:染色体核型为二倍体,均来自父系。染色体父系来源是滋养细胞过度增生的主要原因,并与基因组印迹紊乱有关。

2. 部分性葡萄胎　表现为胚胎、胎盘绒毛部分水泡状变性,并有滋养细胞增生。部分性葡萄胎由于检查手段的提高其发病率接近于完全性葡萄胎,其发病高危因素可能与口服避孕药和不规则月经等有关,但与年龄和饮食因素无关。染色体核型为三倍体,合并存在的胎儿也为三倍体,其多余的一套染色体也来自父系。多余的父源基因物质也是滋养细胞过度增生的主要原因。

（四）心理-社会状况

病人往往有停经后反复不规则阴道出血症状,出血多又未及时处理者可继发贫血和感染,急性大出血可出现休克。多数病人子宫大于停经月份,质软,扪不到胎体,无自觉胎动。病人因子宫快速增大可有腹部不适或阵发性疼痛,发生黄素化囊肿急性扭转时,则有急腹痛。有些病人可伴有水肿、蛋白尿、高血压等征象。一旦确诊,病人及家属可能不知是否需进一步治疗,担心此次妊娠对今后生育的影响,并表现出对清宫手术的恐惧。对妊娠滋养细胞疾病知识的缺乏及预后的不确定性会增加病人的焦虑情绪。

（五）治疗原则

1. 清除子宫腔内容物　一旦确诊,及时清除子宫腔内容物为葡萄胎的主要治疗方法。并将刮出物送病理学检查,一次刮不净,可一周后再次刮宫。

2. 卵巢黄素化囊肿　囊肿在葡萄胎清宫后会自行消退,一般不需处理。若发生急性蒂扭转,可在 B 超或腹腔镜下做穿刺吸液,囊肿也多可自然复位。如黄素化囊肿扭转时间较长发生坏死,则需做患侧附件切除术。

3. 预防性化疗　不作为常规推荐。研究显示:预防性化疗可降低高危葡萄胎病人发生滋养细胞肿瘤的概率,因此预防性化疗仅适用于有高危因素和随访困难的完全性葡萄胎病人,但也非常规。部分性葡萄胎病人不做预防性化疗。

4. 子宫切除术　不作为常规处理。因单纯子宫切除不能预防葡萄胎发生子宫外转移。对于年龄接近绝经、无生育要求者可行全子宫切除术,两侧卵巢可以保留。术后仍应定期随访。

案　例

病人,女,19岁,主诉因葡萄胎清宫术后 12 周,胸痛、咳嗽及咯血 3 天入院。现病史:曾于 2013-9-29 就诊于某县人民医院,经妇科 B 超确诊为葡萄胎,于当日行清宫术。术后阴道少量出血仍然不止。遂于 2013-10-6 再行清宫术。清宫术后病人按期随访,近日因出现胸痛、咳嗽及咯血等症状就诊,妇科检查可见阴道黏膜有紫蓝色结节,胸片可见右肺中下叶有阴影,查血 HCG 结果大于 17.6 $\mu g/mL$,遂于 2013-12-29 收住入院,入院诊断为侵蚀性葡萄胎,给予 5-氟尿嘧啶(5-FU)化疗。请问:

1. 为该病人确定 2 个主要的护理诊断/问题。

2. 针对该病人的护理诊断/问题如何制定护理措施?

【护理诊断/问题】

1. 焦虑　与担心清宫手术及预后有关。

2. 自尊紊乱　与分娩的期望得不到满足及对将来妊娠担心有关。

3. 有感染的危险　与长期阴道流血、贫血造成免疫力下降有关。

【预期目标】

1. 病人能掌握减轻焦虑的技能,积极配合清宫手术。

2. 病人能接受葡萄胎及流产的结局,能陈述随访的重要性及方法。

3. 病人未发生感染。

【护理措施】

（一）严密观察病情

1. 观察和评估腹痛及阴道流血情况,流血过多时,密切观察血压、脉搏、呼吸等生命体征。

观察每次阴道排出物,一旦发现有水泡状组织要送病理学检查,并保留消毒纸垫,以评估出血量及流出物的性质。

2. 做好术前准备及术中护理 刮宫前配血备用,建立静脉通路,准备好缩宫素和抢救药品及物品。为防止宫缩时将水泡挤入血管造成肺栓塞或转移,缩宫素应在充分扩充子宫颈管、开始吸宫后使用。葡萄胎清宫不易一次吸刮干净,一般于 1 周后再次刮宫。注意选用大号吸管吸引,待子宫缩小后再慎重刮宫,刮出物选取靠近子宫壁种植部位新鲜无坏死的组织送病理学检查。对合并妊娠期高血压疾病者做好相应的护理。

(二)心理护理

详细评估病人对疾病的心理承受能力,鼓励病人表达不能得到良好妊娠结局的悲伤。评估病人对疾病、治疗手段的认识,确定其主要的心理问题。向病人及家属讲解有关葡萄胎的疾病知识,说明尽快行清宫手术的必要性。告诉病人治愈一年后可正常生育,让病人以较平静的心态接受手术。

(三)健康教育

1. 饮食指导 饮食中缺乏维生素 A 及其前体胡萝卜素和动物脂肪者发生葡萄胎的概率明显增高,因此指导病人摄取高蛋白、富含维生素 A、易消化饮食。

2. 活动指导 适当活动,保证充足睡眠时间和质量,以改善机体的免疫功能。

3. 卫生指导 保持外阴清洁和室内空气清新,每次刮宫术后禁止性生活和盆浴 1 个月,以防感染。

4. 随访指导 葡萄胎的恶变率为 $10\% \sim 25\%$,正常情况下,葡萄胎排空后血清 HCG 稳定下降,首次降至阴性的平均时间约为 9 周,最长不超过 14 周。如果葡萄胎排空后 HCG 持续异常,应考虑为滋养细胞肿瘤,因此须重视刮宫术后的定期随访。随访内容包括:①HCG 定量测定,葡萄胎清空后每周随访 1 次,直至连续 3 次正常,然后每月随访 1 次至少持续半年,此后可每 2 个月随访 1 次,共 6 个月,至第 1 次阴性后共计 1 年;②在随访血清 HCG 的同时应注意每次月经是否规律,有无阴道异常流血,有无咳嗽、咯血及其他转移灶症状,定时做妇科检查、盆腔 B 超及 X 线胸片检查。

5. 预防性化疗指征 对于年龄大于 40 岁、刮宫前 HCG 值异常升高、刮宫后 HCG 值不进行性下降、子宫比相应妊娠月份明显大或短期内迅速增大、黄素化囊肿直径＞6 cm、滋养细胞高度增生或伴有不典型增生、出现可疑的转移灶或无随访条件的病人可采用预防性化疗。

6. 计划生育指导 葡萄胎病人随访期间应可靠避孕 1 年。避孕方法可选用避孕套或口服避孕药。不选用宫内节育器,以免混淆子宫出血的原因或造成穿孔。

【结果评价】

1. 病人及家属能理解清宫术的重要性,积极配合医护人员完成清宫手术。

2. 病人情绪稳定,焦虑减轻,增加治愈疾病的信心。

3. 病人及家属了解随访的重要性,并能正确的参加随访全过程。

第二节 妊娠滋养细胞肿瘤

妊娠滋养细胞肿瘤是滋养细胞的恶性病变,其 60% 继发于葡萄胎妊娠,30% 继发于流产,10% 继发于足月产或异位妊娠。其中,侵蚀性葡萄胎全部继发于葡萄胎妊娠,绒癌可继发于葡萄胎妊娠,也可继发于流产、足月产或异位妊娠。

侵蚀性葡萄胎恶性程度不高,多数仅造成局部侵犯,仅 4% 病人发生远处转移,预后较好。绒癌恶性程度极高,早期就可通过血行转移至全身,在化疗药物问世前,死亡率高达 90% 以上。随着诊断技术和化疗的发展,病人的预后已得到极大改善。

【病理】 侵蚀性葡萄胎的大体检查可见子宫肌壁内有大小不等的水泡状组织。当病灶接近子宫浆膜层时,子宫表面可见紫蓝色结节,侵蚀较深时可见病灶穿透子宫浆膜层或侵入阔韧带内。镜下可见水泡状组织侵入子宫肌层,可见绒毛结构及滋养细胞增生和异型性。但绒毛结构也可退化,仅见绒毛阴影。

绒癌多原发于子宫,肿瘤常侵入子宫肌层内,也可突入子宫腔或穿破浆膜,单个或多个,无固定形态,与周围组织分界清,质地软而脆,海绵样,暗红色,伴有明显出血、坏死。镜下见细胞滋养细胞和合体滋养细胞成片状高度增生,明显异型。并广泛侵入子宫肌层,造成出血、坏死。肿瘤不含间质和自身血管,瘤细胞靠侵蚀母体血管获取营养。

【护理评估】

(一) 临床表现

1. 无转移性滋养细胞肿瘤 多数继发于葡萄胎妊娠,仅少数继发于流产或足月产。

(1) 异常阴道流血:葡萄胎排空后、流产或足月产后,出现持续的不规则阴道流血,量多少不定。也可表现为一段时间的正常月经后再停经,然后又出现阴道流血。长期流血者可致继发贫血。

(2) 子宫复旧不全或不均匀增大:葡萄胎排空后 4~6 周子宫未恢复到正常大小,质软,也可因子宫肌层内病灶部位和大小的影响,表现为子宫不均匀性增大。

(3) 卵巢黄素化囊肿:由于 HCG 持续作用,在葡萄胎排空、流产或足月产后,双侧或一侧卵巢黄素化囊肿可持续存在。

(4) 腹痛:一般无腹痛,若肿瘤组织穿破子宫,可引起急性腹痛和腹腔内出血症状。若子宫病灶坏死继发感染也可引起腹痛及脓性白带。黄素化囊肿发生扭转或破裂时也可出现急性腹痛。

(5) 假孕症状:由于 HCG 及雌、孕激素的作用,表现为乳房增大,乳头、乳晕着色,甚至有初乳样分泌,外阴、阴道、子宫颈着色,生殖道质地变软。

2. 转移性滋养细胞肿瘤 大多为绒癌,症状和体征视转移部位而异,主要经血行转移,转移发生早而且广泛。最常见的转移部位是肺(80%),其次是阴道(30%)、盆腔(20%)、脑(10%)等,各转移部位共同特点是局部出血。

(1) 肺转移:典型症状为咳嗽、咯血、胸痛及呼吸困难。常急性发作,少数情况下可因肺动脉滋养细胞瘤栓形成造成急性肺梗死,出现肺动脉高压和急性肺功能衰竭。也可无症状,通过 X 线胸片或肺部 CT 作出诊断。

(2) 阴道转移:转移灶常位于阴道前壁及穹隆。局部呈紫蓝色结节,破溃时引起不规则阴道流血,甚至大出血。

(3) 肝转移:预后不良,多同时伴有肺转移,表现为上腹部或肝区疼痛、黄疸等,若病灶穿破肝包膜可出现腹腔内出血,导致死亡。病灶较小时也可无症状,

(4) 脑转移:预后凶险,为主要死亡原因。一般同时伴有肺转移和(或)阴道转移。按病情进展可分为三期:①瘤栓期:表现为一过性脑缺血症状,如暂时性失语、失明、突然跌倒等。②脑瘤期:瘤组织增生侵入脑组织形成脑瘤,表现为头痛、喷射性呕吐、偏瘫、抽搐直至昏迷。

③脑疝期:瘤组织增大及周围组织出血、水肿,表现为颅内压升高,脑疝形成,压迫生命中枢而死亡。

(5)其他转移:包括脾、肾、膀胱、消化道、骨等,症状视转移部位而异。

(二)辅助检查

1. 妇科检查 子宫增大,质软,发生阴道子宫颈转移时,局部可见紫蓝色结节。

2. 血清 HCG 测定 HCG 水平是妊娠滋养细胞肿瘤的主要诊断依据。对于葡萄胎妊娠后滋养细胞肿瘤,凡符合下列标准中的任何一项且排除妊娠物残留或再次妊娠即可诊断为妊娠滋养细胞肿瘤:①HCG 测定 4 次高水平呈平台状态($\pm 10\%$),并持续 3 周或更长时间,即 1、7、14 和 21 日;②HCG 测定 3 次上升($>10\%$),并至少持续 2 周或更长时间,即 1、7 和 14 日。

流产、足月产、异位妊娠后 HCG 在 4 周左右转为阴性,若超过 4 周 HCG 仍持续高水平或一度下降后又上升,排除妊娠物残留或再次妊娠,结合临床表现可诊断为滋养细胞肿瘤。

3. X 线胸片 为常规检查,是诊断肺转移的重要检查方法,肺转移者最初 X 线征象为肺纹理增粗,继而发展为片状或小结节阴影,棉球状或团块状阴影是肺转移的典型 X 线表现。

4. 超声检查 子宫正常大小或呈不同程度增大,肌层内可见高回声团,边界清但无包膜;或肌层内有回声不均区域或团块,边界不清且无包膜;彩色多普勒超声主要显示丰富的血流信号和低阻力型血流频谱。

5. CT 和磁共振成像 CT 对发现肺部较小病灶和脑等部位的转移灶有较高的诊断价值,磁共振成像主要用于脑、腹腔和盆腔病灶的诊断。

6. 组织学诊断 在子宫肌层内或子宫外转移灶组织中若见到绒毛结构或退化的绒毛阴影,则诊断为侵蚀性葡萄胎;若仅见大量的滋养细胞浸润和坏死出血,未见绒毛结构者,则诊断为绒癌。若原发灶和转移灶诊断不一致,只要在任一组织切片中见有绒毛结构,均可诊断为侵蚀性葡萄胎。

(三)与疾病相关的健康史

询问病人及家属的既往史,包括滋养细胞疾病史、用药史及药物过敏史;若既往曾有葡萄胎妊娠,应详细了解第一次清宫的时间、水泡大小、吸出组织物的量等;以后清宫次数及清宫后阴道流血的量、质、时间,子宫复旧情况;收集血、尿 HCG 随访的资料;肺部 X 线检查结果。采集阴道不规则流血的病史,询问阴道、肺、脑等转移的相应症状的主诉,是否用过化疗及化疗的时间、药物、剂量、疗效及用药后机体的反应情况。

(四)心理-社会状况

由于不规则阴道流血,病人会有不适感、恐惧感,若出现转移症状,病人和家属会担心疾病的预后,害怕化疗药物的毒副作用,对治疗和生活失去信心。有些病人会感到悲哀、情绪低落,不能接受现实,因为需要多次化疗而发生经济困难,表现出焦虑不安。若需要手术,生育过的病人因为要切除子宫而担心女性特征的改变;未生育过的病人则因为生育无望而产生绝望,迫切希望得到丈夫及家人的理解、帮助。

(五)治疗原则

以化疗为主,手术治疗和放疗为辅。年轻未生育者尽可能不切除子宫,以保留生育能力,如不得已切除子宫者仍可保留正常卵巢。需手术治疗者一般主张先化疗,待病情基本控制后再手术,对肝、脑有转移的重症病人可加用放疗。

【护理诊断/问题】

1. 角色紊乱 与较长时间住院和接受化疗有关。

2. 潜在并发症:肺转移、阴道转移、脑转移。

【预期目标】

1. 病人适应角色改变。

2. 病人能主动参与治疗护理活动。

【护理措施】

(一)严密观察病情

严密观察病人腹痛及阴道流血的情况,记录出血量,出血多时在密切观察病人的血压、脉搏、呼吸的同时,配合医师做好抢救工作,及时做好手术准备。动态观察并记录血清 HCG 的变化情况,识别转移灶症状,发现异常情况时立即通知医师并配合处理。

(二)做好治疗配合

接受化疗者按化疗病人的护理常规护理(见本章第三节),手术治疗者按妇科手术前后护理常规实施护理。

(三)减轻不适

对疼痛、化疗不良反应等问题积极采取措施减轻症状,尽可能满足病人的合理要求。有转移灶者,提供对症护理。

1. 阴道转移病人的护理 禁止做不必要的阴道检查,尽量卧床休息,密切观察阴道转移灶有无破溃出血。配血备用,准备好各种抢救器械和物品(输血、输液用物,长纱条、止血药物、照明灯及氧气等)。若发生破溃大出血时应立即通知医师并配合抢救,用长纱条填塞阴道压迫止血。保持外阴清洁,严密观察阴道出血情况及生命体征,同时观察有无感染及休克。填塞的长纱条必须于 24~48 h 内如数取出,取出时必须做好输液、输血及抢救的准备。若出血未止可用无菌纱条重新填塞,记录取出和再次填入纱条数量,给予输血、输液。按医嘱用抗生素预防感染。

2. 肺转移病人的护理 卧床休息,有呼吸困难者给予半卧位并吸氧。按医嘱给予镇静剂及化疗药物。大量咯血时有窒息、休克甚至死亡的危险,若发现应立即让病人取头低患侧卧位并保持呼吸道的通畅,轻击背部,排除积血。同时迅速通知医师,配合医师进行止血抗休克治疗。

3. 脑转移的护理 ①让病人尽量卧床休息,起床时应有人陪伴,以防瘤栓期的一过性症状发生时造成意外损伤。观察颅内压增高的症状,记录出入量,观察有无电解质紊乱的症状,一旦发现异常情况立即通知医师并配合处理。②按医嘱给予静脉补液,给予止血剂、脱水剂、吸氧、化疗等,严格控制补液总量和补液速度,防止颅内压升高。③采取必要的护理措施预防跌倒、咬伤、吸入性肺炎、角膜炎、压疮等发生。④做好 HCG 测定、腰穿等项目的检查配合。⑤昏迷、偏瘫者按相应的护理常规实施护理,提供舒适环境,预防并发症的发生。

(四)心理护理

关注病人及家属对疾病的心理反应,让病人宣泄痛苦心理及失落感;对住院者做好环境、病友及医护人员的介绍,减轻病人的陌生感;向病人提供有关化疗及其护理的信息,以减少恐惧及无助感;帮助病人分析可利用的支持系统,纠正消极的应对方式;详细解释病人的各种疑虑,减轻病人的心理压力,帮助病人和家属树立战胜疾病的信心。

(五)健康教育

1. 饮食指导 鼓励病人进食,向其推荐高蛋白、高维生素、易消化的饮食,以增强机体的抵抗力。

2. 活动和卫生指导 注意休息,不过分劳累,有转移灶症状出现时应卧床休息,待病情缓解后再适当活动;注意外阴清洁,防止感染。

3. 随访指导 治疗结束后应严密随访,第 1 次随访在出院后 3 个月,然后每 6 个月 1 次至 3 年,此后每年 1 次直至 5 年,以后每 2 年 1 次。随访内容同葡萄胎。随访期间需严格避孕,一般于化疗停止至少 12 个月后方可妊娠。

【结果评价】

1. 病人能适应角色改变,情绪稳定,获得化疗自我护理知识、技能。

2. 病人能主动参与治疗护理活动,树立战胜疾病的信心。

第三节　化疗病人的护理

化学药物治疗(简称化疗)在治疗恶性肿瘤上已取得了肯定的功效,目前化疗已成为恶性肿瘤的主要治疗方法之一。滋养细胞疾病是所有肿瘤中对化疗最为敏感的一种。随着化疗的方法学和药物学的快速进展,绒癌病人的死亡率已大为下降。

【化疗药物作用机制】 化疗药物的主要作用机制:①影响去氧核糖核酸(DNA)的合成;②直接干扰核糖核酸(RNA)的复制;③干扰转录、抑制信使核糖核酸(mRNA)的合成;④干扰组织纺锤丝的形成;⑤干扰组织蛋白质的合成。

【常用化疗药物种类】

1. 烷化剂 细胞周期非特异性药物。临床上常用的邻脂苯芥(抗瘤新芥)和硝卡芥(消瘤芥),一般以静脉给药为主,副作用有骨髓抑制、白细胞下降。

2. 抗代谢药物 能干扰核酸代谢,导致肿瘤死亡,属细胞周期特异性药物,常用的有氨甲蝶呤及氟尿嘧啶。氨甲蝶呤为抗叶酸类药,一般经口服、肌内、静脉给药;氟尿嘧啶经口服不吸收,需经静脉给药。

3. 抗肿瘤抗生素 由微生物产生的具有抗肿瘤活性的化学物质,属细胞周期非特异药物。常用的有放线菌素 D,即更生霉素。

4. 抗肿瘤植物药 此类药物有长春碱和长春新碱。长春碱类属细胞周期特异性药物,一般经静脉给药。

【常用化疗方案及给药方法】 化疗方案的选择目前国内外已基本一致,低危病人选择单一药物化疗,高危病人选择联合化疗。单一化疗常用药有:氨甲蝶呤、氟尿嘧啶、放线菌素 D 等;联合化疗国内应用比较普遍的是以氟尿嘧啶为主的方案和 EMA-CO 方案(依托泊苷、放线菌素 D、氨甲蝶呤、四氢叶酸、长春新碱)。较常用的给药方法有静脉滴注、肌内注射、口服给药,目前还有腹腔内给药,动脉插管局部灌注化疗、靶向治疗等方法。

【化疗药物的常见毒副反应】

1. 骨髓抑制 主要表现为外周血白细胞和血小板计数减少,且有一定的规律性。服药期间细胞计数虽下降,在停药后多可自然恢复。

2. 消化系统损害 最常见的表现为恶心、呕吐,多数在用药后 2～3 天开始,5～6 天后达高峰,停药后逐步好转,一般不影响继续治疗。如呕吐过多可造成离子紊乱,出现低钠、低钾或低钙症状,病人可有腹胀、乏力、神志淡漠及痉挛等。有些病人会有腹泻或便秘,还有消化性溃疡,以口腔溃疡多见,多数是在用药后 7～8 天出现,一般停药后能自然消失。

3. 神经系统损害 长春新碱对神经系统有毒性作用,表现为指、趾端麻木,复视等。

4. 泌尿系统损伤 环磷酰胺对膀胱有损害,某些药物如顺铂、氨甲蝶呤对肾脏有一定毒性,肾功能正常者才能应用。

5. 皮疹和脱发 皮疹最常见于应用氨甲蝶呤后,严重者可引起剥脱性皮炎。脱发最常见于应用放线菌素 D 者,1 个疗程即可全脱,但停药后均可生长。

6. 药物中毒性肝炎 主要变现为用药后血转氨酶值升高,偶见黄疸。一般在停药后一定时间恢复正常,但未恢复时不能继续化疗。

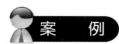 案 例

病人于 2013-12-29 收住入院后给予 5-氟尿嘧啶 1700 mg＋5％葡萄糖溶液 500 mL 静脉滴注,连续用药 10 日。化疗期间病人主诉恶心、呕吐不明显,仅有少许脱发,并出现口腔溃疡。化疗结束后每周测定血清 HCG,并进行妇科检查和 X 线检查。请问:

1. 该病人存在哪些护理诊断/问题?

2. 护士应采取哪些护理措施?

【护理评估】

(一) 辅助检查

测血常规、尿常规、肝肾功能等,化疗前如有异常则暂缓治疗。密切观察血常规的变化趋势,每天或隔天检查,为用药提供依据。在用药前白细胞低于 4.0×10^9/L,血小板低于5.0×10^9/L 者不能用药;病人在用药过程中如白细胞低于 3.0×10^9/L 需考虑停药;用药后一周继续监测各项化验指标,如有异常及时处理。

(二) 与疾病相关的健康史

采集病人既往用药史,尤其是化疗史及药物过敏史。记录既往接受化疗过程中出现的药物不良反应及应对情况。询问有关造血系统、肝脏、消化系统及肾脏疾病史,了解疾病的治疗经过及病程。采集病人的肿瘤疾病史、发病时间、治疗方法及效果,了解总体和本次治疗的化疗方案,目前的病情状况。

(三) 一般生活状况

测量体温、脉搏、呼吸、血压、体重,了解病人一般情况(意识状态、发育、营养、面容与表情);了解病人的日常生活规律(饮食型态、嗜好、睡眠型态、排泄状态及自理程度),观察皮肤、黏膜、淋巴结有无异常;了解原发肿瘤的症状和体征,了解每日进食情况,本次化疗的副作用等,以便为护理活动提供依据。

【护理诊断/问题】

1. 营养失调:低于机体需要量 与化疗所致的消化道反应有关。

2. 自我形象紊乱 与化疗药物的毒副反应所致头发脱落有关。

3. 有感染的危险 与化疗药物的毒副反应引起的白细胞减少有关。

【预期目标】

1. 病人能满足机体营养需要,能接受自己形象的改变。

2. 病人未发生感染。

【护理措施】

（一）病情观察

经常巡视病人，观察体温以判断是否感染；观察有无牙龈出血、鼻出血、皮下淤血或阴道活动性出血等倾向；观察有无上腹疼痛、恶心、腹泻等肝脏损害的症状和体征；如有腹痛、腹泻，要严密观察次数及性状，并正确收集大便标本；观察有无尿频、尿急、血尿及膀胱炎症状；观察有无皮疹等皮肤反应；观察有无如肢体麻木、肌肉软弱、偏瘫等神经系统的副作用。如有上述发现，应即刻报告医师。

（二）用药护理

1. 准确测量并记录体重　化疗时应根据体重来正确计算和调整药量，一般在每个疗程的用药前和用药中各测体重一次，应在早上、空腹、排空大小便之后进行测量，酌情减去衣服重量。如体重不准确，用药剂量过大，可发生中毒反应，过小则影响疗效。

2. 正确使用药物　根据医嘱严格"三查七对"，正确溶解和稀释药物，并做到现配现用，一般常温下不超过 1 h。如果联合用药应根据药物的性质排出先后顺序。放线菌素 D、顺铂等需要避光的药物，使用时要用避光罩或黑布包好；环磷酰胺等药物需要快速进入，应选择静脉推注；氟尿嘧啶、阿霉素等药物需慢速进入，最好使用静脉注射泵或输液泵给药；依托泊苷类药物对肾脏损害严重，需在给药前后给予水化，同时鼓励病人多饮水并监测尿量，保持尿量大于每日 2500 mL。腹腔内化疗时应注意变动体位以增强效果。

3. 合理使用静脉血管并注意保护　遵循长期补液保护血管的原则，从远端开始，有计划地穿刺，用药前先注入少量生理盐水，确认针头在静脉中后再注入化疗药物。一旦怀疑或发现药物外渗应重新穿刺，遇到局部刺激较强的药物，如氮芥、长春新碱、放线菌素 D 外渗，需立即停止滴入并给予局部冷敷，同时用生理盐水或普鲁卡因局部封闭，以后用金黄散外敷，防止局部组织坏死、减轻疼痛或肿胀。化疗结束前用生理盐水冲管，以降低穿刺部位拔针后的残留浓度，起到保护血管的作用。对经济条件允许的病人建议使用 PICC 及输液港等方式给药，以保护静脉减少反复穿刺的痛苦。

（三）药物毒副反应护理

1. 口腔护理　应保持口腔清洁，预防口腔炎症。如发生口腔黏膜充血疼痛，可局部喷射西瓜霜等粉剂；如有黏膜溃疡，则做溃疡面分泌物培养，根据药物敏感试验结果选用抗生素和维生素 B_{12} 液混合涂于溃疡面促进愈合；使用软毛牙刷刷牙或用清洁水漱口，进食前后用消毒溶液漱口；给予温凉的流食或软食，避免刺激性食物；如因口腔溃疡疼痛难以进食时，可在进食 15 min前给予丁卡因（地卡因）溶液涂敷溃疡面；进食后漱口并用甲紫（龙胆紫）、锡类散或冰硼散等局部涂抹。鼓励病人进食促进咽部活动，减少咽部溃疡引起的充血、水肿、结痂。

2. 止吐护理　采取有效措施，减轻恶心、呕吐症状，降低因化疗所引起的条件反射发生的可能性。在化疗前后给予止吐剂，合理安排用药时间以减少化疗所致的恶心、呕吐；提供病人喜欢的可口的清淡饮食，少量多餐、分散注意力、创造良好的进餐环境等；对不能够自行进餐者主动提供帮助，按病人的进食习惯喂食；病人呕吐严重时应补充液体，以防电解质紊乱。

3. 骨髓抑制的护理　按医嘱定期测定白细胞计数，如低于 $3.0×10^9$/L 应与医师联系考虑停药；对于白细胞计数低于正常的病人要采取预防感染的措施，严格无菌操作。如白细胞低于 $1.0×10^9$/L，则机体几乎没有自身免疫力，极易因轻微的感染而导致败血症威胁生命，要进行保护性隔离、尽量谢绝探视、禁止带菌者入室、净化空气；按医嘱应用抗生素，输入新鲜血或白细胞浓缩液、血小板浓缩液等。

4. 动脉化疗并发症的护理　动脉灌注化疗后有些病人可出现穿刺局部血肿甚至大出血，主要是由穿刺损伤动脉壁或病人凝血机制异常所造成。术后应密切观察穿刺点有无渗血及皮下淤血或大出血。用沙袋压迫穿刺部位 6 h，穿刺肢体制动 8 h，卧床休息 24 h。如有渗出应及时更换敷料，出现血肿或大出血者立即对症处理。

（四）心理护理

让病人和家属与同病种的、治疗效果满意的病人相互交流，认真倾听病人诉说的担心、不适及疼痛，关心病人以取得信任。提供国内外及本科室治疗滋养细胞疾病的治愈率及相关信息，增强病人战胜疾病的信心。鼓励病人克服化疗不良反应，帮助病人度过脱发等所造成的心理危险期。

（五）健康教育

1. 讲解化疗护理常识　包括化疗药物的类别，不同药物对给药时间、剂量、浓度、滴速、用法的不同要求；有些药物需要避光；化疗药物可能发生毒副作用的症状；出现口腔溃疡或恶心、呕吐等消化道不适时仍需坚持进食的重要性；化疗造成的脱发不会影响生命器官，化疗结束后就会长出秀发。

2. 教会病人化疗时的自我护理　进食前后用生理盐水漱口，用软毛牙刷刷牙，如有牙龈出血，改用手指缠绕纱布清洁牙齿；化疗时和化疗后两周内是化疗反应较重的阶段，不宜吃损伤口腔黏膜的坚果类和油炸类食品；为减少恶心、呕吐，避免吃油腻的、甜的食品，鼓励病人少量多餐，每次进食以不吐为度；与家属商量依病人的口味提供高蛋白、高维生素、易消化饮食，保证营养的摄取及体液的摄入。由于白细胞下降会引起免疫力下降，特别容易感染，指导病人应经常擦身更衣，保持皮肤干燥清洁，在自觉乏力、头晕时以卧床休息为主，尽量避免去公共场所，如非去不可应戴口罩，加强保暖。如白细胞低于 1.0×10^9/L，则需进行保护性隔离，告知病人和家属保护性隔离的重要性，使其理解并能配合治疗。

【结果评价】

1. 病人能坚持进食，保证摄入量，未发生水、电解质紊乱。

2. 病人能以平和的心态接受自己形象的改变。

3. 病人住院期间未出现严重感染，血管未发生意外损伤，病情好转或治愈。

▌知识链接▐

胎盘部位滋养细胞肿瘤

胎盘部位滋养细胞肿瘤（placental site trophoblastic tumor，PSTT）指起源于胎盘种植部位的一种特殊类型的滋养细胞肿瘤。临床罕见，占妊娠滋养细胞肿瘤的 1%～2%。病灶大多数局限于子宫，不发生转移，预后良好。

绝大对数发生在生育年龄，绝经后罕见，平均为 31～35 岁，临床症状主要表现为闭经后不规则阴道流血或经量过多。

血清 HCG 测定阴性或轻度升高，确诊靠组织学诊断。手术是首选治疗方法，高危病人术后应予辅助性化疗。治疗后应随访，随访内容同妊娠滋养细胞肿瘤。

小结

1. 葡萄胎为良性疾病，但部分可发展为妊娠滋养细胞肿瘤；典型的临床表现为停经后阴道流血和子宫异常增大、变软;主要辅助检查包括超声和血清 HCG 检查等,组织学诊断是确诊依据;处理原则是及时清除子宫腔内容物和定期 HCG 测定随访。无转移性滋养细胞肿瘤的主要表现为异常阴道流血,多继发于葡萄胎妊娠。转移性滋养细胞肿瘤主要经血行转移,肺转移最常见,肝、脑转移者预后不良。治疗以化疗为主。

2. 化疗的主要毒副反应有骨髓抑制、消化道损害、皮疹和脱发、神经系统损害、泌尿系统损害及药物中毒性肝炎等。做好化疗病人药物毒副反应的护理,同时做好健康教育,病房的消毒隔离,预防感染的发生,密切关注生命体征的变化及检查的内容与结果。

目标检测

一、选择题

1. 侵蚀性葡萄胎及绒毛膜癌最常见的转移部位是( )。

A. 肺转移　　　B. 脑转移　　　C. 阴道转移　　　D. 盆腔转移　　　E. 肝转移

2. 滋养细胞疾病共同病理变化特点是( )。

A. 以血行转移为主　　　　　　　　　　B. 病变局限在子宫腔内

C. 滋养细胞呈不同程度增生　　　　　　D. 保持完整的绒毛结构

E. 侵蚀子宫肌层

3. 葡萄胎确诊后的治疗原则是( )。

A. 刮宫术　　　　　　　　B. 及时清除宫腔内容物　　　　　C. 预防性化疗

D. 子宫切除术　　　　　　E. 缩宫素静滴引产

4. 病人,女,25岁,停经3个月,不规则阴道流血1个月,查体:阴道排出血液中查见水泡状组织,子宫增大如孕5个月大小,首先考虑的诊断是( )。

A. 不全流产　　　　　　　B. 双胎妊娠流产　　　　　C. 葡萄胎

D. 子宫肌瘤　　　　　　　E. 子宫内膜癌

二、案例题

病人,女,30岁,主诉因"停经18周,阴道持续少量出血8周"入院。

现病史:于停经早期曾有食欲下降、恶心、呕吐等早孕反应,开始较重以后虽较前减轻,但始终没有消失。停经10周曾因阴道少量出血来妇产科门诊检查;子宫前位、孕2个月大小、子宫体稍软,双侧附件(一)。诊断为宫内妊娠,先兆流产。嘱卧床休息,保胎治疗,出血渐止。妊娠14周又出现阴道出血伴腹部坠胀感。妇科检查:子宫底脐下3指。B超检查:似见胎心搏动。继续卧床休息,2周后出血停止,妊娠18周时因无胎动和少量血水样分泌物再来门诊复查,当时子宫底平脐,无浮沉胎体感,未闻及胎心,B超检查似死胎,故收住院治疗。病人既往身体健康,6年前曾有侵蚀性葡萄胎史,经多次清宫,以及 5-氟尿嘧啶(5-FU)和放线菌素 D 联合化疗治愈。

实验室检查及辅助检查:血常规检查血红蛋白 98 g/L,白细胞 11×10^9/L,中性粒细胞百分比 80%,淋巴细胞百分比 20%;腹部平片未见胎儿骨骼影;尿 HCG 测定(+)。请问:

(1) 该病人目前表现出了葡萄胎的哪些临床表现?

(2) 应为该病人立即做什么处理?

(郭晓琴)

参考答案:一、1. A　2. E　3. B　4. C

第十六章　腹部手术病人的护理

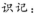

学习目标

识记：

1. 描述妇产科腹部手术的种类、手术适应证。

2. 陈述子宫颈癌、子宫内膜癌、卵巢恶性肿瘤的分期和子宫肌瘤的分类,各种疾病的病因、临床表现、早期诊断方法及处理原则。

理解：

1. 解释子宫颈刮片细胞学检查及分段诊断性刮宫术的临床意义。

2. 比较分析良、恶性肿瘤病人的临床表现特点。

应用:运用护理程序为腹部手术病人提供整体护理。

第一节　腹部手术病人手术前后护理

手术治疗在妇产科疾病的治疗中占有相当重要的地位,是妇科肿瘤病人的主要治疗手段之一。充分的术前准备和精心的术后护理是保证手术顺利进行、病人术后恢复的关键。有关腹部手术病人的常规护理详见《外科护理学》。本节主要介绍妇产科腹部手术病人手术前、后的护理。

【妇产科腹部手术种类】

(一)按手术急缓程度分类

1. 择期手术　多适用于妇科良性肿瘤。

2. 限期手术　多适用于妇科恶性肿瘤。

3. 急诊手术　多适用于各种妇产科急腹症。

(二)按手术范围分类

1. 附件切除术　适用于附件病变。包括一侧或双侧输卵管及卵巢切除。

2. 次全子宫切除术和全子宫切除术　前者保留子宫颈,多适用于子宫体良性病变而子宫颈正常的病人;后者指子宫体和子宫颈全部切除,多适用于子宫或输卵管、卵巢恶性肿瘤,子宫良性肿瘤子宫颈管有病变的病人。

3. 卵巢肿瘤切除术或子宫肌瘤切除术　多适用于卵巢良性肿瘤和子宫肌瘤需保留生育功能的年轻妇女。

4. 子宫根治术及盆腔淋巴结清扫术　多适用于早期子宫颈癌和子宫内膜癌的病人。切除范围包括全子宫、子宫韧带、子宫旁组织 3~4 cm、阴道上端 1~2 cm 及盆腔淋巴结。

5. 肿瘤细胞减灭术　适用于晚期恶性肿瘤的病人。术中尽量将大块肿瘤组织切除，以利于术后其他辅助治疗。

【手术适应证】　子宫本身及附件病变，或因附件病变而不能或不必要保留子宫者，性质不明的下腹部肿块，诊断不清的急腹症及困难的阴道分娩、剖宫产等。

【术前护理】

(一) 心理护理

术前应耐心地向病人讲解相关的知识及治疗措施的效果，消除病人因担心术后生活质量而出现的焦虑、恐惧心理，使病人安心配合治疗。

(二) 术前指导

1. 疾病相关知识　术前要使子宫切除者了解术后不再出现月经。使卵巢切除者了解术后会出现停经、潮热、阴道分泌物减少等卵巢功能减退的症状，即使保留一侧卵巢，也会因手术影响卵巢血运，暂时性引起性激素水平波动而出现停经；症状严重者，可在医师指导下接受雌激素补充治疗以缓解症状。

2. 认真做好术前合并症的处理，调整病人的身心状况。认真做好预防术后并发症的宣传指导工作，指导病人学会胸式呼吸、练习床上使用便器及术后需做的深呼吸、咳嗽、收缩和放松四肢肌肉的运动等，并要求病人在指导、练习后独立重复完成，直至病人完全掌握。

3. 指导病人术后翻身、起床、活动的技巧，鼓励术后早活动，促进康复。

4. 老年病人各重要脏器趋于老化，修复能力降低，耐受性差。术前应全面评估，并进行必要的处理，为手术创造条件。

(三) 手术前一日护理

1. 皮肤准备　以顺毛、短刮的方式进行手术区剃毛备皮，备皮范围上自剑突下缘，下至两大腿上 1/3，包括外阴部，两侧至腋中线。脐部用络合碘棉签清洁后再用酒精棉签擦拭。

2. 手术前 1 日抽血做血型鉴定及交叉配血试验，做普鲁卡因、青霉素等药物过敏试验。

3. 阴道准备　拟行全子宫切除术者，术前 1 日冲洗阴道两次，手术日晨用消毒液进行阴道、子宫颈、穹隆部消毒，用大棉球拭干后再用亚甲蓝或 1‰甲紫溶液标记子宫颈及阴道穹隆，作为术者切除子宫的标志。阴道流血及未婚者不做阴道灌洗。阴道灌洗时护士动作要轻柔，注意遮挡病人。

4. 胃肠道准备　一般术前 1 日灌肠 1~2 次，术前 8 h 禁食，术前 4 h 禁饮。目的是使肠道空虚、暴露手术野、防止或减轻术后肠胀气；防止手术时麻醉药物松弛肛门括约肌致粪便污染手术台；术前 1 日根据手术需要进行清洁灌肠，直至排出的灌肠液中无大便残渣。预计手术可能涉及肠道时需从术前 3 日起进无渣半流质饮食，并按医嘱给肠道制菌剂并清洁灌肠。目前常以口服缓泻剂(如甘露醇等)代替多次灌肠，效果良好；但应少量试服，按个体反应选择用量，尤其是年老、体弱者，以防水泻导致脱水。

5. 休息与睡眠　为保证病人良好的休息，减轻病人的紧张、焦虑，可给病人适量镇静剂，常用地西泮 5 mg，睡前口服，或 10 mg 肌内注射。

6. 环境准备　为病人提供安静、舒适的环境。根据手术种类和麻醉方式，铺好麻醉床，准备好监护仪、负压吸引设备及急救用物。

7. 其他　与外科腹部手术病人一样，护士要认真核对受术者生命体征、药物敏感试验结果、交叉配血情况等;必要时应与血库取得联系,保证术中血源供给。

(四) 手术日护理

手术日晨,护士宜尽早看望病人,核查体温、血压、脉搏、呼吸等,询问病人的自我感受。一旦发现月经来潮,应及时通知医师;若非急诊手术,应协商重新确定手术时间。

术日晨取下病人可活动的义齿、发夹、首饰及贵重物品交家属或护士长保管。常规安置导尿管,保持引流通畅,以避免术中伤及膀胱、术后出现尿潴留等并发症。

术前半小时给基础麻醉药物,通常为苯巴比妥和阿托品,目的在于缓解病人的紧张情绪并减少唾液腺分泌,防止支气管痉挛等因麻醉引起的副交感神经过度兴奋。

送病人去手术室前,应允许家属或亲友有短暂探视时间。手术室护士、病房护士在病人床旁需认真核对病人姓名、住院号、床号、手术名称、手术部位等病历资料,并随同病人至手术室。由病房护士直接向手术室巡回护士介绍病人,当面点交、核对无误后签字。

【术后护理】

(一) 一般护理

1. **体位** 按手术及麻醉方式决定术后体位。全麻病人取去枕平卧位,头偏向一侧,防止呕吐物进入气管。硬脊膜外阻滞的病人去枕平卧 $6\sim8$ h,腰麻的病人去枕平卧 $12\sim24$ h,防止术后头痛。如病人无特殊病情变化,术后次日晨取半卧位。

2. **术后即时护理** 手术完毕,病人被送回恢复室时,值班护士须向手术室护士及麻醉师详尽了解术中情况,及时为病人测量生命体征,检查病人腹部伤口、阴道流血情况,检查病人输液管道及引流管的情况,检查病人背部麻醉管是否拔除或保留镇痛泵等,认真做好床边交班,详尽记录观察资料。腹部压沙袋 6 h,防止出血。做胃肠减压的病人及时接通负压吸引器调节至适当的压力。

3. **观察生命体征** 密切观察生命体征并准确记录。通常术后每 $15\sim30$ min 监测 1 次血压、脉搏和呼吸,连续监测 6 次;平稳后,改为每 $4\sim6$ h 测量 1 次;24 h 以后,4 次/日,正常后再测 3 日。若有异常或提示内出血,应增加监测的次数。术后应每天测体温 4 次,由于机体对手术创伤的反应,术后 $1\sim3$ 日体温稍有升高,但一般不超过 38 ℃,如果体温持续升高,或正常后再次升高,则提示可能有感染存在。

4. **留置导尿管的护理** 术后要保持导尿管通畅、勿折压,注意观察尿量及性质,以判断有无输尿管及膀胱的损伤。术后每小时尿量至少为 50 mL,如尿量过少,应检查导尿管是否堵塞、脱落、打折、被压,排除上述原因后,要考虑病人是否入量不足或有内出血休克的可能,及时通知医生及早处理。常规妇科手术于术后次日晨拔除导尿管,妇科恶性肿瘤及阴道手术病人保留导尿管的时间要根据病人的病情及手术情况而定。在保留导尿管期间病人每日测量体温 $3\sim4$ 次,每日擦洗会阴并更换尿袋,注意无菌操作,防止逆行感染。子宫根治术者,在拔除尿管的前 $2\sim3$ 日,开始夹闭导尿管,2 h 开放 1 次,以训练和恢复膀胱功能,必要时拔除导尿管后测残余尿。

5. **心理护理** 减轻病人疼痛,解除不适,告知手术的情况及术后的注意事项,帮助病人提高自理能力;做好家属的健康教育,取得其积极的配合,有效降低术后病人不良的心理反应。

6. **疼痛的护理** 疼痛是术后主要的护理问题,麻醉作用消失至术后 24 h 内疼痛最明显。病人常常因为疼痛而拒绝翻身、检查,甚至焦虑、恐惧、失眠。护士应掌握止痛的方法和技巧,正确指导病人使用自控镇痛泵,或在评估病人疼痛的基础上及时给予止痛药,常用哌替啶、异丙嗪、吗啡等。保持病室安静,创造舒适环境。6 h 以后用腹带帮助固定切口。帮助病人采取半卧位。

7. 营养与饮食　一般手术病人，术后 6 h 进流质饮食，但应避免产气食物如牛奶、豆浆等，以免肠胀气。肛门排气后进半流质饮食，以后逐步过渡到普通饮食。涉及肠道的手术病人，术后应禁食，排气后才能进流质饮食，逐步过渡到半流质、普通饮食。术后饮食应以营养丰富、易消化、高热量及富含维生素为原则。鼓励病人进食以促进肠道功能恢复及术后康复，不能进食或进食不足期间，应静脉补充液体和电解质，必要时给静脉高营养。

8. 休息与活动　在止痛的前提下，要保证病人有良好的休息和足够的睡眠。同时按循序渐进的原则，鼓励病人进行活动。每 2 h 协助卧床病人翻身 1 次，生命体征平稳后鼓励病人尽早下床活动，改善循环，促进肺功能的恢复，防止下肢静脉血栓形成。活动时注意防止病人特别是老年病人因体位变化引起血压不稳定，防止突然起床或站立时发生跌倒。

（二）术后常见并发症及护理

1. 腹胀　术后腹胀多因术中肠管受到激惹，肠蠕动减弱所致，病人术后呻吟、憋气等可咽入大量易被肠黏膜吸收的气体而加重腹胀。通常术后 48 h 恢复正常肠蠕动，一经排气，腹胀即可缓解。如果术后 48 h 肠蠕动仍未恢复，应排除肠梗阻的可能。可用生理盐水及 1、2、3 溶液低位灌肠，或热敷下腹部（伤口无渗血）等方法刺激肠蠕动。在肠蠕动已恢复尚不能排气时，可针刺"足三里"穴或皮下注射新斯的明 0.5 mg，也可采用肛管排气等。术后早期下床活动，以改善胃肠功能，可预防或减轻腹胀。如腹胀是因炎症或缺钾引起，则应给抗生素或补钾；形成脓肿者则应协助医生及早切开引流。

2. 泌尿系统感染　尿潴留是发生泌尿系统感染的常见原因之一。拔除导尿管前，注意夹管定时开放以训练膀胱恢复收缩力。为了预防尿潴留的发生，应增加液体入量，术后鼓励病人定期坐起排尿，床边加用屏风；如上述措施无效，则应导尿。一次导尿量不得超过 1000 mL，宜暂时留置导尿管，每 3～4 h 开放 1 次。老年病人、术后必须长期卧床者及过去有尿路感染史的病人均易发生泌尿系统感染。术后出现尿频、尿痛，并有高热等症状者，应遵医嘱做尿培养，确定是否有泌尿系统感染。受术者一般在拔管后 4～8 h 内可自解小便，注意记录尿量和时间。

3. 伤口血肿、感染、裂开　多数伤口是清洁封闭创口，能迅速愈合。创口出血较多，或切口压痛明显、肿胀、检查有波动感，应考虑为切口血肿。血肿极易感染，常为伤口感染的重要原因。遇到异常情况，应及时报告医生，同时协助处理。

（三）健康教育

1. 饮食指导　绝大部分妇科手术对肠道影响较小，肛门排气前若无明显腹胀者，可指导并协助病人进少许流质饮食如温开水、米汤、菜汤等。但应避免牛奶、豆浆等产气物质。肛门排气后指导病人进食稀饭、面条等半流质饮食并逐渐向普食过渡。指导病人多进食高蛋白、高维生素、易消化食物，少食多餐，观察有无腹胀等不适，并避免便秘的发生。

2. 活动指导　手术 6～8 h 后，指导并协助病人床上翻身，活动并按摩双下肢，鼓励病人早期下床活动。一般手术病人术后 24～36 h 应鼓励并协助其下床活动，子宫根治术等大手术后病人，3～5 日后应下床活动。全子宫切除后，在阴道残端伤口愈合阶段，应尽量减少较大活动，并严密观察阴道流血的情况。正常时可有少许血性分泌物或淡红色流液，如阴道出现鲜红色血液且量较多，甚至超过经量，应及时通知医生处理，并嘱病人绝对卧床休息，避免咳嗽等增加腹压的因素。

3. 出院指导　出院前评估病人自我护理能力及家属对病人照顾能力，并在出院时提供详细的出院指导。出院指导应包括出院后的休息、活动、用药、饮食、性生活、门诊复查时间、可能出现的异常症状和体征的观察及处理等。

【急诊手术病人的护理要点】 妇产科常见的急诊手术有卵巢囊肿蒂扭转、破裂,异位妊娠腹腔内出血等。由于发病急、病情重,要求护士反应迅速,动作敏捷,配合医生在最短的时间内完成术前准备。

1. 迅速完成术前准备 急诊病人病情危重,处于极度痛苦、恐惧、衰竭甚至休克状态。护士应积极配合医生抢救并迅速完成腹部手术前准备。为节约时间,阴道准备可与手术准备同时进行,常规备皮后不必灌肠,麻醉前也不必常规给药等。

2. 心理护理 急诊病人和家属心理负担重,在积极术前准备的同时要注意提供心理支持。通过娴熟的技术、积极的态度使病人确信自己正被积极救治。配合医生向病人和家属耐心解释病情、解答疑问、告知注意事项,条件许可的情况下允许家属陪伴,减轻病人及家属焦虑、恐惧的情绪,使其积极配合医护人员工作。

3. 术后护理 术后按一般腹部手术后病人护理常规进行护理。

第二节　子　宫　肌　瘤

子宫肌瘤(uterine myoma)是女性生殖系统最常见的良性肿瘤。多见于 30～50 岁的妇女,20 岁以下少见。据尸检资料显示,30 岁以上妇女约 20％有子宫肌瘤,因很多病人无症状,或因肌瘤很小不易发现,临床报道的发病率远较真实的低。

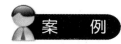 案　例

病人,女,42 岁,因经量增多,经期延长 2 年,症状加重半年入院,病人于 2 年前开始出现经量过多,是正常时的两倍,经期持续 10 日左右。近半年来经期持续 14 日左右,经量多,伴大量血凝块,常感头晕、乏力,且偶感小便不畅。病人贫血貌,妇科检查发现子宫增大如 3 个月妊娠大小,子宫体表面呈结节感、质硬,无压痛。请问:

1. 该病人的医疗诊断是什么?
2. 该病人护理评估的内容有哪些?

【分类】 肌瘤按生长的部位分为子宫体肌瘤(占 90％)和子宫颈肌瘤(占 10％)。按肌瘤与子宫肌壁的关系分为以下 3 类(图 16-1)。

1. 肌壁间肌瘤(intramural myoma) 最常见的类型,占 60％～70％,肌瘤位于子宫肌壁内,周围均被肌层包围。

2. 浆膜下肌瘤(subserous myoma) 约占 20％,肌瘤向子宫表面生长,其表面仅覆盖子宫浆膜层,有时仅有细蒂与子宫肌壁相连,为带蒂浆膜下肌瘤,易发生蒂扭转,并发急腹症。若肌瘤位于子宫体侧壁向子宫旁生长,突入阔韧带两叶之间,称阔韧带肌瘤。

3. 黏膜下肌瘤(submucous myoma) 占 10％～15％。肌瘤向子宫腔内突出,表面仅由子宫黏膜层覆盖。黏膜下肌瘤使子宫腔变形增大,子宫外形无明显变化。黏膜下肌瘤易形成蒂,在子宫腔内生长犹如异物,常引起子宫收缩,肌瘤被挤经子宫颈突入阴道。

子宫肌瘤常为多个,各种类型的子宫肌瘤可发生在同一子宫,称多发性子宫肌瘤。

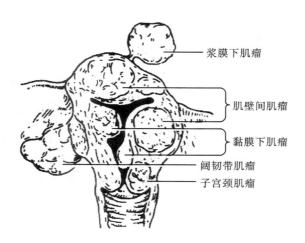

浆膜下肌瘤

肌壁间肌瘤

黏膜下肌瘤

阔韧带肌瘤

子宫颈肌瘤

图 16-1 各型子宫肌瘤示意图

【病理】

1. 巨检　子宫肌瘤为实质性球状包块,表面光滑,与周围组织有明显界限。表面有压迫周围肌壁纤维而形成的假包膜,手术时肌瘤容易剥离。肌瘤表面白色,质硬,切面呈漩涡状结构。当肌瘤较大或生长迅速时,来源于假包膜的血运不足,发生中心性缺血,使肌瘤失去原有的结构,此时称肌瘤变性。

2. 镜检　肌瘤由梭形平滑肌细胞和不等量的纤维结缔组织构成。细胞大小均匀,呈漩涡状,核为杆状。

【护理评估】

(一) 临床表现

1. 症状　多无明显症状,仅在妇科检查时偶然发现。症状与子宫肌瘤的部位、生长速度及肌瘤有无变性相关,与肌瘤的大小、数目关系不大。

(1) 月经改变:最常见的症状,主要表现为经量过多、经期延长或不规则子宫出血。多见于黏膜下肌瘤和肌壁间肌瘤,浆膜下肌瘤较少影响月经。大的肌壁间肌瘤使子宫腔和子宫内膜面积增大,影响宫缩,并可能使肌瘤附近的静脉受挤压,致使子宫内膜静脉丛充血扩张,导致经量增多、经期延长。黏膜下肌瘤发生坏死、溃疡、感染时,可有持续性或不规则阴道流血或脓血样排液。长期经量增多常发生继发性贫血,出现乏力、心悸等症状。

(2) 下腹包块:肌瘤增大使子宫超过 3 个月妊娠大时可从腹部触及。巨大的黏膜下肌瘤可脱出于阴道外,病人可因外阴脱出肿物就医。

(3) 白带增多:肌壁间肌瘤使子宫腔面积增大,内膜腺体分泌增多,伴有盆腔充血致白带增多。若黏膜下肌瘤脱出于阴道,其表面感染、坏死,可排出大量脓血样及腐肉样组织,伴臭味。

(4) 压迫症状:肌瘤压迫膀胱时可出现尿频、尿潴留等;压迫输尿管形成肾盂积水;压迫直肠可形成里急后重、排便困难等症状。

(5) 其他:包括下腹坠胀感、腰酸背痛,经期加重。肌瘤发生红色样变性时腹痛剧烈且伴呕吐、发热及肿瘤局部压痛。浆膜下肌瘤蒂扭转时出现急性腹痛。子宫黏膜下肌瘤由子宫腔向外排出时也可引起腹痛。黏膜下和引起子宫腔变形的肌壁间肌瘤可引起不孕或流产。

2. 体征　与肌瘤大小、数目、位置及有无变性有关。肌壁间肌瘤子宫常呈不规则增大,质硬,表面有单个或多个结节状突起;浆膜下肌瘤可触及质硬的球状包块与子宫相连;黏膜下肌瘤子宫常呈均匀增大，有时可在子宫颈口或阴道内见到红色、表面光滑的黏膜下肌瘤，如伴感染，表面有渗出液覆盖或有溃疡灶形成。

（二）辅助检查

1. B超检查　可查到肌瘤大小、位置和数目，可得到确切的诊断依据。

2. 内镜检查　宫腔镜、腹腔镜可在直视下分别看到黏膜下肌瘤、浆膜下肌瘤的位置、大小、形状，并可在镜下手术切除肌瘤，有诊断及治疗的双重作用。

3. 其他检查　如子宫输卵管造影等可协助诊断。

（三）与疾病相关的健康史

1. 病因　确切的病因尚不清楚。研究提示其发生可能与女性激素有关。此外，研究还证实孕激素也可促进肌瘤有丝分裂活动，刺激肌瘤生长。细胞遗传学研究显示 25％～50％ 的子宫肌瘤存在细胞遗传学异常。分子生物学研究提示子宫肌瘤是由单克隆平滑肌细胞增殖而成，多发性子宫肌瘤是由不同克隆细胞形成。

2. 健康史　询问病人的月经史、生育史，有无不孕、流产史，有无长期使用雌激素史，有无接受过药物治疗及治疗后的效果。

（四）心理-社会状况

评估病人及家属对疾病的反应。是否有知识缺乏，害怕子宫肌瘤恶变或术后并发症，担心切除子宫后会改变其女性特征，担心影响夫妻生活等。

（五）治疗原则

根据病人年龄、症状、生育要求，肌瘤位置、大小、数目等状况全面考虑。

1. 随访观察　适用于肌瘤小，无明显症状或已接近绝经期的妇女。可每 3～6 个月随访 1 次，若肌瘤增大明显，症状加重，需考虑进一步治疗措施。

2. 药物治疗　适用于症状轻、接近绝经期或全身情况不宜手术者。一般采用：①促性腺激素释放激素类似物（gonadotropin-releasing hormone agonist，GnRH-a）：可抑制雌激素至绝经水平，以缓解症状，抑制肌瘤生长使其萎缩，常用长效制剂亮丙瑞林或戈舍瑞林。但应避免长期应用，用药 6 个月以上可导致绝经期综合征、骨质疏松等副作用。②抗孕激素药物：与孕激素竞争受体，拮抗其作用，常用米非司酮。也不宜长期使用，因可增加子宫内膜增生的风险。

3. 手术治疗　月经过多导致继发贫血，药物治疗无效者；严重腹痛、性交痛或有因肌瘤蒂扭转引起的急性腹痛者；有直肠、膀胱压迫症状者；确定肌瘤为不孕或流产的唯一原因或肌瘤生长太快怀疑有恶变者：常需手术治疗。常用的手术方式：①肌瘤切除术（myomectomy）：适用于希望保留生育功能的病人，可经腹或腹腔镜下切除肌瘤，经阴道或宫腔镜下切除黏膜下肌瘤。②子宫切除术（hysterectomy）：适用于不需要保留生育功能或怀疑有恶变的病人。

4. 其他治疗　子宫动脉栓塞术通过阻断子宫动脉及其分支，减少肌瘤的血供，从而延缓肌瘤的生长，缓解症状。但该方法有引起卵巢功能减退并增加潜在的妊娠并发症的风险，对有生育要求的妇女一般不建议采用。对月经过多、无生育要求但希望保留子宫或不能耐受子宫切除术的病人可考虑使用。

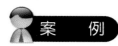 案　例

该病人诊断为子宫肌瘤。月经过多导致继发性贫血，需手术治疗。请问：

1. 该病人确定主要的护理诊断/问题有哪些？

2.可以为该病人制定哪些合适的护理措施？

【护理诊断/问题】

1.营养失调:低于机体需要量　与月经改变,出血过多有关。

2.知识缺乏:缺乏子宫肌瘤疾病的治疗和护理知识。

3.焦虑　与担心子宫肌瘤恶变、手术切除子宫会产生后遗症、选择子宫肌瘤的治疗方案的无助有关。

【预期目标】

1.病人贫血被及时纠正。

2.病人获得有关子宫肌瘤的知识,能正确地认识疾病。

3.病人焦虑减轻或消失,选定治疗方案并配合医务人员完成治疗。

【护理措施】

1.一般护理　嘱病人注意休息,加强营养,注意保暖。指导病人保持外阴清洁干燥,防止感染。

2.症状护理　鼓励贫血的病人进食高蛋白、高维生素和含铁量丰富的食物。协助完成血常规、血型及凝血功能检查,并交叉配血备用。黏膜下肌瘤如脱出至阴道者,每日用消毒液行外阴冲洗。肿瘤压迫膀胱出现排尿障碍、尿潴留时应给予导尿;压迫直肠引起便秘者,可给缓泻剂软化粪便或进行灌肠等处理。

3用药护理　遵医嘱选择及应用药物,对病人讲明药物的名称、作用原理、剂量、用药方法、可能出现的副作用及应对措施,告知服药过程中不能擅自停用以免出现撤退性出血等。亮丙瑞林等不宜长期使用,应用时应注意观察有无出现绝经期综合征、骨质疏松等副作用。

4.病情观察

(1)阴道出血:严密监测病人生命体征,了解有无头晕、乏力、眼花、面色苍白等症状;观察阴道出血的时间、量、色及性状,注意收集会阴垫以正确评估阴道出血量。

(2)腹痛:注意观察腹痛的部位、性质、程度。如病人有浆膜下肌瘤病史,突然出现剧烈腹痛时应考虑肌瘤蒂扭转,应立即报告医生处理,并做好急症手术的准备。

5.手术病人护理　观察病人阴道出血量及阴道分泌物,病人的生命体征、尿量及颜色变化。密切观察病人手术切口及血象变化,发现感染征象时及时通知医生。

6.心理护理　主动热情关心病人,鼓励病人说出心里的担忧和感受,让病人尽快适应病区环境,建立良好的护患关系。讲解子宫肌瘤的有关知识,帮助病人正确认识此种疾病,使病人确信子宫肌瘤属于良性肿瘤,恶变率低;对采取手术治疗的病人,讲解术后的效果。与病人及家属交流,帮助病人分析住院期间及出院后可以利用的资源与支持系统,减轻无助感,增强康复信心,也有利于家属参与病人的治疗和护理。

7.健康教育　①知识宣教:宣传月经的相关知识,指导病人正确使用雌激素,增强妇女的自我保健意识,鼓励其定期接受妇科检查,做到以预防为主,及时发现和诊治疾病。②定期随访:采取随访观察者应3～6个月复查。让病人明确随访的目的、时间、联系方式,不可忽视定期检查,应按时接受随访指导,以便根据病情需要及时修正治疗方案。③出院指导:告知病人任何时候出现不适或异常情况均需及时随诊。手术病人出院1个月后应到门诊复查,了解术后康复情况。指导病人术后性生活及自我保健知识。

【结果评价】

1.积极补充营养,病人没发生贫血或贫血得到及时纠正。

2. 病人能叙述子宫肌瘤的治疗方法及术后的效果。

3. 病人焦虑减轻，出院后积极适应术后的生活。

第三节　子宫颈癌

子宫颈癌(cervical cancer)是最常见的妇科恶性肿瘤，高发年龄为 50～55 岁。近年来由于子宫颈细胞学筛查的广泛使用，子宫颈癌得到了早诊断与早期治疗，子宫颈癌的发病率和死亡率明显下降。

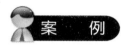

病人，女，45 岁，不规则阴道流血 20 天，白带米汤样，有恶臭，子宫颈Ⅱ度糜烂，有 3 cm×2 cm 的质地脆的赘生物，易出血。子宫大小正常，触诊及双附件(一)。请问：

1. 该病人最可能的诊断是什么？如何帮助该病人确诊？

2. 该病人护理评估的内容有哪些？

【组织发生和发展】 子宫颈癌的癌前病变为宫颈上皮内瘤变(cervical intraepi-thelial neoplasia，CIN)。CIN 形成后继续发展，突破上皮下基底膜，浸润间质，形成子宫颈浸润癌(图 16-2)。

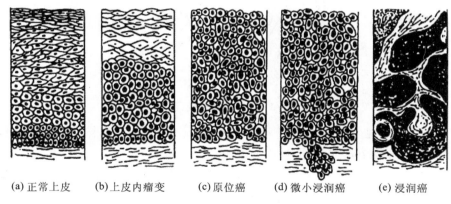

(a) 正常上皮　　(b) 上皮内瘤变　　(c) 原位癌　　(d) 微小浸润癌　　(e) 浸润癌

图 16-2　子宫颈正常上皮—上皮内瘤变—浸润癌

▎**知识链接** ▎

宫颈上皮内瘤变

CIN 是与子宫浸润癌密切相关的一组子宫颈病变，常发生于 25～35 岁妇女，大部分低级别的 CIN 可自行消退，但高级别 CIN 可能发展为子宫颈浸润癌，被视为癌前病变。

CIN 好发于子宫颈部转化区。可分为 3 级：Ⅰ级即轻度异型，上皮下 1/3 层细胞核明显增大，核染色稍加深，核分裂象少，细胞极性正常；Ⅱ级即中度异型，上皮下 1/3～2/3 层细胞核明显增大，核深染，核分裂象较多，细胞数量明显增多，细胞极性尚存；Ⅲ级包括重度异型和原位癌，癌变细胞占 2/3 层以上上皮层，细胞核异常增大，核深染，核分裂象多，细胞拥挤、排列紊乱、无极性。

CIN 无特殊症状,偶有阴道排液增多、接触性出血等,检查子宫颈光滑或子宫糜烂样表现,未见明显病灶。子宫颈细胞学检查可筛查 CIN,子宫颈活体组织检查可确诊。60%CIN Ⅰ可自然消退,可随访观察,随访过程中病变发展或持续 2 年进行治疗。约 20%CIN Ⅱ会发展为 CIN Ⅲ,5%发展为浸润癌。CIN Ⅱ和 CIN Ⅲ可用物理治疗、手术治疗。

【分类及病理】 胎儿期来源于泌尿生殖窦的鳞状上皮至子宫颈外口和子宫颈管柱状上皮相邻,形成原始鳞-柱状交接部,青春期后在雌激素作用下柱状上皮外移,外移的柱状上皮由原始鳞-柱状交接部的内侧向子宫颈口方向逐渐被鳞状上皮所替代,形成新的鳞-柱状交接部,即生理鳞-柱状交接部。原始鳞-柱状交接部和生理鳞-柱状交接部之间的区域,称为转化区(transformation zone),转化区是 CIN 和子宫颈癌的好发部位。

子宫颈癌以鳞状细胞癌多见,其次为腺癌、鳞腺癌。

(一)鳞状细胞浸润癌

鳞状细胞浸润癌占子宫颈癌的 75%~80%。

1. 巨检 早期浸润癌肉眼观察无明显异常,或类似子宫颈糜烂,随病情发展,子宫颈癌有外生型、内生型、溃疡型、颈管型 4 种类型(图 16-3)。

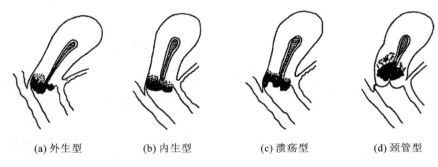

(a) 外生型　　(b) 内生型　　(c) 溃疡型　　(d) 颈管型

图 16-3　子宫颈癌类型(巨检)

(1)外生型:最常见,也称菜花型。癌组织向外生长,最初呈息肉样或乳头状突起,继而发展为向阴道内突出的菜花样赘生物,质脆易出血。

(2)内生型:又称浸润型。癌组织向子宫颈深部组织浸润,子宫颈肥大变硬呈桶状,常累及子宫旁组织。但子宫颈表面光滑或仅有柱状上皮异位。

(3)溃疡型:上述两型继续发展,癌组织坏死脱落,形成凹陷性溃疡或空洞样,形如火山口。

(4)颈管型:癌灶发生在子宫颈外口内,隐蔽在子宫颈管,侵入子宫颈及子宫峡部供血层以及转移到盆腔淋巴结。

2. 显微镜检 按癌组织发展的程度,分为以下两个阶段。

(1)微小浸润癌:在原位癌基础上镜检发现小滴状、锯齿状癌细胞团突破基底膜,浸润间质。

(2)浸润癌:癌细胞浸润范围扩大,呈网状或团块状浸润间质。根据癌细胞分化程度分为高分化鳞癌(Ⅰ级)、中分化鳞癌(Ⅱ级)和低分化鳞癌(Ⅲ级)。

(二)腺癌

腺癌近年来发生率有上升趋势。占子宫颈癌的 20%~25%。

1. **巨检** 来自子宫颈管,并浸润子宫旁组织。
2. **显微镜检** 主要有黏液腺癌(最常见)和恶性腺瘤两种。

(三)鳞腺癌

鳞腺癌占子宫颈癌 3%~5%。含有腺癌和鳞癌两种成分。

【转移途径】 主要以直接蔓延和淋巴转移为主,血行转移极少见。

1. **直接蔓延** 癌组织局部浸润,向邻近组织扩散。向下累及阴道,向两侧累及主韧带及子宫颈旁、阴道旁组织直至盆壁,向前向后侵及膀胱或直肠。

2. **淋巴转移** 癌灶局部浸润后侵入淋巴管,形成瘤栓,随淋巴引流进入局部淋巴结,包括子宫旁、子宫颈旁、闭孔、髂内外、腹股沟及腹主动脉旁淋巴结等,在淋巴管内扩散。

3. **血行转移** 晚期转移至肺、肝或骨骼等。

【临床分期】 采用国际妇产科联盟(FIGO,2009 年)的子宫颈癌临床分期(表 16-1)。

表 16-1　子宫颈癌临床分期(FIGO,2009 年)

Ⅰ期	肿瘤局限在子宫颈(扩展至子宫体将被忽略)
ⅠA	镜下浸润(所有肉眼可见的病灶,包括表浅浸润,均为ⅠB期)
	间质浸润深度<5 mm,宽度≤7 mm
ⅠA1	间质浸润深度≤3 mm,宽度≤7 mm
ⅠA2	间质浸润深度>3 mm 且<5 mm,宽度≤7 mm
ⅠB	临床癌灶局限于子宫颈,或者镜下病灶>ⅠA
ⅠB1	临床癌灶≤4 cm
ⅠB2	临床癌灶>4 cm
Ⅱ期	肿瘤超越子宫,但未达骨盆壁或未达阴道下 1/3
ⅡA	肿瘤侵犯阴道上 2/3,无明显子宫旁浸润
ⅡA1	临床可见癌灶≤4 cm
ⅡA2	临床可见癌灶>4 cm
ⅡB	有明显子宫旁浸润,但未达到盆壁
Ⅲ期	肿瘤已扩展到盆壁,在进行直肠指诊时,在肿瘤和盆壁之间无间隙。肿瘤累及阴道下 1/3,由肿瘤引起的肾盂积水或肾无功能的所有病例,除非已知道由其他原因所引起
ⅢA	肿瘤累及阴道下 1/3,没有扩展到盆壁
ⅢB	肿瘤扩展到盆壁,或引起肾盂积水或肾无功能
Ⅳ期	肿瘤超出了真骨盆范围,或侵犯膀胱和(或)直肠黏膜
ⅣA	肿瘤侵犯临近的盆腔器官
ⅣB	远处转移

【护理评估】

(一)临床表现

早期子宫颈癌常无明显症状和体征,随病情发展可出现以下临床表现。

1. 症状

（1）阴道流血：早期表现为性生活或妇科检查后少量阴道出血，称接触性出血。也可表现为不规则阴道流血，或经期延长、经量增多。老年病人常表现为绝经后不规则阴道出血。子宫颈癌合并妊娠者常因阴道流血就诊。一般外生型癌出血早，量多，内生型癌出血较晚。

（2）阴道排液：常出现在阴道流血后。子宫颈癌早期可表现阴道分泌物增多，白色或血性，无臭味。随着癌组织破溃，阴道分泌物增多，稀薄如水样或米汤样，有腥臭味。晚期癌组织坏死继发感染时，则排出大量脓性或米汤样恶臭白带。

（3）晚期症状：若出现疼痛，表示子宫颈旁已有明显浸润。癌肿侵犯邻近器官神经及淋巴时，可出现尿频、尿急、尿痛、血尿、便秘、便血、下肢水肿等症状。压迫输尿管可导致肾盂积水，严重可致尿毒症。癌症晚期病人出现消瘦、贫血等恶病质表现。

2. 体征　早期子宫颈癌局部无明显病灶，或呈子宫颈糜烂等一般慢性子宫颈炎的表现；随着病程的发展可见外生型、内生型或溃疡型等子宫颈癌的病变，可扪及子宫旁组织增厚、结节状，有时形成冰冻骨盆。

（二）辅助检查

1. 子宫颈刮片细胞学检查　用于筛查子宫颈癌，特异性高但敏感性较低。筛查应在性生活开始 3 年后开始，或 21 岁以后开始并定期普查。注意在子宫颈转化区和子宫颈管取材镜检，用巴氏 5 级染色法，结果分 5 级，Ⅲ级以上者应重复刮片细胞学检查并行子宫颈活检。

2. 高危型人乳头瘤病毒 DNA 检测　相对于细胞学检查敏感性较高但特异性较低。可与细胞学检查联合应用于子宫颈癌筛查。用于 30 岁以上的女性。

3. 阴道镜检查　当子宫颈刮片检查Ⅲ级以上，使用阴道镜观察。阴道镜利用放大原理，可直接观察子宫颈表面有无变异上皮，一般可发现早期病变，并选择病变部位进行取材活检，以提高诊断率。

4. 子宫颈活体组织检查　临床确诊和鉴别子宫颈癌最可靠的方法。肉眼可见病灶均做单点或多点活检，无明显病变者在子宫颈转化区 3、6、9、12 点处做多点活检或碘试验，阴道镜下取材以提高确诊率。

5. 其他检查　子宫颈锥切术、胸部 X 线检查、静脉肾盂造影，膀胱镜、直肠镜检查等。

（三）与疾病相关的健康史

1. 病因　子宫颈癌的病因目前尚不完全清楚。流行病学调查发现子宫颈癌与人乳头瘤病毒（human papilloma virus，HPV）感染、多个性伴侣、性生活过早（＜16 岁）、性传播疾病、吸烟、经济状况低下及免疫抑制等因素有关。

2. 健康史　询问病人婚姻史、生育史、性生活状况及与高危男子的性接触史等，询问病人有无未治疗的慢性子宫颈炎病史。了解月经情况，询问有无不规则阴道流血史，尤其要重视接触性阴道出血病史。

（四）心理-社会状况

子宫颈癌病人被确诊后会经历否认、愤怒、妥协、忧郁、接受等心理反应阶段。几乎所有的病人都会出现恐惧、绝望等心理，迫切希望能够采取各种方法减轻痛苦，延长生命。子宫颈癌手术范围大，留置导尿管时间长，恢复较慢，使病人较长时间不能履行各种角色职能，病人常出现焦虑情绪。

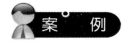

经子宫颈活体组织检查,该病人已确诊为子宫颈癌ⅡA期。请问:

1. 该病人的治疗原则有哪些?

2. 请为该病人确定主要的护理诊断/问题,并制定合适的护理措施。

(五)治疗原则

根据临床分期、病人年龄、全身情况、生育要求、医院设备及医护技术水平等综合因素决定治疗措施,常采用以手术治疗和放射治疗为主,化学药物治疗为辅的综合治疗。

1. **手术治疗** 适用于早期子宫颈癌病人(ⅠA期～ⅡA期)。可行子宫锥切术、广泛性子宫切除术及盆腔淋巴结清扫术。

2. **放射治疗** 可用于所有期别的病人,主要是年老、有严重并发症或Ⅲ、Ⅳ期以上不能手术的病人。包括体外照射和腔内照射。早期以腔内照射为主,体外照射为辅。晚期则以体外照射为主,腔内照射为辅。

3. **手术加放射综合治疗** 适用于癌灶较大者,术前放疗,待癌灶缩小后再行手术。或手术后证实淋巴结或子宫旁组织有转移者,放疗作为术后的补充治疗。

4. **化学药物治疗** 主要用于晚期或复发转移的病人。

【护理诊断/问题】

1. **恐惧** 与子宫颈癌的确定及手术治疗有关。

2. **疼痛** 与晚期癌浸润或手术创伤有关。

3. **自我认同紊乱** 与手术切除子宫有关。

【预期目标】

1. 病人恐惧感减轻,接受目前治疗方案,积极配合治疗。

2. 病人能说出减轻疼痛的方法,疼痛感减轻;术后排尿功能恢复正常。

3. 病人合理营养,营养不良得以纠正;能正确面对疾病,接受现实。

【护理措施】

(一)一般护理

1. 评估病人的营养状况,纠正病人的不良饮食习惯,促使病人主动摄入足够营养,提高机体抵抗力。必要时与营养师联系,制定合理的饮食计划,以多样化食谱满足病人需要,保证热量供应,维持体重不继续下降。

2. 保持会阴清洁,勤换会阴垫,每日冲洗会阴两次,防止发生感染。指导病人注意个人卫生,协助病人勤擦身、更衣,保持床单位清洁,促进舒适,注意室内空气流通。

3. 阴道有活动性出血,需要用消毒纱布填塞止血时,要认真交班,按时如数取出或更换;发生阴道大出血时立即向医生汇报,并备好急救用物,协助处理。

4. 有贫血、消瘦、发热及恶病质等表现者应加强护理,高热时用物理降温,预防肺炎、口腔感染等并发症发生。

(二)病情观察

监测阴道出血量及全身情况,注意观察阴道排液的性状、气味。观察晚期子宫颈癌病人下腹部、腰骶部疼痛程度。

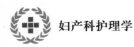

（三）不同治疗方法的护理

1. 手术病人的护理

（1）术前准备：按腹部手术前护理内容进行常规术前准备，尤其注意术前 3 日选用消毒液消毒阴道及子宫颈，手术前晚行清洁灌肠，保证肠道呈清洁、空虚状态。

（2）协助术后恢复：按腹部手术后护理内容进行常规护理。子宫颈癌根治术范围大、时间长，要注意加强术后护理。每 0.5～1 h 观察并记录生命体征及出入量 1 次，平稳后再改为每 4 h 测量 1 次。注意保持导尿管、腹腔各种引流管及阴道引流的通畅，认真观察引流液的性状及量。通常按医嘱于术后 48～72 h 去除引流管，术后 7～14 日，甚至 21 日拔除导尿管。拔除导尿管前 3 日开始定期夹管，训练膀胱功能，促使恢复正常的排尿功能。拔管后嘱病人 1～2 h 排尿 1 次，排尿后测残余尿。如残余尿超过 100 mL，应及时给病人再留置导尿管 3～5 日，再行拔管，测残余尿，直至残余尿在 100 mL 以下。

2. 放疗病人的护理　注意观察放疗副反应。放疗的近期反应有直肠炎和膀胱炎，但一般均能自愈。晚期并发症多于放疗后的 1～3 年出现，主要是因缺血引起直肠溃疡、狭窄及血尿，甚至形成直肠阴道瘘及膀胱阴道瘘等。其他按放疗有关护理方法进行护理。

3. 化疗护理　按化疗病人的护理常规进行护理。

（四）心理护理

利用挂图、实物、宣传资料等向病人介绍子宫颈癌的有关知识，与病人多交流，让病人及家属了解病情、治疗方法及效果，为病人提供安全、隐蔽的环境，鼓励病人提问，一起寻找引起不良心理反应的原因。帮助病人消除恐惧，树立战胜疾病的信心，积极配合治疗。

（五）健康教育

1. 提供预防保健知识，提倡晚婚、少育，开展性卫生教育，普及防癌知识，尤其要注意防治人乳头瘤病毒感染。积极治疗慢性子宫颈炎，及时诊治 CIN，以阻断子宫颈癌的发生。

2. 指导妇女定期普查，做到早发现、早诊断、早治疗。凡 30 岁以上妇女至妇科门诊就诊者，应常规做子宫颈刮片细胞学检查，一般妇女应每 1～2 年普查 1 次，已婚妇女尤其是绝经过渡期及绝经后妇女有异常阴道流血或接触性出血者应及时就诊。

3. 子宫颈癌手术病人出院前护士应与病人及家属一起制定出院康复计划，要求病人做到定期随访。出院后第 2 年内每 3 个月复查 1 次；出院后第 3～5 年，每半年复查 1 次；第 6 年开始每年复查 1 次。如有异常情况随时检查。

【结果评价】

1. 病人恐惧感基本消失，接受治疗方案并主动配合，达到了预期的治疗效果。

2. 医护人员和病人共同实施减轻疼痛的方法，疼痛缓解；术后膀胱功能恢复正常。

3. 病人合理膳食，营养不良得以纠正；能接受现实，适应术后的生活方式。

第四节　子宫内膜癌

子宫内膜癌（endometrial carcinoma）是发生于子宫内膜的一组上皮性恶性肿瘤，以腺癌为主。为女性生殖器官常见的三大恶性肿瘤之一，占女性生殖道恶性肿瘤的 20%～30%。平均发病年龄 60 岁。近年来发病率有上升趋势。

【病理】

1. 巨检　可分为弥散型和局灶型。弥散型：子宫内膜大部或全部为癌组织侵犯，并突向子宫腔，常伴有出血、坏死，较少有肌层浸润。局灶型：多见于子宫腔底部或子宫角部，癌灶小，呈息肉状或菜花状，易浸润肌层。

2. 镜检及病理类型　主要类型有内膜样腺癌（80％～90％）、腺癌伴鳞状上皮分化、浆液性腺癌（1％～9％）、黏液性癌（5％）和透明细胞癌（不足 5％）。

【转移途径】　子宫内膜癌大多转移较晚，其转移途径有直接蔓延、淋巴转移（为子宫内膜癌的主要转移途径），晚期有血行转移（少见）。

1. 直接蔓延　癌灶初期沿子宫内膜蔓延生长，向上累及输卵管，向下累及子宫颈管和阴道。癌瘤向肌壁浸润可穿透子宫肌层，累及子宫浆膜层，种植于盆腔腹膜及大网膜。

2. 淋巴转移　当癌肿累及子宫颈、深肌层或癌组织分化不良时，易发生淋巴转移。转移途径与癌肿生长部位有关。

3. 血行转移　晚期病人可转移至肺、肝、骨等。

【临床分期】　采用国际妇产联盟（FIGO，2009）制定的手术病理分期。见表 16-2。

表 16-2　子宫内膜癌手术病理分期（FIGO，2009 年）

Ⅰ期	肿瘤局限于子宫体
ⅠA	肿瘤浸润深度<1/2 肌层
ⅠB	肿瘤浸润深度≥1/2 肌层
Ⅱ期	肿瘤侵犯子宫颈间质，但无子宫体外蔓延
Ⅲ期	肿瘤局限和（或）区域扩散
ⅢA	肿瘤累及浆膜层和（或）附件
ⅢB	阴道和（或）子宫旁受累
ⅢC	盆腔淋巴结和（或）腹主动脉旁淋巴结转移
ⅢC1	盆腔淋巴结阳性
ⅢC2	腹主动脉旁淋巴结阳性伴（或不伴）盆腔淋巴结阳性
Ⅳ期	肿瘤侵及膀胱和（或）直肠黏膜，和（或）远处转移
ⅣA	肿瘤侵及膀胱和（或）直肠黏膜
ⅣB	远处转移，包括腹腔内和（或）腹股沟淋巴结转移

【护理评估】

（一）临床表现

1. 症状　约 90％的病人出现阴道流血或阴道排液症状。

（1）阴道流血：绝经后不规则阴道流血为最典型的症状。量一般不多，呈持续性或间歇性。未绝经病人可表现为经期延长、经量增多或月经紊乱。

（2）阴道排液：早期子宫内膜癌呈浆液性或浆液血性白带，晚期合并感染时出现脓性或脓血性排液，并有恶臭。

（3）疼痛：晚期癌肿浸润周围组织，或压迫神经时可引起下腹及腰骶部疼痛，并向下肢及足部放射。当癌瘤侵犯子宫颈堵塞子颈管致子宫腔积脓时，可出现下腹胀痛及痉挛性腹痛。

（4）其他：晚期病人可出现贫血、消瘦、发热、恶病质等表现。

2. 体征　早期无明显异常。晚期可有子宫增大,稍软。晚期时,可见癌组织自子宫颈口脱出,质脆,触之易出血。若合并子宫腔积脓,子宫明显增大,极软。癌组织向周围浸润时,子宫固定,可于子宫旁扪及结节状不规则肿块。

(二)辅助检查

1. 诊断性刮宫术(diagnostic curettage)　最常用,是确诊子宫内膜癌的方法。如果临床怀疑有子宫颈转移,应行分段诊刮(fractional curettage),先环刮子宫颈管,再进入子宫腔刮子宫内膜,标本分瓶做好标记,送病理学检查。

2. 宫腔镜检查　可直接观察子宫内膜病灶的生长情况,并可取内膜组织送病理学检查。

3. 其他检查　如阴道B超、CT检查及血清CA125检测等。

(三)与疾病相关的健康史

1. 病因　确切病因尚不清楚。目前认为子宫内膜癌有两种发病类型。Ⅰ型是雌激素依赖型(estrogen-dependent),其发生可能是在无孕激素拮抗的雌激素长期作用下发生子宫内膜增生症,继而癌变。临床上可见于无排卵性疾病如无排卵性功血和多囊卵巢综合征,分泌雌激素的卵巢肿瘤如颗粒细胞瘤,长期服用雌激素的绝经后妇女及长期服用他莫昔芬的妇女。这种类型均为子宫内膜样腺癌,比较多见,预后好。且病人较年轻,常伴有肥胖、高血压、糖尿病、不孕及绝经延迟。Ⅱ型是非雌激素依赖型(estrogen-independent),发病与雌激素无明确关系,较少见。多见于老年体瘦妇女,肿瘤恶性程度高,预后不良。约有10%的子宫内膜癌与遗传有关。

2. 健康史　评估病人有无肥胖、高血压、糖尿病等高危因素。评估病人有无不孕、绝经延迟等病史,是否用过激素替代治疗及有无家族史。

(四)心理-社会状况

确诊疾病时病人会出现焦虑和恐惧,担心疾病预后、治疗费用及连累子女等。部分病人需接受放、化疗,因治疗时间长、不良反应重,病人及家属往往对治疗缺乏信心。

(五)治疗原则

子宫内膜癌主要以手术、放射及药物(化学药物及孕激素)治疗为主。

1. 手术治疗　为首选的治疗方案。Ⅰ期病人一般做筋膜外子宫切除及双附件切除术;Ⅱ期应做广泛的全子宫切除术及双侧盆腔淋巴结清扫与腹主动脉旁淋巴结清扫术。

2. 放射治疗　治疗子宫内膜癌的有效方法之一。分腔内照射及体外照射两种。对老年、有手术禁忌证或无法手术的晚期病人均应考虑放疗。术前或术后加用放疗适用于已有或可疑淋巴结转移者。

3. 化学药物治疗　用于晚期或复发性子宫内膜癌病人的综合治疗,也可用于术后有高危复发因素的病人。

4. 孕激素治疗　适用于晚期癌、复发癌、不能手术切除或年轻、早期病人要求保留生育功能者。

【护理诊断/问题】

1. 恐惧　与担心疾病预后有关。

2. 疼痛　与晚期癌肿浸润或手术创伤有关。

3. 知识缺乏:缺乏疾病及手术的相关知识。

【预期目标】

1. 病人消除恐惧情绪,心理负担减轻。

2. 病人疼痛减轻,舒适感增加。

3. 病人获得与子宫内膜癌疾病及治疗的相关知识。能配合检查和治疗。

【护理措施】

1. 一般护理 保持外阴清洁,尤其对大量阴道排液病人应每日冲洗外阴 1～2 次。给予高蛋白、高维生素饮食。进食不足或全身营养状况极差者应按医嘱给予支持疗法,静脉补充营养。指导和协助病人适当活动。

2. 病情观察 出现恶病质应加强观察,记录出入量,遵医嘱补液。手术病人术后 6～7 日阴道残端羊肠线吸收或感染可致残端出血,需严密观察并记录阴道出血情况,如发生大出血,应立即向医生汇报,并协助纱条填塞等止血措施的实施。化疗和放疗的病人需严密观察有无副反应。

3. 孕激素用药护理

(1) 教会病人口服药物的方法。常用甲羟孕酮 200～400 mg/d;己酸孕酮 500 mg,2 次/周。

(2) 孕激素治疗一般用药剂量大,至少 12 周才能评价疗效,鼓励病人耐心配合治疗。

(3) 治疗过程中注意观察副反应,此药可引起药物性肝炎、水钠潴留、水肿等,一般副反应较轻,停药后会逐渐好转。

4. 心理护理

(1) 向病人介绍有关疾病的知识,让病人正确认识疾病。给病人及家属讲明子宫内膜癌虽是一种恶性肿瘤,但转移晚,预后较好,缓解其恐惧、焦虑心理,增强治病信心。

(2) 住院期间给病人介绍病室,提供安静、舒适的睡眠环境,减少夜间不必要的治疗程序,必要时按医嘱使用镇静剂以保证病人夜间连续睡眠 7～8 h。

(3) 鼓励病人选择积极有效的应对方式,如听音乐,分散注意力,向家人、朋友或医护人员诉说心理感受等。

5. 健康教育

(1) 大力宣传定期进行妇科检查的重要性,中年妇女每 1～2 年接受 1 次防癌普查。对子宫内膜癌高危人群应增加检查次数,尤其注意体重、血压、血糖的监测。对雌激素替代治疗者应严格用药指征,加强用药期间的监护。绝经过渡期月经紊乱及绝经后阴道流血病人应进行排除子宫内膜癌检查,及早接受正规治疗。

(2) 做好出院指导:手术后 2～3 个月避免性生活,3～6 个月避免重体力劳动。术后定期随访,及时确定有无复发。75%～95%复发在术后 2～3 年内,因此随访时间为术后 2～3 年内,每 3 个月 1 次;3 年后,每 6 个月 1 次;5 年后,每年 1 次。如有异常情况随时检查。

【结果评价】

1. 病人情绪平静,积极主动配合治疗。

2. 病人自理能力恢复,能正确应对术后不适。

3. 病人掌握与子宫内膜癌相关的治疗和护理知识。

第五节 卵 巢 肿 瘤

卵巢肿瘤(ovarian tumor)是女性生殖系统常见肿瘤,可发生于任何年龄,卵巢恶性肿瘤为女性生殖系统三大恶性肿瘤之一。近年来发病率呈上升趋势。由于卵巢位于盆腔内,无法直接窥视,且早期无症状,迄今缺乏完善的早期诊断和鉴别方法,一旦发现恶性肿瘤时,往往已属晚期病变而疗效不佳,故卵巢恶性肿瘤死亡率高居妇科恶性肿瘤之首,已成为严重威胁妇女健康的一种肿瘤。

【常见的卵巢肿瘤及病理特点】

(一)卵巢上皮性肿瘤

卵巢上皮性肿瘤(ovarian epithelial tumor)是最常见的卵巢肿瘤,占原发性卵巢肿瘤的50%～70%,占卵巢恶性肿瘤的85%～90%,多见于中老年女性。有良性、交界性和恶性之分。交界性肿瘤是一种低度恶性潜能肿瘤。

1. 浆液性肿瘤

(1)浆液性囊腺瘤(serous cystadenoma):约占卵巢良性肿瘤的25%。多为单侧,囊性,大小不等,表面光滑,囊内充满淡黄色清亮液体。

(2)交界性浆液性囊腺瘤(borderline serous cystadenoma):中等大小,多为双侧,较少在囊内乳头状生长。细胞核轻度异型,无间质浸润,预后好。

(3)浆液性囊腺癌(serous cystadenocarcinoma):最常见的卵巢恶性肿瘤,占卵巢上皮性癌的75%。多为双侧,体积较大,囊液浑浊。肿瘤生长迅速,预后差。

2. 黏液性肿瘤

(1)黏液性囊腺瘤(mucinous cystadenoma):约占卵巢良性肿瘤的20%,多为单侧,圆形或卵圆形,体积较大,表面光滑,灰白色。其囊内含胶冻状黏液。若囊肿破裂,黏液性上皮种植在腹膜上继续生长,并分泌黏液,形成腹膜黏液瘤,极似卵巢癌转移。

(2)交界性黏液性囊腺瘤(borderline mucinous cystadenoma):一般较大,单侧较多,表面光滑,囊壁增厚。镜下见细胞轻度异型,细胞核大深染,无间质浸润。

(3)黏液性囊腺癌(mucinous cystadenocarcinoma):约占卵巢恶性肿瘤的20%,多为单侧,瘤体较大。囊液浑浊或为血性。镜下见腺体密集,间质较少,异型明显并有间质浸润。

3. 卵巢子宫内膜样肿瘤(ovarian endometrioid tumor) 良性肿瘤,较少见。表面光滑。交界性瘤也少见。卵巢子宫内膜样癌(ovarian endometrioid carcinoma)占卵巢上皮性癌的2%。

(二)卵巢生殖细胞肿瘤

卵巢生殖细胞肿瘤(ovarian germ cell tumor)为来源于原始生殖细胞的一组肿瘤,占卵巢肿瘤20%～40%。多发生于年轻妇女及幼女。青春期前发病率占60%～90%。除成熟畸胎瘤为良性肿瘤外,其他均为恶性。

1. 成熟畸胎瘤(mature teratoma) 又称皮样囊肿(dermoid cyst),是常见的卵巢肿瘤。可发生于任何年龄,20～40岁多见。多为单侧圆形或卵圆形,中等大小,表面光滑,壁薄质韧。切面多为单房,瘤内可见油脂、毛发、牙齿、骨质等。成熟畸胎瘤恶变率为2%～4%,多见于绝经后妇女。

2. 未成熟畸胎瘤(immature teratoma) 恶性肿瘤,占卵巢畸胎瘤的1%～3%。好发于青少年,平均年龄11～19岁。常为单侧实质性,复发及转移率均高。

3. 无性细胞瘤(dysgerminoma) 中等恶性,占卵巢恶性肿瘤的5%。好发于青春期及生育期妇女,多为单侧实性包块。对放疗敏感。

4. 卵黄囊瘤(yolk sac tumor) 较罕见,恶性程度高,生长迅速,易早期转移,多见于儿童及年轻妇女,其形态与人胚的卵黄囊相似,又名内胚窦瘤(endodermal sinus tumor)。肿瘤细胞产生甲胎蛋白(AFP),故测定病人血清中的 AFP 浓度,可作为诊断和治疗监测时的重要指标。

(三)卵巢性索间质肿瘤

卵巢性索间质肿瘤(ovarian sex cord stomal tumor)来源于原始性腺中的性索或间质组织。肿瘤多有内分泌功能,能分泌性激素。

1. 颗粒-间质细胞瘤(granulosa-stromal cell tumor) 由性索的颗粒细胞及间质的衍生成分组成。

(1)颗粒细胞瘤(granulosa cell tumor):低度恶性,分为成人型和幼年型。成人型占95%。属低度恶性肿瘤,发病高峰为 45~55 岁。肿瘤能分泌雌激素,故有女性化作用。青春期前可出现假性性早熟;生育年龄可出现月经紊乱;绝经后有不规则阴道流血,常合并子宫内膜增生过长,甚至发生腺癌。预后良好。幼年型罕见,恶性程度极高,主要发生于青少年。

(2)卵泡膜细胞瘤(theca cell tumor):良性肿瘤,常与颗粒细胞瘤合并存在。因肿瘤可分泌雌激素,有女性化作用。

(3)纤维瘤(fibroma):良性肿瘤,占卵巢肿瘤的 2%~5%,多见于中年妇女,多单侧,实性,坚硬,中等大小,表面光滑或有结节状。偶见病人伴有腹腔积液或胸腔积液,称梅格斯综合征(meigs syndrome),手术切除肿瘤后,腹腔积液或胸腔积液自行消失。

2. 支持-间质细胞瘤(sertoli-leydig cell tumor) 又称睾丸母细胞瘤(androblastoma),罕见,多发生于 40 岁以下妇女,单侧居多,较小。囊内壁光滑,含血性浆液及黏液。具有男性化作用。5 年存活率为 70%~90%。

(四)卵巢转移性肿瘤

卵巢转移性肿瘤占卵巢肿瘤的 5%~10%。体内任何部位(如乳腺、胃肠道、生殖道、泌尿道等)的原发性癌均可转移到卵巢,库肯勃瘤(krukenberg tumor)是一种特殊类型的转移性腺癌,原发病灶在胃肠道,常侵犯双侧卵巢,中等大,实性,镜下见典型的印戒细胞。

【卵巢恶性肿瘤的转移途径】 卵巢恶性肿瘤的转移途径主要通过直接蔓延及腹腔种植。其次为淋巴转移,血行转移少见。

【卵巢恶性肿瘤分期】 采用国际妇产科联盟(FIGO,2006)的手术病理分期(表 16-3)。

表 16-3 卵巢恶性肿瘤的手术病理分期(FIGO,2006 年)

Ⅰ期	肿瘤局限于卵巢
ⅠA	肿瘤局限于一侧卵巢,包膜完整,卵巢表面无肿瘤;腹腔积液中未找到恶性肿瘤
ⅠB	肿瘤局限于双侧卵巢,包膜完整,卵巢表面无肿瘤;腹腔积液中未找到恶性肿瘤
ⅠC	肿瘤局限于单侧或双侧卵巢并伴有如下任何一项:包膜破裂;卵巢表面有肿瘤;腹腔积液或腹腔冲洗液有恶性细胞
Ⅱ期	肿瘤累及一侧或双侧卵巢,伴有盆腔扩散
ⅡA	扩散和(或)转移至子宫和(或)输卵管
ⅡB	扩散至其他盆腔器官
ⅡC	ⅡA或ⅡB,伴有卵巢表面肿瘤,或包膜破裂,或腹腔积液或腹腔冲洗液有恶性细胞

续表

Ⅲ期	肿瘤侵犯一侧或双侧卵巢,并有组织学证实的盆腔外腹膜种植和(或)局部淋巴转移;肝表面转移;肿瘤局限于真骨盆,但组织学证实肿瘤细胞已扩散至小肠或大网膜
ⅢA	肉眼见肿瘤局限于真骨盆,淋巴结阳性,但组织学证实腹腔腹膜表面存在镜下转移,或组织学证实肿瘤细胞已扩散至小肠或大网膜
ⅢB	一侧或双侧卵巢肿瘤,并有组织学证实的腹腔腹膜表明肿瘤种植,但直径≤2 cm,淋巴结阴性
ⅢC	盆腔外腹膜转移灶直径>2 cm,和(或)区域淋巴转移
Ⅳ期	肿瘤侵犯一侧或双侧卵巢,伴有远处转移,有胸腔积液且胸腔肿瘤细胞阳性为Ⅳ期,肝实质转移为Ⅳ期

【护理评估】

(一)临床表现

1. 卵巢良性肿瘤

(1)症状:发展缓慢,早期肿瘤较小,多无症状,常在妇科检查时偶然发现,肿瘤增大时,病人常感腹胀,肿瘤继续增大,病人可出现尿频、便秘、胸闷、心悸、气促等压迫症状。

(2)体征:妇科检查可在子宫一侧或双侧扪及包块,多为囊性,表面光滑,活动,与子宫无粘连。

2. 卵巢恶性肿瘤

(1)症状:早期无症状,出现症状时已属晚期。主要表现为腹胀、腹腔积液、腹部包块和胃肠道症状,症状轻重取决于肿瘤大小、位置、侵犯邻近器官的程度、有无并发症等。肿瘤向组织浸润或压迫神经,可引起腹痛、腰痛或下肢疼痛;压迫盆腔静脉,可出现水肿。晚期呈明显消瘦、贫血等恶病质的表现。

(2)体征:肿块多为双侧,实性或半实性,表面不平,固定。妇科检查可在直肠子宫陷凹处扪及质硬的结节或包块,表面凹凸不平,固定,与子宫分界不清,有时可在腹股沟、腋下或锁骨上扪及肿大的淋巴结。

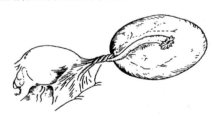

图16-4　卵巢肿瘤蒂扭转

3. 常见并发症

(1)蒂扭转:卵巢肿瘤最常见的并发症,也是妇科常见的急腹症。约10%的卵巢肿瘤可发生蒂扭转,好发于瘤蒂长、活动度大、中等大小、重心偏于一侧的肿瘤(如皮样囊肿)。病人体位突然改变、连续向同一方向转动、妊娠期或产褥期子宫位置的改变易发生蒂扭转(图16-4)。主要表现为突然发生一侧下腹剧痛,伴恶心、呕吐甚至休克。有时扭转可自然复位,腹痛也随之缓解。妇科检查可扪及张力较大包块,与子宫分开,压痛以瘤蒂处最剧。

(2)破裂:3%的卵巢肿瘤会发生破裂。有自发性破裂和外伤性破裂两种。自发性破裂常为恶性肿瘤侵蚀囊壁而破裂或继发于蒂扭转之后。外伤性破裂常因挤压、分娩、性交、妇科检查及穿刺所致。症状的轻重与破口的大小、流入腹腔的囊液量及性质有关,大量内容物进入腹腔,可引起剧烈腹痛、恶心、呕吐和不同程度的腹膜刺激症状,有时导致腹膜炎及休克。妇科检查发现原有包块缩小或消失。

（3）感染：多因蒂扭转或破裂引起，也可因邻近脏器的感染所致。病人出现高热、腹痛及腹膜炎等表现。

（4）恶变：卵巢良性肿瘤可以恶变。多见于年龄大，尤其是绝经后妇女。恶变早期无症状不易发现，一旦肿瘤增长迅速，尤其是双侧性肿瘤，应疑为恶变。

（二）辅助检查

1. B超检查 诊断卵巢肿瘤的最主要手段。B超检查可见肿瘤位置、形状、大小、性质及有无腹腔积液。临床诊断符合率>90%，但直径<1 cm的实性肿瘤不易测出。

2. 肿瘤标志物测定 有助于协助诊断。如血清AFP对内胚窦瘤有特异性诊断价值，80%卵巢上皮癌病人血清CA125水平升高等。

3. 细胞学检查 可通过腹腔积液或腹腔穿刺液查找癌细胞以确诊。

4. 腹腔镜检查 可直视肿物情况，并可在可疑部位多点活检协助诊断。巨大包块或严重粘连者禁用腹腔镜检查。

5. 其他检查 X线、CT及MRI，淋巴造影等。

（三）与疾病相关的健康史

1. 病因 目前病因不清，卵巢恶性肿瘤发病的高危因素如下。

（1）遗传和家族史：20%～25%的卵巢癌病人有家族史。

（2）饮食和环境因素：工业发达的国家卵巢癌发病率高，可能与环境污染有关。高胆固醇饮食也与卵巢癌发病率有一定相关性。

（3）内分泌因素：不育或少育者，卵巢癌发病率高，可能与妊娠期停止排卵，可减少对卵巢上皮的刺激有关。

2. 健康史 询问病人有无家族史和其他恶性肿瘤史，生活环境、饮食习惯、婚育史等高危因素。

（四）心理-社会状况

卵巢肿瘤可以是良性，也可以是恶性，检查期间病人容易产生焦虑、恐惧，一旦被确诊为恶性肿瘤，病人常出现悲观、绝望等心理反应。会因为需要切除卵巢影响其生育功能、出现卵巢功能衰退症状而出现焦虑。

（五）治疗原则

卵巢肿瘤一旦确诊，首选手术治疗。

1. 良性肿瘤 一经确诊应及时手术治疗。根据病人年龄、生育要求及对侧卵巢情况决定手术方式。如肿瘤剥除术、卵巢肿瘤切除术、子宫及附件切除术等。

2. 恶性肿瘤 以手术治疗为主，辅以化疗和放疗。

3. 卵巢肿瘤并发症 一经确诊，尽快手术治疗。

【护理诊断/问题】

1. 焦虑 与担心疾病预后有关。

2. 有感染的危险 与手术、肿瘤并发症、机体抵抗力低等有关。

3. 营养失调：低于机体需要量 与恶性肿瘤的慢性消耗及化疗副反应有关。

【预期目标】

1. 病人情绪稳定，能正确对待疾病，主动配合治疗；自理能力增强。

2. 病人能说出引起感染的因素及防护措施,不发生感染。

3. 病人能说出影响营养摄入的原因,并采取应对措施。

【护理措施】

1. 一般护理　加强营养,给予高蛋白、高维生素及易消化的饮食。对进食不足或全身状况极差者应给予支持治疗,按医嘱静脉补充营养,提高机体对手术及化疗的耐受力。创造安静的休养环境,排除不必要的刺激,使病人得到充分的休息。肿瘤过大或腹部过度膨隆的病人,应给予半卧位。

2. 病情观察　注意观察病人腹痛的特点,如发生蒂扭转、破裂等,则可发生急性剧烈腹疼;恶性肿瘤浸润周围组织或压迫神经,可产生腰痛、下腹疼痛。重视盆腔肿块生长速度、质地,观察是否有气急、心悸、尿频、便秘等压迫症状出现及明显消瘦、贫血、水肿、衰竭等恶病质的表现。

3. 对症护理

(1) 手术病人的护理:按腹部手术护理内容做好术前准备及术后护理,包括与病理科联系快速切片组织学检查事项及应对必要时扩大手术范围的准备。巨大卵巢肿瘤病人应备沙袋,术后腹部置沙袋压迫,以防腹压骤然下降引起休克。

(2) 抽腹腔积液时的护理:需放腹腔积液者,备好腹腔穿刺用物,并协助医生完成操作过程。放腹腔积液过程中,严密观察病人反应,生命体征变化及腹腔积液性状,并记录。一次可放腹腔积液 3000 mL 左右,不宜过多,速度宜慢,放腹腔积液后腹部用腹带包扎,以免腹压骤降发生虚脱。

(3) 腹腔化疗病人的护理:注意手术后留置的腹腔化疗药管是否脱落。及时更换敷料,保持敷料干燥。腹腔化疗前抽腹腔积液,将化疗药物稀释后注入腹腔,注入后更换体位,使药物尽量接触腹腔每个部位。严密观察药物对机体的毒性反应,如发现有骨髓、肝、肾、心、肺及神经系统的不良反应,应及时报告医生。

(4) 辅助检查的护理:向病人介绍卵巢肿瘤可能施行的各种检查方法及目的,以取得病人主动配合。如行腹腔或后穹隆穿刺抽吸腹腔积液做细胞学检查时,应严格无菌操作,抽出液贴好标签,尽快送检。

4. 心理护理　建立良好的护患关系。耐心向病人及家属讲解疾病有关知识、治疗方案、护理措施等,消除病人疑虑,以积极心态配合各种治疗。鼓励病人坚持治疗,定期检查,以乐观心态回到正常生活、工作中去。

5. 健康教育

(1) 预防保健宣传:大力宣传防癌知识,饮食中应增加蛋白质、维生素 A,减少胆固醇食物,同时防止病毒感染。高危妇女口服避孕药有利于预防卵巢癌的发生。

(2) 开展普查普治,凡 30 岁以上妇女每年进行 1 次妇科检查,高危人群不论年龄大小最好每半年接受 1 次检查,以排除卵巢肿瘤。卵巢实质肿瘤或肿瘤直径>5 cm 者,应及时手术切除。

(3) 指导病人做好随访工作:①直径<5 cm 的囊性肿瘤,疑卵巢瘤样病变者可做短期随访观察,每 3～6 个月检查 1 次,检查结果应详细记录。②良性肿瘤手术后 1 个月常规复查。③恶性肿瘤术后常需辅以多个疗程的化疗或放疗,护士应同病人制定完整的随访计划,鼓励和协助病人克服实际困难,完成治疗计划,提高疗效。④卵巢恶性肿瘤易于复发,应坚持长期随访和监测:术后 1 年内,每个月 1 次;术后第 2 年,每 3 个月 1 次;术后第 3 年,每 6 个月 1 次;3 年以上者,每年 1 次。⑤对患有乳房癌、胃肠癌等其他脏器癌症病人,应定期随访检查,以减少卵巢转移性肿瘤的发生。

【结果评价】
1. 病人能正确对待疾病,积极配合治疗。
2. 病人住院期间无感染发生,生命体征维持在正常范围。
3. 病人营养合理,体重维持正常。

第六节 子宫内膜异位症

子宫内膜异位症(endometriosis,EMT)是指具有生长功能的子宫内膜组织出现在子宫内膜以外部位,简称内异症,是常见的妇科疾病之一。多见于生育年龄妇女,其中76%发生在25~45岁。异位内膜可侵犯全身任何部位,以卵巢、子宫骶韧带最常见,其次为子宫及其他脏腹膜、阴道直肠隔等部位,故有盆腔子宫内膜异位症之称(图16-5)。由于内异症是激素依赖性疾病,在自然绝经和人工绝经(包括药物作用、射线照射或手术切除双侧卵巢)后,异位内膜病灶可逐渐萎缩吸收;妊娠或使用性激素抑制卵巢功能,可暂时阻止疾病发展。内异症在形态学上呈良性表现,但在临床行为学上具有类似恶性肿瘤的特点,如种植、侵袭及远处转移等。

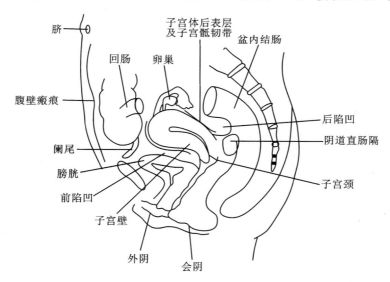

图 16-5 子宫内膜异位症的好发部位

【病理】

(一) 巨检

卵巢是最易被异位内膜侵犯的器官。约80%的病变累及一侧,累及双侧占50%。盆腔其他组织和器官子宫内膜异位也比较多见,如直肠子宫陷凹、子宫骶韧带、盆腔腹膜等。本病基本病理变化为异位子宫内膜随卵巢激素变化而发生周期性出血,导致周围纤维组织增生和囊肿、粘连形成,以致病变局部逐渐形成大小不等的紫蓝色实质结节或包块。卵巢内的异位内膜可因反复出血而形成单个或多个囊肿,内含暗褐色黏糊状陈旧血,称卵巢子宫内膜异位囊肿,又称卵巢巧克力囊肿。

(二) 镜下检查

出现子宫内膜上皮、内膜腺体、内膜间质及出血等为其典型特征。但这种结构可因异位内膜反复出血而被破坏以致难以发现。只要在镜检时能找到少量内膜间质细胞即可确诊本病。

【护理评估】

(一) 临床表现

内异症病人有 25% 无任何症状,其临床表现因人和病变部位的不同差异很大,症状与月经周期密切相关。本病主要的临床表现是疼痛、不孕和月经异常。

1. 症状

(1) 痛经和下腹痛:典型症状是继发性、进行性加重的痛经。疼痛常于月经来潮时出现,并持续整个经期。疼痛多位于下腹部和腰骶部,可放射至会阴、阴道、肛门或大腿,一些病人表现为深部性交痛、慢性盆腔痛,以月经来潮前性交痛最明显。

(2) 不孕:内异症病人不孕率可高达 40%。其原因可能与病变导致的卵巢、输卵管周围粘连、无排卵和黄体功能不足等有关。

(3) 月经异常:由于卵巢功能受损,内异症病人有 15%~30% 表现为经量增多、经期延长或月经淋漓不尽。

(4) 其他:内异症可生长在任何部位而引起局部周期性疼痛、出血和包块,并伴随相应的症状。肠道内异症可出现腹痛或周期性少量便血。膀胱内异症常在经期出现尿频、尿痛甚至血尿。剖宫产或会阴侧切部位的内异症常在术后数月至数年出现周期性瘢痕处疼痛,并触及逐渐增大的包块等。卵巢异位囊肿破裂会引起突发性剧烈腹痛,伴恶心、呕吐和肛门坠胀,常以急腹症就诊。

2. 体征 腹部检查可在一侧或双侧附件部位可扪及与子宫相连的囊性包块。妇科检查发现子宫后倾固定,三合诊时直肠子宫陷凹、子宫骶韧带及子宫后壁可扪及触痛性结节,一侧或双侧附件区增厚,活动性差。囊肿破裂时腹膜刺激征阳性。

(二) 辅助检查

1. 影像学检查 B 型超声检查是检查内异症的重要手段,主要是观察卵巢内异症囊肿。盆腔 CT 及 MRI 对盆腔内异症亦有较高的诊断价值。

2. 腹腔镜检查 目前诊断内异症的最佳方法,在腹腔镜下可见到典型病灶或对可疑病灶进行活体组织检查即可确诊。对于高度怀疑内异症,妇科检查及 B 型超声检查无阳性发现时应首选腹腔镜检查。

3. 血清 CA125 测定 中、重度内异症病人血清 CA125 值可能升高。血清 CA125 测定可了解内异症的治疗效果及有无复发现象。

(三) 与疾病相关的健康史

1. 病因 病因不明,目前主要有以下学说。

(1) 异位种植学说:月经时子宫内膜随经血逆流,通过输卵管进入盆腔,种植于卵巢和邻近的盆腔腹膜等部位,并在该处继续生长,形成盆腔内异症。子宫内膜通过淋巴和静脉向远处转移,形成远端器官内异症。

(2) 体腔上皮化生学说:卵巢表面上皮、盆腔腹膜均由胚胎期具有高度化生潜能的体腔上皮分化而来,体腔上皮分化组织在受到持续卵巢激素、经血及慢性炎症的反复刺激后,可被激活转化为子宫内膜样组织而形成内异症。

(3) 诱导学说:未分化的腹膜组织在内源性生物化学因素诱导下,可发展成为子宫内膜组织,种植的内膜可以释放化学物质诱导未分化的间充质形成子宫内膜异位组织。此学说是体腔上皮化生学说的延伸。

（4）遗传因素：内异症具有一定的家族聚集性，某些病人的发病可能与遗传有关。

（5）免疫与炎症因素：越来越多的证据表明免疫调节异常在内异症的发生、发展各环节起重要作用。

2. 健康史　了解病人的年龄、月经史及生育史；了解有无痛经及痛经发生的时间、程度和特点，月经周期有无改变，了解有无剖宫产、流产或过度刮宫史，评估有无子宫颈狭窄、阴道闭锁等引起经血潴留的因素。

（四）心理-社会状况

本病虽属良性病变，但病程长，治疗效果不明显，病人多因长期忍受周期性腹痛而产生焦虑、恐惧心理。尤其伴有不孕的病人精神压力更大，迫切希望得到家人的理解和帮助。

（五）治疗原则

根据病人年龄、症状、病变范围和部位、生育要求等不同情况进行全面考虑。治疗方法有期待治疗、药物治疗和手术治疗。

1. 期待治疗　适用于症状轻或无症状的病人，给予前列腺素合成酶抑制剂对症处理。对于有生育要求者，采取措施尽早行不孕的各项检查，促使其尽快受孕，使异位内膜病灶坏死萎缩，症状得以缓解。

2. 药物治疗　适用于慢性盆腔痛、痛经明显、有生育要求及无卵巢囊肿形成者。临床常用使病人假孕或假绝经的性激素疗法。常用的药物有口服避孕药、孕激素、孕激素受体拮抗剂、孕三烯酮、达那唑、促性腺激素释放激素激动剂等。

3. 手术治疗　手术治疗适用于药物治疗效果不满意、病变加剧、生育功能没有恢复或卵巢异位囊肿较大且有生育要求者。腹腔镜手术是治疗内异症的首选手段。

【护理诊断/问题】

1. 慢性疼痛　与内异症引起痛经及持续性下腹疼痛有关。

2. 自我认同紊乱　与内异症导致不孕症有关。

3. 恐惧　与害怕月经期持续的下腹部及腰骶部疼痛有关。

4. 知识缺乏：缺乏内异症的相关知识。

【预期目标】

1. 病人自觉疼痛减轻。

2. 病人情绪稳定，焦虑减轻，能够面对疾病及不孕的现实。

3. 病人了解内异症的相关知识。

【护理措施】

1. 一般护理　指导病人合理饮食，加强营养，经期禁食生、冷及刺激性食物。日常注意休息和保暖，保持心情舒畅和充足睡眠。保持会阴部清洁。手术病人按腹部手术的护理常规进行护理。

2. 症状护理　子宫后倾者可通过俯卧位减轻疼痛，热敷下腹部、按摩等也可缓解疼痛。疼痛严重者可口服止痛药。鼓励尚未生育者尽早妊娠，使异位内膜组织萎缩，妊娠期及分娩后痛经症状可缓解。

3. 用药指导　向病人讲解治疗目的、方案和注意事项，说明性激素规范性治疗的重要性。告知病人药物治疗的常见不良反应如恶心、乏力、潮热、食欲不振、闭经等症状，解除病人的顾虑，鼓励病人坚持服药。指导病人严格遵医嘱按时按量服药，不得随意停服或漏服，以免造成子宫异常出血。服药期间若出现阴道少许出血，可按医嘱加大剂量。指导病人定期随访。

4. **病情观察**　密切观察病人疼痛的部位、程度和持续时间,有无月经失调;采用药物治疗时,观察药物的疗效和副作用。手术病人应注意观察术后症状有无缓解。对于有生育要求的病人,观察有无受孕征象。

5. **心理护理**　鼓励病人树立起战胜疾病的信心。耐心讲解本病的相关知识,让病人了解这是一种良性疾病,许多症状可以通过治疗缓解,告知治疗方案及坚持接受规范治疗的重要性,减轻焦虑和恐惧,接受各种治疗方案。

6. **健康教育**　指导妇女加强经期自我保健,注意保暖,避免性生活、剧烈运动及妇科检查。做好避孕措施,尽量避免人工流产手术。人工流产吸宫术时,子宫腔内负压不宜过高,以免内膜碎片随负压被吸入腹腔引起异位种植。积极治疗可以引起内异症的原发病,如先天性生殖道畸形、子宫颈粘连等,以免经血逆流入盆腔引起子宫内膜的异位种植。

【结果评价】
1. 病人能够按时用药,疼痛逐渐减轻。了解内异症的相关知识。
3. 病人情绪稳定,能够面对疾病及不孕的现实。

小结

本章主要介绍了妇科腹部手术的一般护理及子宫肌瘤、子宫颈癌、子宫内膜癌、卵巢肿瘤、子宫内膜异位症五种疾病。

1. 妇科腹部手术病人手术前后的常规护理与外科手术病人基本相同,较特殊的护理要点有:术前心理支持、胃肠道准备、阴道准备、膀胱准备等;术后留置导尿管的护理、阴道流血的观察和护理、术后常见并发症如尿潴留的预防等。

2. 子宫肌瘤是女性最常见的良性肿瘤。按其与子宫肌壁的关系可分为肌壁间肌瘤、浆膜下肌瘤和黏膜下肌瘤。主要症状是月经改变和继发性贫血。也有无症状仅在体检中发现者。临床上根据个体化情况采用随访观察、药物治疗、手术治疗等进行治疗。护理重点是对阴道出血病人的观察和护理及手术护理。

3. 子宫颈癌是女性生殖系统最常见的恶性肿瘤,最早的症状是接触性出血,常见的临床表现是阴道流血、阴道排液、疼痛等。子宫颈刮片细胞学检查是普查常用的方法,子宫颈活体组织检查是确诊的方法。治疗原则是手术治疗和放射治疗为主,化学药物治疗为辅。早期病人应行根治性子宫切除及盆腔淋巴结清扫术,手术范围大,术后易发内出血、尿潴留、泌尿系统感染等并发症,护理重点是预防术后并发症及预防保健。

4. 子宫内膜癌多发生于老年女性,主要临床表现为绝经后阴道流血。诊断性刮宫术是其确诊方法,治疗以手术治疗为首选方案。

5. 卵巢肿瘤以卵巢上皮性肿瘤为多见。良性卵巢肿瘤早期多无症状,随着肿瘤增大,会有腹部包块、腹胀、压迫症状等。卵巢癌早期无症状,一旦出现症状往往已属晚期,晚期可有腹胀、腹腔积液、疼痛、恶病质症状等临床表现。主要治疗原则是手术治疗为主,辅以放化疗。

6. 子宫内膜异位症是指有生长功能的子宫内膜出现在子宫内膜以外的身体部位,主要临床表现为继发性痛经、进行性加重,不孕,月经异常等症状。典型体征是子宫后倾固定,子宫骶韧带及子宫壁下段等部位可扪及触痛性结节。腹腔镜检查是诊断内异症的金标准。治疗上应根据病人的症状、病变部位、年龄、生育要求等选择个体化的治疗方案。包括期待治疗、药物治疗和手术治疗。护理要点是加强症状护理、用药指导、心理护理、健康教育等。

目标检测

一、选择题

1. 黏膜下肌瘤的主要临床表现是（　　）。

A. 腹痛 　　　　　　　B. 下腹部触及包块 　　　　　　C. 不孕

D. 月经增多或不规则出血 　　E. 膀胱或直肠压迫症状

2. 关于子宫颈癌病人临床表现的描述中错误的是（　　）。

A. 早期子宫颈癌病人可无自觉症状

B. 病人一旦患病，则出现大量阴道出血

C. 晚期病人可出现大量脓性或米汤样恶臭白带

D. 子宫颈癌的癌前病变称为子宫颈上皮内瘤样变

E. 多发于育龄期和老年女性

3. 不属于卵巢恶性肿瘤特点的是（　　）。

A. 发展缓慢

B. 早期常无症状，一旦出现腹胀等表现可能已至晚期

C. 死亡率居妇科恶性肿瘤之首

D. 肿块表面高低不平，与周围组织粘连

E. 晚期出现消瘦、贫血等恶病质表现

4. 子宫内膜癌典型症状是（　　）。

A. 白带增多 　　　　　　　　　　B. 腹痛

C. 绝经后出现阴道流血 　　　　　D. 腹部肿块

E. 膀胱或直肠压迫症状

二、案例题

病人，女，59 岁，因"绝经 7 年，阴道少量出血 2 次"入院。护理评估：体温 36.8 ℃，脉搏 76 次/分，呼吸 18 次/分，血压 130/85 mmHg，心肺未见异常，腹部平软，无压痛、反跳痛。子宫正常大小、活动、稍软、无压痛，双侧附件未扪及异常。病人入院后，积极术前准备，准备手术治疗。请问：

（1）病人最可能的诊断是什么？

（2）你认为对该病人还需进一步收集哪些评估资料？

（3）病人目前存在的心理-社会方面的护理问题可能有哪些？请针对你提出的护理问题制定出相应的护理措施。

（孙雪芹）

参考答案：一、1. D 　2. B 　3. A 　4. C

第十七章　外阴、阴道手术病人的护理

外阴、阴道手术属于女性特殊部位的手术，由于外阴、阴道组织疏松，血管、神经丰富，与尿道、肛门等器官临近，病人易出现疼痛、出血、感染等相关的护理问题；同时由于手术部位较隐私，在心理上病人常感觉羞怯、自卑，出现自我形象紊乱、自尊低下等问题。

第一节　外阴、阴道手术病人的一般护理

外阴手术主要有处女膜切开术、前庭大腺切开引流术、外阴癌根治切除术等；阴道手术则包括阴道局部手术及经阴道的手术，如尿瘘修补术、子宫黏膜下肌瘤摘除术、阴式子宫切除术等。针对其手术的特殊性，应特别关注外阴、阴道手术病人的护理。

【术前准备】

1. 心理支持　外阴、阴道手术病人常担心手术会损伤其身体的完整性、手术切口瘢痕可能导致将来性生活的不和谐。由于病变在隐私部位会加重病人的心理负担，护士应理解、认同病人的情感，以亲切和蔼的语言耐心解答病人的疑问，以取得病人的信任。鼓励病人倾诉内心的感受，给予针对性的心理疏导；帮助病人选择积极的应对措施，消除病人的紧张情绪。解答病人提出的各种问题，给予病人信任感。进行术前准备、检查和手术时应注意遮挡病人，尽量减少暴露部位，保护病人的自尊心，减轻病人的羞怯感，帮助病人树立信心。

2. 皮肤准备　病人术前要特别注意外阴清洁，每日清洗外阴，有炎症、溃疡者需要用药并保持局部干燥，促进创面愈合。手术前一日行皮肤准备，备皮范围上至耻骨联合上 10 cm，下

至会阴部、肛门周围、腹股沟区及大腿内侧上 1/3,备皮后洗净皮肤。

3. 阴道准备 为防止术后感染,于手术前 3 日开始进行阴道准备。常用 1∶5000 的高锰酸钾溶液、0.02% 的碘伏或 1∶1000 苯扎溴铵溶液等行阴道灌洗或坐浴,每日 2 次。术前用消毒液行阴道擦洗,必要时涂甲紫。

4. 肠道准备 术前 3 日进无渣或少渣饮食,必要时术前 1 日禁食。按医嘱给肠道抗生素、甲硝唑等抑制肠道细菌。术前日晚及术晨行清洁灌肠。

5. 其他准备 根据术式,术前可留置导尿管或嘱病人排空膀胱,将无菌导尿管带入手术室,待手术结束后使用。另外根据手术的需要做好各种用物的准备,包括软垫、支托、阴道模型、丁字带、绷带等。

6. 健康教育

(1)详细介绍相关手术的名称及过程,解释术前准备的内容、目的、方法及主动配合的技巧等;讲解相关知识,如保持外阴、阴道清洁的重要性、方法及拆线时间等。

(2)由于术后卧床时间较长,床上排便的可能性大。因此,应让病人术前进行床上使用便器排便的训练。同时,教会病人床上锻炼肢体的方法,以预防术后并发症的发生。

(3)积极配合治疗内科各种并发症如糖尿病、高血压、心脏病、贫血等,以提高病人对手术的耐受力。注意有无月经来潮,一般手术在月经干净后 3～5 天进行,指导病人使其掌握正确咳痰的方法。

【术后护理】

1. 体位 根据手术不同,护士指导病人采取相应的体位。处女膜闭锁及有子宫的先天性无阴道病人,术后采取半卧位,利于经血的引流;行阴道前后壁修补的病人应以平卧位为宜,禁止半卧位,以降低外阴、阴道张力,促进伤口愈合;外阴癌行根治术后的病人应采取半卧位,双腿外展,膝下垫软枕,减少腹股沟及外阴部的张力,减轻病人的疼痛,并有利于伤口的愈合。

2. 切口的护理 护士每日给病人进行会阴擦洗,保持外阴清洁、干燥。随时观察会阴切口的愈合情况,注意有无渗血、红肿、热、痛等炎性反应;观察局部皮肤的颜色、温度、湿度,有无黏膜或皮肤组织坏死;注意阴道分泌物的量、性状、颜色及有无异味,发现异常及时汇报医生。外阴部手术需要加压包扎或阴道内留置纱条压迫止血,纱条一般在术后 12～24 h 取出,注意核对数量。术后 3 天可进行外阴烤灯,保持伤口干燥,促进血液循环,有利于伤口愈合。

3. 管道的护理 管道主要有导尿管与引流管。外阴、阴道手术后一般保留导尿管 5～7天,注意保持导尿管的通畅,观察尿量、尿色,特别是尿瘘修补术的病人,如发现导尿管不通需及时查找原因并予以处理,必要时给予膀胱冲洗。拔导尿管前应定时开放导尿管,训练膀胱功能。拔除导尿管后应嘱病人尽早排尿,如有排尿困难应给予诱导、热敷等措施帮助排尿,必要时重新留置导尿管。伤口放置引流管者,要防止引流管扭曲、受压、堵塞等,观察并记录引流液的量及性质,定时更换引流袋。

4. 肠道护理 为便于手术及避免术后排便对伤口的影响,应控制首次排便的时间,以利于伤口的愈合。术前 3 天一般给予少渣或无渣饮食,术前禁食 1 天。术后遵医嘱给予抑制肠蠕动药物,以控制术后 5 天不排便。排便前后给予粪便软化剂,避免排便困难影响手术伤口愈合。

5. 减轻疼痛 由于会阴部神经末梢密集,外阴、阴道手术后病人疼痛感明显,护士应正确评估病人对疼痛的耐受性,针对病人的个体差异,采用不同的方法缓解疼痛,如认同病人的感受,提供一个良好的休养环境,采取恰当的体位减轻伤口的张力,遵医嘱及时给予止痛药,应用自控镇痛泵等。同时,应注意观察用药后的止痛效果。

6. 出院指导　指导病人出院后保持外阴清洁、干燥;注意休息,外阴癌病人至少休息3个月,禁止性生活及盆浴,避免重体力劳动及增加腹压的动作,如下蹲、用力大便、咳嗽等。指导病人逐渐增加活动量,术后根据病情定期随访。

第二节　外阴、阴道损伤

女性生殖器官损伤极为常见,尤以外阴和阴道损伤为著,多发生于妇女分娩时,但亦可在非分娩期因各种不同原因引起。外阴和阴道损伤可发生会阴、阴道及其深部组织的裂伤和血肿,此处组织单薄,神经敏感,血管丰富,受伤后损害重且疼痛,严重时出现失血性休克。

【病因】

1. 分娩　分娩是导致外阴、阴道损伤的主要原因,如胎儿过大或胎位不正时采取阴道助产、保护会阴不当或会阴组织水肿等均可导致外阴、阴道组织损伤。

2. 性交　初次性交时可使处女膜破裂,出血量少,偶尔可见裂伤延伸至小阴唇、阴道或穹隆,引起阴道大量流血,甚至导致失血性休克。女性遭到强暴时可致软组织损伤。

3. 外伤　如骑跨伤或锐器伤,伤及阴道、尿道、膀胱直肠等导致血肿,尤其大阴唇易发生血肿。

【护理评估】

（一）临床表现

外阴、阴道损伤较轻时只有皮肤、黏膜的擦伤,局部红、肿,出血不多。若损伤严重,病人往往疼痛难忍,外阴、阴道可有血肿形成,大小不一,局部组织突起,皮肤、黏膜常呈紫蓝色;局部有开放性伤口时,可见活动性出血,量多时,病人可出现血压下降、脉搏细速等休克表现。若系锐器伤,可伴有直肠、膀胱穿透伤。

（二）辅助检查

出血多者红细胞计数及血红蛋白值下降。合并感染时,白细胞总数增加,中性粒细胞计数增加,可达80%以上。

（三）与疾病有关的健康史

1. 病史　评估导致损伤的诱因,是外伤或强暴所致,还是性交后阴道出血;评估分娩方式、阴道裂伤的严重程度;评估出血量、处理经过及效果等。

2. 一般状况　注意病人的生命体征,有无血压下降、脉搏细速或出冷汗等休克表现,评估病人有无发热,局部有无红、肿、热、痛等感染征象。评估疼痛程度及病人耐受程度。

3. 妇科检查　评估局部损伤程度,外阴、阴道有无血肿及大小,有无开放性出血及出血量,注意是否有处女膜裂伤、外阴裂伤或外阴、阴道血肿。注意观察血肿大小、部位,伤口有无红、肿及脓性分泌物。应注意局部创伤有无穿透膀胱、直肠,甚至腹腔等。

（四）心理-社会状况

发生外阴、阴道损伤时,由于发病突然,或出血较多时,病人及家属感到极度不安、恐惧。外阴神经末梢丰富,病人痛感明显,增加了病人的焦虑程度,病人及家属担心损伤对今后的生活造成影响而顾虑重重。由于损伤部位的特殊性,病人常出现羞怯心理,尽量掩饰自己的病情。护士要收集多方面的信息,评估病人及家属对损伤的反应,采取的应对措施等。

(五)治疗原则

治疗的原则是止痛、止血、抗休克和抗感染。血肿较小时(<5 cm)立即冷敷,以减少出血;或用棉垫、丁字带加压包扎,防止血肿增大。血肿较大者,立即切开清除血肿块,结扎血管,然后加压包扎,同时补充血容量纠正休克,使用抗生素预防感染。对于开放性伤口者,应及时缝合止血。

【护理诊断/问题】

1. 恐惧 与突发损伤有关。
2. 疼痛 与外阴、阴道损伤有关。
3. 潜在并发症:失血性休克。

【预期目标】

1. 病人恐惧程度减轻,配合治疗护理。
2. 病人自述疼痛逐渐减轻或消失,病人表情自然。
3. 病人在 24 h 内血容量得到补充,生命体征平稳。

【护理措施】

(一)非手术治疗病人的护理

1. 指导病人做好自我护理 损伤较轻的病人尽量卧床休息,避免活动减轻疼痛,保持外阴清洁卫生,可用 1:5000 高锰酸钾溶液清洗外阴或坐浴,促进局部水肿尽快消退和预防感染。必要时可遵医嘱给予止痛药物,如发现局部疼痛加重或有肿块形成应及时到医院就诊。

2. 严密观察,预防和纠正休克 损伤严重病人应住院治疗。护士要严格观察病人血压、脉搏、呼吸等生命体征及尿量变化,并准确记录。注意观察血肿有无增大。对于较大血肿,伴面色苍白或有大量外出血时应指导病人立即平卧、给予吸氧,遵医嘱补充血容量及抗生素预防感染。同时,做好会阴部护理,保持外阴清洁干燥。

3. 血肿的处理 血肿较小者,24 h 内冷敷,24 h 后可采用热敷或理疗,促进血肿吸收。疼痛明显者遵医嘱给予止痛药。血肿有增大倾向者,应局部加压包扎,并使用止血药。

(二)手术治疗病人的护理

1. 术前准备 需紧急手术的病人,应遵医嘱迅速做好术前准备。向病人及家属讲解手术的必要性,手术的过程,取得病人的理解和配合。

2. 术中配合 协助医生进行血肿的清除、缝合术,或裂伤的修补术,严格遵守无菌原则,避免感染发生。术中给予病人心理支持,疼痛明显者,遵医嘱使用止痛药。

3. 术后护理

(1)一般护理:协助病人采取仰卧位,外展屈膝,以减轻外阴部张力,减轻疼痛。外阴包扎或阴道填塞的纱条取出后,应每日用碘伏擦洗外阴 2 次。每次大小便后用温水清洗外阴,然后及时用碘伏擦洗。卧床期间应做好病人的生活护理,给予心理支持。

(2)病情观察:观察外阴伤口有无渗血、阴道流血情况、外阴皮肤颜色,有无水肿及严重程度等,询问病人有无进行性疼痛加重等。注意损伤部位有无再次出血或血肿形成,密切观察病人生命体征变化,发现异常及时汇报医生,并协助处理。

(3)拆线护理:一般外阴、阴道手术后 5 天拆线,外阴癌术后 12~14 天拆线。护士要指导病人尽量减少活动,避免伤口出血及裂开。

（三）心理护理

突然的创伤、出血、疼痛，导致病人恐惧、家属担忧，护士应理解病人，鼓励病人面对病情，鼓励家属积极给予病人支持，使病人积极配合治疗。

（四）健康教育

外阴、阴道损伤可见于各年龄段的妇女，尤其是青春期和生育年龄的女性。所以，要大力宣传教育，帮助女性认识到生活中的危险因素，注意安全，避免损伤。临产的产妇，应到正规医院分娩，尽量避免因接生技术不熟练而导致的外阴、阴道损伤。

【结果评价】

1. 术后 24 h，病人诉说疼痛明显减轻。

2. 病人在治疗后 24 h 内，生命体征和血流动力学指标正常。

3. 住院期间病人情绪正常，积极配合治疗。

第三节 外 阴 癌

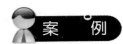

病人，女，62 岁，主诉"外阴瘙痒 1 年，加重 10 天伴有尿频、尿急"入院。1 年前出现外阴瘙痒，时轻时重，晚上明显，必须搔抓才能缓解。曾自行用药清洗外阴，药名不详。近 10 天，外阴瘙痒加重，难以忍受，搔抓后皮肤破损，疼痛明显。妇科检查：大、小阴唇皮肤发白，有抓痕破损，形成破溃。左侧大阴唇上有一小肿块约 0.5 cm 大小。外阴活检：外阴鳞状细胞癌。请问：

1. 该病人护理评估的内容有哪些？

2. 为该病人确定主要的护理诊断/问题，并制定合适的护理措施。

外阴癌多见于 60 岁以上的女性，占女性恶性肿瘤的 3%～5%，具有转移早、发展快、恶性程度高等特点，外阴癌包括外阴鳞状细胞癌（vulvar squamous cell carcinoma）、外阴恶性黑色素瘤（vulvar malignant melanoma）、外阴基底细胞癌（vulvar basal cell carcinoma）等，其中以外阴鳞状细胞癌最多见，占 80%～90%，其癌前病变称为外阴上皮内瘤样病变，包括外阴上皮不典型增生及原位癌。

【病因】 发病原因尚不清楚，可能与性传播疾病如尖锐湿疣、单纯疱疹病毒Ⅱ型、机体免疫功能低下及外阴营养不良有关。

【转移途径】

1. 直接浸润 较多见。癌灶可直接向周围及深部组织浸润生长，侵及阴道及尿道，晚期可累及肛门、直肠、膀胱等。

2. 淋巴转移 为主要转移方式。外阴部淋巴管分布丰富，两侧相互交通形成淋巴网。癌灶多先转移至同侧淋巴结，腹股沟浅淋巴结最早受累，再至股深淋巴结并经此进入盆腔淋巴结，最后转移至腹主动脉旁淋巴结。一般是浅表淋巴结被侵犯后，才会转移至深淋巴结。但阴蒂癌灶常向两侧侵犯组织并直接转移至股深淋巴结。外阴后部及阴道下端癌肿可直接转移至盆腔淋巴结，如髂总、髂内、髂外淋巴结等。

【临床分期】 目前采用的是国际妇产科联盟（FIGO）分期法（2014 年），见表 17-1。

表 17-1 外阴癌分期

分 期	描 述
Ⅰ	肿瘤局限于外阴
ⅠA	肿瘤局限于外阴或会阴,直径≤2 cm,间质浸润≤1.0 mm,淋巴结无转移
ⅠB	肿瘤局限于外阴或会阴,直径>2 cm,间质浸润>1.0 mm,淋巴结无转移
Ⅱ	任何大小的肿瘤,肿瘤侵犯会阴临近部位(下 1/3 尿道,下 1/3 阴道,肛门),淋巴结无转移
Ⅲ	任何大小的肿瘤,肿瘤有或无侵犯会阴临近部位(下 1/3 尿道,下 1/3 阴道,肛门),有腹股沟-股淋巴结转移
ⅢA	(ⅰ)1 个淋巴结转移(≥5 mm),或(ⅱ)1~2 个淋巴结转移(<5 mm)
ⅢB	(ⅰ)≥2 个淋巴结转移(≥5 mm),或(ⅱ)≥3 个淋巴结转移(<5 mm)
ⅢC	淋巴结转移伴包膜外扩散
Ⅳ	肿瘤侵犯其他部位(上 2/3 尿道,上 2/3 阴道),或远处转移
ⅣA	肿瘤侵犯下面任何部位
	(ⅰ)上尿道和(或)阴道黏膜、膀胱黏膜、直肠黏膜,或固定在骨盆壁,或(ⅱ)腹股沟-股淋巴结出现固定或溃疡
ⅣB	任何部位(包括盆腔淋巴结)的远处转移

【护理评估】

（一）临床表现

1. 症状 早期主要为外阴持续瘙痒,各种不同形态的肿物如结节状、菜花状、溃疡状。外阴皮肤可变白,如肿块破溃、感染或较晚期癌肿可有出血、脓性分泌物,伴有疼痛。侵犯尿道时可有尿痛、尿频、血尿及排尿困难。

2. 体征 癌灶最多见于大阴唇,其次是小阴唇,阴蒂、会阴及阴道,直径为 0.5~0.8 cm,颜色可呈白色、灰色、粉红色及暗红色。早期表现为局部丘疹、结节或小溃疡;晚期呈不规则肿块,伴或不伴破溃或呈乳头状肿瘤,若发生转移,可扪及一侧或双侧腹股沟淋巴结肿大、质硬、活动度差,外阴多有色素沉着。

（二）辅助检查

外阴活体组织检查为外阴癌的确诊证据。采用 1‰甲苯胺蓝涂抹外阴病变部位,待干后用 1‰醋酸洗去染料,在蓝染部位活检。为了提高阳性率,也可利用阴道镜协助定位活检。

（三）与疾病相关的健康史

1. 病史 评估病人外阴瘙痒发生的时间、治疗经过和效果,外阴有无赘生物、溃疡;评估阴道分泌物的量及性质;有无尿频、尿急、尿痛或排尿困难等;评估病人有无糖尿病、高血压、冠心病等疾病史;评估病人对疾病认知程度。

2. 身体状况 了解病人出现外阴瘙痒的时间和程度;评估肿块的部位、大小和形态,有无破溃、感染或出血,是否伴随疼痛。早期癌肿表现为局部丘疹、结节或小溃疡;晚期呈不规则肿块,伴或不伴破溃或呈乳头状肿瘤。触诊了解有无腹股沟淋巴结增大等转移征象,同时还要评估病人有无尿痛、尿频、血尿及排尿困难等泌尿系统受侵犯表现。

（四）心理-社会状况

外阴癌多见于老年病人,由于外阴瘙痒久治不愈,病人烦躁、焦虑不安,在得知患癌症需要手术治疗时,担心不能耐受手术和化疗,术后外阴严重变形,伤口不愈合,癌肿扩散等而感到自卑绝望,甚至有放弃治疗的想法。护士应仔细评估病人及其家属的心理状态,了解病人的家庭情况和经济情况,家属对疾病的态度。

（五）治疗原则

手术治疗是外阴癌的主要治疗手段,同时辅以放疗和化疗。常用的手术方式有单纯外阴切除术、广泛外阴切除术及外阴癌根治术。放疗适用于不能手术、晚期病人手术前和复发可能性大的病人,方法有体外放疗和组织间质内插植放疗;化疗作为比较晚期的癌肿或复发癌肿的辅助治疗手段。

【护理诊断/问题】

1. 恐惧　与癌症的治疗及预后有关。

2. 营养失调:低于机体需要量　与术前术后禁食、术前肠道准备,术后不能过早排便,流质饮食时间长有关。

3. 有外阴感染的危险　与机体抵抗力低、手术范围大,伤口距肛门、尿道较近等有关。

【预期目标】

1. 病人情绪稳定,对疾病及手术带来的创伤有正确认识。

2. 病人营养状况改善,自述舒适感增加。

3. 病人无感染发生,伤口无红、肿及渗血,体温正常。

【护理措施】

（一）一般护理

手术病人按阴道手术常规做好术前准备,如阴道、肠道准备。若需要外阴植皮,应对植皮部位进行剃毛、消毒后用无菌治疗巾包裹。放疗前应擦洗外阴,保持外阴清洁干燥。同时给予病人心理支持,缓解病人的焦虑情绪。

（二）缓解症状

1. 体位　协助病人取平卧位,双腿屈曲外展,以减轻伤口疼痛。协助病人活动上肢,促进血液循环,预防压疮发生。

2. 皮肤损伤的护理　放疗后 8~10 天可出现皮肤干燥、瘙痒疼痛等不良反应,护士应根据损伤程度做好相应的护理:①轻度:对局部瘙痒者,除加强皮肤护理外,可给予无刺激性软膏,或可的松霜以减轻皮肤干燥和瘙痒。②中度:皮肤出现湿疹性皮炎,如严重烧伤后出现水泡、溃烂,此时应停止治疗,勿刺破水泡,可涂甲紫,或无菌凡士林纱布换药,注意保持皮肤清洁、干燥、避免感染。③局部皮肤损伤严重者可发生溃疡,应中断治疗待其痊愈。除保持局部清洁外,可用生肌散或抗生素软膏交替换药。

3. 遵医嘱用药　为避免手术后过早排便,遵医嘱给予病人阿片全碱 3~5 天。术后第 5 天,给予液体石蜡 30 mL 口服,每天 1 次,连续 3 天以软化粪便。大便时勿取蹲位,以免造成伤口裂开,排便后及时清洗伤口。

4. 手术伤口的护理　①保持外阴清洁干燥。按时擦洗会阴,及时更换敷料,保持伤口干燥。②密切观察伤口愈合情况。注意有无红、肿、热、痛等感染征象;有植皮者应注意皮瓣的湿度、温度和颜色等,如有脓性分泌物时可用过氧化氢溶液冲洗后更换敷料。③促进伤口愈合。

术后第 2 天可采用红外线照射,每天 2 次,每次 20 min。④加强管道护理。保持伤口引流管的通畅,并记录引流液的量、颜色、性状等,同时做好导尿管的护理。⑤拆线后护理。外阴部手术后第 5 天开始间断拆线;腹股沟切口第 7 天拆线;重建外阴术后一般 12~14 天拆线,观察切口愈合情况。同时嘱病人减少活动,避免伤口渗血或裂开。

(三)健康教育

1. 指导病人注意清洁卫生、合理饮食及休息,并按医嘱定期随访:第 1 年前 6 个月每月 1 次,后 6 个月每 2 个月 1 次;第 2 年每 3 个月 1 次;第 3~4 年每半年 1 次;第 5 年及以后每年 1 次。

2. 女性外阴癌生长缓慢,且多有癌前病变,可以做到早发现、早诊断。指导妇女积极进行自我体检,积极治疗外阴瘙痒、性传播疾病或感染性疾病,外阴出现结节、溃疡或白色病变,应及时就医,不要延误治疗。

【结果评价】

1. 病人恐惧感消失,情绪稳定,能主动配合治疗。

2. 病人自觉疼痛逐渐减轻。病人无感染发生,伤口无红、肿、渗血,体温正常。

3. 病人能复述疾病或手术带来的影响,对疾病的认识正确。

第四节　处女膜闭锁

处女膜闭锁又称无孔处女膜(imperforate hymen),是临床常见的一种生殖道发育异常,因尿生殖窦上皮未能贯穿阴道前庭部,形成处女膜闭锁。青春期少女月经来潮时经血无法排出,最初血沉积于阴道,多周期以后逐渐发展至子宫腔积血,甚至引起输卵管或腹腔积血。

【病因】　在发育过程中是窦阴道球和泌尿生殖窦之间的膜性组织,胎儿时期部分被重吸收形成孔隙,处女膜闭锁由泌尿生殖窦上皮重吸收异常所致。

【护理评估】

(一)临床表现

1. 症状　在月经来潮前无症状。绝大多数病人在青春期出现周期性下腹部疼痛而无月经来潮时发现。由于月经来潮时阴道积血而导致肛门、阴道胀痛,疼痛可暂时缓解,但呈进行性加重。部分严重者可出现便秘、尿频、尿急等压迫症状。

2. 体征　可见处女膜向外膨隆,表面呈紫蓝色,无阴道开口。阴道积血较多时,可致子宫腔积血,在耻骨联合上可触及包块,子宫腔积血反流至输尿管可致输尿管粘连,造成输尿管血肿。

(二)辅助检查

检查时可看到处女膜突出而膨胀,膜后呈紫蓝色(月经血潴留),下腹部可摸到紧张度大,又有压痛的包块。肛查扪到压向直肠、紧张度大、有压痛的包块。

为排除合并其他女性生殖系统发育畸形及其他泌尿系统发育异常的情况,可行妇科超声、盆腔磁共振等影像学检查。

(三)与疾病有关的健康史

1. 病史　详细询问病人的年龄,有无月经来潮及周期性下腹疼痛,肛门、外阴胀痛等症状。

2. 一般状况　病人有周期性下腹部疼痛或肛门、阴道胀痛症状。检查时应仔细观察处女膜向外突出的形状、大小、颜色,注意阴道积血的量,边界是否清楚,是否存在子宫积血、输卵管积血等。

3. 妇科检查　可见处女膜呈紫蓝色向外膨出,无阴道开口。肛查阴道呈长形肿物,有囊性,积血较多时张力大,向直肠突出并有明显的触痛。

(四)心理-社会状况

处女膜闭锁者多为青春期的学生,常因周期性的下腹痛而影响学习,造成情绪不稳定,对疾病不了解而感到害怕、恐惧。护士应注意评估病人的紧张、羞怯及对处理方案的疑虑等心理反应。

(五)治疗原则

确诊后即应在骶麻下手术。在处女膜正中膨隆处穿刺,抽出积血证实诊断,然后于处女膜做 X 形切开,引流积血,吸尽积血后,剪去多余的处女膜,使切口呈圆形,并用 3-0 肠线缝合切口边缘黏膜。

【护理诊断/问题】

1. 急性疼痛　与经血潴留有关。

2. 情境性自尊低下　与青春期闭经有关。

【预期目标】

1. 住院期间病人疼痛逐渐减轻。

2. 病人自尊逐渐恢复。

【护理措施】

(一)一般护理

1. 术前准备　需紧急手术的病人,应遵医嘱迅速做好术前准备。向病人及家属讲解手术的必要性、手术的过程,取得病人的理解和配合。

2. 术中配合　协助医生进行抽出并吸尽积血,剪去多余的处女膜,严格遵守无菌原则,避免感染发生。术中给予病人心理支持,疼痛明显者,遵医嘱使用止痛药。

3. 术后护理

(1)一般护理:术后一般采取头高脚低或半卧位,便于积血排出;注意保持阴道引流通畅,并防止创缘粘连;12 h 以后可下床活动。

(2)外阴护理:一般保留导尿管 1～2 日;每日外阴擦洗两次直至积血排尽;教会病人使用消毒卫生垫的方法,按医嘱给予抗生素预防感染。

(二)心理护理

青春期的女性遇异常情况表现为害怕、恐惧,护士应和蔼对待病人及家属,通过书面资料、挂图等方式给病人和家属讲解疾病的发生、发展过程,讲解手术的方法,让病人及家属理解,减少紧张情绪。术后认真倾听病人的感受,肯定病人应对的能力,根据不同的心理特点进行护理。

(三)健康教育

教会病人保持外阴部清洁、干燥的方法;1 个月后到门诊复查伤口愈合情况;嘱病人及家属观察下个月经周期来潮时经血是否通畅,如仍有下腹部胀痛及肛门坠胀感等症状,应及时就诊。

【结果评价】

1. 术后病人自述疼痛逐渐减轻或消失。

2. 住院期间,病人能说出自己的不适,积极配合治疗和护理。

3. 病人能逐渐确认自我的积极方面,处理威胁自尊的因素。

第五节　先天性无阴道

先天性无阴道(congenital absence of vagina)为双侧副中肾管发育不全的结果,大部分病人合并无子宫或只有痕迹子宫,但卵巢一般正常。

【病因】

1. 染色体异常。

2. 雄激素不敏感综合征。

3. 母亲孕早期使用雄激素、抗癌药物、反应停等。

4. 孕早期感染某些病毒或弓形虫。

【护理评估】

(一) 临床表现

一般无症状,多数病人系青春期后无月经来潮或婚后性交困难而就诊。极少数病人有发育正常的子宫,表现为青春期因子宫腔积血而出现周期性下腹部疼痛。其外阴发育正常,无阴道口,或只有一浅窝。肛检可触及增大的子宫。

(二) 辅助检查

外阴发育正常,但无阴道口或在阴道口处有一浅窝;肛诊时未见子宫或仅有较小的痕迹子宫,极少数子宫发育正常者有子宫腔积血时,可扪及下腹部包块,且有压痛。

通过B超检查可见盆腔内生殖器的情况,是否有子宫、卵巢及其发育情况,有无增大的子宫及阴道子宫积血等。

(三) 与疾病有关的健康史

1. 病史　绝大多数病人唯一的症状为青春期无月经来潮,极少数伴有周期性下腹痛,已婚者均有性生活困难及不孕史。

2. 一般状况　病人第二性征发育正常,无月经来潮,已婚者有性交困难。

(四) 心理-社会状况

病人因原发性闭经或周期性下腹部疼痛而感到紧张、恐惧。一旦确诊后,因影响生育,病人会感到自卑,已婚者会对丈夫及家庭产生负疚感,对将来生活失去信心;家庭成员也会难以接受病人不能生育的现实。护理人员应评估病人就诊时的心情、家庭支持状况等,已婚或准备结婚者要评估丈夫对生育的态度。

(五) 治疗原则

子宫发育正常者,在初潮时应行人工阴道术,同时引流子宫腔积血,并将人工阴道与子宫相接以保留生育能力,子宫无法保留者应予切除。对无子宫或只有痕迹子宫者应在婚前6~12个月行人工阴道成形术。手术方法很多,以乙状结肠阴道形成术效果较好,其他方法包括游离皮瓣阴道成形术、羊膜阴道成形术、腹膜阴道成形术、外阴阴道成形术、顶压阴道成形术等。

【护理诊断/问题】

1. 急性疼痛　与子宫腔积血、手术创伤或更换阴道模型有关。

2. 长期自尊低下　与不能生育有关。

【预期目标】

1. 手术以后病人疼痛减轻,并逐步消失。

2. 病人原有的自尊得到恢复。

【护理措施】

(一) 一般护理

1. 术前特殊准备　根据病人的年龄选择适当的阴道模型,并为病人准备两个以上的阴道模型及丁字带,消毒后备用。对游离皮瓣阴道成形术者,应准备大腿中部皮肤,皮肤进行剃毛及消毒后,用无菌治疗巾包裹,以备手术中使用。对于涉及肠道手术如乙状结肠阴道成形术的病人应做好肠道准备。其他手术前准备同一般外阴、阴道手术病人。

2. 术后处理　术后一般护理与外阴、阴道手术相同。乙状结肠阴道成形术者应观察人工阴道的血运情况,分泌物的量、性状,有无感染,并控制首次排便时间。需使用阴道模型者应教会病人更换阴道模型的方法。病人第一次更换阴道模型时疼痛明显,常需在更换前半小时使用止痛药。阴道模型应选择适当的型号,并在模型表面涂抹润滑剂,以减轻疼痛;阴道模型应每天消毒更换。

(二) 心理护理

当某些病人知道自己不能生育时,往往会感到绝望,对生活失去信心,有些家属亦会感到绝望,护士应同情理解病人,多与病人及家属沟通交流,讲解治疗方式与效果,与病人、家属一起商讨手术方式,让病人、家属了解有关知识,让家属(特别是丈夫)了解疾病的发生、发展过程,积极面对现实,理解病人,并鼓励病人参与集体活动,充分认识自己其他方面的才能,使其对今后的生活充满信心。

(三) 健康教育

评估病人是否掌握阴道模型的消毒及放置方法。鼓励病人坚持使用阴道模型,并每天消毒更换;青春期女性需坚持使用阴道模型至结婚有性生活为止;要求结婚者术后应到医院复查,阴道伤口完全愈合后方可有性生活。

【结果评价】

1. 术后 24 h 以后,病人自诉腹痛症状缓解。

2. 病人能积极面对现实,正确消毒、放置阴道模型。

第六节　尿　　瘘

尿瘘(urinary fistula)是指在生殖道与泌尿道之间形成的异常通道,表现为病人无法自主控制排尿,尿液不断向外流。根据其发生的部位不同可分为阴道膀胱瘘、尿道阴道瘘、膀胱尿道阴道瘘、膀胱子宫颈阴道瘘及输尿管阴道瘘等(图 17-1),临床以膀胱阴道瘘多见,可同时并存两种或多种类型的尿瘘。

【病因】

1. 产伤　造成尿瘘最主要的原因,在我国农村占 90% 以上,多因难产处理不当引起,有坏

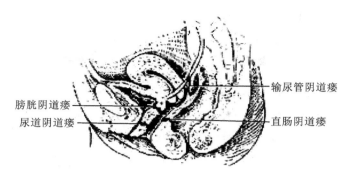

图 17-1 尿瘘和粪瘘

死型和创伤型两大类。坏死型尿瘘常见原因是头盆不称、第二产程延长、滞产,使阴道前壁、膀胱、尿道被胎先露压迫过久导致软组织水肿、缺血、坏死脱落而形成尿瘘。创伤型尿瘘是由于行阴道助产或剖宫产手术时操作不当直接损伤所致。瘘孔若未及时缝合,产后立即发生漏尿。

2. 妇科手术损伤 目前发生率有上升的趋势,是造成尿瘘的第二位原因。经腹或经阴道手术时,如解剖层次不清,或操作不仔细,误伤膀胱、输尿管、尿道后未及时发现或缝合不当形成尿瘘。

3. 其他 膀胱结核,泌尿生殖道癌放疗后、膀胱癌直接浸润、膀胱结石、长期放置子宫颈托等均可形成尿瘘,但比较少见。

【护理评估】

（一）临床表现

评估病人漏尿发生的时间、形式,有无外阴瘙痒、尿频、尿急、尿痛等感染征象;有无性交痛、月经异常。手术损伤者,术后立即出现漏尿。瘘孔部位不同,漏尿的形式有所差异,如有膀胱阴道瘘的病人通常不能控制排尿,尿液均由阴道流出;一侧输尿管阴道瘘时病人于漏尿同时仍有自控性排尿;尿道阴道瘘仅在膀胱充盈时才漏尿;膀胱瘘孔极小或瘘管迂曲者,可在体位变更时漏尿。长期漏尿病人,可感外阴瘙痒、灼痛;伴有尿道感染时可出现膀胱刺激征等。

（二）辅助检查

1. 亚甲蓝试验 可用稀释亚甲蓝 200 mL 经尿道注入膀胱。如蓝色液体经阴道壁小孔露出者为阴道膀胱瘘;经子宫颈外口流出者为膀胱子宫颈瘘;经阴道内流出清亮尿液,说明流出的尿液来自肾脏,属于输尿管阴道瘘。

2. 靛胭脂试验 亚甲蓝试验瘘孔流出清亮液体的病人,静脉推注靛胭脂 5 mL,10 min 见到瘘孔流出蓝色尿液者可确诊为输尿管阴道瘘。

3. 膀胱镜、输尿管镜检查 可以了解膀胱内情况,有无炎症、结石,特别是瘘孔位置和数量。亦可做肾盂输尿管造影,以了解输尿管的情况。

（三）与疾病相关健康史

了解病人有无骨盆狭窄、头盆不称、产程延长、阴道助产等难产史、剖宫产史;有无长期放置子宫托等。评估漏尿的时间、形式;评估有无泌尿生殖器官结石、癌肿、盆腔放疗等病史;有无长期放置子宫托等。评估漏尿的时间、形式;评估有无外阴瘙痒、灼痛,处理经过及效果等。

（四）心理-社会状况

由于漏尿致外阴瘙痒、灼痛,或性交困难,对病人的生活造成很大影响。长期的漏尿,身体散发异味,病人常出现自卑、悲观心理,与他人交往较少,感到无助、孤独、精神忧郁。评估时应注意病人各种心理状态,对生活的影响,评估家人对疾病的认知和对病人的情感支持。

(五)治疗原则

手术治疗为主要治疗方式。根据瘘孔类型和部位采用经阴道、经腹或经阴道腹部联合手术。手术时间的选择:①手术损伤所致新鲜清洁瘘孔应立即手术修补;②坏死型尿瘘或瘘孔伴有感染者应等待 3～6 个月,待炎症消除、瘢痕软化、局部血液循环恢复后方可手术;③阴道癌或子宫颈癌放疗后发生的瘘孔,应在停止治疗 6～12 个月后手术;④对于老年妇女给予口服雌激素 2 周,以促进阴道上皮增生,有利于伤口愈合。对于产后和妇科手术后 7 日内发生尿瘘,留置导尿管行输尿管导管后,可自行愈合。年老体弱不能耐受手术者,可采用尿收集器保守治疗。

【护理诊断/问题】

1. 皮肤完整性受损　与长期尿液浸渍、皮肤瘙痒有关。

2. 有感染的危险　与留置导尿管时间长,病人抵抗力低有关。

3. 社交孤独　与长期漏尿有关。

【预期目标】

1. 病人自主排尿功能恢复,掌握自我护理的相关知识,外阴皮肤完整无损伤。

2. 病人情绪稳定,恢复与他人的社会交往。

【护理措施】

(一)手术治疗病人的护理

1. 术前护理

(1)术前 2～3 日给予少渣饮食,可减少粪便的形成,避免污染伤口;多饮水,以增加尿量,冲洗膀胱,预防尿路感染。

(2)保持外阴清洁干燥,避免潮湿刺激局部皮肤。术前 3～5 日用 1∶5000 高锰酸钾溶液坐浴 1～2 次,每次 20～30 min;外阴湿疹者,在坐浴后行红外线照射、局部涂氧化锌软膏,促进病人舒适及局部尽早愈合。

(3)治疗配合:有慢性咳嗽病人应予治疗好转后进行手术;有泌尿系统感染者,遵医嘱使用抗生素控制感染。老年妇女或闭经病人,术前按医嘱服用少量雌激素至少 2 周,促进阴道上皮增生,有利于伤口愈合,或遵医嘱应用地塞米松,促进瘢痕组织软化。

(4)做好心理支持:告知病人手术的必要性及病人配合的重要性。使病人理解术前准备项目、步骤及注意事项,消除顾虑,主动配合。关心体贴病人,鼓励家属给予更多的照顾和支持,以增强病人的信心。

2. 手术后病人的护理　正确、良好的术后护理是尿瘘修补术成功的关键。

(1)体位:应根据瘘孔的位置,协助病人采取正确的卧位,膀胱阴道瘘如瘘孔在膀胱后底部者,应采取俯卧位;瘘孔在侧面在应采取健侧卧位,使瘘孔居于高处,有利于伤口愈合。

(2)留置导尿管的护理:留置导尿管 7～14 日。并鼓励病人大量饮水,并遵医嘱输液,以保持每日尿量达 2000 mL 以上。如发现血尿或洗肉水样尿,说明伤口又渗血,应及时报告医生给予处理。导尿期间如发现阻塞,应尽快用生理盐水或 1‰呋喃西林溶液冲洗导尿管,必要时更换导尿管。活动时,注意防止导尿管脱落,尿液平面不能高于会阴部平面,以免引起尿液反流,造成逆行感染。有尿道膀胱感染者,以 1∶4000 呋喃西林溶液 500～1000 mL 冲洗膀胱,拔除导尿管后第 1 日,应嘱病人每 2 h 排尿一次,避免排尿时间间隔过长,导致尿潴留,影响伤口愈合。

（3）保持外阴部清洁：每日用 1‰苯扎溴铵溶液擦洗外阴和尿道口周围，以免引起逆行感染。

（4）合理膳食：术后 4～5 日进流质或少渣半流质饮食，减少粪便形成，避免因用力排便而影响伤口愈合。

（5）抗感染：按医嘱给予抗生素预防感染，同时口服碳酸氢钠 0.3～0.5 g，每日 3 次，以碱化尿液。

（6）漏尿的处理：若术后 2～8 日发现漏尿，嘱病人向无瘘孔侧卧位，抗感染治疗，保持导尿管通畅，延长留置导尿管时间至 18～20 日，部分病人漏尿可渐消失。

3. 出院指导　告知病人术后 3 个月内避免性生活及重体力劳动，保持外阴清洁卫生。病人应戒烟，注意保暖，避免呼吸道感染而出现打喷嚏、咳嗽等增加腹压的因素，影响伤口的愈合。术前已服用雌激素者术后继续服用 1 个月左右。未绝育者应劝其避孕 1 年以上，妊娠后应加强孕期保健，并提前住院待产。若尿瘘修补失败，最好在手术 3～5 个月后再进行修补。

（二）非手术病人的护理

1. 教会病人正确使用集尿器　对于年老体弱不能耐受手术者或复杂尿瘘、反复修补失败的病人，护士要指导她们正确使用集尿器。集尿器的收尿部分有舟状罩型、三角裤袋型、阴道内用垫吸塞型和漏斗型，通过导尿管连接尿袋，尿袋固定在大腿侧，收集一定量后排出。指导病人要经常检查衔接部分是否严紧，避免导尿管扭曲或脱落，保证尿液引流通畅，要注意集尿器各部分的清洁与更换，防止逆行感染；保持外阴部清洁，避免因潮湿刺激产生外阴皮炎、湿疹及溃疡。

2. 心理护理　由于病人长期漏尿及继发外阴皮炎和溃疡，起居生活不便；配偶家人和周围人的歧视使病人感到悲观、自卑孤独、无能为力。护士应加倍关心、体贴她们，热情耐心的解释有关问题，指导病人做好自身护理，安慰鼓励病人正确面对现实，以良好的心态面对生活。

【结果评价】

1. 病人自主排尿功能恢复。

2. 病人能够掌握自我护理的相关知识，外阴皮肤完整无损伤。

3. 病人情绪稳定，恢复与他人的社会交往。

第七节　子宫脱垂

子宫脱垂（uterine prolapse）是妇科常见疾病，多发生于年龄较大的女性，是指子宫从正常位置沿阴道下降，子宫颈外口达坐骨棘水平以下，甚至子宫全部脱出于阴道外口以外。子宫脱垂常伴有阴道前、后壁膨出。

案　例

病人，女，35 岁，主诉大便时阴道脱出一物。检查发现子宫颈外口距阴道口 2 cm，子宫颈大小正常，附件（一）。请问：

1. 该病人的医疗诊断是什么？处理原则是什么？

2. 如何正确使用子宫托？

【病因】

1. 分娩损伤　为最主要的发病原因。子宫颈口开全后,胎先露下降迫使阴道、外阴逐步扩大以利胎儿通过。若第二产程延长或因巨大儿、胎位不正等行阴道助产者,会导致盆底肌、筋膜及子宫韧带均过度伸展,张力降低,甚至发生撕裂。产后若未及时修补,或过早参加重体力劳动,此时盆底肌组织尚未修复,长期仰卧位、过高的腹压可将子宫沿着阴道轴下降以致发生脱垂。

2. 长期腹压增加　由于长期慢性咳嗽、排便困难、长期重体力劳动及腹腔巨大肿瘤、腹腔积液等,均可直接或间接使腹压增加导致子宫下垂。

3. 盆底组织发育不良或松弛　未产妇发生子宫脱垂,系因生殖器官支持组织发育不良所致。年老体弱及长期哺乳的妇女,由于雌激素水平的下降导致盆底组织缺乏弹性、萎缩、退化也可导致子宫脱垂。

【临床分度】　以病人平卧用力屏气时子宫下降的最低点,将子宫脱垂分为三度,见表17-2。

表 17-2　子宫脱垂分度

分　度		判　断　标　准
Ⅰ度	轻型	子宫颈外口距离处女膜缘少于 4 cm,未达处女膜缘
	重型	子宫颈已达处女膜缘,于阴道口即见
Ⅱ度	轻型	子宫颈已脱出阴道口外,子宫体尚在阴道内
	重型	子宫颈及部分子宫体已脱出于阴道口外
Ⅲ度		子宫颈及子宫体全部脱出于阴道口外

【护理评估】

（一）临床表现

Ⅰ度子宫脱垂常无明显症状。Ⅱ度、Ⅲ度子宫脱垂病人常有不同程度的下坠感和腰骶部疼痛,久站、久蹲、重体力劳动后症状加重。Ⅱ度病人常在行走、劳动、排便等腹压增加的活动时,自觉有块状物自阴道脱出,平卧休息时可变小或消失。Ⅲ度病人多伴有严重阴道前壁脱垂,可出现排尿困难或尿失禁。由于长期的摩擦使阴道、子宫颈糜烂、出血、变硬、增厚,合并感染时常有脓性分泌物渗出。

（二）辅助检查

嘱病人不解小便,取膀胱截石位。检查时先让病人咳嗽或屏气以增加腹压,观察有无尿液自尿道口溢出,以判明是否有张力性尿失禁,然后排空膀胱,进行妇科检查。

首先在不用力情况下,检查阴道壁脱垂及子宫脱垂的情况,并注意外阴情况及会阴破裂程度。用阴道窥器观察阴道壁及子宫颈有无溃烂,有无子宫直肠窝疝。内诊时应注意两侧肛提肌情况,确定肛提肌裂隙宽度,子宫颈位置,然后明确子宫大小,在盆腔中的位置及附件有无炎症或肿瘤。最后嘱病人运用腹压,必要时可取蹲位,使子宫脱出再进行扪诊,以确定子宫脱垂的程度。

（三）与疾病相关的健康史

1. 病史　了解病人的孕产史,分娩经过,有无第二产程延长、阴道助产及会阴裂伤等;了解产后状态,是否过早参加体力活动或长期站立、下蹲等;评估有无营养不良或先天性盆底组织发育不良;有无慢性咳嗽、便秘等;病人是否伴有其他器官的下垂。

2. 身体状况 评估病人有无下腹部坠胀、腰痛及其程度,是否有排尿、排便困难;评估阴道块状物脱出的时间、大小及影响因素。妇科检查时应评估子宫脱垂的程度,有无阴道、子宫颈溃烂,阴道分泌物增多等现象。评估病人腹压增高时,有无尿液流出。

(四)心理-社会评估

评估病人对子宫脱垂的感受,疾病造成的心理影响,社会、家庭的支持强度。由于长期的子宫脱垂使行动不便,工作、生活受到影响,使病人烦恼,常出现焦虑、情绪低落等。

(五)治疗原则

发生子宫脱垂但无症状者,可不给予处理,指导增强盆底肌锻炼;症状明显者,应根据病人情况采用保守治疗或手术治疗。

1. 保守治疗 适用于Ⅰ度轻型或不能耐受手术或有生育需要的病人,采用支持疗法和子宫托,临床常用的有喇叭托、环形和球形。

2. 手术治疗 常用于保守治疗无效或Ⅱ度、Ⅲ度子宫脱垂者。手术方式因病人的年龄生育要求和健康状况而定。常用的手术方式有阴道前后壁修补术、Manchester手术、经阴道子宫全切术等。

【护理诊断/问题】

1. 疼痛 与子宫下垂牵拉韧带,子宫颈、阴道壁溃疡有关。

2. 尿失禁、尿潴留 与膀胱膨出、尿道膨出有关。

3. 焦虑 与长期子宫脱垂影响生活有关。

【预期目标】

1. 病人能自主排尿。

2. 病人自述舒适感增加,积极配合治疗和护理。

3. 病人能正确使用子宫托,无并发症发生。

【护理措施】

(一)手术治疗病人的护理

1. 术前准备 Ⅰ度子宫脱垂病人给予1:5000高锰酸钾溶液或1:20的碘伏溶液坐浴,2次/日;Ⅱ、Ⅲ度子宫脱垂病人,应阴道灌洗后局部涂40%紫草油或抗生素软膏,然后将脱垂的子宫还纳与阴道内,让病人平卧半小时。做好其他术前准备,给予病人心理支持,缓解紧张情绪。

2. 术后护理 除按一般外阴、阴道手术病人护理外,应卧床休息7～10日;导尿管留置10～14日;避免增加腹压动作,如用力大便、咳嗽等,术后应用缓泻剂预防便秘。同时,每日行外阴冲洗,观察阴道分泌物的情况,并遵医嘱应用抗生素预防感染。

3. 出院指导 对于手术治疗的病人术后至少休息3个月,半年内避免重体力劳动,出院1个月到医院复查。采取子宫托治疗的妇女,应强调定期随访的重要性。

(二)保守治疗病人的护理

1. 改善病人的一般情况 注意卧床休息,避免重体力劳动,睡眠时宜垫高臀部或脚部;加强营养,合理饮食避免便秘发生;积极治疗慢性咳嗽,防治腹压增加的疾病;指导病人做提肛锻炼,即肛门缩松动作,每日2次,每次10 min左右;采取膝胸卧位,早晚各一次,每次10 min。

2. 教会病人正确使用子宫托 子宫托是病人自己放置在阴道内,保持子宫和阴道壁不脱出的工具,适用于各种子宫和阴道前后壁脱出的病人。现以喇叭形子宫托使用方法为例。

（1）放托：将手洗净，病人蹲下，两腿分开，一手握托柄，使托盘呈倾斜位进入阴道口内，然后将托柄边向内推、边向前旋转，直至托盘达子宫颈。放妥后，托柄弯度朝前，对正耻骨弓后面（图 17-2）。

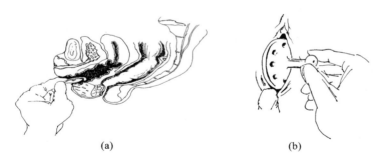

(a)　　　　　　　　　　　　　　(b)

图 17-2　喇叭形子宫托及其放置

（2）取托：以手指捏住托柄，上、下、左、右轻轻摇动，待负压消除后，向后外方向牵拉，即可自阴道内滑出。

（3）注意事项：①子宫托的大小应适宜，放置后不脱出又无不适感；②子宫托应在每晨起床后放入，每晚睡前取出，并洗净放置于清洁杯内备用，久置不取可发生子宫托嵌顿，甚至引起压迫坏死性尿瘘和粪瘘；③放托后应每 3～6 个月复查一次；④月经期停用；⑤绝经前后病人应在使用子宫托前 4～6 周遵医嘱使用阴道雌激素霜剂，并在放托期间持续使用。

（4）禁忌证：重度子宫脱垂伴盆底肌明显萎缩及子宫颈或阴道壁有炎症和溃疡者均不宜使用，经期和妊娠期停用。

（三）心理护理

子宫脱垂一般发生于老年女性，病程长，症状重，病人往往不愿向别人诉说。护士应理解病人的感受。解释子宫脱垂的方法和预后，教会病人使用子宫托的方法。同时做好家属的工作，给予病人情感支持，协助病人早日康复。

（四）健康教育

1. 预防　提倡晚婚晚育，防止生育过多、过密；普及产褥期保健，严密观察产程及提高接生技术，避免滞产及第二产程延长，适时行会阴切开术；已发生裂伤者应正确缝合；注意无菌操作，防止感染，以利伤口愈合。

2. 健康指导　认真执行劳动妇女五期保护制度，避免产后过早参加重体力劳动，尤其在产后 3 个月内要特别注意充分休息，不做久蹲、担、提等增加腹压的动作。加强营养，增强体质。积极治疗慢性咳嗽、便秘等，哺乳期应不超过 1 年，以免子宫及其支持组织萎缩。

3. 运动指导　各年龄段妇女应积极进行身体锻炼，提高身体素质，合理安排劳动时间，避免长期重体力劳动。进入绝经过渡期妇女应定时进行缩肛运动，每日 2 次，每次 15 min，以提高骨盆底软组织张力，避免尿失禁及盆腔脏器脱垂。

【结果评价】

1. 病人焦虑情绪缓解。

2. 病人自述不适症状减轻，能主动配合医疗、护理活动。

3. 病人能正确使用子宫托，并无并发症发生。

小结

本章主要介绍外阴、阴道手术病人的一般护理和外阴、阴道损伤,外阴癌、处女膜闭锁、先天性无阴道、尿瘘、子宫脱垂病人的护理。

1. 外阴癌包括外阴鳞状细胞癌、恶性黑色素瘤和基底细胞癌,多见于 60 岁以上女性,具有转移早、发展快、恶性程度高等特点,以淋巴转移为主。外阴癌早期主要表现为外阴持续瘙痒,各种不同形态的肿物多见于大阴唇,外阴活体组织检查为其确诊依据。手术治疗是治疗外阴癌的主要手段,主要术式为广泛外阴切除术和腹股沟淋巴结切除术,术后可辅以放、化疗。出院时应指导病人定期随访。

2. 处女膜闭锁是临床常见的一种生殖道发育异常,因尿生殖窦上皮未能贯穿阴道前庭部,形成处女膜闭锁。在月经来潮前无症状,月经来潮时阴道积血而导致肛门、阴道胀痛,疼痛可暂时缓解,但呈进行性加重。手术治疗是其主要治疗方式。除常规护理外,应特别注意心理护理。

3. 先天性无阴道为双侧副中肾管发育不全的结果,大部分病人合并无子宫或只有痕迹子宫,但卵巢一般正常。子宫发育正常者,在初潮时应行人工阴道术,同时引流子宫腔积血,并将人工阴道与子宫相接以保留生育能力,子宫无法保留者应予切除。对无子宫或只有痕迹子宫者应在婚前 6～12 个月行人工阴道成形术。除常规护理外,教会病人掌握阴道模型的消毒及放置方法,注意心理护理。

4. 尿瘘(urinary fistula)是指在生殖道与泌尿道之间形成的异常通道,表现为病人无法自主控制排尿,尿液不断向外流。产伤是其主要病因,故应以预防为主。手术是其主要治疗方式。护理中除常规护理外,应特别注意心理支持。

5. 子宫脱垂是指子宫从正常位置沿阴道下降,子宫颈外口可达坐骨棘以下,甚至子宫全部脱出阴道外。分娩损伤为最主要的发病原因,其次是长期腹压增加和盆底组织发育不良或松弛。根据病情严重程度分为:Ⅰ度,子宫颈在坐骨棘及阴道口之间;Ⅱ度,子宫颈和部分子宫体脱出阴道口;Ⅲ度,子宫体和子宫颈完全脱出阴道口。可采用保守治疗和手术治疗。保守治疗注意卧床休息,避免重体力劳动,睡觉时宜垫高臀部或脚部;加强营养,合理饮食避免便秘发生;积极治疗慢性咳嗽,防治腹压增加的疾病;指导病人做提肛锻炼,同时教会病人正确使用子宫托,一般早晨放入、晚上取出,月经期不宜使用,绝经病人应适当使用阴道雌激素霜剂等,定期随访。保守治疗无效者,或Ⅱ、Ⅲ度子宫脱垂者应手术治疗,主要术式为经阴道子宫全切术、阴道前后壁修补术等。

目标检测

一、选择题

1. 外阴癌中最常见的病理类型是(　　)。

A. 基底细胞癌　　　　　　　B. 汗腺癌　　　　　　　　　C. 前庭大腺癌

D. 恶性黑色素瘤　　　　　　E. 鳞状细胞癌

2. 病人,女,52 岁,妇科检查发现子宫颈已脱出到阴道口外,但子宫体仍在阴道内,应为子宫脱垂(　　)。

A. Ⅰ度重型　　　　　　　　B. Ⅱ度轻型　　　　　　　　C. Ⅱ度重型

D. Ⅰ度轻型　　　　　　　　　E. 不属于子宫脱垂

3. 下列哪项不是尿瘘的临床表现？（　　　）

A. 漏尿发生的时间与产生尿瘘原因有关　　　B. 外阴部及臀部皮炎

C. 月经过多　　　　　　　　　　　　　　D. 有泌尿系统感染的症状

E. 外阴瘙痒

4. 阴道前壁修补术适应证是（　　　）。

A. Ⅲ度阴道前壁脱垂者　　　　　　　B. Ⅱ度阴道后壁脱垂者

C. Ⅰ、Ⅱ度阴道前后壁脱垂者　　　　D. Ⅱ、Ⅲ度子宫脱垂者

E. Ⅲ度阴道后壁脱垂者

5. 使用子宫托时不正确的是（　　　）。

A. 局部有溃疡者，应在溃疡痊愈后使用　　　B. 每晚清洗，次晨放入

C. 保持外阴、阴道清洁，月经期停用　　　　D. 放托时，病人取平卧位

E. 放托后每 3～6 个月复查一次

6. 对尿瘘最简单常见的诊断方法是（　　　）。

A. 膀胱镜检查　　　　　　B. 亚甲蓝试验　　　　　　C. 阴道指诊

D. 静脉肾盂造影　　　　　E. 膀胱逆行造影

二、案例题

病人，妇女，55 岁。阴道口脱出肿物已 2 年，休息时能还纳，近 10 日来，经休息亦不能回纳。大笑、咳嗽时有小便流出，伴尿频，每次尿量不多。以往有 3 次足月产史。妇科检查：会阴Ⅱ度陈旧性裂伤，阴道前壁有膨出，子宫颈脱出于阴道外，子宫略小，水平位，两侧附件未触及。请问：

（1）此病人最可能的诊断是什么？

（2）此类病人的最主要预防措施应是什么，为什么？

（熊振芳）

参考答案：一、1. E　2. B　3. C　4. D　5. D　6. B

第十八章　妇女保健

学习目标

识记：

1. 描述妇女保健工作的意义、目的、方法。
2. 描述妇女的各期保健工作的主要内容。

理解：说明做好妇女保健工作的重要性，解释妇女劳动保健的相关制度。

应用：运用妇女保健相关知识为护理对象提供妇女保健指导。

妇女保健（women's health）是一门综合性交叉性边缘学科，以妇女为对象，以保健为中心，针对妇女各个时期的生理、心理、社会特点和保健要求，分析其影响因素，综合运用预防医学、临床医学、心理学、社会学、管理学等多学科的知识和技术，保障妇女生命安全与健康的一种保健工作。

第一节　概　　述

了解妇女保健工作的意义和目的，对做好妇女保健工作很有必要。

（一）妇女保健工作的意义

妇女保健是我国卫生保健事业重要组成部分，它与临床医学、疾病预防控制构成我国医学卫生防病的基本体系，其宗旨是维护和促进妇女身心健康。以预防为主，以保健为中心，以群体为服务对象，以基层为重点，开展以生殖健康为核心的妇女保健工作，提高民族综合素质，维护家庭幸福和后代健康，促进计划生育和优生优育的贯彻落实。

（二）妇女保健工作的目的

妇女保健工作的目的是通过积极的普查、预防、监护和保健措施，做好妇女各期保健以降低患病率，消灭和控制某些疾病及遗传病的发生，控制性传播疾病的传播，降低孕产妇和围生儿死亡率，从而促进妇女身心健康。

（三）妇女保健的服务范围

从年龄考虑，妇女保健服务范围是妇女的一生；从服务性质考虑，随着医学模式向社会-心理-生物医学新模式转换，除身体保健外，还包括心理-社会方面保健。妇女保健涉及女性的青春期、生育期、围产期、绝经过渡期和老年期，研究内容包括各期的特点和保健要求，以及影响妇女健康的卫生服务、社会环境、自然环境和遗传等方面的各种高危因素，制定保健对策和管理方法,开展妇女各期保健、妇女常见病和恶性肿瘤的普查普治、计划生育指导、妇女劳动保护、妇女心理保健等保健工作,保护和促进妇女身心健康,提高人口素质。

(四)妇女保健工作的方法

1. 多部门协作,强调全社会参与和政府职责　妇女保健工作是一个社会系统工程,应充分发挥各级妇幼保健专业机构的作用,调动各方面的积极性、主动性和竞争性,如家庭、父母、社会团体、政府与业务部门等多部门支持和努力。建立健全相关规章制度,加强检查督促。

2. 加强三级妇幼保健网络管理　加强基层保健人员配备,完善妇幼保健信息网络建设,注意资料积累,定期统计分析,分层管理,相互协作,有计划地组织培训、复训及继续教育,推广妇幼保健适宜技术,逐步提高专业队伍的综合素质和业务水平。

3. 深入调查研究　制定切实可行的工作计划和防治措施,分析妇女健康问题及其相关因素,在调查研究的基础上根据实际能力制定工作计划和工作目标、防治措施及质量评价标准。强调监督机制,重视过程管理,实行目标管理。

4. 广泛开展社会宣传和健康宣教　普及卫生宣教提高妇女的自我保健意识,做到基础保健与临床保健相结合,开展以生殖健康为核心的妇女保健。

(五)妇女保健工作的组织结构

1. 行政机构

(1)国家卫生和计划生育委员会内设妇幼健康服务司,并下设妇女卫生处和计划生育技术服务处,领导全国妇女保健工作。

(2)省(直辖市、自治区)卫生和计划生育委员会设妇幼健康服务处。

(3)市(地)级卫生和计划生育委员会设妇幼健康服务科。

(4)县级卫生和计划生育委员会设妇幼健康所。

2. 专业机构

(1)妇幼卫生专业机构包括各级妇产科医院、儿童医院,综合性医院妇产科、计划生育科、儿科、预防保健科,中医医疗机构中的妇科、儿科,妇产科、儿科诊所及各级妇幼保健机构。不论其所有制关系(全民、集体、个体)如何均属妇幼卫生专业机构。

(2)各级妇幼保健机构:①国家级:目前由国家卫生和计划生育委员会中的妇幼健康服务司负责管理,与各省、市、县妇幼保健机构构成我国妇幼保健服务体系。②省级:省妇幼保健院(所)及附属院校妇产科、妇幼系。③市(地)级:市(地)妇幼保健院(所)。④县级:县级妇幼保健院(所)。各级妇幼保健机构均在同级卫生行政部门领导下,认真贯彻落实各项妇幼保健工作方针。

第二节　妇女保健工作内容

妇女保健工作内容包括:①妇女各期保健;②妇女常见病及恶性肿瘤的普查普治;③计划生育技术指导;④妇女劳动保护;⑤女性心理保健;⑥做好相关妇女保健统计指标。

(一)妇女各期保健

1. 青春期保健　青春期女性保健应重视其身心健康与社会行为方面的问题。青春期保健分三级。一级预防包括:①自我保健:加强青少年健康教育,使其了解自己生理、心理上特点,懂得自爱,学会自我保护,培养良好的个人生活习惯,合理安排生活和学习,有适当的运动与正常的娱乐,注意劳逸结合。②营养指导:青春期是身体发育的重要时期,应注意营养成分的搭配,不挑食、偏食,提供充足的热量。应定时定量,三餐有度。切忌暴饮暴食,避免诱发胃肠道疾病或体重过重。③体育锻炼:对身体健康成长十分重要,加强体育锻炼,能够提高身体素质,运动强度因人而异,不应过量。经期应避免剧烈运动。④卫生指导:对青少年进行月经生理及卫生知识教育,指导其记录月经卡,注意经期卫生,避免寒冷刺激及过度劳累。正确护理皮肤,防止痤疮,远离烟酒。⑤性教育:正确引导青春期少女了解性生理和性心理基本知识,学会正确对待和处理性发育过程中的各种问题,减少非意愿妊娠发生率,预防性传播疾病。二级预防可通过学校保健,定期体格检查,及早发现青春期少女常见疾病,如月经失调、原发及继发性闭经等,及时发现少女的行为偏差,以及处理少女妊娠、性传播疾病等。三级预防包括对少女疾病的治疗和康复。青春期保健以一级预防为重点。

2. 婚前保健　婚前保健是为即将婚配的男女双方在结婚登记前所进行的一系列保健服务措施,包括婚前医学检查、婚前健康教育及婚前卫生咨询。婚前医学检查是通过医学检查手段发现有影响结婚和生育的疾病,及时给予治疗,并提出有利于健康和生育的医学意见。婚前健康教育是指对准备结婚的男女双方进行的以生殖健康为核心,与结婚及生育有关的保健知识的教育。婚前卫生咨询是指针对医学检查发现的异常情况及服务对象提出的具体问题进行解答、提供信息、交换意见,帮助受检对象在知情的基础上作出适宜的决定。做好婚前保健,可以保障个人和家庭幸福,避免近亲间、传染病及遗传病病人间不适宜的婚配或生育,使婚姻生活和谐美满,减少遗传疾病的延续,促进下一代的健康,从而提高生活质量和人口素质。为优生优育打下良好基础,为计划生育提供保证。

3. 生育期保健　主要目的是维护正常的生殖功能,保障母婴安全,通过加强孕产期保健,降低孕产妇死亡率和围生儿死亡率。以一级预防为重点,普及孕产期保健和计划生育指导。二级预防应避免妇女在生育期内因孕育或节育引发各种疾病,做到早期发现,早期治疗,确保妇女身心健康。三级预防应提高对高危孕产妇的处理水平,降低孕产妇死亡率和围生儿死亡率。

4. 围产期保健　围产期保健是指从妊娠前开始历经妊娠期、分娩期、产褥期、哺乳期、新生儿期,持续为孕产妇和胎婴儿健康提供一系列保健措施,保障母婴安全,降低围生儿及孕产妇死亡率。

(1)孕前期保健:指导夫妇双方选择最佳的受孕时期,如适宜年龄、最佳的身心状态、良好的社会环境等,减少高危妊娠和高危儿的发生,确保优生优育。女性最佳生育年龄在 21～29 岁,男性最佳生育年龄在 23～30 岁。孕前仔细评估夫妇双方身体和心理状况,戒烟戒酒,避免接触有毒有害物质和放射线;孕前应做一次 TORCH 检查,明确没有对胎儿有影响的病原微生物感染;长时间使用药物避孕者需停药改为工具避孕半年后再受孕;孕前三个月补充叶酸或含有叶酸的复合维生素,可明显减少胎儿神经管畸形的发生率;积极治疗对妊娠有影响的疾病;对有不良孕产史者,遗传病、传染病史者,应在受孕前接受产前咨询,做好孕前准备,以减少高危妊娠和高危儿的发生。

(2)早孕期保健:早孕期是胚胎、胎儿分化发育阶段,各种不良因素的干预,容易导致胎儿畸形和流产的发生。应注意防病防畸。早孕期保健主要内容包括:①确诊早孕,建立孕期保健手册;②确定基础血压和体重,进行高危妊娠初筛并及时治疗各种内科合并症;③保持生活环境安全,避免接触有毒有害物质和放射线,避免病毒感染和其他疾病的发生;④患病用药遵医嘱,不可随意用药,以防药物致畸;⑤保持心情舒畅,避免精神刺激,注意营养,提供足够热量、蛋白质,多吃蔬菜水果;⑥生活起居有规律,避免过度劳累,保证睡眠时间,每日有适当活动;⑦早孕期避免性生活,以免发生流产。

(3) 中孕期保健:中孕期是胎儿生长发育较快的阶段,应注意加强营养,适当补充铁剂、钙剂,定期进行产前检查,监测胎儿宫内生长发育的各项指标(如子宫底高、腹围、体重、胎儿双顶径等)及孕妇健康状况;继续预防胎儿发育异常,进行胎儿畸形筛查,对疑有异常问题者,要进一步做产前诊断和产前治疗;预防妊娠并发症及生殖道的感染;促进早期获得母亲角色,鼓励丈夫积极参与。

(4) 晚孕期保健:晚孕期胎儿发育最快,孕妇体重增加最明显。应指导孕妇注意补充营养,防止贫血等并发症发生;重点指导孕妇掌握家庭自我监护胎儿宫内情况的方法;做好分娩前身体上、心理上和物质上的准备;注意监测胎盘功能,及早发现并纠正胎儿宫内缺氧;做好乳房准备,以利于产后哺乳。

(5) 分娩期保健:目的是确保分娩顺利,母儿安全。提倡住院分娩,高危孕妇应提前入院。持续性地给予母亲生理上、心理上和精神上的帮助和支持,缓解疼痛和焦虑,做到"五防""一加强"。五防:防出血(及时纠正宫缩乏力,及时娩出胎盘,注意产后 2 h 的出血量),防感染(严格执行无菌操作规程,防产妇产褥感染和新生儿破伤风),防滞产(注意胎儿大小,产道情况,产妇精神心理状态,密切观察宫缩,定时了解子宫颈扩张和胎先露下降的情况),防伤(尽量减少不必要的干预和不适当的操作,提高接产质量),防窒息(及时处理胎儿窘迫,接产时做好新生儿抢救准备)。一加强:加强产时监护和产程处理,保证母儿平安。

(6) 产褥期保健:产褥期保健通常是在初级保健单位进行,目的是预防产后出血、感染等并发症的发生,促进产妇产后生理功能恢复。

①健康教育:指导产妇保持身体清洁,尤其是会阴部皮肤和乳房的清洁。经阴道自然分娩的产妇,产后 6～12 h 可起床做轻微活动,动作宜缓慢,坐起无眩晕感后方可站立行走,以避免体位性低血压现象;产后第 2 日可在室内随意活动,7 日后按时做产后健身操,运动量由小到大,循序渐进,有利于体力恢复,避免和减少血栓性静脉炎的发生,而且可以恢复骨盆底肌及腹肌的张力。会阴部有切口或剖宫产者,可先进行促进血液循环的运动项目如深呼吸,待拆线后切口不感觉疼痛时,再做健身操。

②家庭适应及产后亲子关系的建立:目的是遵循以家庭为中心的产科护理理念,促进家庭和谐发展。正确评估父亲或母亲角色获得情况,并为他们提供机会谈论妊娠分娩的经验;表达对新生儿的看法,指导他们对新生儿进行语言交流,表达情感,促进母子互动;鼓励家人积极参与育婴活动,如沐浴、抚触、喂奶等,帮助母亲获得更多的家人支持,建立良好家庭关系,维护家庭的稳定幸福。

③产后检查及计划生育指导:产后检查包括产后访视及产后健康检查。产后访视开始于产后 3 日内、产后 14 日和 28 日,共 3 次,如有必要可酌情增加访视次数。了解产妇子宫复旧、会阴部切口或剖宫产切口愈合情况,检查乳房、母乳喂养情况及孕产妇的饮食、休息、婴儿的健康状况等,及时给予正确指导和处理。产褥期内禁止性交。产妇于产后 42 日到医院接受全面的健康检查,包括全身检查和妇科检查,同时给予计划生育指导,使夫妇双方知情选择适宜的避孕措施。

5. 哺乳期保健　哺乳期指产妇用自己的乳汁喂养婴儿的时期,通常为 10 个月左右。保护、促进和支持母乳喂养是哺乳期保健的中心内容。

(1) 向产妇及家人宣传母乳喂养优势:①母乳中所含的营养物质最适合婴儿的消化吸收,

且经济、方便。②母乳中含有多种免疫物质,能提高婴儿的免疫功能,预防疾病。③吸吮时的肌肉运动有助于婴儿面部正常发育,并有利于牙齿的发育,同时吸吮刺激可促进子宫收缩,防止产后出血。④母乳喂养时的母子联系,可促进婴儿的心理健康发育。⑤母乳喂养可降低母亲患乳腺癌、卵巢癌的危险性。

(2)促进母乳喂养成功的 10 项措施:①向所有的保健人员常规宣传母乳喂养政策。②对所有的保健人员进行培训。③将母乳喂养的好处告诉所有的孕妇。④帮助母亲在产后半小时内哺乳。⑤指导母亲如何喂奶,以及在必须与婴儿分开的情况下如何保持泌乳。⑥除有医学指征外,禁止给新生儿喂母乳以外的任何食品和饮料。⑦实行母婴同室。⑧按需哺乳。⑨不给婴儿吸吮橡皮奶嘴或安抚奶嘴。⑩支持促进母乳喂养组织的建立,并将出院的母亲转给妇幼保健组织。我国目前有较健全的三级医疗保健网,通过街道或社区的家庭访视,可以使母亲继续获得支持和帮助。

(3)哺乳期保健人员职责:①定期访视,评估母亲身心康复情况;指导母亲饮食、休息、清洁卫生及产后适度运动;评估母亲与婴儿的关系。②评估母乳喂养及婴儿生长发育情况,重点了解哺乳的次数、是否按需哺乳,亲自观察哺乳的姿势,并给予正确指导;以及评估婴儿体重增长、大小便次数及性状、婴儿睡眠、母子情感交流等;改变传统包裹婴儿方法,采用放开四肢,穿连裤衣衫的新方法,正确的养育婴儿。③指导母亲在哺乳期合理用药及采取正确的避孕措施,如工具避孕或产后 3~6 个月放置宫内节育器,不宜采取药物避孕和延长哺乳期的方法。④评估家庭支持系统,完善家庭功能。

5. 绝经过渡期保健　绝经过渡期是指妇女从 40 岁左右开始出现与绝经有关的内分泌、生物学和临床特征至绝经的时期。由于在绝经过渡期内性激素的减少可引发一系列躯体和精神心理症状,所以此阶段保健的主要内容有:①通过多途径健康宣教,使围绝经期妇女了解这一特殊时期的生理、心理特点,合理安排生活,加强营养,适度锻炼,并保持心情愉悦。指导其保持外阴部清洁,防止感染;每年定期进行 1 次妇科常见疾病及肿瘤的筛查。②为预防子宫脱垂和张力性尿失禁发生,应鼓励并指导妇女进行缩肛运动,每日 2 次,每次 15 min。积极防治绝经过渡期月经失调,重视绝经后阴道流血者,给予明确诊断。③在医师的指导下,必要时可应用激素替代疗法或补充钙剂等综合措施防治绝经过渡期综合征和骨质疏松。④指导避孕至停经 1 年以上,宫内节育器于绝经 1 年后取出。

6. 老年期保健　国际老年学会规定,60~65 岁为老年前期,65 岁以后为老年期。由于生理上的变化,使老年人的心理和生活发生改变,产生各种心理障碍,易患各种疾病。因此应指导老年人定期体检,适度参加社会活动和从事力所能及的工作,保持生活规律,注意劳逸结合,防治老年期常见病和多发病,以利身心健康,提高生活质量。

(二)妇女常见病及恶性肿瘤的普查普治

健全妇女保健网络,定期对育龄期妇女进行妇女常见病及良、恶性肿瘤的普查普治工作,每 1~2 年普查一次,普查内容包括:妇科检查、阴道分泌物检查、子宫颈细胞学检查、B 型超声检查。当普查发现异常时,应进一步做相关特殊检查,明确诊断。对妇科恶性肿瘤,做到早发现、早诊断、早治疗,降低发病率,提高治愈率,维护妇女健康。

(三)计划生育技术指导

积极开展计划生育知识的健康教育及技术咨询,使育龄期妇女了解各种节育方法的安全性和有效性,明确人工流产只能作为避孕失败后的一项补救措施,不能作为常规避孕方式,指导夫妇双方选择安全适宜的节育方法。并减少因节育措施而产生的不良心理影响,降低非意愿妊娠,预防性传播疾病。严格掌握节育手术的适应证和禁忌证,减少和防止手术并发症的发生,提高节育手术质量,确保受术者的安全与健康。

(四)妇女劳动保护

在职业性有害因素的作用下,妇女的生殖器官和生殖功能可能受到影响,并且可以通过妊娠、哺乳等影响胎婴儿的健康。因此,为了保护劳动妇女的健康。我国目前已建立较完善的妇女劳动保护和保健法规,现将有关法律法规介绍如下。

1. 月经期　女职工在月经期不得从事装卸、搬运等重体力劳动及高处、低温、冷水、野外作业及用纯苯作为溶剂而无防护措施的作业;不得从事连续负重(每小时负重次数在 6 次以上),单次负重超过 20 kg,间断负重每次负重超过 25 kg 的作业。

2. 孕期　妇女怀孕后在劳动时间进行产前检查,可按劳动工时计算;孕期不得加班、加点,妊娠满 7 个月后不得安排夜班劳动;不得从事工作中频繁弯腰、攀高、下蹲的作业;不允许在女职工怀孕期、分娩期、哺乳期降低基本工资或解除劳动合同;对有两次以上自然流产史,现又无子女的女职工,应暂时调离有可能导致流产的工作岗位。

3. 产期　女职工基本产假为 98 日,其中产前休息 15 日,难产增加产假 15 日,多胎生育每多生一个婴儿增加产假 15 日。根据各省政策不同女方可享受 30~60 日的奖励假(二孩以内)。女职工怀孕未满 4 个月流产的,享受 15 日产假;怀孕 4 个月以上流产者,享受 42 日产假。

4. 哺乳期　哺乳时间为 1 年,每班工作应给予两次授乳时间。每次授乳时间:单胎为 30 min,多胎相应增加。有未满 1 周岁婴儿的女职工,不得安排夜班及加班。

5. 其他　妇女应遵守国家计划生育法规,但也有不育的自由;各单位对妇女应定期进行以防癌为主的妇女病普查、普治;女职工的劳动负荷,单人负荷一般不得超过 25 kg,两人抬运不得超过 50 kg。

(五)女性心理保健

生理因素导致疾病仅为生物-心理-社会诸因素相互作用的一个环节,健康的心理对妇女身心健康有极其重大的影响,尤其对女性特殊生理时期更加重要。

1. 月经期心理卫生　随着月经初潮来临,青春期少女身心开始发生巨大变化,造成其焦虑、烦躁、恐惧等心理,这是需要对少女进行青春期性健康和卫生保健教育,帮助其顺利度过青春期;月经周期中激素水平的变化可能引起相应的情绪变化,月经前后雌激素水平低下,常出现消极情绪,同时伴有乏力、嗜睡,烦躁易怒为常见的心理行为症状,适当的运动、娱乐可促进症状的缓解。反之,生活方式改变、环境变迁、工作紧张、应激事件等引起的情绪障碍,也有可能导致月经的异常。

2. 妊娠期和分娩期心理卫生　妊娠期间由于激素水平提高,加之对妊娠、分娩、胎儿和产后等方面的担心,孕妇情绪波动比较大,此时心理保健的重点是充分休息,做些适当工作,使生活充实,分散对怀孕的过度关注,必要时进行心理咨询和心理疏导;分娩期常见心理焦虑、紧张、恐惧、不适应等,情绪改变影响产力可以导致难产,甚至出现严重的分娩期并发症。因此在分娩过程中,医护人员要耐心安慰产妇,解答其心中疑惑,开展家庭式产室,由丈夫或家人陪伴,以消除产妇的不良情绪。

3. 产褥期心理卫生　产妇在产后两周内情绪非常不稳定,易受暗示,依赖性强,常出现产后抑郁现象,严重者甚至会出现伤害或自杀行为,同时也会抑制催乳素分泌和缩宫素释放,使母乳和产后恢复受到影响,因此,产褥期的心理保健需要依靠家人和社区妇幼保健人员及时了解产妇心理变化和内心需要,分担产妇压力,鼓励产妇积极参与新生儿照护和产后锻炼,动态关注产妇情绪变化,及时发现问题。

4. 绝经过渡期及老年期心理卫生　绝经过渡期和老年期妇女体内雌激素水平下降,引起绝经前后心理障碍,主要表现为:焦虑、烦躁、情绪易激惹、失眠、孤独、个性行为的改变,随着机体逐步适应,内分泌环境重新建立平衡,这些心理现象也会逐步消失。必要时加强心理咨询、健康教育和行激素替代疗法,鼓励参加社会文体活动,多与人接触,融入社会。

5. 与妇科手术有关的心理问题

(1) 行子宫切除、卵巢切除手术的心理问题:有的妇科疾病需要行双侧卵巢切除或子宫全切除时,由于受术者对卵巢、子宫的功能认识不足,容易产生许多顾虑,担心失去女性特征,影响女性体型,担心会影响夫妻生活等。病人会表现出情绪低落、苦闷、抑郁、矛盾等心理,对此类病人,应重视术前手术知情告知,以及术后症状的应对措施,同时做好病人配偶和家属的工作,多方面减少病人的压力和精神负担。

(2) 行输卵管结扎术的心理问题:行绝育术的女性,绝大多数为健康个体,本无通过手术解除病痛的需要,因而容易出现怕疼痛、怕出现手术后遗症、怕失去女性特征等心理。因此,应该做到术前仔细检查受术者有无神经衰弱、癔症,并讲明绝育手术仅是结扎输卵管,使卵子与精子无法相遇,达到永久性避孕的目的,并不影响卵巢功能,缓解其不良心理反应。

(六) 妇女保健统计指标

做好妇女保健统计可以客观地反映妇幼保健工作的水平,评价其工作的质量和效果;并为制定妇幼保健工作计划、指导及开展妇幼保健工作和科研工作提供科学依据。

1. 妇女病普查普治常用统计指标

①妇女病普查率 $= \dfrac{期内(次)实查人数}{期内(次)应查人数} \times 100\%$

②妇女病患病率 $= \dfrac{期内患病人数}{期内受检查人数} \times 10\,万/10\,万$

③妇女病治愈率 $= \dfrac{治愈例数}{患妇女病总例数} \times 100\%$

2. 孕产期保健指标

(1) 孕产期保健工作统计指标:

①产前检查覆盖率 $= \dfrac{期内接受一次及以上产前检查的孕妇数}{期内孕妇总数} \times 100\%$

②产前检查率 $= \dfrac{期内产前检查总人次数}{期内孕妇总数} \times 100\%$

③产后访视率 $= \dfrac{期内产后访视产妇数}{期内分娩产妇总数} \times 100\%$

④住院分娩率 $= \dfrac{期内住院分娩的产妇数}{期内分娩产妇总数} \times 100\%$

(2) 孕产期保健质量指标:

①高危孕妇发生率 $= \dfrac{期内高危孕妇数}{期内孕(产)妇总数} \times 100\%$

②妊娠期高血压疾病发病率 $= \dfrac{期内患病人数}{期内孕妇总数} \times 100\%$

③产后出血率 $= \dfrac{期内产后出血人数}{期内产妇总数} \times 100\%$

④产褥感染率 $=\dfrac{\text{期内产褥感染人数}}{\text{期内产妇总数}}\times 100\%$

⑤会阴破裂率 $=\dfrac{\text{期内会阴破裂人数}}{\text{期内产妇总数}}\times 100\%$

（3）孕产期保健效果指标：

①围生儿死亡率 $=\dfrac{\text{孕 28 足周以上死胎、死产数}+\text{生后 7 日内新生儿死亡数}}{\text{孕 28 足周以上死胎、死产数}+\text{活产数}}\times 1000\%$

②孕产妇死亡率 $=\dfrac{\text{年内孕产妇死亡数}}{\text{年内孕产妇总数}}\times 10\ \text{万}/10\ \text{万}$

③新生儿死亡率 $=\dfrac{\text{期内新生儿死亡数}}{\text{期内活产数}}\times 1000\%$

④早期新生儿死亡率 $=\dfrac{\text{期内生后 7 日内新生儿死亡数}}{\text{期内活产数}}\times 1000\%$

3. 计划生育统计指标

（1）人口出生率 $=\dfrac{\text{某年出生人数}}{\text{该年平均人口数}}\times 1000\%$

（2）人口死亡率 $=\dfrac{\text{某年死亡人数}}{\text{该年平均人口数}}\times 1000\%$

（3）人口自然增长率 $=\dfrac{\text{年内人口自然增长数}}{\text{同年平均人口数}}\times 1000\%$

（4）计划生育率 $=\dfrac{\text{符合计划生育的活胎数}}{\text{同年活产总数}}\times 100\%$

（5）节育率 $=\dfrac{\text{落实节育措施的已婚育龄夫妇任一方人数}}{\text{已婚育龄妇女数}}\times 100\%$

（6）绝育率 $=\dfrac{\text{男和女绝育数}}{\text{已婚育龄妇女数}}\times 100\%$

小结

　　妇女保健是涉及女性的青春期、生育期、围产期、绝经过渡期和老年期,研究内容包括各期的特点和保健要求,以及影响妇女健康的卫生服务、社会环境、自然环境和遗传等方面的各种高危因素,制定保健对策和管理方法,开展妇女各期保健、妇女常见病和恶性肿瘤的普查普治、计划生育指导、妇女劳动保护、妇女心理保健,做好相关妇女保健统计等工作,保护和促进妇女身心健康,提高人口素质。

目标检测

选择题

1. 分娩期五防的内容不包括（　　）。

A. 防滞产　　　　B. 防感染　　　　C. 防婴儿死亡　　D. 防产伤　　　　E. 防窒息

2. 围产期保健内容有（　　）。

A. 孕前期保健　　　　　　　　B. 孕期保健　　　　　　　　　　C. 分娩期保健

D. 产褥期保健　　　　　　　　E. 幼儿期保健

3. 产后多少天产妇应该到医院接受全面检查?(　　)

A. 产后 20 天 B. 产后 30 天 C. 产后 40 天

D. 产后 42 天 E. 以上叙述均正确

4. 哺乳期保健人员访视内容不包括(　　)。

A. 母乳喂养状况 B. 婴儿发育情况 C. 计划生育情况

D. 指导用药 E. 指导婴儿服饰

（李　琳）

参考答案:1. C　2. E　3. D　4. B

第十九章 不孕症妇女的护理

学习目标

识记：

1. 描述不孕症的定义。

2. 列举不孕症的病因,根据病人情况推荐助孕方法。

理解：

1. 说明不孕症检查和治疗的常用方法。

2. 解释不孕症中用药方式的护理指导。

3. 判断辅助生殖技术的常见并发症并给予相应护理措施。

应用:运用护理程序为不孕症妇女提供整体护理。

不孕症是一组有多种病因导致的生育障碍状态。近年来的研究发现,不孕症的发病率呈上升趋势,随着医学科学的日益进展,辅助生殖技术发展迅猛,帮助许多不孕夫妇获得后代,使其怀孕率可达 30%～50%。但因技术本身存在一些伦理和法律问题,需要严格管理和统一规范。

第一节 不 孕 症

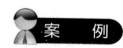

一对夫妻,结婚六年未孕,女 33 岁,男 36 岁。女 13 岁初潮,月经规则,月经来潮时伴随有轻微腹痛。子宫输卵管碘油造影显示:左侧输卵管伞端闭合有积水,右侧输卵管堵塞,基础体温呈双相型,既往子宫颈涂片正常。丈夫从未生育,体健,无外科手术史,有吸烟饮酒习惯,精液分析显示:精液量正常,20 min 液化,精子密度为 $(55×10^6～65×10^6)$/mL,精子活动率为 25%～40%。请问:

1. 请说出该病例中有哪些异常体征? 分析引起该妇女不孕的病因。

2. 为该病人确定 2 个主要的护理诊断/问题,并制定相应的护理措施。

女性在经过一年正常的、未采取避孕措施的性生活后而未怀孕,称为不孕症(infertility),在男性则称为不育症。根据是否受过孕,不孕症分为原发性和继发性两大类。原发性不孕指未避孕而从未妊娠者;继发性不孕指曾有过妊娠而后未避孕连续一年未孕者。根据不孕的原因可分为相对不孕和绝对不孕,相对不孕是指夫妇一方因某种原因阻碍受孕或使生育力降低,导致暂时性不孕,如该因素得到纠正,仍有可能怀孕。绝对性不孕是指夫妇一方有先天或后天解剖生理方面的缺陷,无法纠正而不能受孕者。不孕症的发病率因国家、民族和地区不同存在差异,我国不孕症的发病率为 7%～10%。且近年来随着性观念的开放和反复人工流产手术,其发病率有上升趋势。

【病因】 受孕是一个非常复杂的生理过程,导致不孕的原因可能有女方因素、男方因素、男女双方因素或不明原因导致的不孕。

(一) 女性不孕因素

女性不孕约占 50%,其中以输卵管和卵巢因素为多。

1. 盆腔因素 约占不孕不育症病因的 35%,包括:①输卵管异常:输卵管过度细长弯曲,输卵管炎症,如淋病奈瑟菌、结核分枝杆菌、沙眼衣原体等感染,可导致伞端闭锁或输卵管阻塞,通畅欠佳,纤毛破坏,管壁僵直而蠕动不良导致不孕。②盆腔粘连、盆腔炎症、子宫内膜异位症、结核性盆腔炎等均可引起局部或广泛的疏松或致密粘连,造成盆腔或输卵管功能和结构的破坏。③子宫内膜的病变,以子宫内膜炎症、粘连、息肉等多见。④生殖器官的肿瘤如子宫肌瘤、卵巢肿瘤等引起子宫腔环境改变和排卵障碍、内分泌紊乱可影响受孕。⑤生殖道发育畸形,包括子宫畸形,先天性卵巢发育异常等可引起不孕或流产。

2. 排卵障碍 占 25%～35%。主要原因有:持续性无排卵、卵巢早衰和卵巢功能减退、先天性性腺发育不良、低促性腺激素性性腺功能不良、高催乳素血症、黄素化卵泡不破裂综合征等。有些排卵障碍病因是持久存在的,有的则是动态变化的,不能作为持久病因进行界定。对月经周期紊乱、年龄≥35 岁、卵巢窦卵泡计数减少、长期不明原因的不孕夫妇,应当首先考虑排卵障碍。

(二) 男性不育因素

男性不育约占 30%,主要是生精障碍和输精障碍。

1. 精液异常 性功能正常,先天或后天因素所致精液异常,表现为少精子症、弱精子症、畸精子症、无精子症等。

2. 性功能异常 外生殖器发育不良或勃起障碍、不射精、逆行射精等,使精子不能正常射入阴道内,均可造成男性不育。

3. 免疫因素 男性体内产生对抗自身精子的抗体破坏精子,或射出的精子产生自身凝集而不能穿过子宫颈黏液而致不孕。

(三) 不明原因不孕

男女双方可能同时存在不孕因素,占不孕病因的 10%～20%,是一种生育低下的状态,可能的病因包括免疫因素、潜在的卵母细胞异常、受精障碍、隐形输卵管因素、植入失败、遗传缺陷、精神心理障碍等因素,但应用目前的检测手段无法确诊。

【护理评估】

(一) 临床表现

夫妇双方同居、有正常性生活并且没有采取避孕措施一年及以上未受孕,临床上因不孕原因不同,其临床表现各有不同,多见生殖系统炎症和月经周期、经期异常等临床症状,还可能出现第二性征发育情况异常及各种影响生育的全身性疾病。男方应重点检查外生殖器有无畸形或病变,包括阴茎、阴囊、前列腺的大小和形状等。女方重点检查有无处女膜过厚或较坚韧,有无阴道横隔、纵隔瘢痕或狭窄等,有无子宫颈或子宫异常,附件区域有无压痛、增厚或肿块。

(二)辅助检查

1. 女方检查 常规行妇科检查及 B 超检查内生殖器及盆腔有无异常,还需进行以下检查。

(1)卵巢功能检查:常规基础体温测定,阴道 B 超动态监测卵泡的发育及有无排卵,阴道脱落细胞涂片检查,子宫颈黏液量及结晶状态检查,黄体期子宫内膜活体组织检查,女性激素检测等了解有无排卵及黄体功能状态。

(2)输卵管通畅检查:有排卵、黄体功能良好者,应行输卵管通畅检查。常用的方法是输卵管通液术、子宫输卵管碘油造影术及 B 超下输卵管通液术。

(3)性交后精子穿透力试验:试验前 3 天禁止性交,避免阴道用药或冲洗,应选择在预测的排卵期性交,受试者于性交后 2～8 h 后受检。

(4)子宫颈涂片检查(TCT):目前国际上先进的子宫颈病变分级细胞学检查技术,与传统的巴式染色检查相比,标本的满意度及子宫颈异常细胞检出率可达 95％以上。

(5)宫腔镜检查:能够直接发现子宫腔内的病变,清楚的了解子宫腔内的情况,如子宫腔粘连、黏膜下肌瘤、子宫内膜息肉、子宫各种畸形等。

(6)腹腔镜检查:经上述检查未发现异常而未受孕者,可进行腹腔镜检查。借助腹腔镜可直接观察子宫、输卵管、卵巢有无病变或粘连,并可结合输卵管通液术,在直视下确定输卵管通畅与否。多数病人可通过腹腔镜发现术前未能诊断的病变。

2. 男方检查

(1)精液常规检查:不育症的必查项目,正常男性精液参考值下限为精液体积＞1.5 mL,pH≥7.2,精子总数＞$39×10^6$/次射精,精子密度＞$15×10^6$/mL,总活动率＞40％,前向活动率＞32％,存活精子＞58％,正常精子形态＞4％。

(2)精子穿透试验:包括性交后试验、精子毛细管穿透试验、精子-宫颈黏液穿透试验。

(3)内分泌检查:主要测血浆睾酮水平,人绒毛膜促性腺激素刺激试验、促性腺激素释放激素刺激试验等,了解下丘脑-垂体-睾丸轴的功能。如有需要可测定肾上腺皮质激素、甲状腺激素或催乳素等。

(4)免疫学检查:通过精子凝集试验或制动试验检测血清或精浆中的精子凝集抗体或制动抗体。

(三)与疾病相关的健康史

首先了解妇女的月经情况,包括初潮年龄、月经周期、经期、经量,以及伴随月经来潮的异常症状,有无其他疾病如生殖器官炎症、结核病、内分泌及慢性疾病。询问夫妇双方婚育史(如非初婚者,要了解既往生育情况)、是否两地分居、性生活情况等,是否采用过避孕措施,所采用的方法及持续时间。对于继发不孕者,需了解以往生产、流产经过,有无感染、大出血等病史。

掌握男方的健康状况十分必要,了解既往有无腮腺炎、结核及前列腺感染史,既往有无泌尿外科手术史,既往有无囊性纤维化或其他遗传病家族史,烟酒嗜好情况。同时了解性生活情况,有无性交困难。

(四)心理-社会状况

传统观念和生育知识的缺乏,通常把不孕的责任更多的归结为女性的因素,一旦诊断为不孕就会表现出不良情绪,直接影响到家庭和社会的稳定,巨额的医药费用,来自社会的压力,家庭的歧视和不理解,均会造成很大心理压力,常会出现不同程度的心理障碍,如严重者甚至出现丧失生活的勇气。护士需要从不孕夫妇双方的生理、心理、社会和经济等方面进行护理评估。

1. 生理的影响 多源于激素治疗和辅助生殖技术治疗过程带来的不适。

2. 心理的影响 一旦妇女被确诊患不孕症之后,立刻出现一种"不孕危机",表现出震惊、否认、愤怒或敏感、内疚、孤独、悲伤、痛苦、沮丧和失望等一系列心理反应。

3. 社会的影响 即使在当今时代,不孕症仍是一个令人难堪的讨论话题。不孕夫妇通常选择秘而不宣,不再和以往的朋友、亲戚交往,试图摆脱社会活动。另外,社会把不孕的责任更多的归结到女性身上,因此为数不少的不孕夫妇不能得到家人充分的理解和支持,面临着家庭破裂的危险。

4. 经济的影响 不孕症诊治过程繁杂、治疗往往无效,不孕夫妇经历漫长而繁杂的检查和治疗,给经济方面造成很大的压力。

(五)治疗原则

治疗不孕症首先应仔细查找病因,针对病因积极治疗不孕症的原发病,包括对生殖器器质性病变的治疗、诱发排卵治疗、免疫性治疗及根据具体情况选择辅助生殖技术。

1. 治疗生殖器器质性病变 若发现有导致不孕症的生殖器器质性病变应积极治疗。

2. 诱发排卵 用于无排卵病人,如使用氯米芬、绒毛膜促性腺激素、黄体生成激素释放激素、尿促性素、溴隐亭等。

3. 补充黄体功能 适用于黄体功能不全者。于月经期第16日开始,每日肌内注射黄体酮10～20 mg,连用10日。

4. 改善子宫颈黏液性状 于月经周期第5起,戊酸雌二醇1 mg,连服10日,使子宫颈黏液稀薄,有利于精子穿过。

5. 免疫性不孕的治疗 抗精子抗体阳性的病人,性生活时应使用避孕套6～12个月,此法可使部分病人体内的抗精子抗体水平下降。此法无效的病人可行免疫抑制或中药治疗,包括局部治疗和全身治疗。

6. 辅助生殖技术 根据具体情况采用人工授精、体外受精-胚胎移植、卵细胞质内单精子显微注射或配子移植技术等,详细内容见本章第二节相关内容。

【护理诊断/问题】

1. 知识缺乏:缺乏生育、不孕症的相关知识。

2. 慢性疼痛 与慢性盆腔炎或子宫内膜异位症引起的瘢痕粘连及盆腔充血有关。

3. 社交孤立 与治疗效果不佳或因不孕受到家庭、周围人群的歧视有关。

【预期目标】

1. 病人能说出生育的基本知识,了解不孕症检查和治疗的常用方法。

2. 病人能与家庭成员、周围人群进行有效沟通。

3. 对不孕症有客观认识,减少不良情绪,正确评价自我能力。

【护理措施】

(一)提供信息,纠正错误观念,增强自信心

护理人员应鼓励夫妇毫无保留地表达自己内心的真实想法及顾虑。向不孕夫妇提供有关治疗信息、提高受孕率的技巧、辅助生殖技术信息,纠正错误的观念,增强夫妇双方对怀孕的信心和勇气,使他们配合检查,确定自身不孕因素。

1. 提供治疗信息　在不孕夫妇接受治疗前,向病人解释诊断性检查可能引起的不适,如子宫输卵管碘油造影术后 1～2 h 内可能引起输卵管痉挛导致腹痛;腹腔镜手术后 1～2 h 可感到一侧或双侧肩部疼痛,子宫内膜活检后可引起下腹部不适、阴道流血等。

2. 提供提高受孕率的技巧　护士应教给病人提高受孕率的方法:①积极治疗并发症,保持良好的健康状态、生活方式和心理素质;②与伴侣进行有效沟通,减轻压力,不要把性生活作为怀孕而进行;③性交前、中、后禁止使用阴道润滑剂,不要进行阴道灌洗、上药;④性交后抬高臀部卧床休息 20～30 min,促进精子进入子宫颈;⑤性交次数适当(每周 2～3 次),避免过频或过稀;⑥教会夫妇通过基础体温测定等预测排卵期的方法,使他们掌握性交的适当时机,如在排卵前 2～3 天或排卵后 24 h 内进行性交以增加受孕机会。

3. 介绍辅助生殖技术信息　帮助病人了解目前的辅助生殖技术,有人工授精(AI)、体外受精-胚胎移植(IVF-ET)、卵细胞质内单精子注射(ICSI)等。根据病人的年龄、引起不孕的原因、经济状况等选择合适的辅助生殖技术,并介绍可能出现的异常情况。

（二）指导妇女合理用药

1. 若选用氯米芬、绒毛膜促性腺激素等药物诱发排卵者,遵医嘱指导病人用药,教会妇女在月经周期的正确时间服药。

2. 详细说明药物的作用和不良反应,如氯米芬可有月经间期下腹一侧疼痛、卵巢囊肿、潮热、乏力、头晕、恶心、呕吐、抑郁、体重增加、过敏性皮炎、视力下降、多胎妊娠等副作用,促排卵药物还可引起卵巢过度刺激综合征。

3. 提醒妇女及时报告药物的副反应。

4. 指导妇女在发生妊娠后,严格遵医嘱使用保胎药,禁止随意停用药物,以免发生胚胎停育。

（三）心理护理

不孕夫妇中,女方可能承受来自家庭、社会的巨大压力,甚至面临家庭破裂的危险,常会出现自卑、孤独无助,甚至失去生活下去的勇气。应了解各种心理问题,并表示同情及理解,取得他们的信任,给予心理疏导和支持。帮助他们提高自信心,用良好的心态对待生活。对于盼子心切、精神高度紧张者,更应重视心理护理,使因大脑皮质功能紊乱所致的排卵异常得到纠正,从而提高受孕的概率。因为和有孩子的女性打交道常常唤起不孕妇女的痛苦,因而不孕妇女常常远离朋友和家人而缺乏家人的支持。护理人员应帮助不孕妇女和他们的家人进行沟通,提高自我评价,正确应对不孕现实。

（四）告知不孕症治疗结局的可能性

1. 治疗成功,发生妊娠　此时孕妇常常担心在分娩前会出现意外。即使分娩出健康的新生儿,她们仍需要他人帮助自己确认事实的真实性。

2. 治疗失败,停止治疗　护理人员应给予病人心理支持,帮助她们走出低谷期,重新建立自信,可以指导妇女采用放松的方式(如适当的锻炼、加强营养、提出疑问等)减轻压力,获得自我控制感。

3. 治疗失败,发生宫外孕　如果妊娠失败是因为异位妊娠,妇女往往会悲伤和疼痛,护士应给予相应的心理疏导,允许病人将内心不安和恐惧发泄出来,尽量满足病人身心要求,取得病人及家属的信任,建立良好的护患关系;对于经济困难者,尽可能争取更多的社会支持,尤其是家庭成员的支持。

（五）健康教育

1. 夫妇双方养成良好的生活习惯,如合理膳食,荤素搭配,宜进食高蛋白、高维生素、高纤维素的食物,以纠正营养不良和贫血;戒烟、戒毒、不酗酒;避免频繁的热水浴,避免长期穿紧身裤;避免精神过度紧张和劳累;积极参加体育锻炼,增强体质,维持适当的体重。

2. 宣传经期卫生知识,行经期间及余血未净之时禁同房、坐浴、盆腔检查,在行经期间尽量减少增加腹压的运动,内衣应清洁,使用消毒的卫生垫,尽可能减少人工流产及清宫手术,有妇科病及早治疗。

3. 对于婚后暂不想生育的夫妇,应选择合理有效的避孕措施,否则因避孕失败多次人工流产,易致子宫内膜受损及生殖器官炎症,而增加继发不孕的概率。

4. 注意自我保护,对于长期从事特殊工作(如接触放射线、某些有毒物质)的病人,应认真采取防护措施,将其对不孕的影响降低到最低限度。

【结果评价】

1. 夫妇双方掌握生育的基本知识,知道如何选择不孕症检查和治疗的常用方法。

2. 不孕夫妇能够很好沟通,与他人正常交流,获得家人和社会支持系统的理解及帮助。

3. 病人能够接受治疗结果,态度坦然,能正确评价自我。

第二节　辅助生育技术及护理

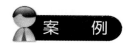

一对夫妇,女方 32 岁,男方 37 岁,结婚 3 年未孕,经检查未发现明确的不孕原因,曾做过丈夫精液人工授精未能怀孕,也接受过多种方式治疗依然未受孕。12 岁初潮,月经规则,5～6 天 /30～32 天。既往子宫颈涂片正常。男方从未生育,体健,无外科手术史,无不良嗜好。女方体格检查结果如下:身高 1.65m,体重 62 kg,BMI 24.2;腹软,无压痛,无包块。双合诊:子宫正常大小,活动、后位;无子宫颈触痛;外生殖器、阴道、子宫颈无异常。夫妻双方现在非常着急,害怕年龄越大,怀孕的概率越小,希望通过辅助生殖技术,尽快怀孕。请问:

1. 如何指导病人进行必要检查和辅助生育技术选择?

2. 为该病人确定 2 个主要的护理诊断/问题,并制定相应的护理措施。

辅助生殖技术(assisted reproductive techniques,ART)又称为医学助孕,指在体外对配子和胚胎采用显微操作技术,帮助不育夫妇受孕的一组方法,包括人工授精(artificial insemination,AI)和体外受精-胚胎移植(in vitro fertilization and embryo transfer,IVF-ET)及其衍生技术两大类。在常规的体外受精-胚胎移植基础上,衍生了卵细胞质内单精子注射(ICSI)、胚胎植入前遗传学诊断(PGD)、胚胎冷冻、赠卵、代孕等技术。

【辅助生殖技术】

（一）人工授精

人工授精指将精子通过非性交的方法注入女性子宫颈或子宫腔内,使其受孕的方法。人工授精按精液来源不同分为:①丈夫精液人工授精(artificial insemination by husband,AIH);②供精者精液人工授精(artificial insemination by donor,AID)。按国家法规,目前供精者精液人工授精精子来源一律由国家行政部门认定的人类精子库提供和管理。

　　具备正常发育的卵泡、正常范围的活动精子数目，健全的女性生殖道结构，至少一条功能正常通畅的输卵管的不孕夫妇，均可实施人工授精治疗。目前临床上较常用的方法为子宫腔内人工授精。人工授精可在自然周期和促排卵周期进行，在促排卵周期中应控制卵泡数目，当多于 2 个以上卵母细胞排出时，可能增加多胎妊娠发生率，应予以取消本周期受孕计划。

　　1. 人工授精适应证

　　(1) AIH 适应证：①精液正常但性交困难和精液不能射入阴道者，需要人工将精液注入女性生殖道中才能孕。如因形体原因造成不能正常性交，尿道上、下裂，不射精症，严重早泄、阳痿、逆行射精症，女性性交阴道痉挛，阴道解剖结构异常、子宫脱垂等。②精液质量异常者，比如少、弱、畸形精子症，精子存活率低、活动度低，精液不液化症等。③精子在女性生殖道中运行障碍者，可由功能性、器质性和免疫性等原因引起，如子宫位置异常(如严重的后倾、后屈)，子宫颈因素不佳(如子宫颈狭窄、粘连，子宫颈黏液少而黏稠等)。④免疫性不孕：夫妇一方或双方抗精子抗体阳性，性交后试验(PCT)不佳。⑤不明原因性不孕症：所有不明原因实际上是有原因的，只是目前的医学科技水平还无法查到其确切的原因。

　　(2) AID 适应证：①肯定男方无生育能力，如完全的无精液症、死精子症。不能治愈的少、弱、畸形精子不育症。②输精管阻塞、输精管结扎术后无法再复通者。③男方携带不良遗传基因，如精神病、癫痫，严重的家族性遗传病如黑蒙性痴呆等。④母儿血型不合新生儿不能得以存活。⑤其他类别的不孕症，如难以治愈的严重的精液不液化症、免疫性不孕症，以及不明原因的不孕症等。

　　2. AID 供精者选择　①智商高，身体素质好，已婚已育的青壮年自愿者；②无遗传性疾病和遗传性疾病家族史；③供、受精双方互相不认识；④供、受精双方血型最好相同；⑤供精者五官端正，体格健壮，最好与受方夫妇双方相似。

　　3. AID 供精者管理　由于供精者精液人工授精实施中存在很多伦理问题，国家法律规定实施 AID 的医疗机构需要经过特殊审批后方可实施此项技术，并通过以下环节加强供精者的管理：①建立供精档案；②人工授精前对采集的供精者精液进行常规检查；③取精前禁欲 5～7 天，要求 24 h 内禁饮含乙醇的饮料；④供精者需行泌尿生殖系统疾病检查；⑤已使受精者受孕达 5 人次时，不能再使用此供精者的精液。

　　4. AID 的安全性　性传播疾病是 AID 的主要危险。因为沙眼衣原体可以通过人工授精传给受精者而造成许多不良后果，如盆腔炎、异位妊娠或输卵管梗阻性不孕，因此必须对供精者尿道取材进行沙眼衣原体检查；而 HIV 感染后 3 个月血清才呈阳性反应，所以国家禁止用新鲜精液，而必须采纳冷冻精子人工授精技术。

　　5. 人工授精禁忌证　目前尚无统一标准。一般包括：①患有严重全身性疾病或传染病；②严重生殖器官发育不全或畸形；③严重子宫颈糜烂；④输卵管梗阻；⑤无排卵。

　　6. 人工授精的主要步骤

　　(1) 收集及处理精液：用干净无毒取精杯经手淫法取精。根据世界卫生组织的标准，在 Makler 精子计数器上计算精子的浓度和活动度。

　　(2) 促进排卵或预测自然排卵的规律：排卵障碍者可促排卵治疗，单用或联合用药。

　　(3) 选择人工授精时间：受孕的最佳时间是排卵前后的 3～4 天。一般通过子宫颈黏液、B 型超声检查和基础体温测定等综合判断排卵时间，于排卵前和排卵后各注射 1 次为好。

　　(4) 方法：人工授精的妇女取膀胱截石位，臀部略抬高，妇科检查确定子宫位置，以阴道窥器暴露子宫颈,无菌棉球拭净子宫外口周围黏液,然后用 1 mL 干燥无菌注射器接用于人工授精的塑料管,吸取精液 0.3～0.5 mL,通过插入子宫腔的导管注入子宫腔内授精。

(二)体外受精与胚胎移植

体外受精与胚胎移植是用人工方法获取卵子,体外受精,培养后,移植到已婚妇女子宫内着床,发展成胎儿后分娩,由于这一过程最早是在试管内进行,故称之为试管婴儿。

1. 体外受精与胚胎移植适应证

(1)女方:①输卵管性不孕为主要适应证。输卵管阻塞使其失去正常功能,如患有输卵管炎症、盆腔炎致使输卵管阻塞、积水等。输卵管结扎后子女发生意外者,或输卵管吻合术失败者。②子宫内膜异位症经治疗长期不孕者。③多囊卵巢综合征经保守治疗长期不孕者。

(2)男方:轻度少精症;梗阻性无精液症。

(3)原因不明的不孕及免疫性不孕者。

2. 体外受精与胚胎移植禁忌证

(1)男女任何一方患有严重的精神疾病、泌尿生殖系统急性感染、性传播疾病。

(2)患有《母婴保健法》规定的不宜生育的、目前无法进行胚胎植入前遗传学诊断的遗传性疾病。

(3)任何一方具有吸毒等严重不良嗜好。

(4)任何一方接触致畸量的射线、毒物、药品并处于作用期。

(5)女方子宫不具备妊娠功能或严重躯体疾病不能承受妊娠者。

3. 术前准备

(1)女方准备:详细了解和记载月经史及近期月经情况、妇科常规检查,进行阴道B超检查、诊断性刮宫术、输卵管造影、基础体温测定、女性内分泌激素测定、自身抗体检查及抗精子抗体检查。

(2)男方准备:精液常规检查。

(3)男女双方共同准备:①相关证件:结婚证、夫妇身份证及计划生育服务手册。②男女双方染色体检查及肝功能检查,血、尿常规及血型检查等。

4. 体外受精与胚胎移植的主要步骤

(1)促进与监测卵泡发育:采用药物诱发排卵以获取较多的卵母细胞供使用。采用B超测量卵泡直径及测定血 E_2、LH 水平,监测卵泡发育。

(2)取卵:于卵泡发育成熟尚未破裂时,经腹或经阴道穹隆处以细针(B超指引下)穿刺成熟卵泡,抽取卵泡液找出卵母细胞。

(3)体外受精:取出的卵母细胞放入培养液中培养,使卵子进一步成熟,达到与排卵时相近状态,以提高受精率与卵裂率。

(4)胚胎移植:将体外培养至2～8个细胞的早期囊胚送回母体子宫腔内的过程。

(5)移植后处理:卧床 24 h,限制活动3～4日,肌内注射黄体酮治疗,移植后第14日测定血 β-HCG,明显增高提示妊娠成功,按高危妊娠加强监测管理。

(三)卵细胞质内单精子显微注射

卵细胞质内单精子显微注射(intracytoplasmic sperm injecting,ICSI)是将单个精子直接注入卵母细胞质内,获得正常卵子受精和卵裂的过程,ICSI 正常受精率及妊娠率明显高于其他显微受精技术,此为第二代试管婴儿技术。主要适用于:严重少、弱、畸形精子不育症,梗阻性无精子症,生精功能障碍,精子无顶体或顶体功能异常,男性免疫性不育,体外受精与胚胎移植失败。

（四）胚胎种植前遗传学诊断

胚胎种植前遗传学诊断（preimplantation genetic diagnosis，PGD）是指对受孕前的遗传条件进行诊断。与产前诊断（指受孕后进行的诊断）不同，胚胎种植前遗传学诊断可在受精后几天内对胚胎的基因紊乱进行监控。该胚胎是通过体外受精产生的，经胚胎种植前遗传学诊断后，只有含有正常基因结构的胚胎可被转移至子宫内。PGD可大大减少婴儿被某些遗传条件影响的风险。主要解决有严重遗传疾病风险和染色体异常夫妇的生育问题，可以使得产前诊断提早到胚胎期，避免了中孕期产前诊断可能导致引产对母亲的伤害。

（五）配子输卵管内移植

配子输卵管内移植（gamete intra-Fallopian transfer，GIFT）是直接将卵母细胞和洗涤后的精子移植到输卵管壶腹部的一种助孕技术，是继IVF-ET之后发展起来的比较成熟的助孕技术之一。适用于原因不明的不孕症、男性不育、免疫性不孕、子宫内膜异位症等，要求至少有一条输卵管正常的女性，开腹或腹腔镜直视下，用导管将培养液中的卵子与经处理的精子一起注入输卵管壶腹部。此法省略实验室培养阶段，方法简单。但GIFT有卵子受精和胚胎发育情况不明及移植配子时需全身麻醉或用腹腔镜等缺点，很少被采用。

（六）子宫腔内配子移植

子宫腔内配子移植（gamete intrauterine transfer，GIUT）是指将精子和卵子取出之后不进行体外受精，而直接将一定数量的精子和卵子移植入子宫腔内从而使妇女受孕的一种助孕技术。

1. 适应证　主要适用于双侧输卵管阻塞或功能丧失的不孕症妇女。

2. 子宫腔内配子移植的步骤　促超排卵，监测卵泡发育，收集卵子，处理精液，最后移植配子。移植后卧床2 h，并限制活动3～5日。根据不同情况，用黄体酮或HCG或两者合用进行黄体支持治疗。

（七）供胚移植

供胚来源于IVF-ET中多余的新鲜胚胎的活冻存胚胎，受者与供者的月经周期需同步。适用于卵巢功能不良或患有严重遗传病的妇女。

【辅助生育技术并发症】　辅助生育技术并发症主要是由于药物刺激超排卵过程所引起，常见的并发症如下。

（一）卵巢过度刺激综合征

卵巢过度刺激综合征（ovarian hyperstimulation syndrome，OHSS）是ART的严重并发症，由于广泛使用超促排卵药物，卵巢对促性腺激素的刺激反应过度，表现为卵巢增大、腹胀、胃肠道不适、腹腔积液、少尿及低血容量所致的一系列临床症候群，其发生率为20%。

OHSS可分为轻、中、重三度：①轻度：胃部不适，轻微腹胀或下腹痛、恶心。B超检查卵泡数＞10个，卵巢直径＜5 cm，少量腹腔积液，血清E_2＞1500 pg/mL。②中度：腹胀加重，盆腔两侧疼痛有紧迫感，可触及卵巢，恶心、呕吐。B超检查卵巢直径增大，为5～12 cm，黄素化囊肿，中等量腹腔积液，血清E_2＞3000 pg/mL。③重度：腹胀明显，体重增加，失水，少尿，脉搏快，心、肺功能障碍，呼吸窘迫，深部静脉血栓形成。B超检查卵巢直径＞12 cm，大量腹腔积液伴胸腔积液，甚至心包积液，危及生命。实验室检查各项指标均有不同程度的改变。

（二）卵巢反应不足

与 OHSS 相反，卵巢反应不足表现为卵巢在诱发超排卵下卵泡发育不良，卵泡的数量、大小、生长速率不能达到药物的要求。主要表现为治疗周期应用 HMG 25～45 支（每支含 FSH 及 LH 各 75 U），但直径达到 14 mm 的卵泡数量<3 个，血 E_2<500 pg/mL。

（三）多胎妊娠

多胎妊娠是人工授精、IVF-ET 等辅助生殖技术的重要并发症，多胎妊娠的结局极差，子宫腔内如同时有 3 个以上的胚胎，流产、早产危险性大。为避免多胎妊娠及提高妊娠率，主张在妊娠早期进行多胎减胎术以减灭发育中的胚胎个数，使多胎妊娠转变为双胎妊娠，保证孕妇及胎儿的安全。

（四）异位妊娠

异位妊娠是常见的妇科急腹症之一，随着辅助生殖技术的应用，在其妊娠者中，异位妊娠的发生率为 3.2%～5%，明显高于自然妊娠。其原因可能与药物超促排卵、多个胚胎移植及病人子宫内膜有缺陷有关。若不及时诊断和抢救，重者会发生出血性休克而危及生命。

（五）自然流产

ART 妊娠后流产率为 25%～30%，明显高于自然妊娠的流产率，可能与女方年龄大，其卵细胞的染色体畸变率较高；子宫内膜条件不好；诱发超排卵后的内分泌环境对胚胎发育的影响；黄体功能不全及胚胎自身发育异常等有关。

（六）卵巢扭转

近年来随着促排卵药物的广泛应用，OHSS 反应逐渐增多，有的可并发急性卵巢扭转，如未能及时诊断和处理，可导致卵巢坏死，功能丧失。不过 OHSS 反应并发卵巢扭转比较少见。据有关文献报道，OHSS 导致卵巢扭转的发生率在 3% 左右。其中 16% OHSS 怀孕妇女会发生卵巢扭转，尤其是多胎妊娠可以增加其发生率。

【护理评估】

（一）临床表现

病人一般年龄较大，患有不孕症时间较长，或者有排卵障碍、生精输精障碍及其他原因不能自然受孕，如输卵管阻塞或缺失，有家族遗传疾病，以及一些不明原因性的不孕，如免疫因素等。

（二）辅助检查

辅助检查包括血常规、凝血酶原时间、血黏稠度、血电解质、肝功能、肾功能、尿相对密度（比重）、腹部及阴道超声检查等。如果有气促、胸痛或胸部体检异常者，行胸部 X 线摄片。

（三）与疾病相关的健康史

了解病人年龄，询问末次月经时间，评估体温、脉搏、呼吸、血压、尿量、体重、腹围是否正常，有无白带异常及上呼吸道感染，有无消化道症状，四肢有无凹陷性水肿。既往不孕症治疗史，超排卵治疗情况（促性腺激素的剂量、卵泡数量、一次助孕治疗中卵子数量、血清 E_2 峰值、使用 HCG 的日期、取卵的日期、胚胎移植中胚胎的数量等）。

（四）心理-社会状况

由于受术者对辅助生殖技术缺乏了解，个别妇女害怕手术时疼痛、担心手术失败，常表现为焦虑、紧张。

（五）治疗原则

针对不孕症的病因及辅助生殖技术不同种类的适应证选择适宜的方法。

【护理诊断/问题】

1. 焦虑　与缺乏辅助生殖技术的知识有关。

2. 舒适的改变　与手术创伤致腹胀痛、恶心、呕吐等有关。

【预期目标】

1. 情绪稳定，并能与医务人员合作。

2. 疼痛、恶心、呕吐等症状缓解或消失，病人舒适度增加。

【护理措施】

（一）实施辅助生殖技术时做好监护和配合

1. 人工授精　①术前向病人解释人工授精的治疗过程，取得夫妇双方的合作与理解；指导病人测基础体温，协助医师进行 B 超检查、子宫颈黏液评分等，以选择最佳授精时间；使用丈夫精子人工授精前，丈夫应禁欲 3～5 天，当日取精前丈夫清洗手及清洗阴茎周围，用手淫方法取精，注意避免接触无菌、无毒的取精杯内口，保证取精完整，立即送至实验室。②术中嘱病人排空膀胱，取膀胱结石位，操作中与病人进行沟通，将整个操作过程解释清楚，以减轻病人的紧张心理情绪。③术后病人仰卧体位，抬高臀部放松静躺半小时；遵医嘱给予黄体酮肌内注射，同时指导病人继续监测基础体温；采用药物诱导排卵时，嘱病人注意有无腹胀、腹痛、体重增加、尿量减少等表现，如有上述症状，必须到医院就诊；术后 14 天左右，测血 HCG，如阳性为妊娠，继续遵医嘱肌注黄体酮至孕 3 个月，并在术后 30 天左右行 B 超检查，如为三胎以上妊娠，需早期行选择性胚胎减灭术；做好随访工作，及时记录各种资料。

2. 控制超排卵期　在开始体外受精-胚胎移植助孕后，女方应严格遵守医师的要求，正确用药，并保持良好的心理状态；整个过程一般需要 1～2 个月，所以应安排好作息，解除后顾之忧，安心接受治疗。男方应忌烟酒，注意休息，在女方取卵之前 5～7 日（即女方用药的 5～7 日）排精 1 次，以保证精子质量。

3. 取卵前　遵医嘱于术前 36 h 肌内注射 HCG，按时按量；手术日早晨注意饮食宜清淡、忌油腻，可食用蛋糕、面包等，不要食用鸡蛋、肉类、油炸类等不易消化食物，以免引起不适；术前尽量少饮水或不饮水，并且排空膀胱。

4. 取卵后　取卵当日男方取精液，精子处理后确认无异常情况夫妇双方再离开医院。取卵后应注意休息，避免剧烈活动，适当饮食，等待胚胎移植。若病人因预防卵巢过度刺激或其他原因，不能进行鲜胚移植，应耐心做好解释工作，解除病人顾虑，保持良好心态接受下次的冻胚移植。

5. 移植后　移植后平卧 30～60 min 即可起床，注意休息，避免重体力活动，禁止性生活。遵医嘱用黄体支持药物。若移植后 1 周左右出现腹胀、小便减少、食欲减退等现象应及时报告医师。

（二）积极预防和治疗并发症

1. 卵巢过度刺激综合征　注意超排卵药物应用的个体化原则，严密监测卵泡的发育，根据卵泡数量适时减少或终止使用 HMG 及 HCG，提前取卵。

（1）对有 OHSS 倾向者，按医嘱于采卵日给予静脉滴注白蛋白，必要时可以放弃该周期。

（2）中度 OHSS 者，应鼓励病人进食，少食多餐，进易消化高蛋白、富含维生素食物，减少水分的摄入。症状严重者予以对症治疗，遵医嘱静脉滴注白蛋白、右旋糖酐 40、前列腺素拮抗药,同时注意腹痛的部位及伴随症状。

（3）重度 OHSS 的护理：①严密观察病情,密切观察和记录病人的生命体征,注意病人的皮肤弹性和湿度,是否有出血点等全身情况,检测病人的腹围和体重的变化,准确记录 24 h 出入量,特别是尿量。②绝对卧床休息,给予半卧位,并适当进行下肢活动的锻炼,防止下肢静脉血栓形成。③保持电解质的平衡,纠正低血容量;建立静脉通路,合理安排输液顺序,在补充血容量过程中,先以白蛋白或血浆纠正扩容等可能造成的低蛋白血症,后用低分子右旋糖酐或 10% 的葡萄糖溶液纠正低血容量症状,由于利尿剂对消除胸腔积液、腹腔积液无效,相反可能进一步减少血容量,并诱发休克,所以在未补足液体的基础上,禁止使用利尿剂。④胸腔积液、腹腔积液症状护理:对重度 OHSS 伴有胸腔积液、腹腔积液,少尿等症状,影响呼吸时,给予病人吸氧,并可进行后穹隆穿刺或腹腔穿刺放腹腔积液,以缓解症状。在放液过程中应严格观察病人的生命体征及皮肤、意识变化,并准确记录,放液后鼓励病人在静脉补充蛋白质和血浆的同时,通过饮食增加蛋白质的摄入,以补充丢失的蛋白质。⑤在重度 OHSS 治疗过程中,经对症处理后,症状继续加重,危及生命时,可终止妊娠。⑥凡 IVF-ET 发生重度 OHSS 时,可先将胚胎冷冻保存,再选择时机行冻胚移植。⑦做好出院宣教,出院后,需继续休息,增加营养,并定期随访。在孕 45 天左右行 B 超检查,了解胚胎发育情况。

2. 卵巢反应不足 遵医嘱使用 HMG,合用生长激素或生长激素释放激素,然后再使用诱发超排卵治疗。

3. 多胎妊娠者 进行选择性胚胎减灭术。

（1）术前护理：①术前测量生命体征;查看心电图、胸片,血、尿、白带常规等检查的结果;②术前告知病人及家属此项治疗的过程及可能发生的危险,如术后感染、全部胎儿丢失及 24 周前流产概率增加、羊水栓塞等,同时签署知情同意书;③做好术后抗生素的药物过敏试验;并予安定、东莨菪碱等术前镇静剂,以减轻病人术前焦虑水平;④保胎治疗,可以黄体酮肌内注射及沙丁胺醇口服安胎治疗。

（2）术后护理：①术后监测生命体征,密切观察有无腹痛及阴道流血,注意出血量、出血时间的长短、血的颜色、有无血块和组织排出,排出前有无腹痛加剧,如有组织排出立即送病理学检查。②术后绝对卧床休息,禁止不必要的妇科检查,以减少对子宫的刺激,并使用无菌垫巾,保持外阴清洁,预防感染。③继续遵医嘱使用保胎药物,同时在 B 超、血激素、基础体温的测定下,动态监测胚胎的发育。④饮食:给予高蛋白、高维生素、低盐饮食,以增强机体的抵抗力。

（3）加强多胎妊娠的产前检查的监护,要求提前住院观察,足月后尽早终止妊娠。

4. 自然流产 合理用药;避免多胎妊娠;充分补充黄体功能;移植前进行胚胎染色体分析,防止异常胚胎的种植;预防相关疾病。

（三）心理护理

要求辅助生殖技术的夫妇往往经历了漫长的检查过程,对妊娠既急切盼望,又焦虑不安。护理人员应通过与其沟通、交流,准确掌握他们的心理状态,向其介绍所采取方法的程序、并发症、注意事项以取得他们的配合并解除焦虑。特别讲明采取辅助生殖技术的成功率不是100%,做好随访,协助病人缓解心理压力,能够用良好的心态去面对妊娠结局。若病人因预防卵巢过度刺激或其他原因,不能进行鲜胚移植,应耐心做好解释工作,解除病人顾虑,使其保持良好心态接受下次的冻胚移植。

（四）健康教育

1. 移植后 14~16 日留晨尿检测 HCG,孕后 50 日左右(移植后 5 周)行 B 超检查。

2. 孕后3个月左右建立孕检档案。

3. 妊娠随访专人负责,建立档案时留下两个以上的电话号码及详细的家庭住址以备随访,分别于胚胎移植后2周、7周、12周和分娩后对病人进行随访及指导。

【结果评价】

1. 病人掌握了辅助生殖技术相关知识,焦虑解除。

2. 病人疼痛、恶心、呕吐等症状消失,舒适度增加。

小结

女性在经过一年正常的、未采取避孕措施的性生活后而未怀孕,称为不孕症,在男性则称为不育症。根据是否受过孕,分为原发性和继发性两大类。根据不孕的原因可分为相对不孕和绝对不孕。导致不孕的原因有女方因素,与盆腔病变、排卵障碍有关,而男方因素主要是生精障碍和输精障碍,也有男女双方不明原因的不孕。可通过对男方精液常规检查,女方的卵巢功能检查、输卵管通畅检查,宫腔镜、腹腔镜检查明确病因。积极治疗原发病是重要的治疗原则,必要时可采取辅助生殖技术。

辅助生殖技术指在体外对配子和胚胎采用显微操作技术,帮助不育夫妇受孕的一组方法,包括人工授精和体外受精-胚胎移植及其衍生技术如卵细胞质内单精子显微注射、胚胎种植前遗传学诊断等。常见并发症有卵巢过度刺激综合征、多胎妊娠、异位妊娠等。护士应对不孕夫妇进行全面评估,提供心理支持,严格配合治疗及积极预防并发症的发生。

目标检测

一、选择题

1. 女方不孕因素中最常见是(　　　)。

A. 子宫因素　　B. 输卵管因素　　C. 子宫颈因素　　D. 阴道因素　　E. 营养因素

2. 男方不孕因素中最常见是(　　　)。

A. 生精障碍和输精障碍　　　　B. 过度酗酒　　　　　　　C. 免疫因素

D. 过度紧张　　　　　　　　　E. 内分泌因素

3. 卵巢功能检查中下列哪项能协助诊断有排卵?(　　　)

A. 基础体温示双相型

B. 子宫颈黏液检查见到羊齿状结晶

C. 生殖道脱落细胞学检查显示中至高度雌激素影响

D. 经前诊刮病理结果为增生期子宫内膜

E. 女性激素测定处于卵泡期

4. 病人,女,28岁,婚后4年不孕,月经规律,BBT单相型,不孕的可能因素是(　　　)。

A. 子宫颈因素　　B. 输卵管因素　　C. 子宫因素　　　D. 排卵障碍　　　E. 男方因素

二、案例题

病人,女,29岁,因"不避孕未孕3年"就诊。12岁月经初潮,平素月经规律,周期5天/30天,无痛经。26岁结婚,婚后夫妇同居,正常性生活,未避孕,双方既往身体健康,丈夫32岁,查体及精液检查未见异常。女方妇检未见异常,B超提示子宫附件未见异常,卵巢排卵正常,

子宫输卵管造影提示双侧输卵管完全阻塞。病人夫妇双方非常焦虑,急切想要怀孕,又担心治疗花费和成功概率。请问:

（1）该病人的临床诊断是什么?

（2）考虑引起该夫妇不孕的主要病因是什么?

（3）该病人是否需要接受辅助生殖技术,并制定相应的护理措施。

（李　琳）

参考答案:一、1. B　2. A　3. A　4. D

第二十章　计划生育妇女的护理

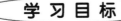

学习目标

识记：
1. 描述计划生育、避孕、自然避孕法、紧急避孕的定义。
2. 列举常用避孕方法的适应证、禁忌证及护理要点。

理解：
1. 解释各种避孕方法的避孕原理；口服避孕药的副反应及注意事项。
2. 比较各种避孕方法的优、缺点及护理要点。

应用：运用护理程序为计划生育妇女提供整体护理。

　　实行计划生育是关乎我国可持续发展的一项基本国策。计划生育是对人口的再生产过程进行有计划的调节，通过人类生殖调控，达到有计划地、科学地控制人口数量，提高人口素质，使人口的增长与社会经济的增长相适应。其主要内容包括晚婚晚育、节制生育、优生优育，避免先天性疾病代代相传，防止后天因素影响发育，提高人口质量。这一基本国策也随我国基本国情的变化不断调整。

第一节　计划生育妇女的一般护理

　　计划生育措施包括避孕（工具避孕、药物避孕及其他避孕方法）、避孕失败补救措施（早期人工流产、中期妊娠引产术）及绝育（输卵管结扎术、输卵管粘堵术等）。其中计划生育手术的质量直接影响到妇女一生的健康及家庭幸福。医护人员应根据妇女的具体情况，协助其选择最佳的计划生育措施，对实行相关手术者提供优质护理服务及健康指导。

　　【护理评估】
　　1. 病史　询问妇女年龄、婚育史及疾病史，决定是否适合药物、工具、手术避孕，同时了解是否自愿接受避孕。
　　2. 身体评估　做体格检查及妇科检查。
　　3. 辅助检查　血、尿常规检查，阴道分泌物检查，肝、肾功能检查，心电图、B超检查等。
　　4. 心理-社会评估　评估妇女及丈夫对避孕的了解程度及其态度。
　　【护理诊断/问题】
　　1. 知识缺乏：缺乏药物、工具、手术等避孕方法的相关知识。

2. 焦虑 与避孕不适、失败有关。

3. 有感染的危险 与腹部手术切口及子宫腔创面有关。

【预期目标】

1. 育龄期妇女能正确叙述药物的使用方法及注意事项;能简述药物的不良反应及应急对策,能让不良反应降低到最低程度;能按医嘱服药,副反应少。

2. 育龄期妇女能正确使用避孕工具有效避孕。

3. 育龄期妇女能配合医师进行避孕或在自愿的基础上做节育手术。

【护理措施】

1. 避孕措施的知情选择 详细讲解各类避孕方法的作用机制、避孕效果、使用方法、副作用及应对措施,让育龄期妇女在指导和帮助下自主选择适宜的避孕方式。做好解释工作,消除思想顾虑,使其树立信心,乐于接受和配合。

2. 掌握好不同避孕方法的适应证和禁忌证 对禁忌证者应耐心说明情况,并建议采取合适有效的避孕措施。

3. 向要求避孕的育龄期妇女交代避孕药物、工具的保存及使用方法。

4. 指导要求避孕的育龄期妇女做好围术期及术后注意事项,确保计划生育手术成功。

5. 减轻计划生育妇女疼痛、促进舒适。

6. 密切观察、预防感染。

【结果评价】

1. 接受计划生育措施者能正确讲解各种避孕方法及注意事项。

2. 接受计划生育措施者能用积极的态度应对药物副作用,并能正确应对。

3. 接受计划生育措施者无计划外受孕。

4. 接受计划生手术者无手术并发症或手术并发症得到有效控制。

第二节 常用避孕方法及护理

避孕(contraception)是用科学的方法,在不妨碍正常性生活和身心健康的情况下,使育龄期妇女暂时不受孕。常用的方法有激素类药物避孕和工具避孕。

【激素类药物避孕】 国内常用的避孕药多为人工合成的甾体激素类药物,其制剂有雌激素衍生物、孕酮衍生物及睾酮衍生物,其优点为安全、有效、经济、方便。适应对象为健康的生育年龄妇女。

(一) 避孕原理

1. 抑制排卵 抑制下丘脑释放 LHRH,影响垂体对 FSH 和 LH 的合成分泌,使卵巢的卵细胞发育障碍,不发生排卵或黄体功能不足。

2. 阻碍受精和受精卵着床 改变子宫颈黏液的性状,使子宫颈黏液分泌量减少,黏稠度增加,拉丝度降低,不利于精子穿透,杀死精子或影响精子功能,阻碍受精。改变子宫内膜功能和形态,抑制子宫内膜增殖变化,阻碍受精卵着床。

(二) 禁忌证

1. 重要器官病变 急、慢性肝炎或肾炎。

2. 严重的心血管疾病 如高血压、冠心病。

3．血液系统疾病　各型血液病或血栓性疾病。

4．内分泌疾病　如糖尿病、甲状腺功能亢进症。

5．恶性肿瘤、癌前病变、子宫病变或乳房肿块者。

6．精神病生活不能自理者。

7．哺乳期、产后未满半年或月经未来潮者。

8．月经异常　月经稀少，频发，闭经等妇女。

9．用药后不适应者　服药后有偏头痛或持续性头痛等症状者。

10．年龄大于 35 周岁的吸烟育龄期妇女不宜长期服用避孕药。

（三）药物副反应及处理

1．类早孕反应　避孕药中含有雌激素，可刺激胃黏膜，服药初期可出现恶心、呕吐、头晕、乏力、纳差等类早孕反应。较轻的一般不需处理，数日后可自行减轻或消失。重者可服维生素 B₆ 20 mg、维生素 C 100 mg 或甲氧氯普 10 mg，每日 3 次。必要时更换避孕措施。

2．月经改变　服药后可改变月经周期，使经期缩短，经量减少。漏服、服用减量制剂等可发生不规则少量阴道流血，称突破性出血。服药前半周期出血可能与雌激素量不足有关。避孕药还可使下丘脑-垂体轴抑制过度而出现闭经，应停药并用雌激素调整月经。

3．体重增加　一般不需处理，如症状显著者可改用其他避孕措施。

4．色素沉着　少数妇女颜面部皮肤出现淡褐色色素斑，停药后多能消退。

5．其他　个别妇女服药后出现头痛、复视、乳房胀痛等，对症处理即可。

（四）避孕药种类及用法

常用的避孕药种类有短效避孕药、长效避孕药，长效避孕针，速效避孕药，缓释避孕药和外用避孕药（表 20-1）。

1．口服避孕药（oral contraceptive，OC）　由雌激素和孕激素配伍而成，包括复方短效口服避孕药和复方长效口服避孕药两类。

（1）短效避孕药：最早的避孕药物，目前常用的炔诺酮、甲地孕酮、炔诺孕酮、左炔诺孕酮等孕激素与炔雌醇组成的各种复方制剂。短效避孕药有单相、双相、三相片三种。药物剂型有：糖衣片、纸型片、滴丸。短效避孕药的主要作用是抑制排卵，只要按规定用药不漏服，避孕成功率达 99.5%。三相片配方合理，避孕效果可靠，控制月经周期良好，突破性出血和闭经发生率显著低于单相制剂，副反应少。

用法及注意事项：从月经周期第 5 日起，每晚 1 片，连服 22 日不间断，若漏服须于次晨补服。停药后 2～3 日可发生撤药性出血，相当于月经来潮，于月经第 5 日开始服用下一周期药物。如停药 7 日尚无月经来潮，仍可于第 8 日晚开始服用第 2 周期药。三相片模仿正常月经周期中内源性雌激素水平变化，将 1 个周期不相同的雌激素剂量、服药日数分成 3 个阶段，按顺序服用，每日 1 片，共 21 日。第一周期从月经周期第 1 日开始服用，第二周期后改为第 3 日开始。若停药 7 日无撤药性出血，则从停药第 8 日开始下一周期三相片。

（2）长效避孕药：主要是利用长效雌激素炔雌醚，服用 1 次可避孕 1 个月，效果可靠。因体内雌激素蓄积导致月经失调，目前已经较少使用。

2．长效避孕针　目前使用的有单纯孕激素及雌孕激素混合两种剂型。常用雌孕激素混合型制剂。单纯孕激素可用于哺乳期避孕，但易致月经紊乱，故较少使用。

表 20-1 常用的避孕药种类、剂型和服用方法

类　　别		名 称 剂 型	成　　分		给药途径
			雌激素/mg	孕激素/mg	
口服避孕药	短效片 单相片	复方炔诺酮片(避孕片1号)(1/4量)	炔雌醇 0.035	炔诺酮 0.6	口服
		复方甲地孕酮片(避孕片2号)(1/4量)	炔雌醇 0.035	甲地孕酮 1.0	
		复方左炔诺孕酮片	炔雌醇 0.03	做炔诺孕酮 0.15	
		复方去氧孕烯片(妈富隆)	炔雌醇 0.03	去氧孕烯 0.15	
		敏定偶片	炔雌醇 0.03	孕二烯酮 0.075	
		优思明片	炔雌醇 0.03	屈螺酮 3.0	
	短效片 三相片	左炔诺孕酮片			
		第一相(1~6片)	炔雌醇 0.03		
		第二相(7~11片)	炔雌醇 0.04		
		第三相(12~21片)	炔雌醇 0.03		
	长效片	复方炔雌醚片	炔雌醚 3.0	氯地孕酮 12.0	
		复方炔诺孕酮二号片(复甲2号)	炔雌醚 2.0	炔诺孕酮 10.0	
		三合一炔雌醚片	炔雌醚 2.0	氯地孕酮 6.0 炔诺孕酮 6.0	
	探亲避孕药	炔诺酮探亲避孕片		炔孕酮 5.0	
		甲地孕酮探亲避孕片1号		甲地孕酮 2.0	
		炔诺孕酮探亲避孕片		炔诺孕酮 3.0	
		C53号抗孕片		双炔失碳脂 7.5	
长效针	单方	庚炔诺酮针		庚炔诺酮 200.0	肌内注射
		醋酸甲羟孕酮避孕针		甲羟孕酮 150.0	
	复方	复方己酸孕酮针	戊酸雌二醇 2.0	己酸孕酮 250.0	
		复方甲地孕酮避孕针	17-雌二醇 5.0	甲地孕酮 25.0	
		复方甲羟孕酮注射针	环戊丙酸雌二醇 5.0	醋酸甲羟孕酮 25.0	
缓释避孕药	皮下埋植剂	左炔诺孕酮硅胶囊Ⅰ型		左炔诺孕酮 36＊6	皮下埋植
		左炔诺孕酮硅胶囊Ⅱ型		左炔诺孕酮 75＊2	
	微球微囊避孕针	庚炔诺酮微球针剂		庚炔诺酮 65.0 或	
		左旋诺孕酮微球针剂		左旋诺孕酮 50.0	
		肟高诺酮微囊针剂		肟高诺酮 50.0	
	阴道避孕环	电硅环		甲地孕酮 200.0 或 250.0	阴道放置
避孕贴剂		Ortho Evra	炔雌醇 0.75	17-去酰炔肟脂 6.0	贴 皮

3. **速效避孕药(探亲避孕药)** 服用此类药物不受月经周期的限制,适用于短期探亲夫

妇。药物主要可改变子宫内膜的形态与功能,并使子宫颈黏液变黏稠,不利于精子穿透和受精卵着床。

用法及注意事项:①炔诺酮探亲避孕片:若探亲时间在 14 日以内,于性交当晚及以后每晚口服 1 片,若已服 14 日而探亲期未满,可改用口服避孕药 1 号或 2 号至探亲结束。停药后一般 7 日内月经来潮。②甲地孕酮探亲避孕片 1 号:性交前 8 h 服一片,当晚再服 1 片,以后每晚服 1 片,每月不少于 12 片。若探亲结束时还未服完 12 片,则仍需每日服用 1 片,直至服满 12 片为止。该药副作用发生率高,一般不作常规使用。多用于性生活的紧急补用药。

4. 缓释避孕药 将避孕药(主要是孕激素)与具备缓释性能的高分子化合物制成多种剂型,在体内持续恒定进行微量释放,起长效避孕作用。临床常用的缓释避孕药为皮下埋植剂,有效率为 99% 以上,有效期 5 年。

5. 外用避孕药 由阴道给药,通过杀精或使精子灭活,达到避孕效果。目前常用的避孕药膜以壬苯醇醚为主药,聚乙烯醇为水溶性成膜材料制成。用法:性交前 5 min 将药膜揉成团置于阴道深部,待其溶解后即可性交。正确使用的避孕效果达 95% 以上。一般对局部黏膜无刺激或损害,少数妇女自感阴道灼热。

【工具避孕】 利用器具阻止精子与卵子结合或改变子宫腔内环境达到避孕的目的。

(一) 阴茎套

阴茎套(condom)为男性避孕工具,性生活时套在阴茎上,使精液排在套内而不进入子宫腔,既可达到避孕的目的,又可防止性病传播。

阴茎套是筒状优质薄膜乳胶制品,筒直径分别是 29 mm、31 mm、33 mm、35 mm,其顶端呈小囊状,称储精囊。使用前应选好合适型号,用吹气法检查确无漏气,排出储精囊内空气后可立即使用(图 20-1)。射精后阴茎尚未软缩时,连同阴茎套一并抽出。

(二) 女用避孕套

女用避孕套(female condom)是一种由聚氨酯(或乳胶)制成长 15～17 cm 的宽松、柔软袋状物,又称阴道套(vaginal pouch)。开口处连接直径为 7 cm 的柔韧"外环",套内有一直径6.5 cm的游离"内环"(图 20-2)。女用避孕套既有避孕作用,又有防止艾滋病等性传播疾病的作用。

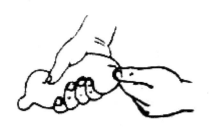

图 20-1 阴茎套检查法

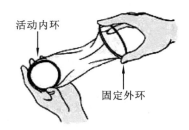

活动内环

固定外环

图 20-2 女用避孕套

(三) 宫内节育器

宫内节育器(intrauterine device,IUD)是易为育龄期妇女接受的安全、简便、经济、有效的避孕方法。适用于无禁忌证的育龄期妇女自愿要求放置或要求紧急避孕者。

1. 种类 一般将宫内节育器分为惰性和活性两类。

(1) 惰性宫内节育器(第一代 IUD):主要为不锈钢环及其改良制品,放环后出血及疼痛等反应较轻,但其脱落率及带器妊娠率较高,故目前较少使用。

(2) 活性宫内节育器(第二代 IUD):含有活性物质如金属、激素、药物及磁性物质的节育器。它克服了惰性宫内节育器的缺点,副反应少,避孕效果好。

①带铜宫内节育器:带铜 T 形宫内节育器(TCu-TUD):按子宫腔形态设计,以塑料为支架,在纵杆或横臂上套以铜管,放置时间可达 15 年。它按铜圈暴露于子宫腔的面积不同分为 TCu-200、TCu-220、TCu-380A 等,其中 TCu-200 应用广泛。带铜 V 形宫内节育器(VCu-IUD):简称 V 形环,是我国常用的宫内节育器之一,由不锈钢作支架,外套硅橡胶管。其带器妊娠率、脱落率较低,但出血较常见,故因此症取出率较高(图 20-3)。

②药物缓释宫内节育器:目前使用的有含孕激素 T 形宫内节育器,其以中等量释放(20 μg/d),有效期 15 年左右,其特点为带器妊娠率低,不增加经量。偶可导致闭经,点滴状出血等。

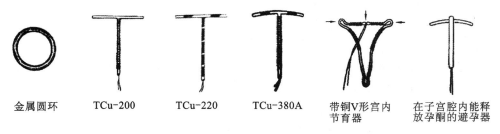

金属圆环　　TCu-200　　TCu-220　　TCu-380A　　带铜V形宫内　　在子宫腔内能释
　　　　　　　　　　　　　　　　　　　　　　　　节育器　　　　　放孕酮的避孕器

图 20-3　带铜宫内节育器

2. 避孕原理　宫内节育器放置后成为子宫腔内异物,改变子宫腔内环境和导致子宫内膜表层的无菌性炎症刺激,阻碍受精卵着床。

3. 放置术

(1) 禁忌证:①妊娠或妊娠可疑者;②人工流产、分娩或剖宫产后有妊娠组织物残留或感染可能者;③生殖器官急、慢性炎症;④子宫颈过松、重度陈旧性子宫颈裂伤或子宫脱垂者;⑤生殖器官肿瘤、子宫畸形者;⑥严重的慢性全身性疾病病人。

(2) 放置时间:①月经干净 3～7 日无性交者;②人工流产手术结束后即刻且子宫腔深度＜10 cm 者;③正常分娩后 42 日且生殖系统恢复正常者;④剖宫产后 6 个月;⑤哺乳期闭经排除早孕者。

(3) 术前准备:

①物品准备:放环器 1 个,无菌手套 1 副,包布 1 块,洞巾 1 块,弯盘 1 个,阴道窥器 1 个,子宫颈钳 1 把,子宫探针 1 个,消毒钳 2 把,剪刀 1 把,棉球纱布若干,节育器 1 个。

②操作方法:受术者排空膀胱,取膀胱截石位。外阴消毒,铺无菌洞巾。操作者戴无菌手套,双合诊检查子宫大小、形状、位置及附件,用阴道窥器暴露子宫颈,消毒子宫颈、阴道。子宫颈钳钳夹子宫颈前唇,用子宫探针按子宫屈向探测子宫腔深度。用放环器将宫内节育器送入子宫腔底部,退出放环器。带有尾丝的宫内节育器可直接持柄送入,在距子宫颈口 2 cm 处剪断尾丝。观察无出血,取出子宫颈钳及阴道窥器。

4. 取出术

(1) 适应证:①放宫内节育器后副反应严重、出现并发症经治疗无效者;②带器受孕者;③改换其他避孕措施或绝育者;④绝经两年以上者;⑤放置期限已满需更换者;⑥计划再生育者。

(2) 禁忌证:①生殖器官急性、亚急性炎症;②患严重全身性疾病者。

(3) 取出时机:①月经干净后 3～7 日;②因子宫出血需取出者,随时可取;③带器妊娠者在行人工流产时取,带器异位妊娠者,于术前诊断性刮宫术时,或在术后出院前取。

（4）操作方法：常规消毒、双合诊检查、暴露子宫颈。有尾丝者，用血管钳夹住尾丝轻轻牵引取出。无尾丝者，以子宫探针查清宫内节育器位置，再以取环钩取出。动作轻柔，切忌粗暴钩取，以免损伤子宫，造成严重并发症。

5. 宫内节育器的副反应及并发症

（1）出血：放环3个月内较常见，一般为月经过多、经期延长或周期中不规则出血等。

（2）腰酸、腹胀：主要与节育器和子宫腔大小及形态不适应有关，轻者不需要处理，重者可休息或换环。

（3）感染：主要由放置宫内节育器时不按无菌操作规程操作或因T形环尾丝长期暴露于阴道内、病原微生物上行感染所致。

（4）宫内节育器异位：常因操作过于粗暴损伤子宫壁引起，可移位于子宫肌壁间或盆腔内。

（5）宫内节育器脱落：常见于放节育器时未将其送至子宫底部，节育器与子宫腔大小、形态不符，子宫颈内口松弛、经量过多、劳动强度过大等。多发生在放宫内节育器第1年，尤其是前3个月。

（6）带器妊娠：常因操作时未将环放到子宫底部，环的大小、形态与子宫腔不适应而发生移位。

（7）节育器嵌顿或断裂：多由于放置时损伤子宫壁或放置时间过长，致部分器体嵌入子宫肌壁或发生断裂，应及时取出。

【安全期避孕】 安全期避孕又称自然避孕（natural family planing），是指通过避开易怀孕期性交，不用其他药物或工具而达到目的的方法。排卵前后4～5日为易怀孕期，其余时间不易受孕，被视为安全期。

使用安全期避孕法必须准确确定排卵的日期。月经规律者可通过月经周期推算排卵。由于女性排卵可受情绪、健康状况、性活动或外界环境因素等影响而提前或推后。也可发生额外排卵。因此，安全期避孕不是绝对可靠、安全的，避孕失败率高达20%。

第三节　女性绝育方法及护理

女性绝育是用手术或药物的方法，使妇女达到永不生育的目的。目前，常用的有经腹或在腹腔镜下，通过切断、结扎、电凝、钳夹、粘堵等方法使输卵管不通，致使精子与卵子不能相遇而达到绝育。

【经腹输卵管结扎术】

（一）适应证

1. 育龄期自愿接受绝育手术而无禁忌证者。

2. 患有全身性疾病不宜生育者。

3. 患有遗传病可能使新生儿患严重先天性疾病者。

（二）禁忌证

1. 各种疾病的急性期。

2. 急、慢性盆腔炎。

3. 全身状况不佳不能胜任手术者。

4. 在 24 h 内有 2 次体温≥37.5 ℃者。

5. 患严重的神经官能症者。

（三）术前准备

1. 手术时间的选择 ①非妊娠期妇女在月经干净后 3～4 日内。②取宫内节育器、人工流产或分娩后 48 h 内。③病理性流产者，以月经复潮干净后 3～7 日为宜。④哺乳期或闭经者排除早孕后。

2. 物品准备 甲状腺拉钩 2 个,中号无齿镊 2 把,短无齿镊 1 把,弯蚊钳 4 把,12 cm 弯钳 2 把,鼠齿钳 2 把,巾钳 2 把,持针器 1 把,弯头无齿卵圆钳 1 把,消毒皮肤用钳 1 把,输卵管钩（或指板）1 个,弯剪刀 1 把,刀柄 1 把,弯盘 1 个,酒杯 2 个,5 mL 注射器 1 个,1 号线、4 号线各一团,9×24 弯圆针 1 枚,6×4 弯圆针 1 枚,双层方包布一块,双层特大包布 1 块,腹单 1 块,治疗巾 5 块,手术衣 2 件,消毒手套 2 副,粗细纱布若干。

3. 受术者 排空膀胱,取仰卧臀高位。

4. 按腹部手术要求准备皮肤。

（四）手术步骤

目前国内多采用抽心包埋法。

1. 麻醉 多采用局部浸润麻醉后常规消毒、铺巾。

2. 取下腹正中耻骨联合上 3～4 cm 处做长约 2 cm 的纵切口,产后则在子宫底下方 2 cm 做纵切口,逐层切开进入腹腔。

3. 提输卵管 手术者左手食指进入腹腔,沿子宫底滑向一侧,在输卵管后方,右手持弯手无齿卵圆钳进入腹腔,夹住输卵管轻轻上提至切口外。也可用纸板法提管。

4. 结扎输卵管 提出输卵管后用鼠齿钳代替弯手无齿卵圆钳夹持输卵管。再用 2 把中号无齿镊交替夹提输卵管,直至露出伞端,确证为输卵管。用 2 把鼠齿钳夹住输卵管峡部系膜无血管区,间距约 2 cm,术者与助手分别固定拉直输卵管。在其背侧浆膜下注入 0.5%～1% 普鲁卡因使浆膜膨胀,用尖刀切开膨胀的浆膜层,再用弯蚊钳轻轻分离出该段输卵管,两端分别用弯蚊钳钳夹,剪除两钳间的输卵管。用 4 号线结扎近端输卵管并用该线连续缝合两层浆膜,将近端包埋于输卵管系膜内,远端留在系膜外。检查无出血后松开鼠齿钳,将输卵管放回腹腔,同法处理对侧输卵管。

（五）术后并发症及处理

1. 出血、血肿 因过度牵拉,损伤输卵管或其系膜所致。也可见于血管漏扎或结扎不紧引起出血。一旦发现立即止血,血肿形成时应切开止血后再缝合。

2. 感染 多因手术指征掌握不严,手术中不执行无菌操作规程。要严格掌握手术指征,加强无菌观念,规范操作规程。术后预防性应用抗生素。

3. 脏器损伤 多为操作不熟练、解剖关系辨认不清楚而损伤膀胱或肠管。术中严格执行操作规程,一旦发现误伤要及时处理。

4. 绝育失败 偶有发生,多由绝育方法本身缺陷、手术技术误差引起,可致子宫内妊娠和输卵管妊娠。

【护理评估】

（一）病史

询问该妇女年龄、月经婚育史,了解其现在和过去有无本次手术禁忌的病史。

（二）辅助检查

进行绝育手术前应检查血常规,凝血时间和出凝血时间,血小板计数,肝功能、肾功能,了解其检查结果。

（三）心理-社会状况

评估妇女对手术的心理反应,是否担心手术对今后个人生活质量、夫妻生活及家庭生活有负面的影响。

（四）治疗原则

对健康育龄期和因各种疾病不能继续妊娠自愿接受绝育手术者,在掌握好手术适应证,排除禁忌证的前提下行此手术。

【护理诊断】

1. 有感染的危险　与手术操作、出血有关。

2. 有围术期受伤的危险　与脏器解剖位置及术者技术水平有关。

3. 恐惧　与缺乏手术知识有关。

【预期目标】

1. 受术者没有感染。

2. 受术者手术中没有受意外损伤。

3. 受术者恐惧感减轻。

【护理措施】

（一）术前护理

1. 知情选择　将手术的适应证、禁忌证、施术时机、手术可能的并发症、术后的康复过程及注意事项、经费开支等交代清楚,以便取得受术者的知情同意。

2. 心理护理　主动与受术者交流,使其消除对手术的恐惧心理。简单介绍手术的过程,使受术者了解手术简单、时间短、效果可靠,使其轻松、愉快地接受手术,并主动配合。

3. 做好术前准备　如器械、敷料,按一般妇科腹部手术备皮,做普鲁卡因、青霉素过敏试验等。

（二）术后护理

1. 密切观察受术者体温、脉搏变化,有无腹痛及内出血征象。

2. 术后卧床数小时并观察受术者有无体温升高、腹痛、内出血等异常征象。

3. 观察切口,保持敷料干燥整洁,以利于切口愈合。

4. 鼓励受术者及早下床活动,以免腹腔粘连。

5. 做好健康教育,指导出院后的休息和注意事项。术后休息 3～4 周,禁性生活 1 个月。

【结果评价】

1. 受术者手术后体温正常,没有切口处感染征象。

2. 受术者腹腔脏器没有损伤,也没有出现出血、粘连等并发症。

3. 受术者以良好的心态、积极的态度配合手术。

【经腹腔镜输卵管绝育术】

1. 适应证　同经腹输卵管结扎术。

2. 禁忌证　①同经腹输卵管结扎术。②心肺功能不全者禁用。③腹腔粘连及膈疝病人。

3. 术前准备

（1）物品准备：腹腔镜 1 台、气腹针、二氧化碳气体、弹簧夹或硅胶环 2 个、细齿镊子 2 把、刀柄 11 把、组织镊子 1 把、持针器 1 把、缝针、刀片、棉球、棉签、纱布若干。

（2）其他同经腹输卵管结扎术。

4. 手术步骤

（1）麻醉：硬膜外或局部浸润麻醉。

（2）体位：受术者取头低仰卧位。

（3）手术：于脐孔下缘做 1～1.5 cm 的横弧形切口。把 Verres 气腹针插进腹腔，充二氧化碳气体 2～3 L，然后置换腹腔镜。在腹腔镜直视下将弹簧夹或硅胶环钳夹或环套在输卵管的峡部，以阻断输卵管通道。也可用双极电凝烧灼输卵管峡部 1～2 cm。

5. 术后护理

（1）术后静卧 4～6 h 即可下床活动。

（2）严密观察受术者有无发热、腹痛等。

第四节　避孕失败补救措施及护理

避孕失败后可人工终止妊娠，目前常用的方法有人工药物流产和人工手术流产。

【人工药物流产】　药物流产也称药物抗早孕，是用非手术措施终止早孕的一种方法。它具有痛苦小、安全、简便、高效、副反应少或轻的特点。常用的药物为米非司酮（RU486）配伍米索前列醇。前者能和孕酮竞争受体取代孕酮与蜕膜的孕激素受体结合，从而阻断孕酮活性而使妊娠终止。后者可以兴奋子宫肌，有抑制子宫颈胶原的合成、扩张和软化子宫颈的作用。

（一）适应证

1. 18～40 岁健康妇女，本人自愿要求使用药物终止妊娠并确诊为正常子宫内妊娠 7 周以内。

2. 剖宫产术后 6 个月内、哺乳期。

3. 手术流产的高危对象如瘢痕子宫者或对手术流产有恐惧心理者。

（二）禁忌证

1. 使用米非司酮的禁忌证　有肾上腺疾病，与甾体激素有关的肿瘤，糖尿病，肝、肾功能异常，妊娠期皮肤瘙痒史，血液疾病，血管栓塞等病史。

2. 使用前列腺素类药物的禁忌证　如二尖瓣狭窄、高血压、低血压、青光眼、哮喘、胃肠功能紊乱、癫痫、过敏体质、带器妊娠、宫外孕、贫血、妊娠呕吐等。

3. 长期服用抗结核、抗癫痫、抗抑郁、前列腺素生物合成抑制剂、巴比妥类药物，长期吸烟、嗜酒者。

4. 有子宫畸形（双子宫、残角子宫）或剖宫产手术 6 个月内。

5. 近三个月接受过糖皮质激素治疗的病人。

（三）用药方法

米非司酮 150 mg 分 2～3 日口服，服完后次日用米索前列醇 600 μg 口服。

（四）副反应及并发症

1. 消化道症状　轻度的腹痛、胃痛、乏力、恶心、呕吐、腹泻。

2. 子宫收缩痛　排出妊娠产物所致。严重者可用药物止痛。

3. 出血　流产后阴道出血时间一般持续 10 日至 2 周,有的可达 1～2 个月。孕囊排出后出血时间较长或有突然阴道大量出血,需急诊刮宫,必要时输血抢救。

4. 感染　术后可抗感染处理。

【人工手术流产】　人工流产术是指妊娠 14 周以内,因疾病、防止先天性畸形儿出生及有遗传病、非法妊娠等原因而采用人工终止妊娠的手术。也是避孕失败后的补救方法。按照受孕时间的长短可做负压吸引术(孕 6～10 周)和钳刮术(孕 11～14 周)。妊娠月份愈小,方法愈简便、安全,出血及损伤愈少。

(一) 适应证

1. 避孕失败自愿终止妊娠者。

2. 因各种疾病不能继续妊娠者。

(二) 禁忌证

1. 全身各种病症的急性期。

2. 生殖器官急性炎症。

3. 妊娠剧烈呕吐致酮尿症者。

4. 术前 8 h 内有 2 次体温达到或超过 37.5 ℃者。

(三) 手术准备

使受术者排空膀胱,取膀胱截石位,常规外阴、阴道消毒、铺巾,做双合诊检查,查清子宫大小、位置及附件情况。准备手术用物。

(四) 手术操作

负压吸引术适用于妊娠 6～10 周者。操作方法分如下三步。

1. 消毒子宫颈　阴道窥器暴露子宫颈,消毒子宫颈及阴道。用棉签蘸 1% 的普鲁卡因置于子宫颈管内 3～5 min。

2. 探子宫腔、扩子宫颈　子宫颈钳钳夹子宫颈前唇(或后唇),用探针顺子宫屈向探测子宫腔深度,以执笔式手法持子宫颈扩张条按子宫屈向扩张,顶端超过子宫颈管内口,自 4 号起逐步扩张至大于所用吸管半个号或 1 个号。

3. 吸刮　接好吸管试吸无误后,将吸管插入子宫腔,按顺时针方向吸子宫腔,将吸刮物清洗过滤,仔细检查有无绒毛及胚胎组织,肉眼观有异常者送检。

(五) 并发症及防治

1. 人工流产综合反应　病人在术中或术后出现心动过缓、心律不齐、血压下降、面色苍白、冷汗、头晕甚至晕厥等症状,大多数可在停止手术后逐步恢复。防治措施主要有:扩张子宫颈宜缓慢进行,适当降低吸宫的压力,各种操作要轻柔。术前肌内注射阿托品 0.5～1 mg。

2. 子宫穿孔　严重的并发症。常见于术者操作不熟练,哺乳期子宫或子宫壁有瘢痕。疑有穿孔者应立即停止手术,用子宫收缩剂和抗生素。住院密切观察病人的生命体征、腹痛及有无内出血情况。必要时可剖腹探查处理。

3. 不全流产　为人工流产术常见并发症,多见于医生操作技术不熟练或子宫位置异常导致吸刮不全。常见为人工流产术后 10 日流血量仍多,或流血停止后又有大量流血。如出血多,立即刮宫。出血不多可先用抗生素,然后再刮宫。

4. 感染　多因不全流产、用具消毒不严、手术者无菌观念不强或病人不执行医嘱提前房事引起,表现多为急性子宫内膜炎、盆腔炎甚至腹膜炎。病人应卧床休息,给予支持疗法,及时抗感染治疗,如子宫腔有残留物合并感染者,按感染性流产处理。

5. 漏吸 手术时未吸出胚胎及胎盘绒毛。应复查子宫位置、大小及形态,重新探查子宫腔,再次行负压吸引术。

6. 术中出血 妊娠月份较大时,因子宫较大,常常致子宫收缩欠佳而出血量多。可在扩张子宫颈后,在子宫颈注射缩宫素并尽快钳取或吸取胎盘及胎体,吸管过细或胶管过软时及时更换。

7. 羊水栓塞 因子宫颈损伤、胎盘剥离使血窦开放,使羊水进入血液系统。发病率为0.01%,但极为凶猛危及生命。此时应做给氧、解痉、抗过敏、抗休克等处理。

【护理评估】

（一）临床表现

负压吸引术适用于妊娠6～10周者,孕妇具有早期妊娠的基本临床表现。如子宫底高度改变,能听到胎心音和早孕反应等。

（二）辅助检查

1. B超检查确定羊水量及胎盘位置。

2. 通过辅助检测项目如血常规、出凝血时间、凝血时间、血小板计数、尿常规、肝功能等,了解有无异常情况。

（三）与疾病相关的健康史

详细询问病人年龄、现病史、停经时间、停经后有无早孕反应,阴道流血、胎动情况等。既往有无急、慢性肾炎、肝炎或严重的心脏病、高血压、血液病等病史。月经及生育史。

（四）心理-社会状况

通过评估了解孕妇恐惧反应及其程度。

（五）治疗原则

对避孕失败自愿终止妊娠者和因各种疾病不能继续妊娠者,在掌握好手术适应证,排除禁忌证的前提下行此手术。

【护理诊断】

1. 知识缺乏:缺乏终止妊娠的相关知识。

2. 恐惧 与可能的手术疼痛及并发症有关。

【预期目标】

1. 病人获得相关知识。

2. 病人恐惧感减轻。

【护理措施】

1. 知情选择 将人工流产术的作用机制、特点、效果、适应证和禁忌证,施术的时机、途径、注意事项、并发症等交代清楚,以得到手术者的知情同意。

2. 消除思想顾虑 护士要热情接待,认真听取受术者的倾诉。关心和尊重受术者,耐心地解答其提出的任何问题,主动介绍病房环境、主管医生和责任护士情况及手术经过、注意事项。

3. 减轻疼痛 分娩过程中责任护士及家属尽可能在床旁陪护,使受术者有被关心和安全感,保证受术者饮食、休息良好,保持良好的精力和体力,必要时给予镇静、止痛药物。

4. 避免术后并发症

(1) 严密观察产程进展,无菌接生,仔细检查胎盘胎膜完整性,预防性使用抗生素。

(2) 产后及时观察宫缩及阴道流血情况,发现宫缩不好立即按摩子宫,并通知医生。

5. 健康教育

(1) 术后休息 2 周。

(2) 保持外阴清洁,术后 1 个月禁止性生活或盆浴。

(3) 手术 1 个月后复诊。如有发热、腹痛、出血多时要随时就诊。

【结果评价】

1. 病人能正确复述引产手术及护理知识。

2. 病人自述疼痛轻微,感觉良好。

小结

计划生育是采用科学的方法,有计划地生育子女,科学地控制人口数量,提高人口素质。计划生育措施主要包括避孕、避孕失败补救措施及绝育。避孕方法有激素类药物避孕、工具避孕、安全期避孕等。女性绝育主要通过切断、结扎、电凝、钳夹、环套输卵管或用药物粘堵、栓堵输卵管管腔等方式,使精子和卵子不能相遇而达到绝育目的,是安全、永久性节育措施。避孕失败后的补救措施包括人工药物流产和人工手术流产两种方法。医护人员应讲述每种避孕方法的优缺点、适应证、禁忌证及注意事项,根据每对夫妇的具体情况和需求,协助其选择最适宜的避孕方法。

目标检测

一、选择题

1. 下列不属于短效避孕药的是( )。

A. 炔诺酮　　B. 酮替芬　　C. 炔诺孕酮　　D. 左炔诺孕酮　　E. 甲地孕酮

2. 下列不是放置宫内节育器的禁忌证的是( )。

A. 妊娠或妊娠可疑者　　　　　　　　　B. 生殖器官肿瘤、子宫畸形者

C. 生殖器官急、慢性炎症　　　　　　　D. 育龄期妇女多年未妊娠生育者

E. 子宫颈过松、重度陈旧性子宫颈裂伤或子宫脱垂者

3. 人工流产术最严重的并发症是( )。

A. 术中出血　　B. 子宫穿孔　　C. 不全流产　　D. 漏吸　　E. 感染

二、案例题

病人,女,30 岁,G₂P₁,剖宫产分娩后 3 个月,哺乳,月经未来潮,因要求避孕来院。查体:外阴、阴道正常,子宫颈光滑,子宫前倾位稍小,无压痛,双侧附件区正常。请问:

(1) 建议该病人最好采用哪种避孕措施?

(2) 该病人是否可以采用口服避孕药避孕?为什么?

(陈　娟)

参考答案:一、1. C　2. D　3. B

第二十一章 妇产科常用护理技术

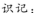

学习目标

识记：

1. 描述妇产科常用护理技术的概念。

2. 列举妇产科常用护理技术目的、适应证、禁忌证及用物准备。

理解：比较分析妇产科常用护理技术的护理要点。

应用：运用护理程序为接受妇产科常用护理技术的妇女提供整体护理。

第一节 会阴擦洗/冲洗

会阴擦洗/冲洗是利用消毒液对女性会阴部进行擦洗或冲洗的技术，常用于外阴的局部清洁，是妇产科护理工作中最常用的护理技术。

【目的】 会阴擦洗/冲洗的目的是保持病人会阴及肛门部清洁，促进舒适和会阴部伤口的愈合，防止泌尿生殖系统的逆行感染。

【适应证】

1. 妇科或产科手术后需要留置导尿管的病人。

2. 会阴部手术术后的病人。

3. 分娩后会阴有伤口的产妇。

4. 长期卧床的病人。

【用物准备】

1. 用物 会阴擦洗盘1个：内放置消毒弯盘2个，无菌镊子或无菌卵圆钳2把，冲洗壶1个，消毒干棉球，无菌干纱布2块，便盆1个。中单橡皮布1块，一次性垫巾1块，一次性中单1块，一次性治疗巾1块，一次性手套1副。

2. 消毒液 消毒液500 mL，可选择1∶5000的高锰酸钾溶液、0.02％聚维酮碘（碘伏）溶液或0.1％苯扎溴铵溶液等。

【操作步骤】 核对病人的床号、姓名，解释会阴擦洗/冲洗的目的、方法。评估病人的会阴情况。

1. 会阴擦洗 嘱病人排空膀胱，脱去一侧裤腿，取双腿屈膝仰卧位暴露外阴，协助病人臀下垫中单橡皮布、一次性治疗巾，再置便盆于臀下。护士戴一次性手套，将会阴擦洗盘放置床边,用一把消毒的镊子或无菌卵圆钳夹取消毒的药液棉球,用另一把镊子或无菌卵圆钳夹取棉球进行擦洗。擦洗的顺序为:第一遍自上而下、由外向内(自耻骨联合一直向下擦至臀部,再用另一棉球自阴阜向下擦洗中间),初步清除会阴部的污垢、分泌物及血迹。第二遍和第三遍的顺序则以由内向外或以伤口为中心向外擦洗,其目的是防止伤口、尿道口、阴道口污染。最后用干纱布擦干。必要时可根据病人的具体情况增加擦洗的次数,直到擦洗干净为止。擦洗结束后撤去操作用物,协助病人整理衣裤及床单位。

2. 会阴冲洗　如需进行冲洗者,备好冲洗壶和便盆,调节好冲洗液的温度。冲洗时用无菌纱布堵住阴道口,以免污水进入阴道,引起逆行感染。先将便盆放于中单橡胶布上,用镊子夹住消毒棉球,一边冲洗一边擦洗,冲洗的顺序同会阴擦洗。

【护理要点】

1. 会阴擦洗时注意评估病人会阴部情况,注意会阴及伤口有无红肿、分泌物及性质、伤口愈合情况等,发现异常情况及时处理并报告医生。

2. 产后妇女及接受会阴部手术的病人,在每次排便后均应擦洗会阴,预防感染。

3. 对留置导尿管的病人,应注意观察导尿管是否通畅,避免脱落或打结。

4. 为了避免交叉感染,应最后擦洗有感染的病人。

5. 护士应注意无菌操作,在每次擦洗或冲洗前后均应洗净双手,然后再护理下一位病人。

6. 进行会阴擦洗/冲洗时要注意保护病人隐私,以减轻病人的心理负担。

第二节　阴道灌洗

阴道灌洗是用消毒液对阴道进行清洗的技术。

【目的】　阴道灌洗可以改善阴道的血液循环,减少阴道内分泌物,减轻局部组织出血,有利于炎症的消退。

【适应证】

1. 治疗阴道炎、子宫颈炎。

2. 子宫切除术前或阴道手术前的常规阴道准备。

【用物准备】

1. 用物　中单橡皮布1块,一次性中单1块,一次性塑料垫巾1块,一次性手套1副,消毒灌洗筒1个,橡皮管1根,灌洗头1个,输液架1个,弯盘1个,便盆1个,阴道窥器1个,卵圆钳1把及消毒大棉球。

2. 灌洗溶液　常用灌洗溶液有0.02%聚维酮碘(碘伏)溶液、1:5000的高锰酸钾溶液、0.1%苯扎溴铵(新洁尔灭)溶液、生理盐水、2%~4%碳酸氢钠溶液、1%乳酸溶液、4%硼酸溶液及0.5%醋酸溶液等。

【操作步骤】

1. 核对病人的床号、姓名,向病人说明阴道灌洗的目的及方法,取得病人的合作。

2. 病人排尿后,协助病人上妇科检查床,取膀胱截石位,暴露外阴,臀下铺中单橡皮布、一次性中单和一次性塑料垫巾,放好便盆。

3. 按需要配制500~1000 mL灌洗液,将灌洗桶挂于距床沿60~70 cm的支架上,先排出管内空气,调节适当的水温(41~43 ℃)后备用。

4. 护士带一次性手套,用右手持冲洗头,先冲洗外阴部,然后分开小阴唇,将灌洗头沿阴道纵侧壁方向插入阴道至后穹隆处,边冲洗边在阴道内围绕子宫颈轻轻左右上下移动灌洗头;或用阴道窥器暴露子宫颈后再冲洗,冲洗时不断转动阴道窥器,使整个阴道后穹隆及阴道侧壁冲洗干净后再将阴道窥器按下,以使阴道内残留的液体完全流出。冲洗液将近流完(约剩 100 mL)时,夹紧皮管,取出灌洗头和阴道窥器,再冲洗一遍外阴部,然后扶病人坐在便盆上,使阴道内存留的液体流出。

5. 灌洗结束后,用干纱布擦干外阴,撤离便盆,整理用物及床单,并协助病人下妇科检查床。

【护理要点】

1. 溶液温度以 41～43 ℃为宜,阴道黏膜不耐热,温度过高容易致烫伤;温度过低病人不舒服。

2. 灌洗筒不宜超过床沿 70 cm,以免压力过大,水流过速,使溶液或阴道分泌物流入子宫腔,引起上行感染;避免灌洗液在阴道停留时间过短,穹隆部及阴道壁的某些皱褶处未能洗净。

3. 灌洗液应该根据灌洗目的选择。滴虫性阴道炎病人用酸性溶液;阴道假丝酵母菌病病人用碱性溶液;非特异性炎症病人则用一般溶液或生理盐水灌洗;术前病人可用 0.02％聚维酮碘(碘伏)溶液、1∶5000 的高锰酸钾溶液、新洁尔灭溶液灌洗。

4. 操作需轻巧,勿伤阴道及子宫颈。

5. 未婚妇女不可使用阴道窥器,可用导尿管进行阴道灌洗。经期、产后或人工流产术后,子宫颈口未闭阴道内有血液,容易引起上行感染,一般禁做阴道灌洗。但如产后 10 天以上或某些妇科手术 2 周后,阴道分泌物味臭,阴道伤口感染坏死者,可做低压灌洗,压力不可高于 30 cm,以免污物进入子宫腔或损伤阴道残端伤口。

第三节　会阴湿热敷

会阴湿热敷是利用热原理和药物化学反应直接接触患病区域,促进患病部位的血液循环,增强局部白细胞的吞噬能力和组织活力的一种护理技术。

【目的】 改善局部血液循环,改善组织营养,提高抵抗力,增强白细胞的吞噬功能,加快组织再生,消炎、止痛。可以使陈旧性血肿局限,有利于外阴伤口的愈合。

【适应证】

1. 会阴部水肿及会阴血肿的吸收期。

2. 会阴伤口硬结及早期感染病人。

【用物准备】

1. 用物　中单橡皮布 1 块,棉布垫 1 块,一次性垫巾 1 块,会阴擦洗盘 1 个(内有:消毒弯盘 2 个、镊子或消毒止血钳 2 把、无菌纱布数块、医用凡士林),沸水、热源袋如热水袋或电热宝,红外线灯等。

2. 药物　50％硫酸镁溶液、95％乙醇。

【操作步骤】 核对病人床号、姓名,向病人解释会阴湿热敷的目的、方法、效果及预后等,取得其理解和配合。

嘱病人排空膀胱,协助其松解衣裤,暴露热敷部位,臀下垫中单橡皮布和一次性垫巾。热敷部位先涂一层凡士林,盖上纱布,再轻轻敷上浸有热敷溶液的温纱布,外面盖上棉布垫保温。一般每 3～5 min 更换热敷垫 1 次,热敷时间是 15～30 min。热敷结束,更换新会阴垫,整理床单位。

【护理要点】

1. 会阴湿热敷在会阴擦洗,清洁外阴局部伤口污垢后进行。

2. 湿热敷温度一般为 41～48 ℃。注意防止烫伤,对休克、虚脱、昏迷及术后感觉不灵敏者尤应警惕。

3. 热敷面积为病灶范围的 2 倍。

4. 在热敷过程中,护士应随时评价热敷效果,并为病人提供一切生活护理。

第四节　阴道或子宫颈上药

阴道或子宫颈上药是将治疗性药物涂抹到阴道壁或子宫颈黏膜上,达到局部治疗的作用。

【目的】　治疗各种阴道和子宫颈的炎症。

【适应证】　治疗各种阴道炎、子宫颈炎及术后阴道残端炎。

【用物准备】

1. 用物　中单橡皮布 1 块、一次性治疗巾 1 块、一次性手套 1 副。阴道灌洗用物 1 套、阴道窥器、长镊子、消毒干棉球、消毒长棉签、带尾丝的大棉球或棉纱。

2. 药品

(1) 阴道后穹窿塞药:甲硝唑、制霉菌素等片剂、丸剂或栓剂。

(2) 局部非腐蚀性药物:1%甲紫、大蒜素、新霉素或氯霉素等。

(3) 腐蚀性药物:20%～50%硝酸银溶液、20%或 100%铬酸溶液。

(4) 子宫颈棉球上药:止血药、消炎止血粉和抗生素等。

(5) 喷雾器上药:土霉素、磺胺嘧啶、呋喃西林、己烯雌酚等。

【操作方法】　核对病人的床号、姓名,说明阴道或子宫颈上药的目的、方法及效果,取得病人的理解和配合。

嘱病人排空膀胱,协助上妇科检查床后取膀胱截石位,臀部垫中单橡皮布和一次性治疗巾。上药前应先做阴道灌洗,暴露子宫颈后用干棉球拭去子宫颈黏液或炎性分泌物,使药物直接接触炎性组织面而取得疗效。上药方法有以下 4 种。

1. 阴道后穹窿塞药　将药物直接塞入阴道后穹窿处。用于治疗滴虫性阴道炎、阴道假丝酵母菌病、老年性阴道炎及慢性子宫颈炎等病人。可指导病人自行放置,睡前洗净双手或戴无菌手套,用食指将药片沿阴道后壁向上向后推进,直到食指完全进入为止。睡前用药,每晚 1 次,10 次为一个疗程。

2. 局部用药　包括腐蚀性药物和非腐蚀性药物,用于治疗子宫颈炎和阴道炎病人。

(1) 腐蚀性药物:多用于慢性子宫颈炎颗粒增生型病人。

①20%～50%硝酸银溶液:用长棉签蘸少许药液涂于子宫颈糜烂面,并插入子宫颈管内口约 0.5 cm,然后用生理盐水棉球洗去表面残余的药液,再用棉球吸干,每周 1 次,2～4 次为一个疗程。

②20%或 100%铬酸溶液:用棉签蘸铬酸溶液涂于子宫颈糜烂面上,糜烂面乳头较大的可

反复涂药数次,使局部呈黄褐色,再用长棉签蘸药液插入子宫颈管内约 0.5 cm 持续 1 min。每 20~30 天上药 1 次,直至糜烂面乳头完全光滑为止。

(2)非腐蚀性药:用棉球或长棉棍蘸取药液涂擦阴道壁或子宫颈。治疗假丝酵母菌病可用 1% 甲紫或大蒜液,每天 1 次,7~10 天为一个疗程。治疗急性或亚急性子宫颈炎、阴道炎可选择新霉素、氯霉素。

3. 子宫颈棉球上药 适用于子宫颈急性或亚急性炎症伴有出血者。常用药物有抗生素药液和止血粉等。用阴道窥器充分暴露子宫颈,用长镊子夹持带尾线的大棉球,蘸上药液和药粉,再将棉球塞压在子宫颈处,将棉球尾线留于阴道外,并用胶布将尾线固定于阴阜侧上方。嘱病人于放药 12~24 h 后自行牵引尾线取出棉球。

4. 喷雾器上药 阴道用的各种粉剂,如磺胺嘧啶、土霉素、呋喃西林等药物,可用喷雾器将药物均匀地喷在炎症组织的表面。适用于非特异性阴道炎及老年性阴道炎病人。

【护理要点】

1. 月经期或阴道出血者应停止阴道上药,避免引起逆行感染。

2. 上药期间禁止性生活。

3. 阴道壁上非腐蚀性药物时,应转动阴道窥器,将药物均匀地涂布阴道四壁。

4. 应用腐蚀性药物时,要注意保护阴道壁及正常子宫颈组织。上药前将棉球或纱布垫于阴道后壁及后穹隆部,蘸取的药液不宜过多,以免药液下流灼伤正常组织,药液涂擦后,用棉球吸干,然后如数取出棉球和纱布。

5. 未婚女性上药时不可使用阴道窥器,可用消毒长棉签涂抹。但应注意将棉签上的棉捻紧,涂药时顺着一个方向转动,避免棉花脱落遗留于阴道内。

6. 子宫颈棉球上药者,放药完毕切记嘱病人按时取出阴道内的棉球。

7. 阴道、子宫颈局部上药一般每天一次,7~10 次为一个疗程。

第五节 坐 浴

坐浴是借助水温和药液的作用促进局部组织的血液循环,增强抗病能力,减轻外阴局部炎症和疼痛,使创面清洁,有利于组织的修复。

【目的】 坐浴的目的是清洁外阴改善局部组织的血液循环,消除炎症,以利于组织的修复。

【适应证】

1. 外阴、阴道手术或经阴道行子宫切除术的术前准备。

2. 外阴炎、阴道炎、子宫脱垂病人的治疗或辅助治疗。

3. 会阴切口愈合不良。

【用物准备】

1. 物品 坐浴盆 1 个,30 cm 高的坐浴架 1 个,消毒小毛巾 1 块等。

2. 浴液的配置

(1)滴虫性阴道炎:常用 0.5% 的醋酸溶液、1% 乳酸溶液或 1:5000 的高锰酸钾溶液。

(2)阴道假丝酵母菌病:一般用 2%~4% 碳酸氢钠溶液。

(3)萎缩性阴道炎:常用 0.5%~1% 乳酸溶液。

（4）外阴炎及其他非特异性阴道炎，外阴、阴道手术前准备：可用 1：5000 的高锰酸钾溶液、1：1000 的苯扎溴铵（新洁尔灭）溶液、0.02％聚维碘酮（碘伏）溶液及中成药（洁尔阴、肤阴洁等）。

【操作方法】

1. 核对病人的床号及姓名，说明坐浴的目的、方法、效果及注意事项，取得病人的理解和配合。

2. 根据病人需要按比例配制 2000 mL 溶液，水温 41～43 ℃，将坐浴盆置于坐浴架上，排空膀胱后全臀和外阴部浸泡于溶液中，持续 20 min。结束后用无菌纱布蘸干外阴部。

坐浴分热浴、温浴和冷浴 3 种。热浴水温在 41～43 ℃，用于渗出性病变及急性炎症浸润，可先熏后坐，持续 20 min；温浴水温在 35～37 ℃，用于慢性盆腔炎、手术前准备；冷浴水温在 14～15 ℃，持续 2～5 min 即可，适用于阴道松弛、性无能及功能性无月经等，目的是刺激神经肌肉使其张力增加。

【护理要点】

1. 坐浴液严格按比例配置，浓度太高容易造成黏膜烧伤，浓度太低影响治疗效果。

2. 坐浴液水温适中，水温过高易烫伤黏膜。

3. 月经期妇女，阴道流血者，孕妇及产后 7 天内的产妇禁止坐浴。

4. 坐浴前将外阴和肛门周围擦洗干净。坐浴时将臀部和全部外阴浸入药液中。注意保暖，防止受凉。

小结

妇产科常用护理技术是妇产科护理中最常用的技术，包括外阴会阴擦洗/冲洗、阴道灌洗、会阴湿热敷、阴道或子宫颈上药及坐浴，其主要目的是保持会阴部位的清洁，促进局部血液循环，增强局部抗病能力，促进炎症的吸收和伤口的愈合等。通过学习学生应该记住妇产科常用护理技术的适应证，常用的溶液、浓度及水温，熟悉各项护理技术的操作方法和要领，总结各项护理技术的护理要点。

目标检测

一、选择题

1. 阴道灌洗液的最佳温度是（   ）。

A. 31～33 ℃　　B. 34～36 ℃　　C. 37～40 ℃　　D. 41～43 ℃　　E. 44～46 ℃

2. 李女士，妇科手术后 2 周，阴道排出的分泌物量多且有臭味，拟行阴道灌洗，下列选项错误的是（   ）。

A. 配置灌洗液 500～1000 mL，灌洗温度 41～43 ℃

B. 灌洗筒挂在床旁输液架上，液面距床沿高度不超过 30 cm

C. 为了将阴道分泌物冲洗干净可加快、加大灌洗液的流速和压力

D. 灌洗过程中注意病人的主诉，出现异常立即停止灌洗

E. 灌洗完毕扶病人坐在便盆上，将阴道内残留的灌洗液排出

3. 护士可以教病人在家自己进行阴道或子宫颈上药的方式是（   ）。

A. 局部涂擦   B. 阴道后穹隆上药

C. 子宫颈棉球上药   D. 喷雾器上药

E. 阴道窥器上药

二、案例题

病人,女,58岁,因子宫内膜癌需要行全子宫切除术,护士为其做术前准备行阴道灌洗。请问:

(1) 为该病人进行阴道灌洗的目的是什么?

(2) 应该从哪些方面为病人提供护理?

（王爱华）

参考答案:一、1. D   2. C   3. D

第二十二章 妇产科常用诊疗手术病人的护理

学习目标

识记：
1. 列举妇产科常用诊疗检查的禁忌证、适应证及检查方法。
2. 描述妇产科常用诊疗手术病人的护理要点。
理解：
1. 说明妇产科各种常用诊疗检查的临床意义。
2. 判断妇产科诊疗手术病人常见的术后并发症。
应用：运用护理程序对接受妇产科诊疗手术的病人进行整体护理。

妇产科属于外科性质，无论在门诊还是病房，给病人诊疗过程中，常用的诊疗检查操作及手术均较多，需要护理人员与医生密切配合，共同完成各项诊疗任务。

第一节　生殖道脱落细胞学检查

女性生殖道脱落上皮细胞包括来自阴道上段、子宫颈阴道部、子宫、输卵管及腹腔的上皮细胞，其中以阴道上段和子宫颈阴道部的上皮细胞为主。由于阴道上皮细胞受卵巢女性激素影响而出现周期性变化，所以生殖道脱落细胞学检查既能反映体内女性激素水平，又能协助诊断生殖道不同部位恶性肿瘤及观察其治疗效果。该检查是一种简便、经济、实用的辅助诊断方法，但检查中若发现恶性细胞不能定位，需行组织学检查才能确诊。

【适应证】
1. 早期子宫颈癌筛查，30 岁以上已婚妇女应每年检查 1 次。
2. 怀疑子宫颈管恶性病变者。
3. 生殖道感染性炎症。
4. 卵巢功能检查，适用于卵巢功能低下、功能失调性子宫出血、异常闭经等病人。
5. 胎盘功能检查。

【禁忌证】
1. 月经期。
2. 生殖器急性炎症。

【物品准备】　阴道窥器 1 个，子宫颈刮片（木质小刮板）2 个或子宫颈刷 1 个，清洁载玻片

2 张、无菌棉签或棉球若干,装有固定液(95%乙醇)标本瓶 1 个或细胞保存液 1 瓶等。

【操作方法】

1. 阴道涂片 主要目的是了解卵巢功能或胎盘功能。受检者取膀胱截石位。

(1) 已婚妇女:用阴道窥器扩张阴道(阴道窥器上下不涂润滑剂),在阴道侧壁上 1/3 处用无菌棉签轻轻刮取分泌物及浅层细胞,薄而均匀地涂于载玻片上,置 95%乙醇中固定。取材时应轻轻刮取,切勿用力,以免将深层细胞混入而影响诊断。

(2) 无性生活妇女:将卷紧的无菌棉签在生理盐水溶液中先浸湿,再用无菌湿棉签深入阴道侧壁上 1/3 处涂抹,取出无菌湿棉签,横放在载玻片上,向一个方向滚涂,然后置于 95%乙醇中固定。

2. 子宫颈刮片 筛查早期子宫颈癌的重要方法。受检者取膀胱截石位,取材应在子宫颈外口鳞柱状上皮交界部,以子宫颈外口为圆心,用木质小刮板轻轻刮取一周,避免损伤组织引起出血而影响检查结果。若白带过多,应先拭净黏液后再刮取标本,然后均匀地涂在载玻片上并固定。由于该法所获取的细胞数量较少且制片较粗劣,故多推荐涂片法。

3. 子宫颈管涂片 先用无菌干棉球将子宫颈表面分泌物拭净,将木质小刮板放入子宫颈管内,轻轻刮取一周后涂片并固定。此法缺点同子宫颈刮片。最好使用"细胞刷"刮取子宫颈管上皮,将细胞刷置于子宫颈管内 10 cm 左右,旋转 360°,刷取子宫颈管上皮后,将细胞均匀地涂于载玻片上,立即固定。

【检查结果及临床意义】

(一)正常生殖道脱落细胞的类型

1. 鳞状上皮细胞 阴道及子宫颈阴道部被覆的上皮细胞均为非角化性的分层鳞状上皮细胞。根据上皮细胞的形态和成熟度,将分层鳞状上皮分为底层、中层和表层,细胞由底层向表层逐渐成熟。底层细胞在上皮的最深层,靠近基底膜,涂片中较少见;中层细胞在底层细胞的上方,妊娠期中层细胞增生;表层细胞在中层的上方,又称角化鳞状上皮细胞,子宫颈涂片中最常见。

2. 柱状上皮细胞 分为子宫颈黏膜细胞、子宫内膜细胞和输卵管黏膜细胞 3 种。输卵管黏膜细胞脱落后到达子宫腔,与子宫内膜细胞相混合,难以辨认。

3. 非上皮细胞 有许多细胞不是来自生殖道上皮,如吞噬细胞、白细胞、红细胞等。

(二)生殖道脱落细胞学检查在内分泌检查方面的应用

阴道与子宫颈阴道部上皮中的底层、中层和表层细胞,不仅其生长与成熟受体内雌激素水平影响,而且各层细胞的比例随月经周期中雌激素的变化也发生变化。临床上常用 4 种指数代表体内雌激素水平,即成熟指数、嗜伊红细胞指数、致密核细胞指数和角化指数。

1. 成熟指数(maturation index,MI) 阴道细胞学卵巢功能检查中最常用的一种方法。MI 是计算鳞状上皮 3 层细胞百分比,按底层/中层/表层顺序写出。若底层细胞百分率高称为左移,提示不成熟细胞增多,雌激素水平下降;若表层细胞百分率高称为右移,提示成熟细胞增多,雌激素水平升高。正常情况下,育龄期妇女受雌激素影响,子宫颈涂片中表层细胞居多,基本无底层细胞。轻度影响者表层细胞<20%,高度影响者表层细胞>60%。

2. 嗜伊红细胞指数(eosinophilic index,EI) EI 是计算鳞状细胞中表层红染细胞的百分率,表示雌激素水平。指数越高,提示上皮细胞越成熟。

3. 致密核细胞指数(karyopyknotic index,KI) KI 是指鳞状上皮细胞中表层致密核细胞的百分率,KI 越高,提示上皮细胞越成熟,受雌激素影响程度越高。

4. 角化指数(cornification index,CI) 用来代表体内雌激素水平。CI 是指鳞状上皮细胞中的表层嗜伊红性致密核细胞的百分率,指数越高,提示上皮细胞越成熟。

(三)生殖道脱落细胞学涂片检查在妇科疾病诊断方面的应用

生殖道脱落细胞学涂片检查有助于功能失调性子宫出血、闭经、流产及生殖道感染性疾病的诊断。而且根据涂片细胞的形态特征可推断生殖道感染的病原体种类。

1. 功能失调性子宫出血

(1)无排卵性功能失调性子宫出血:涂片显示中至高度雌激素影响,但也有较长期处于低至中度雌激素影响。雌激素水平高时 MI 右移显著,雌激素水平下降时出现阴道流血。

(2)排卵性月经失调:涂片显示有周期性变化,MI 明显右移,排卵期出现高度雌激素影响,EI 可达 90%。但排卵后细胞堆积和皱褶较差或持续时间短,EI 虽有下降但仍偏高。

2. 闭经　涂片检查结果有正常周期性变化,提示闭经原因在子宫及其以下部位,如子宫内膜结核、子宫颈子宫腔粘连等。涂片见中层和底层细胞多,表层细胞极少或无,无周期性变化,提示病变在卵巢,如卵巢早衰。涂片表现不同程度雌激素低落,或持续雌激素轻度影响,提示垂体或下丘脑或其他全身性疾病引起的闭经。

3. 流产

(1)先兆流产:由于黄体功能不足引起的先兆流产表现为 EI 在早孕期增高,经治疗后 EI 稍下降提示好转。若 EI 再度增高,细胞开始分散,流产可能性大。若先兆流产而涂片正常,提示流产并非黄体功能不足引起,用孕激素治疗无效。

(2)稽留流产:EI 升高,出现圆形致密核细胞,细胞分散,舟形细胞少,较大的多边形细胞增多。

4. 生殖道感染性炎症

(1)细菌性阴道病:常见的有乳杆菌、球菌、放线菌等。涂片中炎性阴道细胞为细胞核呈豆状核,核溶解和核破碎,上皮细胞核周有空晕,细胞质内有空泡。

(2)衣原体性子宫颈炎:子宫颈管涂片上可见化生的细胞质内有球菌样物及嗜碱性包涵体,细胞肥大多核。

(3)病毒感染:①人乳头瘤病毒(HPV)感染:在涂片标本中可见挖空细胞、不典型角化不全细胞和反应性外底层细胞提示有 HPV 感染。②单纯疱疹病毒(HSV)Ⅱ型:早期表现为感染细胞的核增大,细胞质呈水肿样退变,染色质很细,呈淡的嗜碱性染色,均匀,犹如毛玻璃状,细胞多呈集结状,有很多胞核。晚期可见嗜伊红染色的核内包涵体,周围可见一清亮晕环。

(四)生殖道脱落细胞学诊断的报告形式

生殖道涂片中脱落的恶性细胞以鳞状上皮细胞癌最为常见。癌细胞主要表现在细胞核改变、细胞形态改变及细胞间关系的改变。癌细胞的细胞核增大、深染及核分裂异常等,细胞形态各异,大小不等,排列紊乱。生殖道脱落细胞学诊断的报告方式有两种:一种是分级诊断,以往应用较多,目前我国仍有医院用分级诊断,即巴氏 5 级分类法。另一种是描述性诊断,采用 TBS 分类法,目前我国正在推广应用。

1. 巴氏 5 级分类法

(1)巴氏Ⅰ级:正常。为正常阴道细胞涂片。

(2)巴氏Ⅱ级:炎症。细胞核普遍增大,核染色质较粗,但染色质分布尚均匀。无恶性特征细胞,属良性改变或炎症。

(3)巴氏Ⅲ级:可疑癌。核异质,表现为细胞核大深染,核形不规则或双核。

(4)巴氏Ⅳ级:高度可疑癌。发现不典型癌细胞,待证实。

（5）巴氏Ⅴ级:癌。发现大量典型的癌细胞。

巴氏分级法存在有以下缺点:以级别来表示细胞学改变的程度易造成假象,似乎每个级别之间有严格的区别,但实际上Ⅰ、Ⅱ、Ⅲ、Ⅳ级之间的区别并无严格的客观标准,主观因素较多;对癌前病变也无明确规定,可疑癌是指可疑浸润癌还是CIN不明确;不典型细胞全部作为良性细胞学改变也欠妥;未能与组织病理学诊断名词相对应,也未包括非癌的诊断。因此巴氏分级法已逐渐被TBS分类法所取代。

2. TBS分类法及其描述性诊断内容

为使细胞学诊断与组织病理学术语一致,与临床处理密切结合,1988年美国制定了阴道细胞TBS(the bethesda system)命名系统,1991年被国际癌症协会正式采用。2001年再次修订。TBS分类法包括标本满意度的评估和对细胞形态特征的描述性诊断。

（1）对标本满意度的评估:包括标本标签的识别、相关临床资料、所含细胞成分的可解释性及涂片中的细胞组成4部分。标本满意度划分为:①满意涂片;②基本满意涂片,但有不足的部分;③不满意涂片。

（2）对细胞形态特征的描述性诊断内容包括:①良性细胞学改变:包括感染及反应性细胞学改变。②鳞状上皮细胞异常:包括不典型鳞状上皮细胞、低度鳞状上皮细胞内病变、高度鳞状上皮细胞内病变和鳞状细胞癌。③腺上皮细胞异常:包括不典型腺上皮细胞、腺原位癌和腺癌。④其他恶性肿瘤细胞:原发于子宫颈和子宫体的不常见肿瘤及转移癌。

【护理要点】

1. 向受检者讲解有关生殖道脱落细胞学检查的意义和步骤,使其积极有效配合检查。

2. 告知受检者于检查前2日内禁止性生活、阴道检查和阴道内放置药物治疗。

3. 准备好所需物品并检查,采用一次性阴道窥器和子宫颈刮片,载玻片应经脱脂处理。所用器具必须严格消毒、干燥,不要沾有任何化学药品或润滑剂。

4. 取脱落细胞标本时动作应轻、稳、准,避免损伤组织引起出血。若阴道分泌物较多,应用无菌干棉球轻轻擦拭后再取标本。刮取涂片时必须均匀,向一个方向涂抹,切忌来回涂抹,以免破坏细胞。

5. 在涂完的载玻片上做好标记,立即放入装有95%乙醇固定液标本瓶中固定并及时送检。

6. 向受检者说明生殖道脱落细胞学检查结果的临床意义,嘱其及时将病理报告结果反馈给医生,以免延误诊治。

第二节　子宫颈活体组织检查

子宫颈活体组织检查是从子宫颈病变处或可疑部位取小部分组织做病理学检查,简称子宫颈活检。绝大多数子宫颈活检可以作为诊断最可靠的依据。常用的取材方法有局部活体组织检查和诊断性子宫颈锥形切除术。

一、局部活体组织检查

【适应证】

1. 子宫颈脱落细胞学涂片检查巴氏Ⅲ级及Ⅲ级以上者;子宫颈脱落细胞学涂片检查巴氏Ⅱ级抗感染治疗后仍为巴氏Ⅱ级者;TBS分类为鳞状上皮细胞异常者。

2. 阴道镜检查时反复可疑阳性或阳性者。

3. 疑有子宫颈癌或慢性特异性炎症(结核、尖锐湿疣等),需进一步明确诊断者。

【禁忌证】

1. 妊娠期或月经期。

2. 生殖道急性或亚急性炎症。

【物品准备】 阴道窥器 1 个,子宫颈钳 1 把,子宫颈活检钳 1 把,长镊子 2 把,无菌洞巾 1 块,无菌手套 1 副,带尾棉球或带尾纱布卷 1 个,棉球或棉签若干,复方碘溶液,装有固定液(10%甲醛)标本瓶及 0.5%聚维酮碘溶液等。

【操作方法】

1. 嘱病人排空膀胱,取膀胱截石位,用 0.5%聚维酮碘溶液消毒外阴,铺无菌洞巾。

2. 用阴道窥器充分暴露子宫颈,用干棉球拭净子宫颈表面黏液,局部消毒。

3. 子宫颈钳夹持子宫颈前唇,用子宫颈活检钳在子宫颈外口鳞柱状上皮交接处或特殊病变处取材。可疑子宫颈癌者,在子宫颈 3、6、9、12 点 4 处钳取组织;临床已明确为子宫颈癌,只为确定病理类型或浸润程度者可以做单点取材;为提高取材准确性,可以用复方碘溶液涂擦子宫颈阴道部,选择不着色区取材,或在阴道镜指引下取材。

4. 手术结束时子宫颈局部用带尾棉球或带尾纱布压迫止血,嘱病人 24 h 取出。

5. 将所钳取组织分别放在标本瓶内,做好部位标记。

【护理要点】

1. 检查前护理

(1)向病人讲解手术的目的、操作过程,取得病人积极配合,减轻焦虑。

(2)术前告知病人子宫颈活检的适宜时间是月经干净后 3~7 日。月经期或近月经期不宜行活检,以防止感染和出血过多。

2. 术中护理

(1)护理人员陪伴在病人身边,密切观察病人的反应,给予心理上的支持。

(2)术中及时为医生传递所需物品,配合医生留取活检标本,做好标记。

3. 术后护理

(1)嘱病人注意观察有无阴道流血,若发现异常及时就诊。若无阴道出血,24 h 后自行取出带尾棉球或带尾纱布。

(2)保持会阴部清洁,1 个月内禁止性生活及盆浴。

(3)告知病人及时领取病理报告单并及时反馈给医生。

二、诊断性子宫颈锥形切除术

诊断性子宫颈锥形切除术,简称诊断性子宫颈锥切术,指在子宫颈外口周围(包括部分子宫颈管组织),圆锥形切除子宫颈病变处做病理学检查,以明确诊断。

【适应证】

1. 子宫颈刮片细胞学检查多次找到恶性细胞,而子宫颈多处活检及分段诊刮病理学检查均未发现癌灶者。

2. 子宫颈活检证实为 CINⅢ,需要确诊者。

3. 子宫颈活检为原位癌或镜下早期浸润癌,而临床可疑为浸润癌,为明确病变累及程度及决定手术范围者。

【禁忌证】

1. 阴道、子宫颈、子宫及盆腔有急性或亚急性炎症。

2. 有血液病等出血倾向。

【物品准备】 阴道窥器1个,子宫颈钳1把,子宫颈扩张器1套,子宫探针1个,无齿长镊2把,尖手术刀或 LEEP 刀1把,刮匙1把,无菌洞巾1块,无菌手套1副,无菌纱布,棉球及棉签若干,复方碘溶液,0.5%聚维酮碘溶液及盛10%甲醛溶液的小标本瓶等。

【操作方法】

1. 病人排尿后,行蛛网膜下腔或硬脊膜外阻滞,取膀胱截石位。

2. 外阴消毒后,铺无菌洞巾,放置阴道窥器暴露子宫颈,并消毒阴道和子宫颈及子宫颈外口。子宫颈钳夹持前唇并向外牵拉,用子宫颈扩张器逐号扩张子宫颈管,用刮匙刮取子宫颈内口以下的颈管组织,刮取物装入标本瓶。

3. 涂复方碘溶液于子宫颈表面,在病灶外或碘不着色区外 0.5 cm 处用尖手术刀在子宫颈表面做环形切口,深约 0.2 cm,包括子宫颈上皮及少许皮下组织,按 30°～50°角向内做子宫颈锥形切除。根据不同的手术指征,可深入子宫颈管 1～2.5 cm,呈锥形切除。

4. 于切除组织 12 点处做一标记,放入 10%甲醛溶液的小标本瓶中固定,待送检。

5. 用无菌纱布压迫创面止血。若有动脉出血,可用肠线缝扎止血,也可加用明胶海绵或止血粉等止血。

6. 若行子宫切除术,手术最好在子宫颈锥切术后 48 h 内进行,可行子宫颈前后唇相对缝合封闭创面止血。若在短期内不能行子宫切除或无需做进一步手术者,应行子宫颈成形缝合术或荷包缝合术,术毕探查子宫颈管。

【护理要点】

1. 术前告知病人手术应在月经净后 3～7 日内进行。向病人及家属说明手术过程,耐心解答病人提出的问题,以减轻其内心的恐惧。

2. 术中密切观察病人的反应,同时配合医师做好导尿、止血、标本标记及固定。

3. 术后在观察室内观察病人 1 h,注意病人有无阴道流血、头晕及血压下降等出血反应。

4. 告知病人休息 3 日,遵医嘱应用抗生素预防感染。保持会阴部清洁,2 个月内禁止性生活及盆浴。

5. 嘱病人注意观察阴道流血状况,若出血过多,应及时就诊。术后 6 周到门诊探查子宫颈管有无狭窄。

第三节 穿 刺 检 查

妇产科常用的穿刺检查有经腹壁腹腔穿刺术、经阴道后穹隆穿刺术和经腹壁羊膜腔穿刺术。

一、经腹壁腹腔穿刺术

妇科病变主要位于盆腔和下腹部,可以通过经腹壁腹腔穿刺术达到诊断和治疗的目的。经腹壁腹腔穿刺术(abdominal paracentesis)是指用穿刺针经腹壁进入腹腔抽取腹腔及盆腔积液行化验检查、细菌培养、脱落细胞学检查及药物敏感试验等,以明确积液性质或查找肿瘤细胞。此外,经腹壁腹腔穿刺术还可用于人工气腹、腹腔积液放液及腹腔化疗等。

【适应证】

1. 用于协助诊断腹腔积液性质。

2. 确定靠近腹壁的盆腔及下腹部的肿物性质。

3. 穿刺放出部分腹腔积液,降低腹压,减轻腹胀,暂时缓解呼吸困难症状,使腹壁松软便于做腹部及盆腔检查。

4. 注入化学药物进行腹腔化疗。

5. 气腹造影时,腹腔穿刺注入二氧化碳气体后再行 X 线摄片,盆腔器官显影清晰。

【禁忌证】

1. 疑有腹腔内器官严重粘连,特别是晚期卵巢癌有盆腹腔广泛转移致肠梗阻者。

2. 疑为巨大卵巢囊肿者。

3. 大量腹腔积液伴有严重电解质紊乱者。

4. 中、晚期妊娠者。

5. 精神异常或不能配合者。

6. 弥散性血管内凝血。

【物品准备】 无菌腹腔穿刺包 1 个(内有无菌洞巾 1 块、腰椎穿刺针或长穿刺针 1 个、弯盘 1 个,小镊子 2 把,止血钳 1 把),20 mL 注射器 1 支、无菌手套 1 副,无菌纱布 6 块,棉球若干,2%利多卡因溶液 1 支,0.5%聚维酮碘溶液,标本瓶,胶布。根据需要准备无菌导管或橡皮管、引流袋、腹带及化疗药物等。

【操作方法】

1. 经腹 B 型超声引导穿刺者需先充盈膀胱,确定肿块位置,再排空膀胱后进行穿刺;经阴道 B 型超声引导穿刺者需术前排空膀胱。

2. 术前选好体位。若腹腔积液量较多或行囊内穿刺,应取仰卧位;积液量较少,取半卧位或侧卧位。

3. 选择穿刺点。穿刺点一般选在脐与左髂前上棘连线中外 1/3 交界处,囊内穿刺点应在囊性感明显部位。

4. 消毒穿刺皮肤区,铺无菌洞巾,术者戴无菌手套。穿刺一般不需麻醉,精神过于紧张者,用 0.5%利多卡因溶液行局部浸润麻醉深达腹膜。

5. 用腰椎穿刺针在选定的穿刺点垂直刺入,针头阻力感消失时证明穿透腹膜,停止再进入,避免刺伤血管及肠管。拔出针芯,见有液体流出,连接注射器,抽取适量液体送检。腹腔积液细胞学检查需 100~200 mL 液体,其他检查需 10~20 mL。若需放腹腔积液则接导管,导管另一端连接器皿。若为查明盆腔内有无肿瘤存在,可放至腹壁变松软,易于检查为止。

6. 操作结束,拔出穿刺针。局部再次消毒,覆盖无菌纱布,用胶布固定。若针眼处有腹腔积液溢出,可稍加压迫。

【穿刺液性质及结果判断】

1. 血液

(1)新鲜血液:放置后在短时间内迅速凝固,为穿刺针刺伤血管所致,应改变穿刺针方向,或重新穿刺。

(2)陈旧性暗红色血液:放置 10 min 以上不凝固,提示有腹腔内出血。多见于异位妊娠、卵巢黄体破裂或其他脏器破裂,如脾破裂等。

（3）小血块或不凝固陈旧性血液：多见于陈旧性宫外孕。

（4）巧克力色黏稠液体：镜下见不成形碎片，多为卵巢子宫内膜异位囊肿破裂。

2. 脓液　液体质地稀薄或浓稠，呈黄色、黄绿色、淡巧克力色，有臭味，提示盆腔或腹腔内有化脓性病变或脓肿破裂。脓液应行细胞学涂片、细菌培养、药物敏感试验。必要时行切开引流术。

3. 炎性渗出物　液体混浊呈粉红色、淡黄色，提示盆腔及腹腔内有炎症。应行细胞学涂片、细菌培养、药物敏感试验。

4. 腹腔积液　有血性、浆液性和黏液性等。应送常规化验检查和细胞学检查。必要时检查抗酸杆菌、结核分枝杆菌培养等。肉眼血性腹腔积液，多数怀疑为恶性肿瘤，应行生殖道脱落细胞学检查。

【护理要点】

1. 术前护理

（1）向病人讲解经腹壁腹腔穿刺术的目的和操作过程，减轻其焦虑心理。

（2）观察病人的生命体征，测量腹围，检查腹部体征。

2. 术中护理

（1）手术时严格执行无菌操作，以免腹腔感染。

（2）严密观察病人的生命体征及反应，注意引流管是否通畅，记录腹腔积液性质及引流量。

（3）放腹腔积液时应固定好针头，放腹腔积液速度不宜过快，每小时不应超过 1000 mL，一次放腹腔积液不应超过 4000 mL，以免腹压骤降，病人出现休克征象。若病人出现异常，应立即停止放腹腔积液。放液过程中需腹带束腹，并逐渐缩紧腹带，以防腹压骤降。

（4）抽出液体后，应仔细观察其颜色、性状和气味等，留取足够液体量，标记后及时送检。

（5）腹腔内注入药物应慎重，认真核对药物的名称、剂量及病人姓名等。若行腹腔化疗时，应注意过敏反应等副作用。

3. 术后护理　大量放腹腔积液术后，应紧束腹带或腹部加压沙袋。告知病人术后需卧床休息 8～12 h，遵医嘱给予抗生素预防感染。

二、经阴道后穹隆穿刺术

直肠子宫陷凹是腹腔最低部位，腹腔内的积血、积液、积脓易积存于该部位。阴道后穹隆顶端与直肠子宫陷凹贴近，经阴道后穹隆穿刺术是妇产科常用的辅助诊断方法。经阴道后穹隆穿刺术（culdocentesis）是指在无菌条件下，用穿刺针经阴道后穹隆刺入盆腔，抽取直肠子宫陷凹处积存物进行肉眼观察、化验和病理学检查。

【适应证】

1. 疑有腹腔内出血时，如输卵管妊娠流产或破裂及卵巢黄体破裂等。

2. 疑有盆腔内有积液、积脓时，穿刺检查了解积液的性质。若为盆腔脓肿，可行穿刺引流及注入广谱抗生素治疗。

3. B 型超声引导下经后穹隆穿刺取卵，用于各种助孕技术。

4. B 型超声引导下行卵巢子宫内膜异位囊肿或输卵管妊娠部位注药治疗。

【禁忌证】

1. 盆腔严重粘连，较大肿块占据直肠子宫陷凹部位并凸向直肠者。

2. 疑有肠管和子宫后壁粘连者，穿刺容易损伤肠管和子宫。

3. 临床已高度怀疑恶性肿瘤者。

4. 异位妊娠准备采用非手术治疗者,应避免穿刺,以免引发感染。

【物品准备】 阴道窥器 1 个,子宫颈钳 1 把,腰椎穿刺针或长穿刺针 1 个,长镊子 1 把,20 mL 注射器 1 支,无菌试管数个、无菌洞巾 1 块、无菌手套 1 副、无菌棉球和纱布块若干,0.5% 聚维酮碘溶液等。

【操作方法】

1. 病人排空膀胱取膀胱截石位,消毒外阴、阴道,铺无菌洞巾。

2. 妇科检查了解子宫及附件情况,用阴道窥器充分暴露子宫颈及阴道后穹隆,并消毒。用子宫颈钳夹持子宫颈后唇并向前提拉,充分暴露阴道后穹隆,再次消毒。

3. 选择阴道后穹隆中央或稍偏病侧(最膨隆处)作为穿刺部位。将穿刺针与 20 mL 注射器相连接,穿刺针在子宫颈后唇与阴道后壁黏膜交界处稍下方平行子宫颈管刺入,当针穿过阴道壁有落空感时,表示进入直肠子宫陷凹。进针深度为 2～3 cm,立即抽吸,若无液体抽出,可以边退针边抽吸。必要时改变穿刺针方向或深浅度。见注射器内有液体抽出时,停止退针,继续抽吸至满足化验需要为止。

4. 穿刺完毕,拔出穿刺针,注意观察穿刺点有无活动性出血,若有出血,可用无菌棉球压迫片刻,血止后取出阴道窥器。整理用物,洗手。

【穿刺液性质及结果判断】 基本同经腹壁腹腔穿刺术。

【护理要点】

1. 术前应向病人做好解释,仔细评估病人的健康状况,若疑有盆腔内出血者,准备好急救药品,做好抢救准备。

2. 告知病人术中禁止移动身体,避免伤及直肠和子宫。

3. 术中应严密观察并记录病人的生命体征,重视病人的主诉。

4. 穿刺时一定要注意进针方向和深度。若抽出物为血液,应放置 5 min,若凝固,则为血管内血液。放置 10 min 后血液仍不凝固,为腹腔内出血。若未能抽出不凝血液,也不能完全排除异位妊娠,因内出血量少、血肿位置较高或与周围组织粘连时均可造成假阴性。抽出液体应注明标记,并及时送检,并做常规检查和细胞学检查。若抽出物为脓性液体,应行细菌培养和药物敏感试验。

5. 术后注意观察病人阴道流血的情况,嘱其半卧位休息,保持外阴部清洁。

三、经腹壁羊膜腔穿刺术

经腹壁羊膜腔穿刺术(amniocentesis)是指在中晚期妊娠时,用穿刺针经腹壁、子宫肌壁进入羊膜腔抽取羊水,供临床分析诊断、注射药物或生理盐水进行治疗的一种方法。

【适应证】

1. 产前诊断

(1)羊水细胞染色体核型分析、基因及基因产物检测:产前筛查时,怀疑有异常胎儿的孕妇进行羊膜腔穿刺抽取羊水细胞,检查后明确胎儿性别,确诊胎儿染色体病和遗传性疾病等。

(2)羊水生化测定:了解子宫内胎儿成熟度、胎儿血型及胎儿神经血管缺陷。

2. 治疗

(1)胎儿异常或死胎需做羊膜腔内注射药物引产终止妊娠。

(2)必须在短时间内终止妊娠,但胎儿又未发育成熟者,需向羊膜腔内注射地塞米松

10 mg以促进胎儿肺成熟。

（3）胎儿无畸形，若羊水过少，需羊膜腔内注入适量生理盐水以预防胎盘和脐带受压；羊水过多，需抽出适量羊水以改善症状及延长孕期，提高胎儿存活率。

（4）胎儿生长受限者，可向羊膜腔内注入氨基酸等促进胎儿发育。

（5）母儿血型不合，需给胎儿输血。

【禁忌证】

1. 术前24 h内两次体温>37.5 ℃。

2. 孕妇有流产征兆时，不宜用于产前诊断。

3. 孕妇心、肝、肾功能严重异常，或处于各种疾病的急性阶段或有急性生殖道炎症，不宜进行羊膜腔内注射药物流产。

【物品准备】 无菌腰椎穿刺针1个，弯盘1个，长镊子2把，无菌洞巾1块，无菌棉球和纱布若干，20 mL注射器1支，标本瓶1个，0.5%聚维酮碘溶液，2%利多卡因溶液1支，无菌手套1副，胶布等。

【操作方法】

1. 选择好穿刺部位。术前行B型超声检查明确胎盘及羊水暗区位置，并做好标记。穿刺尽量避开胎盘，选在羊水量相对较多的暗区进行(图22-1)。

2. 孕妇排尿后取仰卧位，腹部皮肤常规消毒，铺无菌洞巾。

3. 在选好的穿刺点用0.5%利多卡因溶液行局部浸润麻醉，用腰椎穿刺针垂直刺入腹壁，穿刺阻力第一次消失表示进入腹腔，继续进针又有阻力表示进入子宫壁，阻力再次消失表示已进入羊膜腔内。穿刺成功后，拔出穿刺针芯，有羊水溢出，用20 mL注射器抽取所需羊水量送检或直接注射药物。

4. 将针芯插入穿刺针内迅速拔出，敷以无菌干纱布，加压穿刺点5 min后胶布固定。

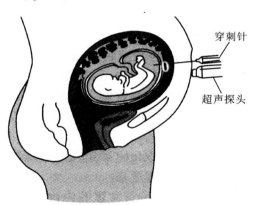

图 22-1 经腹壁羊膜腔穿刺

【羊水性状的判断】

1. 正常羊水妊娠早期为无色澄清液体；妊娠晚期羊水略浑浊，不透明呈乳白色，内含胎脂、胎儿上皮细胞、毳毛等有形成分。

2. 羊水呈浑浊脓性，提示羊膜腔感染。

3. 羊水呈浅绿色、黄绿色或棕黄色，提示羊水胎粪污染。

4. 羊水呈黏稠、浑浊的暗绿色，提示过期妊娠所致胎盘功能减退或羊水过少。

5. 羊水呈棕红色或暗褐色，提示胎死子宫内。

【护理要点】

1. 术前护理

（1）配合医师帮助孕妇选择合适的穿刺时间，产前诊断宜在妊娠16～22周进行；胎儿异常引产，宜在妊娠16～26周内。

（2）向孕妇及家属说明手术目的、操作过程，缓解其心理压力，积极配合操作。

（3）胎儿异常行引产前，应做血、尿常规，出凝血时间和肝功能检查，测量生命体征，外阴部备皮。

2.术中护理

（1）术中严格执行无菌操作，以防感染。

（2）穿刺针进入时不可过深过猛，尽可能一次成功，最多不超过2次。穿刺与拔针前后，注意观察孕妇有无呼吸困难、发绀等异常情况，警惕羊水栓塞的发生。

（3）穿刺后，若抽不出羊水，可能是针孔被羊水中有形物质阻塞，调整穿刺方向、深度后常能抽出羊水。若抽出血液，血液可能来自腹壁、子宫壁、胎盘或胎儿血管。应立即拔针，并压迫穿刺点，包扎腹部。若羊水过少，不要勉强操作，以免误伤胎儿。

3.术后护理　嘱孕妇术后当天注意多休息；密切观察穿刺部位有无液体渗出、阴道流血情况及胎儿胎心率和胎动变化等，若有异常，立即通知医师处理。

第四节　妇产科内镜检查

内镜检查（endoscopy）利用连接于摄像系统和冷光源的内窥镜，窥探人体体腔及脏器内部，观察组织形态、有无病变，必要时取活体组织行病理学检查，以明确诊断。它是临床常用的一项诊疗技术，妇产科常用的内镜有阴道镜、宫腔镜和腹腔镜等。

一、阴道镜检查

阴道镜检查（colposcopy）是将充分暴露的阴道和子宫颈光学放大10～40倍，直接观察这些部位的血管形态和上皮结构，以发现与癌变有关的异型上皮、异型血管和早期癌前病变，取可疑部位做活体组织检查，以提高疾病的确诊率。阴道镜检查也可用于外阴皮肤的相应病变的观察，但观察不到子宫颈管，对于子宫颈管内的鳞柱状上皮交界部的观察受限制。

【适应证】

1.子宫颈脱落细胞学刮片检查巴氏Ⅱ级以上，或TBS提示上皮细胞异常者。

2.妇科检查子宫颈可疑病变者。

3.HPV DNA检测16或18型阳性者。

4.子宫颈锥切术前确定切除范围。

5.可疑外阴、阴道上皮内瘤样病变；阴道腺病、阴道恶性肿瘤。

6.子宫颈、阴道及外阴病变治疗后复查和评估。可疑下生殖道尖锐湿疣者。

【物品准备】　阴道镜1台，阴道窥器1个，卵圆钳1把，子宫颈活检钳1把，尖手术刀1把，阴道上下叶拉钩，弯盘1个，标本瓶若干个，无菌纱布4块，无菌棉球及长杆棉签若干，3%醋酸溶液，复方碘溶液等。

【操作方法】

1.病人排尿后取膀胱截石位，用阴道窥器充分暴露阴道及子宫颈，轻轻擦去子宫颈分泌物。肉眼观察子宫颈形态、大小、色泽及有无赘生物。

2.打开光源，调整阴道镜目镜以适合观察，物镜镜头放置距阴道口10 cm，调节焦距至物像清晰，观察子宫颈阴道部上皮、血管等变化。加用绿色滤光镜片可使光线柔和，加用红色滤光镜片可行精细血管观察。

3.醋酸白试验　在子宫颈表面涂3%醋酸溶液，柱状上皮在醋酸作用下水肿，发白呈葡萄状改变，鳞柱状上皮交界部更清楚。宫颈上皮内瘤变时，涂醋酸后蛋白质凝固，上皮变白。

4. 碘试验 用复方碘溶液（碘 30 g、碘化钾 0.6 g，加蒸馏水至 100 mL）棉球涂抹子宫颈，正常鳞状上皮富含糖原被碘染成棕褐色，称为碘试验阳性；柱状上皮、未成熟化生上皮、角化上皮及不典型增生上皮不含糖原，涂碘后均不着色，称为碘试验阴性。观察不着色区域的分布，在异常图像部位或可疑病变部位多点夹取活体组织，送病理学检查。

【结果判断】

1. 正常子宫颈上皮与血管

（1）正常鳞状上皮：光滑呈粉红色。醋酸白试验上皮不变色，碘试验阳性。

（2）正常柱状上皮：原始鳞柱状上皮位于子宫颈管外口，阴道镜下呈微小乳头状，醋酸白试验后呈葡萄状，涂碘不着色；合并炎症时，血管增多、水肿，称为假性糜烂。

（3）正常转化区：为原始鳞柱状上皮交接部和生理鳞柱状上皮交接部之间的化生区。阴道镜下见毛细血管丰富，形态规则，呈树枝状；由化生上皮环绕柱状上皮形成葡萄状小岛；在化生上皮区内可见针眼状的凹陷为腺体开口，或被化生上皮遮盖的潴留囊肿（子宫颈腺囊肿）。醋酸白试验后化生上皮与圈内的柱状上皮界限明显。涂碘后，碘着色深浅不一。病理学检查为鳞状上皮化生。

（4）正常血管：为均匀分布的小微血管点。

2. 异常子宫颈上皮与血管 几乎均出现在转化区内，碘试验均为阴性。

（1）白色上皮：醋酸白试验后上皮呈局灶性白色，边界清楚，无血管。病理学检查可能为化生上皮或上皮内瘤变。

（2）白斑：又称单纯性白斑、真性白斑、角化病。涂醋酸前肉眼或镜下即可见到表面粗糙、稍隆起的白色斑块，表面无血管。病理学检查为角化亢进或角化不全，有时为人乳头瘤病毒感染。在白斑深层或周围可能有恶性病变，应取活体组织检查。

（3）点状血管：血管异常增生的早期变化，表现为醋酸白背景下有极细的红色小点（点状毛细血管）。病理学检查可能为上皮内瘤变。

（4）镶嵌：又称为白斑镶嵌。不规则的血管将醋酸白试验后的白色上皮分割成边界清楚、形态不规则的小块状，犹如红色细线镶嵌的花纹。若表面呈不规则突出，将血管推向四周，提示细胞增生过速，应注意癌变。病理学检查常为上皮内瘤变。

（5）异型血管：血管口径、大小、形态、分支及排列极不规则，可呈螺旋形、逗点形、树叶形、线球形、杨梅形等改变。病理学检查可以为各种级别的宫颈上皮内瘤变。

3. 早期子宫颈浸润癌 醋酸白试验后的白色上皮增厚，表面结构不清，呈云雾、脑回、猪油状，表面稍高或稍凹陷。局部血管异常增生，管腔扩大，失去正常血管分支状，互相距离变宽，走向紊乱，形态特殊，可呈蝌蚪形、棍棒形、螺旋形或线球形等改变。碘试验阴性或着色极浅。

【护理要点】

1. 向受检者介绍阴道镜检查的目的、过程及可能出现的不适，减轻其心理压力，积极配合检查。

2. 阴道镜检查前应排除阴道毛滴虫、假丝酵母菌、淋病奈瑟菌等感染。检查部位出血或急性子宫颈炎症及阴道炎病人，不宜进行检查，应先治疗。检查前 24 h 内避免性生活及阴道灌洗或上药、子宫颈刮片和双合诊检查。

3. 放置阴道窥器检查时，不能涂润滑剂，以免影响检查结果。操作过程中配合医生调整光源，及时递送所需的检查器械和物品。

4. 及时将取下的活检组织装入标本瓶中固定、做好标记并送检。

5. 术后嘱病人保持外阴部清洁,1 个月内禁止性生活、盆浴。及时将病理学检查结果反馈给病人。

二、宫腔镜检查

宫腔镜检查(hysteroscopy)是应用膨宫介质扩张子宫腔,在插入子宫腔的玻璃光导纤维窥镜的直视下,观察子宫颈管、子宫颈内口、子宫内膜和输卵管开口的生理和病理变化,对可疑病变组织准确取材并送病理学检查。也可直接在宫腔镜下进行手术治疗。

【适应证】

1. 异常子宫出血者。

2. 不明原因的不孕症、复发性流产者。

3. 怀疑子宫腔粘连及畸形者。

4. B 型超声及子宫输卵管碘油造影检查发现子宫腔异常。

5. 节育器异位。

【禁忌证】

1. 绝对禁忌证

(1) 急性或亚急性生殖道感染。

(2) 心力衰竭、肝功能衰竭、肾衰竭急性期及其他不能耐受手术者。

(3) 近期(3 个月内)有子宫手术史或子宫穿孔史。

2. 相对禁忌证

(1) 子宫颈瘢痕,不能充分扩张者。

(2) 子宫颈裂伤或松弛,灌流液大量外漏者。

【物品准备】 宫腔镜 1 台,阴道窥器 1 个,子宫颈钳 1 把,敷料钳 1 把,卵圆钳 1 把,子宫探针 1 根,刮匙 1 把,子宫颈扩张器 4～8 号,小药杯 1 个,弯盘 1 个,无菌手套 2 副,无菌纱球 2 个,无菌纱布 2 块,0.5% 聚维酮碘溶液,5% 葡萄糖溶液 1000 mL,庆大霉素 8 万 U 1 支,地塞米松 5 mg 1 支等。

【操作方法】

1. 病人排尿后取膀胱截石位,消毒外阴及阴道,戴无菌手套,铺无菌巾。用阴道窥器暴露子宫颈,再次消毒阴道、子宫颈。

2. 用子宫颈钳夹持子宫颈前唇,子宫探针探查子宫腔方向及深度,扩张子宫颈至大于镜体外鞘直径半号,使镜管能够顺利进入子宫腔。

3. 接通液体膨宫泵,调整压力为最低有效膨宫压力,排空管内气体,以 5% 葡萄糖溶液膨开子宫颈,将宫腔镜缓慢插入子宫腔,向子宫腔内灌注,冲洗子宫腔至流出液清亮。按需要调整液体流量和子宫腔内压力,移动宫腔镜管进行检查。

4. 按顺序检查子宫腔和子宫颈管,先观察子宫腔全貌,再依次观察子宫底、子宫腔前后壁和输卵管开口,了解各部位有无异常,必要时在直视下取活体组织送病理学检查。

5. 子宫腔检查完毕,在退出过程中检查子宫颈内口和子宫颈管,取出宫腔镜。

【护理要点】

1. 术前详细询问病史,若是糖尿病病人应选用 5% 甘露醇溶液替代 5% 葡萄糖溶液膨宫。术前必须进行妇科检查、子宫颈脱落细胞学和阴道分泌物检查。

2. 月经干净后 1 周内检查为宜,此时子宫内膜薄且不易出血,黏液分泌少,子宫腔内如有病变容易暴露。

3. 术中正确置入宫腔镜,避免子宫颈管和子宫内膜擦伤出血或子宫穿孔。疑有子宫颈管内病变,不扩张子宫颈,用宫腔镜自子宫颈外口开始,边观察边进入。

4. 注意观察术中受检者反应,询问有无头晕、胸闷、下腹剧烈疼痛等症状,给予心理支持。配合医生控制子宫腔总灌流量,葡萄糖液体进入受检者血液循环量不应超过 1 L,否则易发生低钠性水中毒。

5. 术后嘱受检者卧床休息 30 min,观察并记录其生命体征、有无腹痛等,若出现异常及时报告医生处理。

6. 嘱受检者保持会阴部清洁,2 周内禁止性生活及盆浴。遵医嘱应用抗生素 3～5 日,预防感染。

三、腹腔镜检查

腹腔镜检查(laparoscopy)是将腹腔镜经腹壁插入腹腔,通过视频观察盆、腹腔内脏器的形态、有无病变,必要时取活体组织行病理学检查,以明确诊断。由于腹腔镜设备、器械不断更新,腹腔镜的临床应用日趋广泛。

【适应证】

1. 怀疑子宫内膜异位症,腹腔镜是该病最准确的诊断方法。

2. 为不明原因的急、慢性腹痛与盆腔痛及治疗无效的痛经者,寻找原因。

3. 不孕症病人,明确或排除盆腔疾病,判断输卵管通畅程度,观察排卵状况。

4. 明确盆腹腔肿块的性质。

5. 计划生育并发症的诊断,如确诊吸宫术后导致的子宫穿孔、腹腔脏器损伤或寻找、取出异位的节育器。

【禁忌证】

1. 绝对禁忌证

(1) 严重心、肺疾病。

(2) 大的腹壁疝或膈疝。

(3) 弥漫性腹膜炎或怀疑腹腔内广泛粘连。

(4) 腹腔内大出血及凝血系统功能障碍。

(5) 绞窄性肠梗阻。

2. 相对禁忌证

(1) 盆腔肿块过大,超过脐水平。

(2) 晚期卵巢癌。

(3) 妊娠超过 16 周者。

【物品准备】 腹腔镜 1 台,CO_2 气腹机,阴道窥器 1 个,子宫颈钳 1 把,巾钳 4 把,卵圆钳 2 把,子宫探针 1 根,细齿镊 2 把,止血钳 4 把,刀柄 1 把,组织镊 1 把,持针器 1 把,小药杯 2 个,缝合线,圆针及角针,刀片,剪刀 1 把,无菌棉球和棉签若干,无菌纱布块若干,CO_2 气体,举宫器,10 mL 注射器 1 支,2% 利多卡因溶液 2 支,抢救药品等。

【操作方法】

1. 麻醉 给病人行局部浸润麻醉或硬脊膜外阻滞及静脉辅助用药。

2. 常规消毒　消毒腹部皮肤及外阴阴道后,放置导尿管和举宫器(有性生活史者可使用)。

3. 人工气腹　病人取平卧位,观察切开脐孔下缘皮肤 10～12 mm,将气腹针沿切口与腹部皮肤呈 90°穿刺进入腹腔,连接 CO_2 气腹机,以流量 1～2 L/min 速度注入 CO_2 气体,当充气 1L 后,调整病人为头低臀高位(倾斜 15°～25°),继续充气使腹腔压力达 12～15 mmHg 后停止充气,拔出气腹针。

4. 放置腹腔镜　将套管针从切口处垂直穿刺入腹腔,拔出套管针芯,将腹腔镜自套管针鞘进入腹腔,连接好 CO_2 气腹机,打开冷光源,即见盆腔视野,可按顺序检查盆腔内各器官,也可行卵巢活检等。

5. 取出腹腔镜　检查无出血及内脏损伤,停止充入 CO_2 气体,放尽腹腔气体,取出腹腔镜,拔出套管,缝合穿刺口,以无菌纱布覆盖并固定。

【并发症】

1. 出血性损伤　误伤腹膜后大血管或腹壁血管,引发大出血。

2. 脏器损伤　主要是与内生殖器相邻脏器的损伤,如误伤膀胱、输尿管和肠管等。

3. 与气腹相关的并发症　包括皮下气肿、气胸及气体栓塞等。

4. 其他并发症　如穿刺口不愈合或穿刺口疼痛等。

【护理要点】

1. 术前准备

(1) 全面评估病人,协助医生掌握腹腔镜检查的适应证。向病人讲解检查的目的、操作步骤及注意事项,使其了解检查的先进性和局限性,积极配合检查。

(2) 术前一日晚肥皂水灌肠,腹部皮肤准备时注意清洁脐孔。术日晨禁食水,留置导尿管。

2. 术中护理

(1) 注意观察病人反应和生命体征的变化,发现异常,及时报告医生处理。

(2) 若盆腔视野不清,可调整病人为头低臀高 15°～25°体位。

3. 术后护理

(1) 术后给病人拔除导尿管,嘱其自行排尿。

(2) 告知病人卧床休息半小时后即可下床活动,以尽快排除腹腔残留气体。若病人出现肩痛及上腹不适等症状是因腹腔内残留 CO_2 气体刺激膈肌所致,术后数日内可自然消失,嘱病人不要紧张。

(3) 病人术后当日可进半流食,次日可摄入正常饮食。

(4) 术后注意病人生命体征变化,同时观察穿刺口情况如有无红肿、渗出等。

(5) 遵医嘱给予抗生素预防感染。告知病人术后 2 周内禁止性生活。

第五节　输卵管通畅检查

输卵管在女性生育功能方面发挥非常重要的作用,各种原因引起的输卵管阻塞导致的不孕,给不孕症病人和家庭带来了巨大的精神痛苦。输卵管通畅检查的目的主要是检查输卵管是否通畅,了解子宫腔和输卵管腔形态及输卵管阻塞部位。常用的方法有输卵管通液术和子宫输卵管造影术两种。

一、输卵管通液术

输卵管通液术(hydrotubation)是检查输卵管是否通畅的一种方法,而且具有一定的治疗作用。检查者通过导管向子宫腔内注入液体,根据注液阻力大小、有无回流及注入液体量和病人感觉等判断输卵管是否通畅。由于操作简单,无需特殊设备,广泛应用于临床。

【适应证】

1. 女性不孕症病人,疑有输卵管阻塞,需了解输卵管是否通畅。

2. 检验和评价输卵管绝育术、输卵管再通术或输卵管成形术的效果。

3. 输卵管黏膜轻度粘连者,输卵管通液术对其有一定的疏通作用。

【禁忌证】

1. 生殖器官有急性炎症或慢性炎症急性或亚急性发作。

2. 月经期或不规则阴道流血者。

3. 有严重的全身性疾病,不能耐受手术者。

4. 可疑妊娠者。

5. 体温高于37.5 ℃者。

【物品准备】 阴道窥器1个,子宫颈导管1个,Y形管1个,弯盘1个,长弯钳1把,卵圆钳1把,子宫颈钳1把,子宫探针1根,子宫颈扩张器1套,20 mL注射器1支、生理盐水20 mL或抗生素溶液(庆大霉素8万U、地塞米松5 mg、透明质酸酶1500 U、注射用水20 mL),纱布6块,治疗巾和洞巾各1块、无菌棉签及棉球若干,氧气,抢救物品等。

【操作方法】

1. 病人排空膀胱,取膀胱截石位。检查者双合诊检查子宫大小及位置。消毒外阴及阴道,铺无菌巾。

2. 用阴道窥器暴露子宫颈,再次消毒阴道及子宫颈。子宫颈钳夹持子宫颈前唇,沿子宫腔方向置入子宫颈导管,并使其与子宫颈外口紧密相贴。用Y形管将子宫颈导管、压力表与注射器相连,压力表要高于Y形管水平,以免液体进入压力表。

3. 将注射器与子宫颈导管相连,使子宫颈导管内注满生理盐水或抗生素溶液。排出空气后沿子宫腔方向将其置入子宫颈管内,缓慢推注液体,压力不超过160 mmHg,观察阻力大小、子宫颈注入的液体有无回流及病人有无下腹疼痛等。

4. 注射完毕,取出子宫颈导管及子宫颈钳,再次消毒子宫颈、阴道,取出阴道窥器。

【结果评定】

1. 输卵管通畅 顺利推注20 mL生理盐水无阻力,压力维持在80 mmHg以下,或开始稍有阻力,随后阻力消失,无液体回流,病人也无不适感,表明输卵管通畅。

2. 输卵管阻塞 推注5 mL生理盐水即感有阻力,压力表见压力持续上升而无下降,病人感下腹胀痛,停止推注后液体又回流至注射器内,提示输卵管阻塞。

3. 输卵管通而不畅 推注液体有阻力,再经加压注入又能推进,说明有轻度粘连已被分离,病人感轻微腹痛。

【护理要点】

1. 告知受检者检查宜在月经干净后3~7日内进行,术前3日禁止性生活。

2. 向受检者讲解输卵管通液检查的相关知识,使其了解检查的目的、操作步骤,消除其紧张心理。

3. 检查时所需的生理盐水应加温至接近体温，以免引起输卵管痉挛。

4. 术中子宫颈导管须紧贴子宫颈外口，以免液体外漏；子宫颈导管不要插入太深，以免损伤子宫或引起子宫穿孔；推注液体速度不可过快，压力不可过大，防止输卵管损伤。

5. 严密观察受检者的反应，及时询问其注液后的感受，发现异常及时报告医生，立即处理。

6. 术后嘱受检者 2 周内禁止性生活及盆浴，遵医嘱应用抗生素预防感染。

二、子宫输卵管造影术

子宫输卵管造影术（hysterosalpingography，HSG）是通过导管向子宫腔和输卵管注入造影剂，行 X 线透视及摄片，根据造影剂在输卵管及盆腔内的显影情况，了解输卵管是否通畅、阻塞部位及子宫腔形态。该检查损伤小，能对输卵管阻塞作出较正确诊断，准确率可达 80%，而且具有一定的治疗作用。

【适应证】

1. 了解输卵管是否通畅及其形态、阻塞部位。

2. 了解子宫腔形态，确定有无子宫畸形，有无子宫腔粘连、子宫黏膜下肌瘤、子宫内膜息肉等。

3. 内生殖器结核非活动期。

4. 不明原因的习惯性流产，了解子宫颈内口是否松弛，子宫颈及子宫有无畸形。

【禁忌证】

1. 内外生殖器官有急性或亚急性炎症。

2. 严重的全身性疾病，不能耐受手术。

3. 妊娠期和月经期。

4. 产后、流产、刮宫术后 6 周内。

5. 碘过敏者。

【物品准备】 阴道窥器 1 个，子宫颈导管 1 个，Y 形管 1 个，弯盘 1 个，长弯钳 1 把，卵圆钳 1 把，子宫颈钳 1 把，子宫探针 1 根，子宫颈扩张器 1 套，20 mL 注射器 1 支、40% 碘化油造影剂 1 支或 76% 泛影葡胺溶液，纱布 6 块，治疗巾和洞巾各 1 块、无菌棉签和棉球若干，氧气及抢救用品等。

【操作方法】

1. 同输卵管通液术。

2. 用阴道窥器扩张阴道，充分暴露子宫颈，再次消毒阴道穹隆及子宫颈，用子宫颈钳钳夹子宫颈前唇，探查子宫腔。

3. 将造影剂充满子宫颈导管，排出空气，沿子宫腔方向将其置入子宫颈管内，缓慢推注碘化油，在 X 线透视下观察碘化油流经输卵管及子宫腔情况并摄片，24 h 后再摄盆腔平片，观察腹腔内有无游离碘化油。若用泛影葡胺溶液造影，应在注射后立即摄片，10～20 min 后再次摄片，观察盆腔内有无泛影葡胺溶液。

4. 注入造影剂后，子宫角圆钝而输卵管不显影，则考虑输卵管痉挛，可保持原位，肌内注射阿托品 0.5 mg，20 min 后再透视摄片；或停止操作，下次摄片前先使用解痉药物。

【结果评定】

1. 正常子宫、输卵管 子宫腔边缘整齐呈倒三角形，双侧输卵管显影形态柔软，24 h 后再摄片盆腔内可见散在造影剂。

2. 子宫腔异常 子宫内膜结核显示子宫失去原有的倒三角形态，内膜呈锯齿状不平；子宫黏膜下肌瘤显示子宫腔充盈缺损；子宫畸形时有相应显示。

3. 输卵管异常 输卵管结核显示输卵管形态不规则、僵直或呈串珠状，有时可见钙化点；输卵管积水见输卵管远端呈气囊状扩张；24 h 后再摄片盆腔内未见散在造影剂，表明输卵管不通；输卵管发育异常，可见输卵管过长或过短、输卵管异常扩张、输卵管憩室等。

【护理要点】

1. 检查宜在月经干净后 3～7 日内进行，术前 3 日禁止性生活。

2. 向受检者讲解子宫输卵管造影检查的目的、操作步骤，消除其紧张心理。为减少输卵管痉挛，术前半小时根据医嘱肌内注射阿托品 0.5 mg 解痉。行造影术前，应询问其过敏史并做碘过敏试验。便秘者应行清洁灌肠，以保持子宫正常位置。

3. 检查过程中子宫颈导管须紧贴子宫颈外口，以免造影剂外漏。子宫颈导管内的空气需排尽，以免气体进入子宫腔内，造成充盈缺损假象，导致误诊。

4. 受检者在注射造影剂过程中出现呛咳时，应警惕造影剂栓塞，需立即停止操作，严密观察病人生命体征，必要时按肺栓塞处理。

5. 术后告知受检者 2 周内禁止性生活及盆浴，按医嘱用抗生素预防感染。

第六节 诊断性刮宫术

诊断性刮宫术（diagnostic curettage）简称诊刮，通过刮取子宫内膜和内膜病灶行活体组织检查，作出病理学诊断。怀疑同时有子宫颈管病变时，需对子宫颈管和子宫腔分别进行诊刮，简称分段诊刮（fractional curettage）。

【适应证】

1. 子宫异常出血或阴道排液，需证实或排除子宫颈管癌、子宫内膜癌或其他病变（如子宫内膜炎、流产等）。

2. 无排卵性功能失调性子宫出血或怀疑子宫性闭经，需在月经周期后半期了解子宫内膜改变和子宫内膜结核。

3. 不孕症病人，需了解有无排卵及子宫内膜病变。

4. 功能失调性子宫出血或子宫腔内有组织残留导致长期大量出血时，彻底刮宫有助于诊断并有迅速止血效果。

【禁忌证】

1. 急性阴道炎、急性子宫颈炎、急性或亚急性盆腔炎。

2. 术前体温高于 37.5 ℃。

【物品准备】 无菌刮宫包 1 个（内有子宫颈钳 1 把，长镊子 2 把，子宫探针 1 个，卵圆钳 1 把，子宫颈扩张器 4～8 号，大刮匙 1 把，小刮匙 1 把，弯盘 1 个，纱布 2 块），无菌棉球和棉签若干，阴道窥器 1 个，0.5% 聚维酮碘溶液，装有固定液的标本瓶 2～3 个等。

【操作方法】

1. 病人排尿后取膀胱截石位。外阴消毒后铺无菌洞巾。双合诊查清子宫位置、大小及附件情况。

2. 用阴道窥器暴露子宫颈，消毒子宫颈及阴道，子宫颈钳钳夹子宫颈前唇，用子宫探针探测子宫腔深度及方向。按子宫屈向,用子宫颈扩张器逐一扩张子宫颈管,使刮匙能进入子宫腔。

3. 用刮匙由内向外沿子宫腔前壁、侧壁、后壁、子宫底和两侧子宫角部刮取组织。若高度怀疑刮出物为癌组织,应停止刮宫,以免引起出血及癌扩散。若怀疑子宫内膜结核,应注意刮取两侧子宫角部。

4. 将刮出的组织装入标本瓶中送检。

5. 为区分子宫内膜癌及子宫颈癌,应做分段诊刮。行分段诊刮时先不探测子宫腔,以免将子宫颈管组织带入子宫腔混淆诊断。用小刮匙首先刮子宫颈内口以下的颈管组织,然后按一般诊刮处置,将子宫颈管黏膜和子宫腔内膜组织分别装瓶、固定,送病理学检查。

【护理要点】

1. 术前护理

(1) 向病人讲解诊刮的目的和过程,解除其思想顾虑。

(2) 出血、穿孔和感染是诊刮的主要并发症,有些疾病可能导致刮宫时大出血,所以术前应根据病人实际情况,做好输液、配血准备。

(3) 嘱病人诊刮前 5 日禁止性生活。

(4) 如需了解病人卵巢功能时,术前至少 1 个月停用性激素,以免得出错误结果。

(5) 不孕症病人应选择月经前期或月经来潮 6 h 内诊刮,以判断有无排卵。功能失调性子宫出血病人,若怀疑为子宫内膜增生症者,应选择月经前 1～2 日或月经来潮 24 h 内诊刮;若怀疑子宫内膜不规则脱落,应选择月经第 5～6 日诊刮。若怀疑有子宫内膜结核,应于月经前 1 周或月经来潮 6 h 内诊刮,诊刮前 3 日及术后 4 日每日肌内注射链霉素 0.75 g 及异烟肼 0.3 g 口服,以防诊刮引起结核病灶扩散。

2. 术中护理

(1) 术中让病人做深呼吸,帮助其转移注意力,以减轻疼痛。

(2) 术中严格执行无菌操作。长期阴道流血者子宫腔内常有感染,诊刮可促进感染扩散,术前术后应给予抗生素。

(3) 哺乳期、绝经后及子宫患有恶性肿瘤者应查清子宫位置并仔细操作,以防子宫穿孔。

(4) 术中应避免反复刮宫,伤及子宫内膜基底层,造成子宫内膜炎或子宫腔粘连,甚至导致闭经。

(5) 协助医生观察并挑选刮出的可疑病变组织并固定,做好记录,及时送检。

3. 术后护理

(1) 告知病人保持外阴部清洁,2 周内禁止性生活及盆浴,按医嘱服用抗生素。

(2) 1 周后到门诊复查并了解病理学检查结果。

第七节　会阴切开术

会阴切开术(episiotomy)是在分娩的第二产程中为避免会阴及骨盆底组织发生严重损伤,或避免因会阴过紧造成胎儿娩出受阻而采取的一种手术。会阴切开术是产科最常见的手术之一,常用的术式有会阴后-侧切开术(图 22-2)和会阴正中切开术(图 22-3)两种。

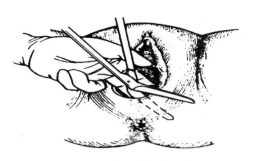

图 22-2 会阴后-侧切开术

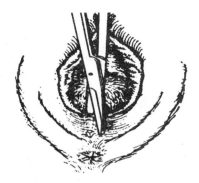

图 22-3 会阴正中切开术

【适应证】

1. 产妇需行产钳术、胎头吸引术或臀位助产术,特别是初产妇。

2. 产妇会阴体较长、会阴部坚韧、会阴水肿或会阴有瘢痕可能引起会阴严重撕裂的病人。

3. 产妇出现继发性宫缩乏力或胎儿较大导致第二产程延长,需要缩短第二产程。

4. 重度子痫前期、胎儿窘迫或妊娠合并心脏病需缩短第二产程者。

5. 预防早产儿因会阴阻力引起颅内出血。

【物品准备】 会阴切开包1个(内有弯盘2个,止血钳2把,弯血管钳2把,长镊子2把,组织镊1把,侧切剪刀1把,线剪刀1把,20 mL注射器1个,长穿刺针头1个,巾钳4把,持针器1把,2号圆针1枚,角针1枚,无菌巾4张、纱布10块、1号丝线1团、0号或1号肠线1根),棉球若干,2%利多卡因溶液1支,0.5%聚维酮碘溶液等。

【麻醉】 通常采用阴部神经阻滞麻醉(图22-4)和局部皮下浸润麻醉(图22-5)。一般会阴正中切开术做局部皮下浸润麻醉;会阴后-侧切开术多行左侧会阴阻滞麻醉及局部皮下浸润麻醉。产妇取膀胱截石位,下肢屈曲外展。术者常规消毒外阴后,铺无菌巾。术者抽吸2%利多卡因溶液1支,连接长针头,一手食指和中指在阴道内触摸左侧坐骨棘,另一手在宫缩间歇时由坐骨结节及肛门连线外1/3~1/2处进针,先在皮下注射少许形成一皮丘,再向坐骨棘方向进针,边刺入边注药,达坐骨棘内下方,最后向准备切开的皮肤、皮下组织和肌层做扇形浸润麻醉。

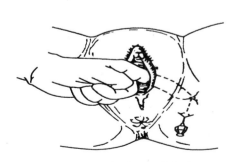

图 22-4 阴部神经阻滞麻醉

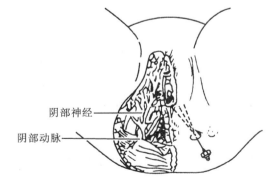

阴部神经
阴部动脉

图 22-5 局部皮下浸润麻醉

【操作方法】

(一)会阴后-侧切开术

1. 会阴切开 多选会阴左后-侧切开。麻醉起效后,术者左手食、中两指伸入胎先露和阴道左侧后壁之间,二指展开,使会阴稍隆起,以保护胎儿并指示切口的位置。右手持侧切剪刀在会阴后联合正中偏左 0.5 cm 处向左下方,与正中线呈 45°处,在宫缩时一次剪开 3～4 cm 的皮肤、皮下组织和阴道黏膜,注意阴道黏膜与皮肤切口长度应一致。用纱布压迫止血,结扎小动脉。

2. 会阴缝合　待胎盘胎膜完全娩出后,检查有无软产道其他部位裂伤,阴道内填塞带尾纱布,防止子宫腔内血液外流影响手术视野。检查会阴切口,找到阴道黏膜切口顶端,用 0 号或 1 号肠线自切口顶端上方 0.5～1 cm 处开始连续缝合阴道黏膜及黏膜下组织,至处女膜外缘打结。采用可吸收性缝线间断或连续缝合会阴部肌层及皮下组织,常规丝线缝合会阴皮肤(或皮内缝合)。缝合时应注意皮肤对合整齐、松紧适宜,不留无效腔。

3. 术后检查　缝合后检查阴道内和会阴伤口有无活动性出血。行肛门指诊,了解有无肠线穿过直肠黏膜及有无阴道后壁血肿。如有缝线穿过直肠黏膜应立即拆除,重新缝合。如无异常,取出阴道内纱布。

(二)会阴正中切开术

1. 麻醉　多数会阴正中切开仅需局部浸润麻醉。

2. 会阴切开　消毒会阴部并铺无菌洞巾。当胎头着冠时,沿会阴正中垂直向下切开,根据产妇会阴后联合长短而定,通常剪开不超过 3 cm。避免切口延长导致会阴Ⅲ度撕裂,损伤肛门括约肌。切开后立即保护会阴,注意使胎头俯屈以其最小径线娩出阴道口。

3. 会阴缝合　待胎盘胎膜完全娩出后,检查有无软产道其他部位裂伤,用 1 号肠线对位缝合阴道黏膜至阴道外口,将两侧皮下组织对位缝合,常规丝线缝合会阴皮肤(或皮内缝合)。

4. 术后检查　同会阴后-侧切开术。

【护理要点】

1. 术前护理　向产妇讲解会阴切开术的目的及术中注意事项,给予产妇心里指导,消除紧张情绪,积极配合医生完成手术。

2. 术中护理

(1)密切观察产程进展,协助医生掌握会阴切开的时机。同时注意产妇一般状况,测量血压、呼吸、脉搏、心率及阴道流血量,发现异常,及时报告医生。

(2)及时给医生传递所需物品,建立静脉通路,根据医嘱及时给予缩宫素或止血药物等。

(3)手术过程应严格执行无菌操作。会阴正中切开时切口不能过长,避免损伤肛门括约肌,胎儿过大不宜行会阴正中切开。

(4)指导产妇正确运用腹压,协助胎儿顺利经阴道娩出。新生儿娩出后协助医生检查并评估新生儿,开展新生儿护理并及早提供母婴接触的机会。

(5)为医生缝合提供良好的照明条件,缝合过程中注意与产妇交谈,分散其注意力,以减轻疼痛。

3. 术后护理

(1)嘱产妇健侧卧位,及时更换会阴垫,每天进行会阴冲洗 2 次,排便后及时清洗会阴,保持外阴部清洁、干燥。

(2)注意观察会阴切口有无渗血、红肿、硬结及脓性分泌物,若有异常及时通知医生处理。

(3)会阴切口肿胀伴明显疼痛时,用 50%硫酸镁溶液湿热敷或 95%乙醇湿敷,配合切口局部理疗,有利于切口愈合。

(4)指导产妇在术后最初 3 日内进食易消化的少渣饮食并多饮汤水,保持排便通畅;若出现便秘,应避免向下屏气用力,可应用开塞露通便。加强产妇护理,避免摔倒或患侧下肢过度外展导致伤口裂开。

(5)会阴后-侧切开伤口于术后第5日拆线,正中切开伤口于术后第3日拆线。

第八节 胎头吸引术

胎头吸引术是将胎头吸引器(vacuum extractor)置于胎头上,形成一定负压后吸住胎头,按胎头娩出机制,通过牵引协助胎儿娩出的一种助产手术。常用的胎头吸引器有金属直形、牛角形空筒和金属扁圆形胎头吸引器(图22-6)。

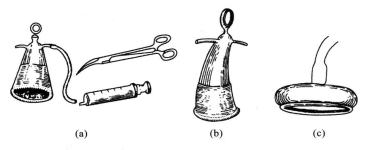

(a)   (b)   (c)

图 22-6 常用的胎头吸引器

【适应证】

1. 需缩短第二产程者,如产妇患心脏病、子痫前期或出现胎儿窘迫等。

2. 子宫收缩乏力致第二产程延长,或胎头拨露达半小时胎儿仍不能娩出者。

3. 有剖宫产史或子宫有瘢痕,第二产程不宜过分用力屏气者。

【禁忌证】

1. 胎儿不能或不宜经阴道娩出者,如有严重头盆不称、面先露、产道阻塞、尿瘘修补术后等。

2. 子宫颈口未开全或胎膜未破者。

3. 胎头位置高,未达阴道口者。

4. 确定为死胎或明显脑积水者,应行穿颅术以减少对母体产道的损伤。

【物品准备】 负压吸引器1台,胎头吸引器1个,100 mL注射器1支,血管钳2把,无菌手套1副,无菌导尿管1根,治疗巾2块,纱布4块,棉球若干,0.5%聚维酮碘溶液,吸氧面罩1个,供氧设备,新生儿抢救药品等。

【操作方法】

1. 产妇准备 取膀胱截石位,导尿排空膀胱,冲洗后消毒外阴,铺巾。

2. 阴道检查 了解阴道有无横隔、纵隔或瘢痕;明确子宫颈口是否开全,有无隐性脐带脱垂,评估胎儿能否经阴道分娩及阴道助产成功的概率。若检查确认子宫颈口已开全,阴道口见胎头,已破膜,同时明确胎位。

3. 会阴切开 初产妇会阴体较长或会阴部坚韧者,应先行会阴后-侧切开术。初产妇切口可稍大些,避免严重的会阴撕裂。

4. 放置吸引器 术者左手分开两侧小阴唇,并以食、中两指撑开阴道后壁,右手持涂以润滑剂的吸引器头端,沿阴道后壁缓慢滑入,左手食、中两指掌面向外拨开阴道右侧壁,使吸引器头端侧缘滑入阴道内,继而手指转向上撑起阴道前壁,使吸引器头端上缘滑入阴道,最后右手食、中两指撑开阴道左侧壁,使吸引器头端完全滑入阴道内并与胎头顶部紧贴。用右手食指沿吸引器头端周边检查一周,确认无软组织被夹于胎头吸引器头端内后,调整吸引器横柄与胎头矢状缝相一致,作为旋转胎头方向的标记。

5. 形成负压　抽吸胎头吸引器内空气使之成为负压,一般以每分钟使负压增加 0.2 kg/m² 为度,最大负压以 0.6 kg/m² 为度。若无负压表,则抽吸空气 150 mL,用血管钳夹住连接管,使吸引器内形成负压,确认吸引器与胎头紧贴。

6. 牵引吸引器　术者一手食指和中指握持胎头吸引器的牵引柄,待子宫收缩产妇屏气时,先向外、向下缓慢用力牵引,继之水平向外,然后向上牵引,使胎头沿产轴娩出。牵引时注意保护好会阴。

7. 取出吸引器　当胎头娩出阴道口时解除负压取下吸引器。

【护理要点】

1. 术前护理　向产妇讲解胎头吸引术助产的目的和方法,解答各项疑问,缓解紧张心理,使其积极配合。

2. 术中护理

(1) 牵拉胎头吸引器前,检查吸引器有无漏气。吸引器负压要适当,压力过大易使胎儿头皮受损,压力不足容易滑脱;发生滑脱,可重新放置,但不应超过 2 次,否则改行剖宫产术。

(2) 牵引时间不应超过 20 min。指导产妇配合操作,当胎头双顶径越过骨盆出口时,避免用力增加腹压。

(3) 术中注意观察产妇宫缩及胎心变化,发现异常,及时报告医生。指导产妇宫缩时用力向下屏气,正确使用腹压,协助胎儿娩出。

(4) 配合医生仔细检查软产道,有撕裂伤应立即缝合。

3. 术后护理

(1) 新生儿护理:①观察新生儿头皮产瘤大小、位置,有无头皮血肿及头皮损伤,以便及时处理。②注意观察新生儿面色、反应、肌张力等,警惕发生颅内出血,做好新生儿抢救准备。③新生儿静卧 24 h,避免搬动,3 日内禁止洗头。④给予新生儿维生素 K 10 mg 肌内注射,预防出血。

(2) 产妇护理:①及时为产妇拭去汗水,提供温热的糖水或牛奶等以补充体液。擦洗掉会阴及其周围的血迹,为其更换干净的会阴垫和床单。会阴切口疼痛明显者,可遵医嘱给予止痛药物。②产妇术后应在产房或分娩中心观察 2 h,每半小时测量产妇血压、脉搏、呼吸和心率,按摩子宫,观察宫缩及阴道流血情况,产妇回房间休息前,协助其自行排尿。③遵医嘱给予抗生素预防感染。

第九节　产　钳　术

产钳术是用产钳(forceps)牵拉胎头,辅助胎儿娩出的一种常用助产手术。它至今仍是解决难产不可缺少的助娩手段。根据手术时胎头所在位置可分为出口、低位、中位、高位产钳 4 种。目前临床仅行出口产钳术及低位产钳术。低位产钳术指胎头颅骨达骨盆底,胎头位置达坐骨棘下 3 cm 时所行的产钳术;若胎头进一步下降,胎头已在阴道口暴露,胎头矢状缝位于骨盆出口前后径上,此时行产钳术为出口产钳术。产钳由左右两叶组成,每叶由钳叶、钳胫、钳锁扣和钳柄 4 部分组成(图 22-7)。

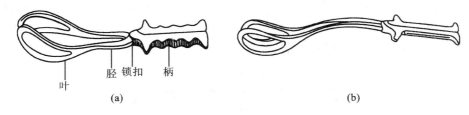

图 22-7 产钳

【适应证】

1．胎头吸引术失败者。

2．臀先露后出胎头娩出困难者。

3．其他同胎头吸引术。

【禁忌证】

1．同胎头吸引术。

2．确定为死胎、胎儿畸形者,应行穿颅术。

3．胎头颅骨最低点在坐骨棘水平及以上,有明显头盆不称者。

【物品准备】 会阴切开包 1 个,无菌产钳 1 副,脚套 2 个,大中单 1 个,手术衣 2 件,无菌导尿管 1 根,20 mL 注射器 1 支,2% 利多卡因溶液 1 支,0.5% 聚维酮碘溶液,吸氧面罩 1 个,抢救药品等。

【操作方法】

1．产妇准备 取膀胱截石位,常规外阴阴道消毒,戴脚套,铺无菌巾,导尿,阴道检查明确胎位和手术条件。多行左侧会阴后-侧切开术,方法同胎头吸引术。

2．放置产钳 以枕前位为例。术者左手持产钳左叶钳柄,将左叶沿右手掌面伸入手掌与胎头之间,在右手引导下将钳叶缓缓向胎头左侧和深部推进,将钳叶置于胎头左侧,钳叶及钳柄与地面平行,术者撤出右手,由助手持钳柄固定。然后术者右手持产钳右叶钳柄,在左手引导下将钳叶引导至胎头右侧,达到与左叶产钳相对应位置。产钳放置好后,检查并确认钳叶与胎头之间无软组织和脐带夹入,胎头矢状缝在两钳叶正中。

3．合拢产钳 产钳右叶在上、左叶在下,两钳叶柄平行交叉,扣合锁住,钳柄对合。宫缩间歇略微放松钳锁。

4．牵拉产钳 宫缩时术者向外、向下缓慢牵拉产钳,然后再平行牵拉。当胎头着冠后将钳柄上提,使胎头仰伸娩出。同时术者要注意保护产妇会阴。

5．取出产钳 当胎头双顶径越过骨盆出口时,松开产钳,取出产钳的顺序与放置时相反,先取下产钳右叶,钳叶应顺胎头慢慢滑出,再同法取出产钳左叶,然后按分娩机转娩出胎体。

6．术后检查 待胎盘胎膜完全娩出后,仔细检查子宫颈、阴道及会阴切口,若有裂伤,先行缝合子宫颈和阴道,再缝合会阴切口。

【护理要点】

1．向产妇及家属说明行产钳术的目的,做好产妇的心理指导,减轻其紧张情绪。

2．严格掌握产钳术的适应证和禁忌证,配合医生选择合适的产钳,检查产钳是否完好。

3. 放置及取出产钳时,指导产妇全身放松,张口呼气。产钳扣合时,立即听胎心,及时发现有无脐带受压。牵引产钳时应用臂力,注意牵引的方向和速度,以免造成严重的软产道裂伤。

4. 术中注意观察产妇宫缩及胎心变化,及时了解母儿的情况。如产妇出现下肢麻木和肌肉痉挛,为其做局部按摩,减轻不适。

5. 术后产妇及新生儿护理同胎头吸引术。

第十节　剖宫产术

剖宫产术(cesarean section)是经腹壁切开子宫,取出已达成活胎儿及其附属物的手术。手术应用恰当,能使母婴转危为安,但也存在出血、感染、脏器损伤和麻醉意外等危险,因此产科医护人员应严格掌握剖宫产术的适应证,决定手术应慎重。剖宫产术的主要术式有子宫下段剖宫产术、子宫体部剖宫产术和腹膜外剖宫产术 3 种。目前临床比较常用的是子宫下段剖宫产术和腹膜外剖宫产术。

【适应证】

1. 明显头盆不称者。

2. 相对性头盆不称及产力异常者。

3. 有妊娠合并症(如妊娠合并心脏病等)及妊娠并发症(如重度妊娠期高血压疾病、胎盘早剥、前置胎盘等)者。

4. 过期妊娠儿、早产儿、临产后出现胎儿窘迫者等。

5. 胎位异常者,如横位、高直后位、高龄初产妇合并臀位者等。

【禁忌证】　死胎及胎儿畸形,不应行剖宫产术终止妊娠。

【物品准备】　剖宫产手术包 1 个(内有 25 cm 不锈钢盆 1 个,弯盘 1 个,卵圆钳 2 把,刀柄 1 号和 7 号各 1 把,解剖镊 2 把,小无齿镊 2 把,大无齿镊 1 把,18 cm 弯血管钳 6 把,10 cm、12 cm、14 cm 直血管钳各 4 把,阿里斯钳 4 把,巾钳 4 把,持针器 3 把,剪刀 2 把,吸引器头 1 个,鞍钩 2 个,腹腔双头拉钩 2 个,刀片 3 个,双层剖腹单 1 块,手术衣 6 件,治疗巾 10 块,纱布垫 4 块,纱布 20 块,1 号、4 号、7 号丝线各 1 卷,铬制肠线 2 管或可吸收缝线若干根),无菌手套 6 副,0.5%聚维酮碘溶液,缩宫素注射液、止血药物及新生儿急救物品等。

【麻醉】　以连续硬脊膜外阻滞为主,特殊情况采用局部浸润麻醉或全身麻醉。

【手术方式】

1. 子宫下段剖宫产术　此种术式因术时出血少,切口愈合好,术后并发症少,所以临床应用广泛。

(1)产妇取仰卧位或左侧卧位倾斜 10°～15°,行硬脊膜外阻滞。下腹部手术常规消毒手术野、铺无菌巾。

(2)术者取下腹正中纵切口或下腹横切口,逐层切开皮肤、皮下脂肪、腹直肌前鞘,分离腹直肌,切开腹膜,进入腹腔。弧形切开子宫下段的膀胱腹膜反折,分离并下推膀胱,暴露子宫下段。在子宫下段前壁正中做一小横切口,用两食指向左右两侧钝性撕开延长切口约 10 cm,刺破胎膜,吸出羊水,取出胎儿、胎盘及胎膜。

(3)缝合子宫切口及腹膜反折,清理腹腔,清点器械和敷料无误后,缝合腹壁各层直至皮肤。

2. 子宫体部剖宫产术 也称古典式剖宫产术。此术式优点是操作简便迅速,缺点是并发症较多,目前仅用于急于娩出胎儿或胎盘前置不宜行子宫下段剖宫产术者。术者取腹壁中线旁 1～2 cm 纵行切开皮肤及皮下脂肪,切口长约 12 cm,切开腹直肌前鞘并游离腹直肌,切开腹膜,进入腹腔。检查子宫旋转程度、胎先露位置及胎头大小,在腹壁和子宫壁之间填塞纱布垫,借以推开肠管并遮蔽腹腔。在子宫体部正中做纵形切口,长约 10 cm,刺破胎膜,吸出羊水,取出胎儿及胎盘、胎膜。缝合子宫切口,清理腹腔,清点器械及敷料无误后,缝合腹壁各层。

3. 腹膜外剖宫产术 此种手术利用解剖特点,使围绕膀胱的腹膜与膀胱分离,不打开腹膜,不进入腹腔,暴露子宫下段,切开子宫取出胎儿及胎盘胎膜。此术式优点是不进入腹腔,对腹腔内脏器功能干扰少,产妇术后不需禁食、水,身体恢复快,术后近期并发症和远期后遗症少。缺点是手术操作复杂,娩出胎儿较子宫下段剖宫产术慢,不适用于胎儿宫内窘迫、脐带脱垂、先兆子宫破裂等危急状态,增加了发生输尿管、膀胱损伤及血肿的风险性。

【护理要点】

1. 术前准备

(1)告知产妇及其家属行剖宫产术的必要性及可能发生的并发症,使其知情并签字同意。耐心解答有关疑问,缓解其焦虑。术前按照腹部手术要求做好备皮、药物敏感试验、备血等准备,可参见第十六章"腹部手术病人的护理"。

(2)指导产妇术后在床上翻身、排泄及咳嗽等技巧。

(3)术前禁用呼吸抑制剂,以防发生新生儿窒息。手术日清晨禁食、水,留置导尿管。

(4)观察并记录产妇的生命体征、临产时间、宫缩情况;注意胎儿胎心变化,监测胎儿在宫内情况。

2. 术中配合

(1)密切观察并记录产妇生命体征的变化情况;为防止产妇发生仰卧位低血压综合征,可让其取左侧卧位倾斜 10°～15°。术中一旦发现异常,及时通知医生处理。若因胎头入盆太深,致使取出胎头困难时,助手可在台下戴无菌手套自阴道向子宫腔方向上推胎头。

(2)观察并记录产妇导尿管是否通畅、尿量及尿液颜色;当刺破胎膜时,应注意产妇有无咳嗽、发绀、呼吸困难等症状,警惕羊水栓塞的发生。

(3)遵医嘱及时给药、输液或输血。

(4)新生儿出生后,做好新生儿护理和保暖抢救工作。

3. 术后护理

(1)术后产妇去枕平卧 12 h,术后 24 h 产妇宜取半卧位,以利于恶露排出。行腹膜外剖宫产术的产妇不必禁食、水,行其他术式剖宫产的产妇根据肠道功能恢复状况,指导其进食。

(2)密切观察并记录产妇的意识、血压、脉搏、呼吸、心率、体温、尿量、子宫收缩情况及阴道流血量等,发现异常,及时报告医生。

(3)注意保持导尿管通畅,遵医嘱留置导尿管 24 h。拔除导尿管后,协助产妇自行排尿。鼓励产妇在床上勤翻身,做肢体活动,尽早下床活动。保持外阴清洁,每日擦洗外阴 2 次。

(4)根据医嘱补液及应用抗生素 2～3 日。腹部切口缝线一般术后 5～7 日拆除。

(5)指导产妇出院后保持外阴部清洁;落实避孕措施,至少应避孕 2 年;鼓励符合母乳喂养条件的产妇坚持母乳喂养;做产后保健操,促进骨盆肌及腹肌张力恢复;若出现发热、腹痛或阴道流血过多等情况,应及时就医;产后 6 周来医院做健康检查。

第十一节　人工剥离胎盘术

人工剥离胎盘术是指胎儿娩出后,术者用手剥离并取出滞留于子宫腔内胎盘的手术。

【适应证】

1. 胎儿娩出后,胎盘部分剥离引起子宫大量出血者。

2. 胎儿娩出后 30 min,胎盘尚未剥离或未完全剥离排出者。

3. 前置胎盘或胎盘早剥在胎儿娩出后仍有活动性出血者。

【物品准备】　无菌手套 1 副,导尿管 1 根,无齿长镊 2 把,0.5%聚维酮碘溶液,阿托品 0.5 mg,哌替啶 100 mg,缩宫素 1 支,麦角新碱 1 支,5 mL 注射器,干棉球及棉签若干,急救药品等。

【操作方法】

1. 通常不需要麻醉。当产妇子宫颈内口较紧、术者手不能进入子宫腔时,可肌内注射阿托品 0.5 mg 及哌替啶 100 mg。

2. 产妇取膀胱截石位,导尿排空膀胱,重新消毒外阴,术者更换手术衣及无菌手套。

3. 术者右手五指并拢呈圆锥形沿脐带进入子宫腔,找到胎盘边缘,手背紧贴子宫壁,以手掌的尺侧缘慢慢将胎盘从边缘部开始逐渐与子宫壁分离,左手在腹部协助按压子宫底。待整个胎盘全部剥离后,方可手握胎盘取出。取出后应立即肌内注射缩宫素。

4. 操作中若找不到疏松的剥离面无法分离时,可能是胎盘植入,不应强行剥离。

5. 取出的胎盘应立即检查是否完整,若有缺损,应再次徒手伸入子宫腔,清除残留胎盘及胎膜,但应尽量减少子宫腔操作的次数。

【护理要点】

1. 术前向产妇说明行人工胎盘剥离术的目的及必要性,建立静脉通路,做好输液、输血准备。

2. 术中密切观察产妇的生命体征和子宫收缩的情况。

3. 严格执行无菌操作,动作应轻柔,切忌粗暴强行剥离或用手指抓挖子宫壁,防止子宫破裂。尽量一次进入子宫腔,不可多次进出。

4. 术后注意观察产妇子宫收缩和阴道流血的情况,宫缩不佳时应按摩子宫,并按医嘱注射缩宫素或麦角新碱等。

5. 严密监测产妇,注意体温有无升高、下腹有无疼痛及阴道分泌物有无异常等,若出现异常,及时报告医生,根据医嘱应用抗生素预防感染。

6. 协助产妇做 B 型超声检查,若提示子宫腔内仍有组织残留,做好清宫手术准备。

小结

在妇产科诊疗过程中,无论在门诊还是病房,常用的诊疗检查操作及手术均较多。本章主要介绍了妇产科常用的诊疗检查方法和常见的手术及护理。妇产科常用的检查包括生殖道脱落细胞学检查、子宫颈活体组织检查、穿刺检查及妇产科内镜检查等。常见的手术包括会阴切开术、胎头吸引术、产钳术及剖宫产术等。作为妇产科的护理人员应熟知妇产科诊疗检查和手术的目的、禁忌证、适应证、操作过程、注意事项及护理要点;并能配合医生为个案病人提供满意的诊疗护理服务。

目标检测

一、选择题

1. 做生殖道脱落细胞学检查,若表层细胞百分比越大,表示受哪种激素影响程度越大?
( )

A. 孕激素   B. 雄激素   C. 雌激素   D. 卵泡刺激素   E. 黄体生成素

2. 下列有关子宫颈细胞学诊断标准及临床意义的说法,**不正确**的是( )。

A. Ⅰ级轻度炎症,部分细胞核增大

B. Ⅱ级炎症,细胞核普遍增大

C. Ⅲ级可疑癌,细胞核增大(核异质)

D. Ⅳ级高度可疑癌,细胞具有恶性改变

E. Ⅴ级癌细胞

3. 胎头吸引术的注意事项不正确的是( )。

A. 牵拉胎头吸引器前,应检查吸引器有无漏气

B. 吸引器负压要适当,压力过大易使胎儿头皮受损,压力不足容易滑脱

C. 牵引时间不超过 20 min

D. 吸引器滑脱可重新放置,但一般不超过 3 次

E. 术中注意观察产妇宫缩及胎心变化,指导产妇正确使用腹压

二、案例题

病人,女,53 岁,未生育过,绝经 6 年后,重现阴道流血已近 2 个月,查子宫颈光滑,子宫稍大,附件未触及。医生初步诊断其患子宫内膜癌。请问:

(1) 为病人确诊,应采取什么辅助检查?

(2) 如做这项检查,您作为护士应配合医生做哪些护理工作?

(郭　静)

参考答案:一、1. C　2. A　3. D

中英文对照

A

爱丁堡产后抑郁量表
Edinburgh postnatal depression scale, EPDS
安全期避孕又称自然避孕　natural family planing

B

闭经 amenorrhea
避孕 contraception
不典型增生 atypical hyperplasia
不全流产 incomplete abortion
不孕症 infertility

C

产后出血 postpartum hemorrhage, PPH
产后宫缩痛 after-pains
产后抑郁筛查量表
postpartum depression screening scale, PDSS
产钳 forceps
产褥病率 puerperal morbidity
产褥感染 puerperal infection
产褥期 puerperium
产褥期抑郁症 postpartum depression, PPD
称盆膈 pelvic diaphragm
成熟畸胎瘤 mature teratoma
成熟指数 maturation index, MI
耻骨弓角度 angle of pubic arch
耻骨联合 pubic symphysis
初乳 colostrum
雌激素 estrogen
雌激素依赖型 estrogen-dependent
促性腺激素释放激素
gonadotropin-releasing hormone, GnRH
促性腺激素释放激素类似物
gonadotropin-releasing hormone agonist, GnRH-a
催乳素 prolactin, PRL

D

大阴唇 labium majus
单纯扁平骨盆 simple flat pelvis
单纯型增生 simple hyperplasia
单卵双胎 momozygotic twin
道格拉斯陷凹 Douglas pouch
低促性腺激素性腺功能减退
hypogonadotropic hypogonadism
滴虫性阴道炎 trichomonas vaginitis
骶耻外径 external conjugate, EC
骶棘韧带 sacrospinous ligament
骶结节韧带 sacrotuberal ligament
骶髂关节 sacroiliac joint
骶尾关节 sacrococcygeal joint
第二产程 second stage of labor
第三产程 third stage of labor
第一产程 first stage of labor
对角径 diagonal conjugate, DC
多胎妊娠 multiple pregnancy

E

恶露 lochia
儿童期 childhood

F

非雌激素依赖型 estrogen-independent
分段诊刮 fractional curettage
分娩机制 mechanism of labor
俯屈 flexion
辅助生殖技术 assisted reproductive techniques, ART
妇产科护理学 obstetric and gynecological nursing
妇女保健 women's health
复发性流产 recurrent spontaneous abortion, RSA
复位 restitution
复杂型增生 complex hyperplasia

| 腹腔穿刺术 | abdominal paracentesis |
| 腹腔镜检查 | laparoscopy |

G

宫颈上皮内瘤变	cervical intraepi-thelial neoplasia,CIN
肝周围炎	Fitz-Hugh-Curtis syndrome
肛提肌	levator ani muscle
高促性腺激素性腺功能减退	hypergonadotropic hypogonadism
高危妊娠	high risk pregnancy
高直位	sincipital presentation
功能失调性子宫出血	dysfunctional uterine bleeding,DUB
宫内节育器	intrauterine device,IUD
宫腔镜检查	hysteroscopy
宫缩压力试验或缩宫素激惹试验	contraction stress test,CST 或 oxytocin challenge test,OCT
宫外孕	extrauterine pregnancy
佝偻病性扁平骨盆	rachitic flat pelvis
骨盆	pelvis
骨盆出口平面	pelvic outlet plane
骨盆出口平面狭窄	contracted pelvic outlet
骨盆底	pelvic floor
骨盆入口平面	pelvic inlet plane
骨盆入口平面狭窄	contracted pelvic inlet
骨盆轴	pelvic axis
规律宫缩	regular uterine contraction
过期产	postterm delivery

H

黑加征	Hegar sign
横产式	transverse lie
横径狭窄骨盆	transversely contracted pelvis
黄体功能不全	luteal phase defect,LPD
黄体生成素	luteinizing hormone,LH
会阴	perineum
会阴切开术	episiotomy
会阴体	perineal body
绘制妊娠图	pregnogram
混合性出血	mixed bleeding

J

| 肌壁间肌瘤 | intramural myoma |

肌瘤切除术	myomectomy
稽留流产	missed abortion
激素补充治疗	hormone therapy,HT
急产	precipitate delivery
继发性闭经	secondary amenorrhea
假临产	false labor
尖锐湿疣	condyloma acuminate,CA
见红	show
浆膜下肌瘤	subserous myoma
浆液性囊腺癌	serous cystadenocarcinoma
浆液性囊腺瘤	serous cystadenoma
交界性浆液性囊腺瘤	borderline serous cystadenoma
交界性黏液性囊腺瘤	borderline mucinous cystadenoma
角化指数	cornification index,CI
绝经	menopause
绝经过渡期	menopausal transition period
绝经后期	postmenopausal period
绝经期综合征	menopause syndrome

K

颗粒细胞瘤	granulosa cell tumor
颗粒-间质细胞瘤	granulosa-stromal cell tumor
口服避孕药	oral contraceptive,OC
阔韧带	broad ligament

L

阑尾	vermiform appendix
临产	in labor
淋病	gonorrhea
流产	abortion
流产合并感染	septic abortion
漏斗型骨盆	funnel shaped pelvis
卵巢	ovary
卵巢过度刺激综合征	ovarian hyperstimulation syndrome,OHSS
卵巢上皮性肿瘤	ovarian epithelial tumor
卵巢生殖细胞肿瘤	ovarian germ cell tumor
卵巢性索间质肿瘤	ovarian sex cord stomal tumor
卵巢肿瘤	ovarian tumor
卵巢周期	ovarian cycle
卵巢子宫内膜样癌	ovarian endometrioid carcinoma
卵巢子宫内膜样肿瘤	ovarian endometrioid tumor
卵黄囊瘤	yolk sac tumor
卵磷脂/鞘磷脂比值	lecithin/sphingomyelin,L/S

卵泡刺激素　　follicle-stimulating hormone，FSH
卵泡膜细胞瘤　　theca cell tumor
卵细胞质内单精子显微注射

　　　intracytoplasmic sperm injecting，ICSI

M

梅毒　　syphilis
弥散性血管内凝血

　　disseminated intravascular coagulation，DIC
泌尿生殖膈　　urogenital diaphragm
泌乳热　　breast fever
末次月经日期　　last menstrual period，LMP
母体面娩出式　　Duncan mechanism

N

内镜检查　　endoscopy
内胚窦瘤　　endodermal sinus tumor
内旋转　　internal rotation
难产　　dystocia
难免流产　　inevitable abortion
黏膜下肌瘤　　submucous myoma
黏液性囊腺癌　　mucinous cystadenocarcinoma
黏液性囊腺瘤　　mucinous cystadenoma
尿道　　urethra
女用避孕套　　female condom

P

膀胱　　urinary bladder
排卵　　ovulation
排卵性月经失调　　ovulatory menstrual dysfunction
胚胎　　embryo
胚胎植入前遗传学诊断

　　　preimplantation genetic diagnosis，PGD
配子输卵管内移植

　　　gamete intra-Fallopian transfer，GIFT
盆腔腹膜炎　　peritonitis
盆腔炎性疾病　　pelvic inflammatory disease，PID
盆腔炎性疾病后遗症　　sequelae of PID
皮样囊肿　　dermoid cyst
贫血　　anemia
剖宫产术　　cesarean section
葡萄糖耐量试验　　oral glucose tolerance test，OGTT
髂棘间径　　interspinal diameter，IS
髂嵴间径　　intercristal diameter，IC

Q

前不均倾位　　anterior asynelitism

前庭大腺囊肿　　bartholin cyst
前庭大腺脓肿　　abscess of bartholin gland
前庭大腺炎　　bartholinitis
前置胎盘　　placenta previa
强直性子宫收缩　　tetanic contraction of uterus
青春期　　adolescence or puberty
缺铁性贫血　　iron deficiency anemia

R

人绒毛膜促性腺激素

　　human chorionic gonadotropin，HCG
人乳头瘤病毒　　human papilloma virus，HPV
人胎盘生乳素　　HPL
妊娠　　pregnancy
妊娠期高血压疾病

　　　hypertensive disorders complicating pregnancy
妊娠期糖尿病　　gestational diabetes mellitus，GDM
妊娠滋养细胞疾病

　　　gestational trophoblastic disease，GTD
妊娠滋养细胞肿瘤

　　　gestational trophoblastic neoplasia，GTN

S

神经性厌食　　anorexia nervosa
嗜伊红细胞指数　　eosinophilic index，EI
受精　　fertilization
输卵管　　fallopian tube
输卵管卵巢脓肿　　tubo-ovarian abscess，TOA
输卵管妊娠流产　　tubal abortion
输卵管妊娠破裂　　rupture of tubal pregnancy
输卵管通液术　　hydrotubation
输卵管炎　　salpingitis
输尿管　　ureter
双卵双胎　　dizygotic twin
水泡状胎块　　hydatidiform mole，HM
四步触诊法　　four maneuvers of Leopold

T

胎产式　　fetal lie
胎动　　fetal movement，FM
胎儿　　fetus
胎儿窘迫　　fetal distress
胎儿面娩出式　　Schultze mechanism
胎儿期　　fetal period
胎膜破裂　　rupture of membranes

子宫不规则出血过多	menometrorrhagia	子宫破裂	rupture of uterus
子宫骶韧带	uterosacral ligament	子宫腔	uterine cavity
子宫复旧	uterine involution	子宫腔内配子移植	
子宫肌瘤	uterine myoma		gamete intrauterine transfer, GIUT
子宫角	cornua uteri	子宫切除术	hysterectomy
子宫颈癌	cervical cancer	子宫收缩乏力	uterine atony
子宫颈息肉	cervical polyp	子宫收缩力异常	abnormal uterine action
子宫痉挛性狭窄环	constriction ring of uterus	子宫输卵管造影	hysterosalpingography, HSG
子宫内膜癌	endometrial carcinoma	子宫胎盘卒中	uteroplacental apoplexy
子宫内膜不规则脱落		子宫峡部	isthmus uteri
	irregular shedding of endometrium	子痫	eclampsia
子宫内膜切除术	endometrial ablation	总产程	total stage of labor
子宫内膜炎	endometritis	纵产式	longitudinal lie
子宫内膜异位症	endometriosis, EMT	坐骨结节间径	transverse outlet, TO
子宫内膜增生症	endometrial hyperplasia		

参考文献

[1] 郑修霞. 妇产科护理学[M]. 5版. 北京：人民卫生出版社，2012.

[2] 乐杰. 妇产科学[M]. 7版. 北京：人民卫生出版社，2008.

[3] 夏海鸥. 妇产科护理学[M]. 3版. 北京：人民卫生出版社，2014.

[4] 丰有吉，沈铿. 妇产科学[M]. 2版. 北京：人民卫生出版社，2010.

[5] 安力彬，张新宇. 妇产科护理学[M]. 2版. 北京：人民卫生出版社，2015.

[6] 谢幸，苟文丽. 妇产科学[M]. 8版. 北京：人民卫生出版社，2013.

[7] 雷蕴，耿力. 妇产科护理[M]. 北京：人民卫生出版社，2014.

[8] 魏碧蓉. 高级助产学[M]. 2版. 北京：人民卫生出版社，2012.

[9] 周昌菊，陶新陆，丁娟. 现代妇产科护理模式[M]. 北京：人民卫生出版社，2002.

[10] 吕探云，孙玉梅. 健康评估[M]. 3版. 北京：人民卫生出版社，2012.

[11] 邹仲之，李继承. 组织学与胚胎学[M]. 8版. 北京：人民卫生出版社，2013.

[12] 刘延锦，单伟颖. 妇产科护理学[M]. 郑州：郑州大学出版社，2008.

[13] 杜立从. 妇产科护理学[M]. 北京：科学出版社，2007.

[14] 冯玉昆，周凤仙. 助产士手册[M]. 北京：人民卫生出版社，2000.

[15] 杨殿一. 妇产科护理学[M]. 北京：人民卫生出版社，2011.

[16] 王玉蓉. 妇产科护理学[M]. 合肥：安徽大学出版社，2012.

[17] 郑怀美. 妇产科病案集[M]. 北京：人民卫生出版社，1986.

[18] 崔焱. 儿科护理学[M]. 5版. 北京：人民卫生出版社，2012.

[19] 刘纯艳. 妇产科护理学[M]. 北京：中国协和医科大学出版社，2004.

[20] 尚少梅. 妇产科护理学[M]. 北京：中国协和医科大学出版社，2011.

[21] 罗琼，刁桂杰，孙婉萍. 妇产科护理技术[M]. 武汉：华中科学技术出版社，2010.

[22] 张宏玉. 助产学[M]. 北京：中国医药科技出版社，2012.

[23] 凌萝达，顾美礼. 难产[M]. 2版. 重庆：重庆出版社，1999.

[24] 陈力，张伶俐. 药物进入乳汁的机制与哺乳期妇女用药安全[C]. 北京：全国妇产科药学大会，2011.

[25] 陈妍. 妊娠期肝内胆汁淤积症综合治疗进展[J]. 中国当代医药，2012，19(15)：13-16.

[26] Penny Simkin，Ruth Ancheta. 产程进展手册[M]. 陈改婷，张宏玉，译. 西安：世界图书出版公司，2011.

[27] 秦春莲. 妇产科护理[M]. 北京：北京出版社，2011.

[28] World Health Organization. Pregnancy，Childbirth，Postpartum and Newborn Care：A guide for essential practice[M]. Report of WHO Scientific Group[R]. Geneva：WHO，2003.